皮肤性病精选病例与临床思维

主　编　张福仁　田洪青

编　委　（以姓氏笔画为序）

于长平　于修路　于美玲　王　娜　王广进　王昌媛

王金良　亓兴亮　卢宪梅　田仁明　田洪青　史本青

刘　红　刘　兵　刘　荣　刘华绪　刘殿昌　杜东红

李中伟　杨　青　杨宝琦　吴　梅　吴卫志　汪新义

初同胜　张迪展　张法义　张艳芳　张福仁　陈声利

陈树民　林　燕　周桂芝　周盛基　郑荣涛　单晓峰

屈丽娜　赵天恩　侯建玲　施仲香　裴振环　颜潇潇

潘付堂

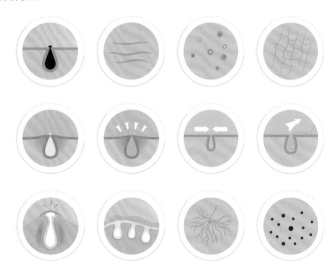

人民卫生出版社
·北　京·

图书在版编目（CIP）数据

皮肤性病精选病例与临床思维 / 张福仁，田洪青主编 . —北京：人民卫生出版社，2023.12
ISBN 978-7-117-35318-2

Ⅰ. ①皮…　Ⅱ. ①张…②田…　Ⅲ. ①皮肤病－病案②性病－病案　Ⅳ. ①R75

中国国家版本馆 CIP 数据核字（2023）第 187887 号

人卫智网　www.ipmph.com	医学教育、学术、考试、健康，购书智慧智能综合服务平台	
人卫官网　www.pmph.com	人卫官方资讯发布平台	

皮肤性病精选病例与临床思维
Pifu Xingbing Jingxuan Bingli yu Linchuang Siwei

主　　编：张福仁　　田洪青
出版发行：人民卫生出版社（中继线 010-59780011）
地　　址：北京市朝阳区潘家园南里 19 号
邮　　编：100021
E - mail：pmph @ pmph.com
购书热线：010-59787592　010-59787584　010-65264830
印　　刷：北京华联印刷有限公司
经　　销：新华书店
开　　本：889×1194　1/16　　印张：26
字　　数：749 千字
版　　次：2023 年 12 月第 1 版
印　　次：2024 年 1 月第 1 次印刷
标准书号：ISBN 978-7-117-35318-2
定　　价：328.00 元

打击盗版举报电话：010-59787491　E-mail：WQ @ pmph.com
质量问题联系电话：010-59787234　E-mail：zhiliang @ pmph.com
数字融合服务电话：4001118166　E-mail：zengzhi @ pmph.com

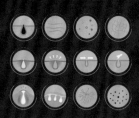

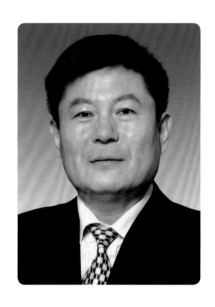

张福仁 二级教授,研究员,主任医师,博士研究生导师。1991 年毕业于中国协和医科大学皮肤性病学专业,获医学博士学位;2001—2002 年在英国伦敦皇家医院临床进修;2004—2005 年在美国莱特州立大学学习访问。现任山东第一医科大学(山东省医学科学院)副校(院)长,山东第一医科大学附属皮肤病医院(山东省皮肤病性病防治研究所)院(所)长,山东省皮肤性病学重点实验室主任和山东省皮肤病与性病学临床医学研究中心主任。兼任中华医学会皮肤性病学分会副主任委员、中国麻风防治协会理事长、《中国麻风皮肤病杂志》主编。2010 年获"全国先进工作者"称号,2019 年获"吴阶平医学研究奖 - 保罗·杨森药学研究奖",为山东省皮肤性病防治泰山学者攀登计划专家。

致力于麻风病性病的控制和银屑病、大疱性皮肤病等常见、危重皮肤病的临床诊疗和科研、教学工作。带领团队先后承担国家重点研发计划、国家自然科学基金委员会(National Natural Science Foundation of China,NSFC)重点国际(地区)合作研究项目、NSFC 中英合作项目等科研课题多项。代表作发表于 *New England Journal of Medicine*、*Nature Genetics* 及 *American Journal of Human Genetics*、*Nature Communication* 等国际学术期刊上。以第一完成人获国家自然科学奖二等奖一项(2020 年)、山东省科技进步奖一等奖两项(2006 年、2011 年),山东省自然科学奖一等奖一项(2015 年),山东省技术发明奖一等奖一项(2018 年)。

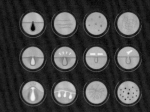
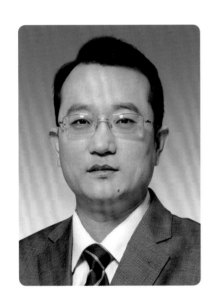

田洪青　二级教授,主任医师,博士研究生导师。1992年毕业于青岛医学院临床医学系,1998年毕业于山东省医学科学院获硕士学位,2007—2008年前往英国伦敦皇家医院做访问学者,2014年毕业于安徽医科大学,获博士学位。任山东第一医科大学附属皮肤病医院(山东省皮肤病性病防治研究所)党委副书记,性病科主任。兼任山东省医师协会皮肤科医师分会候任主任委员。

长期从事皮肤性病临床诊疗、防治、教学和研究工作。在性传播疾病个体易感性、耐药机制及皮肤病的物理治疗等领域开展了探索。带领团队获山东省科技进步奖二等奖(2012年)、三等奖(2019年)各一项,山东省医学科技奖两项(2004年、2011年),作为主要负责人获山东省科技进步奖一等奖一项(2006年)。主编著作两部,参编著作七部。获"山东省青年科技奖"、中国医师协会皮肤科医师分会"十佳优秀中青年皮肤科医师奖",获"山东省有突出贡献的中青年专家""山东省卫生计生先进工作者""中国好医师"等称号。

序

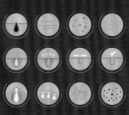

　　一本有意义的书就是一位好的老师,所谓传道、授业、解惑,能给予读者实实在在的帮助。而《皮肤性病精选病例与临床思维》正是这样一本专业著作,特此向大家推荐。

　　本书由山东第一医科大学附属皮肤病医院专业技术人员撰写完成。该院一直致力于将皮肤科科研、教学与临床、防治相结合,每周举办开放的学术活动,把临床上遇到的典型病例、疑难病例的诊疗过程、临床与病理图片等展示给大家,互相交流,提升全院的临床诊疗水平。数年来通过这样的活动,已经积累了极为丰富的临床资料,遂将这些资料整理成册,与皮肤科同行分享。

　　本书覆盖了皮肤性病学常见病种和部分少见病种,涉及当今医疗实践中皮肤性病学的各种诊疗技术,读者能够从中获得必要的、权威的临床指导。该书收集了大量彩色临床照片及病理图片,部分病例还提供了治疗前后临床照片的对比,直观形象,帮助读者准确地辨识皮损,客观地判断治疗后的效果,易于学习。本书每个病例的讨论部分简明扼要,实用性强。读者能够查看到大量皮肤病病例的临床表现、诊断和治疗过程,进一步了解疾病的基本理论、基础知识及国内外新进展,帮助皮肤科年轻医师建立科学的、严密的临床诊疗思维。

　　今天,有幸能见到该著作的问世,感谢为之付出辛勤劳动的专业技术人员。我相信诸位从事皮肤性病学的同道定能从书中受益良多。

　　此书值得推荐和收藏。

靳培英

2023 年 8 月

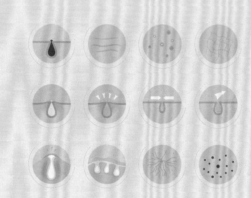

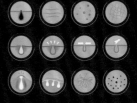

　　作为临床医学的重要组成部分,皮肤性病学包含的病种繁多,其中不乏少见、疑难的病种,在诊断和治疗方面存在较大困难。病例讨论和病例展示是皮肤性病科临床医师提高对少见、疑难病种诊断和治疗水平的重要方式,皮肤性病学的学术会议上这类版块深得广大医师的喜爱。

　　山东第一医科大学附属皮肤病医院作为皮肤科领域国家级临床重点专科建设单位之一,承担着皮肤性病诊疗、麻风病防治、皮肤美容保健等方面的任务。多年来每周在院内举办学术活动,其中重要的内容为疑难病例讨论和典型、少见病例诊疗展示,积累了大量具有参考价值的病例资料。本书收录了在临床表现、诊断或治疗方面近300例具有特色的少见、疑难、典型、危重皮肤性病病例。病例介绍内容包括病情简介(病史、体征和辅助检查结果)、诊断、治疗经过、病例特点、讨论等部分,根据病例情况附病理照片或治疗前后临床照片对比或其他辅助检查照片,体现每一个病例的特色,把皮肤性病的诊断、鉴别诊断、治疗经过融入每一个病例中,在具体病例中培养临床诊疗思维,并结合病例特点展开讨论,方便读者了解国内外对该病的认识。

　　全书图文并茂、内容丰富,诊疗方法具体,体现了皮肤性病学的诊断、鉴别诊断和治疗方面的新进展,实用性强,有助于提高皮肤科医师对疑难、少见病种的临床诊疗能力,是颇具特色的皮肤性病学临床诊疗工具书。

　　本院医师集体参与编写本书,希望通过本书把我们积累的临床诊疗经验与皮肤性病科的同道们分享。

　　虽然全书经过多次修改,但是限于编写经验及能力水平,对于书中的不妥及错误之处,敬请广大读者提出宝贵的意见和建议。

张福仁　田洪青

2023 年 8 月

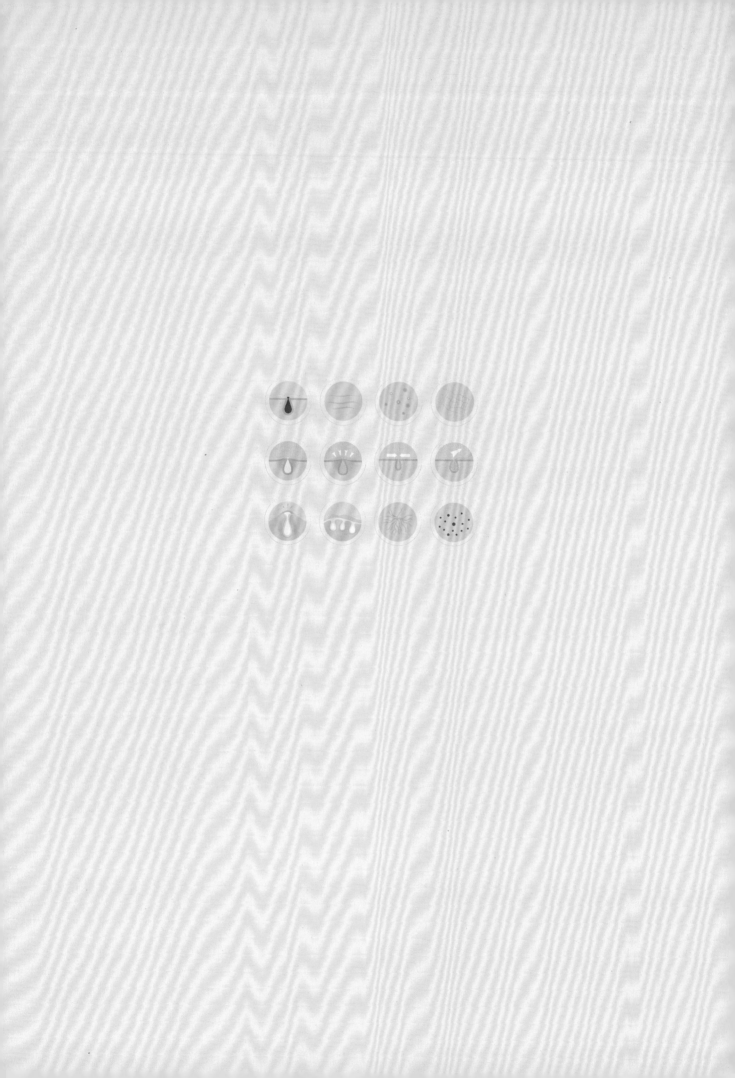

目录

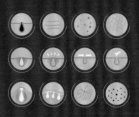

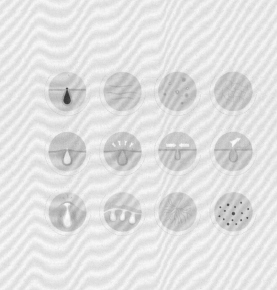

第一章 病毒感染性皮肤病

第一节 卡波西水痘样疹

一、病例

患者男性,21岁。

【主诉】面部皮肤丘疹、水疱1周。

【现病史】1周前出现发热,体温达38℃,当天面部突然出现多发的较密集的红色丘疹、水疱。

【既往史】特应性皮炎病史10年。

【皮肤科检查】双眼结膜充血,面部鲜红色丘疹、丘疱疹、水疱、脓疱及结痂,无明显脐凹(图1-1-1)。

【组织病理】表皮内或表皮下可见水疱或脓疱,有网状和气球状变性,真皮有大量炎症细胞浸润,以中性粒细胞较多(图1-1-2)。

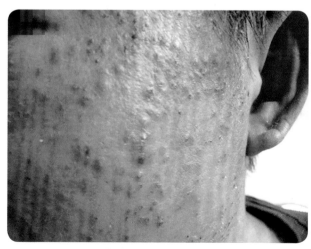

图1-1-1 卡波西水痘样疹皮肤科检查所见

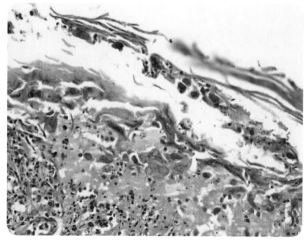

图1-1-2 卡波西水痘样疹组织病理

【诊断】卡波西水痘样疹。

【治疗】给予静脉滴注阿昔洛韦,10mg/kg;依沙吖啶溶液湿敷。共治疗7天。

【病例特点】①青年男性；②特应性皮炎病史；③临床表现：发热,面部鲜红色丘疹、丘疱疹、水疱、脓疱及结痂；④组织病理表现：病毒性皮肤病改变。

二、讨论

卡波西水痘样疹首先由 Kaposi 于 1854 年描述,其特点为在特应性皮炎或其他某种皮肤病损害的基础上突然发生脐凹状水疱性皮疹。感染单纯疱疹病毒(herpes simplex virus,HSV)、牛痘病毒及柯萨奇 A16 病毒皆可引起此种皮疹。

本病多见于 3 岁以下儿童,成人较少见。患者基础皮肤病大多是特应性皮炎,偶尔可发生于脂溢性皮炎、脓疱疮、疥疮、落叶型天疱疮、鱼鳞病样红皮症、毛囊角化病或其他炎症性皮肤病等。

本病患者应休息,给予支持疗法,加强护理,预防并发症发生。

(病例提供　吴卫志　王　娜)

第二节　疣状表皮发育不良

一、病例

病例 1

患者女性,22 岁。

【主诉】面颈、躯干、上肢皮肤点状色素减退性丘疹 16 年,手背褐色丘疹 12 年。

【现病史】16 年前面颈部开始出现色素减退性丘疹,逐渐增多,泛发至躯干、上肢,在当地医院诊断为"花斑癣",治疗无效。12 年前手背出现扁平褐色丘疹,当地医院诊断为"扁平疣",予以治疗,效果差。略感瘙痒,气温高时明显。

【既往史】自幼智力低下,2 岁才能走路,10 余岁时仍夜间遗尿,语言发育迟缓,现语言表达不清。无白内障等其他疾病史。

【家族史】无类似患者,父母非近亲结婚。

【皮肤科检查】面部、颈部、躯干白色丘疹,略高于皮面(图 1-2-1A),手背见多发的绿豆大小扁平的褐色丘疹,部分互相融合(图 1-2-1B)。

【组织病理】表皮角化过度,棘层肥厚,颗粒层和棘细胞空泡形成,细胞核存在,无角化不良细胞(图 1-2-2)。

【诊断】疣状表皮发育不良。

【治疗】口服阿维 A,每次 30mg,每日 1 次。

【病例特点】①自幼发病,伴智力低下；②面颈部、躯干、上肢白色丘疹,略高于皮面,手背多发的绿豆大小扁平的褐色丘疹；③组织病理：表皮角化过度,棘层肥厚,颗粒层和棘细胞空泡形成,细胞核存在,无角化不良细胞。

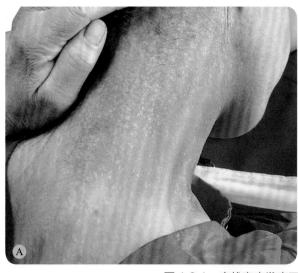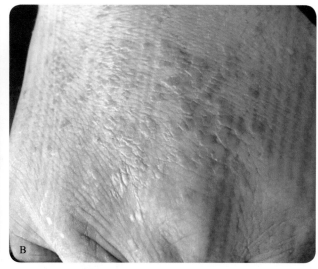

图 1-2-1　疣状表皮发育不良皮肤科检查(颈部、手背)所见

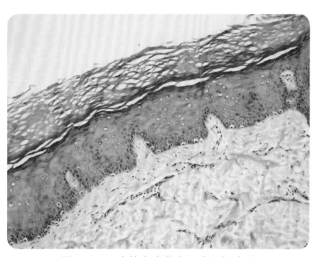

图 1-2-2　疣状表皮发育不良组织病理

病例 2

患者男性,32 岁。

【主诉】全身皮肤浅色丘疹 20 年。

【现病史】20 年前颈部出现浅色丘疹,无自觉症状,当地医院诊断为"花斑癣",治疗无效。后泛发全身,以面颈、四肢为多。

【家族史】患者 4 岁女儿面部出现扁平丘疹 2 个月。

【皮肤科检查】面部、颈部多发的绿豆大小扁平褐色丘疹,部分互相融合(图 1-2-3A);双手、下肢白色及淡红色扁平丘疹,略高于皮面,部分融合成片(图 1-2-3B)。

【组织病理】表皮过度角化,棘层肥厚,颗粒层和棘细胞空泡形成,呈网篮状,无角化不良细胞。

【诊断】疣状表皮发育不良。

【治疗】口服阿维 A,每次 20mg,每日 1 次。

【病例特点】①自幼发病,其女儿亦有类似疾病;②面部、颈部多发的绿豆大小扁平白色及褐色丘疹,部分互相融合,双手、下肢见白色及淡红色扁平丘疹,略高于皮面;③组织病理:表皮过度角化,棘层肥厚,颗粒层和棘细胞空泡形成,呈网篮状,细胞质完全溶解呈空泡化,但核仍存在。

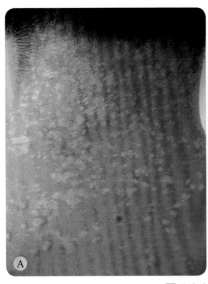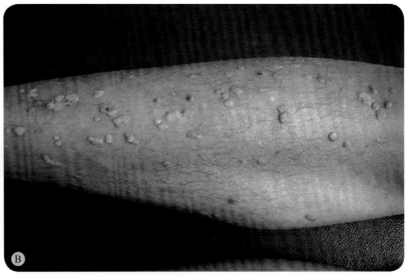

图 1-2-3　疣状表皮发育不良皮肤科检查(颈部、下肢)所见

二、讨论

疣状表皮发育不良(epidermodysplasia verruciformis,EV)是一种少见的遗传性疾病,与多个人乳头瘤病毒(human papilloma virus,HPV)亚型相关,包括 HPV-3、HPV-5、HPV-8~10、HPV-12、HPV-14、HPV-15、HPV-17、HPV-19~25、HPV-28、HPV-29、HPV-36~38、HPV-46、HPV-47、HPV-49、HPV-50、HPV-51 和 HPV-59等。EV 通常是常染色体隐性遗传,也有 X 连锁隐性遗传的报道。易发生恶变。

皮疹好发于面、颈、躯干及四肢,亦可泛发于全身,分布对称。皮疹发生部位不同,表现可呈多形性,如面、颈、手背处皮疹较密集,很像扁平疣;发生在躯干部位,皮疹大而硬,像寻常疣。

本病常伴有掌跖角化、指甲变形、雀斑样痣及精神发育迟缓,病例 1 即有明显的智力低下。有时自觉瘙痒。病程极慢,经年累月不消退。约 20% 的患者皮损可发展成鳞状细胞癌或基底细胞癌,肿瘤特别好发于日光暴露部位。

鉴别诊断:①疣状肢端角化病,皮疹好发于手足背面、膝、肘等处,为疣状扁平丘疹;组织病理示表皮上部细胞无空泡形成。②花斑癣,真菌直接镜检阳性。③扁平疣:皮疹往往出现在面部、手背部,不会全身泛发;皮损一般较小且呈隆起状,颜色呈肤色或灰色。

目前 EV 的治疗仍较为棘手。肌内注射或皮损内注射干扰素(interferon,IFN)及口服维 A 酸类药物有一定疗效。Kanerva 等应用阿维 A 酯治疗 3 例 EV 患者,疗程 9~13 个月,过程中 3 例患者疣体均变平,然而皮损未完全消退,停止治疗后皮损复发。Gubinelli 等联合应用阿维 A 和干扰素(IFN)α-2b 治疗 1 例并发口腔和生殖器黏膜多发性鳞状细胞癌的 EV 患者,使用 1 年后疣状损害显著改善。

(病例提供　田洪青　单晓峰　张法义)

第三节　传染性红斑

一、病例

患儿男性,12 岁。

【主诉】面部、躯干红斑 10 天。

【现病史】10 天前面部出现红色斑片,迅速发展到整个面部,2 天后躯干、大腿出现水肿性红色斑丘疹,躯干部皮损时隐时现,气温高时明显,气温低时不明显,患儿自觉面部发热,体温正常,无其他不适。

【皮肤科检查】面部水肿性红斑,呈拍红性面颊(图 1-3-1),皮温高,躯干部、大腿见淡红色斑片,口腔黏膜未见异常。

【辅助检查】血常规:白细胞计数 8.26×10^9/L,淋巴细胞百分比 42%,中性粒细胞百分比 45%。

【诊断】传染性红斑。

【治疗】隔离;应用抗病毒药物;局部使用炉甘石洗剂。

【病例特点】①男性患儿,冬季发病;②皮损首发于面部,为水肿性红斑,后泛发于躯干、四肢;③实验室检查:白细胞计数 8.26×10^9/L,淋巴细胞百分比 42%。

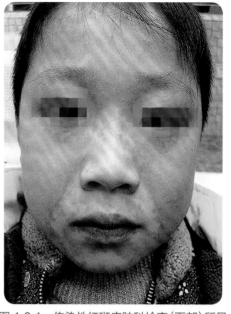

图 1-3-1　传染性红斑皮肤科检查(面部)所见

二、讨论

传染性红斑,是人类细小病毒 B19(一种 DNA 病毒)引起的良性传染性疾病。冬春季多见,以呼吸道传播为主,血液制品的输注偶尔造成传播。潜伏期 1~2 周。本病可以散发,也可造成流行。

本病主要多发于 2~10 岁儿童。常突然发病,一般无全身症状,有时可有低热、咽痛、眼结膜及咽部轻度充血。以颜面蝶形红斑或掌击样红斑以及大腿、上臂对称性网状红斑等为特征。首发于面颊部,呈"拍红性面颊",表面无鳞屑,皮温高,1~2 天后可扩展到手足和躯干,呈对称性花边样或网状斑丘疹。面颊和生殖器黏膜可出现暗红色斑疹。自觉微痒或烧灼感。在成人则多缺乏典型症状,颜面皮疹罕见,多为四肢水肿及关节肿胀、疼痛等表现。本病较严重的并发症可有类风湿关节炎、溶血性贫血等。

根据儿童发病、急性病程、面颊部特征性蝶形水肿性红斑及全身症状轻微,临床诊断不难。需与风疹、麻疹、丹毒、药疹等鉴别。

儿童患病期间,最好隔离至皮疹完全消退。一般给予对症处理,预后良好,6~10 天后皮疹按出疹顺序逐渐消退,不留痕迹。

(病例提供　裴振环　单晓峰)

第四节　泛发性带状疱疹

一、病例

患者女性,83 岁。

【主诉】腹部丘疹、水疱、疼痛 7 天。

【现病史】7 天前腹部出现红斑、水疱,并伴有疼痛,在当地医院诊断为带状疱疹,给予阿昔洛韦 0.5g 静脉滴注,每日 2 次,转移因子 2 支肌内注射,隔日 1 次,无明显好转。后给予口服泛昔洛韦,每次 0.25g,

每日 3 次；口服泼尼松，每次 40mg，每日 1 次；依沙吖啶湿敷。1 天后背部、腋下、头皮出现新水疱。

【皮肤科检查】双侧腰腹部带状红斑上密集分布豆粒大小水疱，部分破溃，头皮、背部、腋下散在水疱、丘疱疹，周围红晕（图 1-4-1）。

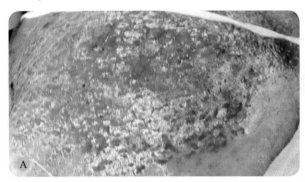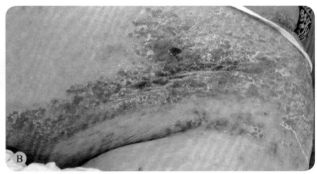

图 1-4-1 泛发性带状疱疹皮肤科检查所见
A. 右侧腰腹部；B. 左侧腰腹部。

【辅助检查】血常规、尿常规、肝肾功能等均未见异常。心电图检查提示心肌劳累。

【诊断】泛发性带状疱疹。

【治疗】第 1 天给予阿昔洛韦 0.5g 静脉滴注，每 8 小时 1 次；甲泼尼龙 40mg 静脉滴注，每日 1 次；依沙吖啶湿敷。第 2 天疼痛无明显减轻，皮损无变化，给予静脉注射用人免疫球蛋白 15g 静脉滴注，每日 1 次。第 3 天疼痛减轻，皮疹渗出减少。第 5 天皮损干燥结痂。第 6 天停用静脉注射用人免疫球蛋白、甲泼尼龙、阿昔洛韦，局部应用红霉素软膏。第 10 天皮损完全恢复正常。

【病例特点】①老年女性，皮疹泛发；②在应用阿昔洛韦的基础上加用人免疫球蛋白，疗效好。

二、讨论

泛发性带状疱疹临床上多见于免疫功能低下者（年老体弱或恶性淋巴瘤患者），病毒通过血行播散至全身而引起，比普通的带状疱疹治疗难度大。可以尝试应用静脉注射用人免疫球蛋白（human immunoglobulin for intravenous injection，IVIG）治疗泛发性带状疱疹，国内已有多例报道。

本例患者系 83 岁老年女性，皮疹泛发，应用抗病毒药物后无明显疗效，加用 IVIG 15g，每日 1 次治疗，取得满意疗效。

免疫球蛋白由 B 细胞产生，含广谱抗细菌和病毒病原体的 IgG 抗体，具有天然保护机体的作用。IVIG 应用后对人体产生的作用机制可能是：①加速单核吞噬细胞系统对自身抗体与抗原结合形成的免疫复合物的清除；②增强抑制性 T 细胞（suppressor T cell，Ts cell）的功能，调节吞噬细胞的功能；③含有中和性抗体和抗毒素，减少 Fc 受体介导的细胞吞噬作用；④封闭特异性 B 细胞受体，使抗体合成减少；⑤ IVIG 中含抗个体基因型抗体，直接与自身抗体相结合，阻止其与相应抗原结合，并溶解组织中的免疫复合物。

（病例提供 于长平 颜潇潇）

第五节　鲍恩样丘疹病

一、病例

病例1

患者男性,31岁。

【主诉】会阴部疣状增生物半年,无自觉症状。

【现病史】半年前会阴部出现淡红色丘疹,逐渐融合成片状,无明显自觉症状。

【个人史】否认婚外性行为。

【皮肤科检查】双侧腹股沟区下方见密集分布的淡红色扁平丘疹,质软,无压痛,表面无溃疡及分泌物(图1-5-1)。

【辅助检查】梅毒螺旋体颗粒凝集试验(treponema pallidum particle agglutination test,TPPA)阴性,梅毒甲苯胺红不加热血清试验(tolulized red unheated serum test,TRUST)阴性,人类免疫缺陷病毒(human immunodeficiency virus,HIV)特异性抗体阴性。

原位杂交结果：HPV-6/11阴性,HPV-16/18阳性,HPV-31/33阳性。

【组织病理】表皮角化过度,伴灶性角化不全,明显的肉芽肿灶,细胞极性消失,非典型核分裂,真皮乳头层水肿,毛细血管弯曲扩张,周围有炎症细胞浸润(图1-5-2)。

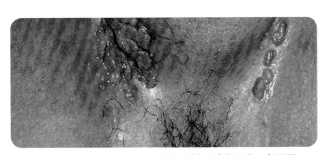

图1-5-1　鲍恩样丘疹病皮肤科检查(腹股沟区)所见

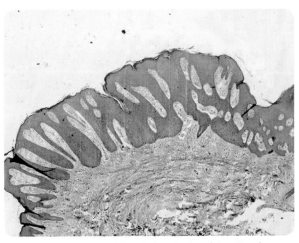

图1-5-2　鲍恩样丘疹病组织病理(腹股沟区)

【诊断】鲍恩样丘疹病。

【治疗】电灼。

【病例特点】①青年男性;②外阴部密集分布的淡红色扁平丘疹;③组织病理:肉芽肿灶,细胞极性消失,非典型核分裂;④原位杂交:HPV-16/18阳性,HPV-31/33阳性。

病例2

患者男性,55岁。

【主诉】生殖器肿物 1 个月。

【现病史】1 个月前生殖器部位出现红色丘疹,无明显自觉症状。

【个人史】否认婚外性行为。

【皮肤科检查】阴茎头、冠状沟暗红色斑丘疹,边界清楚,表面光亮(图 1-5-3)。

【实验室检查】沙眼衣原体阴性;支原体培养加药敏(Uu/Mh)阴性;淋球菌培养阴性;梅毒血清学检测:TPPA 阴性,TRUST 阴性;HIV 抗体阴性;荧光定量 PCR:HPV-6/11 阴性,HPV-16/18 阳性。

【组织病理】表皮角化过度,角化不全,棘细胞层增生,表皮角质形成细胞极性紊乱,有异形细胞,部分表皮突向下,延伸增宽,基底膜完整(图 1-5-4)。

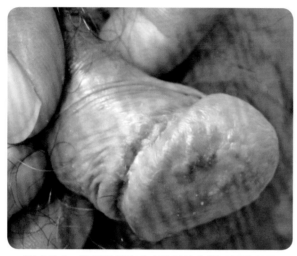

图 1-5-3　鲍恩样丘疹病皮肤科检查(生殖器)所见

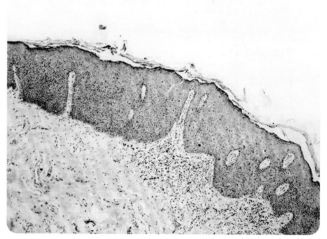

图 1-5-4　鲍恩样丘疹病组织病理(生殖器)

【诊断】鲍恩样丘疹病。

【治疗】电灼。

【病例特点】①中年男性;②皮损位于生殖器部位,皮疹为暗红色斑丘疹;③组织病理表现:棘细胞层增生,表皮角质形成细胞极性紊乱,细胞有异形性;④原位杂交:HPV-16/18 阳性。

二、讨论

鲍恩样丘疹病与 HPV 感染密切相关,尤其与高危型 HPV-16/18 型关系密切。上述两例患者 HPV-16/18 检测均阳性。本病多发生于 20~40 岁。皮损多发于男性的阴茎、阴茎头和女性的大小阴唇及肛周,生殖器外部位皮损罕见,常发生在免疫抑制患者。典型损害为多发的扁平丘疹,2~3mm,褐色或黑色,边界清楚,表面光亮或呈绒状。组织病理示表皮呈鲍恩病样改变,可有核的非典型性,异形多核角质形成细胞。

应与以下疾病鉴别。

1. 丘疹型尖锐湿疣　丘疹型尖锐湿疣多群集发生,表面粗糙不平,呈淡红色,受摩擦后易出血,增长速度较快。醋酸白试验多为阳性。

2. 汗管瘤　淡褐色扁平丘疹,表面光滑,有蜡样光泽。组织病理示真皮内可见多数导管,小的囊腔及由上皮细胞组成的小细胞巢及索;导管及囊肿的壁由两层上皮细胞组成,腔内含无定形物质;上皮细胞集合呈长形,一端变细,另一端为管腔,呈蝌蚪状。

3. 扁平湿疣　有梅毒的其他表现,如硬下疳,TPPA、TRUST 阳性。

少数鲍恩样丘疹病患者的皮损可自然消退,但复发者也不少见。多年未经治疗或高龄(>40 岁)或免疫系统抑制的患者有进展为鲍恩病或侵袭性鳞状细胞癌的可能。因此,对鲍恩样丘疹病应早期诊断,早期治疗。鲍恩样丘疹病可采用多种治疗方法,如电凝、冷冻、腐蚀剂、局部手术切除等,但存在创伤性较大、易遗留瘢痕、复发率不一等缺点,近年来报道外用咪喹莫特治疗鲍恩样丘疹病取得一定疗效。光动力疗法作为一种创伤性小的新型治疗方法,对尖锐湿疣及鲍恩样丘疹病有较高的特异性,可选择性诱导 HPV 感染细胞死亡,且复发率明显降低,患者耐受良好,愈后不留瘢痕。

(病例提供　田洪青　李中伟　周桂芝)

第六节　羊痘

一、病例

患者女性,33 岁。

【主诉】左拇指结节伴疼痛 20 余天。

【现病史】20 天前左拇指被羊咬伤后出现 3 个结节,质硬,伴疼痛,结节逐渐增大。

【皮肤科检查】左拇指 3 个结节,中心为暗红色血疱,外围呈苍白色,最外周为一圈红晕(图 1-6-1)。

【组织病理】表皮坏死,真皮内有炎症细胞浸润(图 1-6-2A),表皮细胞空泡化,部分呈气球样变,细胞内可见包涵体(图 1-6-2B)。

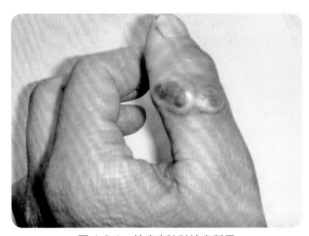

图 1-6-1　羊痘皮肤科检查所见

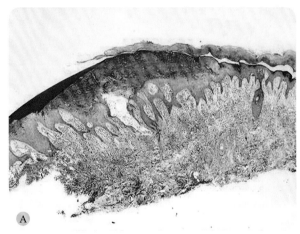
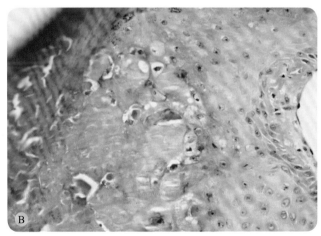

图 1-6-2　羊痘组织病理

【诊断】羊痘。

【治疗】给予 0.1% 高锰酸钾溶液外洗;青霉素 800 万 U 静脉滴注,每日 1 次,连续应用 3 天。

【病例特点】①明确的羊接触史和外伤史;②皮损典型:左拇指 3 个结节,中心为暗红色血疱,外围呈苍白色,最外周为一圈红晕。

二、讨论

羊痘,又称传染性脓疱性皮肤病或传染性深脓疱疹,由一种亲上皮 DNA 副痘病毒引起。此病毒主要侵犯羊,通过羊和羊之间的接种传染。人由于直接接触病羊污染的物质而感染,尚未见人与人相互传染。感染后有终身免疫力。

组织病理有典型特征:皮损整体表现为对称性结节,有角化不全痂,棘层肥厚,纤细的表皮突入邻近真皮。细胞空泡化、网状变性,表皮内水疱也很明显。

应与以下疾病相鉴别。

1. **挤奶员结节** 病牛接触史,多见于挤奶员,皮疹为水疱和结节,无焦痂。

2. **环状肉芽肿** 丘疹结节紧密排列呈环状,外观似串珠,表面光滑,多见于儿童及青年,组织病理变化有特征性。

治疗:对症处理。

（病例提供 赵天恩 田洪青）

第二章 球菌感染性皮肤病

第一节 丹毒并发淋巴水肿

一、病例

患者男性,62岁。

【主诉】左下肢红肿热痛后继发左小腿、左足水肿2个月。

【现病史】2个月前突然出现左小腿疼痛、红肿,有明显触痛,左小腿、左足逐渐出现水肿,由当地医院诊断为"丹毒",应用头孢曲松钠行抗感染治疗,疼痛逐渐消失,红斑逐渐减轻。但水肿无明显好转。

【个人史】患者未到过丝虫病疫区。

【家族史】家族中无类似患者。

【皮肤科检查】左小腿和左足部凹陷性水肿(图2-1-1),无触痛,皮温不高。

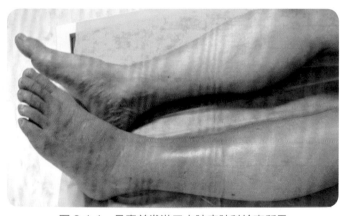

图2-1-1　丹毒并发淋巴水肿皮肤科检查所见

【辅助检查】血常规:白细胞计数 19.41×10^9/L,中性粒细胞计数(百分比)17.04×10^9/L(87.84%)。高频彩超:左小腿淋巴水肿。

【诊断】丹毒并发淋巴水肿。

【治疗】感染已经得到控制,嘱患者穿弹力袜控制水肿。

【病例特点】①单侧下肢红肿热痛后出现水肿;②血常规检查:白细胞计数及中性粒细胞比例明显升高;③抗感染治疗后疼痛明显减轻,但水肿无明显好转。

二、讨论

丹毒(erysipelas)是由 A 组乙型溶血性链球菌引起的一种急性进行性炎症性皮肤病,多见于老年人、免疫功能低下者(应用化疗药物、糖皮质激素或感染 HIV)和儿童,好发于下肢和面部,可引起淋巴管受累。

本例患者丹毒发生于下肢。下肢丹毒发病的危险因素包括静脉瓣功能不全(可表现为下肢静脉溃疡病史、下肢静脉炎、特应性皮炎等)、下肢溃疡、伤口、下肢脱屑性皮肤病、压力性溃疡、足趾或趾间糜烂等,以上因素都可为病原菌的感染提供入口。最常见的原发病灶是足趾或趾间糜烂,其人群总的患病率超过10%,其治疗对于丹毒的治疗及预防复发具有重要意义。体重增加可能与下肢丹毒的发生有关。

1. **丹毒的治疗**　系统抗感染,首选青霉素,需持续用药 2 周左右。局部外涂鱼石脂软膏或 0.1% 依沙吖啶溶液湿敷。

2. **淋巴水肿的治疗**　①手术治疗:淋巴管重建、搭桥、抽取淋巴液(疗效有限);②物理治疗:梯度空气波治疗、穿弹力袜;③其他:适当运动,但要避免剧烈运动,睡觉时尽量抬高患肢。

(病例提供　于美玲　屈丽娜)

第二节　毛囊闭锁三联征

一、病例

患者男性,20 岁。

【主诉】头面及躯干反复出现结节、脓肿 5 年。

【现病史】5 年前头、面、胸、背、臀部出现红色结节,数天后部分结节相互融合,形成较大脓肿。当地医院曾按照"重度痤疮"给予丹参酮、泼尼松、阿奇霉素等治疗有效。2 年前累及外阴部及双侧腋窝,逐渐加重。

【皮肤科检查】头部散在分布黄豆大增生性瘢痕,以枕部为著,瘢痕处毛发脱失。面部、胸背部大量凹陷性瘢痕(图 2-2-1A)。双侧腋下条索状瘢痕,脓肿,有窦道,挤压溢脓(图 2-2-1B)。臀部、腹股沟可见红色结节,部分形成脓肿。

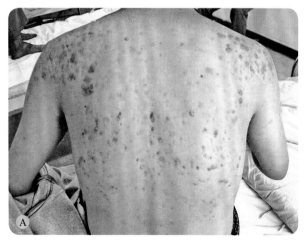
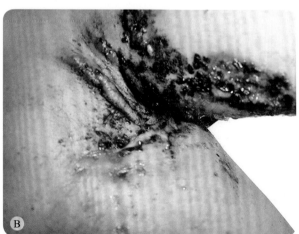

图 2-2-1　毛囊闭锁三联征皮肤科检查所见

【诊断】毛囊闭锁三联征。

【治疗】口服罗红霉素、异维 A 酸；窦道切开引流，病灶内用庆大霉素和生理盐水混合溶液或 1/5 000 高锰酸钾溶液冲洗；外用莫匹罗星。

【病例特点】①病史较长，皮损反复发生；②头部皮损表现为脓肿性穿掘性毛囊周围炎；③腋窝和腹股沟皮损表现为化脓性汗腺炎；④面部、背部有聚合性痤疮遗留的瘢痕。

二、讨论

毛囊闭锁三联征包括化脓性汗腺炎、聚合性痤疮和头部脓肿性穿掘性毛囊周围炎。皮损主要位于头皮、腋窝和腹股沟的终毛周围，毛囊皮脂腺单位的毛囊存在角化过度，随之发生炎症及继发感染导致毛囊堵塞和破裂。大汗腺在病情进展过程中被吞噬，因此化脓性汗腺炎被认为是一种继发现象。

本病需要长期治疗，疾病活动期应系统给予大量抗生素，局部应用抗生素常作用不大。异维 A 酸每日 0.2~0.3mg/kg，口服 16 周，常常有效。皮脂腺和大汗腺的分泌及终毛的生长都受雄激素的控制，因此女性痤疮及化脓性汗腺炎患者应用抗雄激素药物治疗有效。

部分患者皮损可继发鳞状细胞癌，因此对于病史较长的患者应当手术切除病灶或定期进行组织病理学检查。

（病例提供　施仲香　王广进）

第三节　葡萄球菌性烫伤样皮肤综合征

一、病例

病例 1

患儿女性，4 岁。

【主诉】全身红斑、疼痛伴发热 6 天，眼部溢脓 2 天。

【现病史】6 天前侧腋窝、腹股沟处出现红斑、疼痛，迅速泛发全身，并出现发热。2 天前眼睑红肿，眼部溢脓。半月前因腹泻服用双八面体蒙脱石（曾多次服用）。发病前 3 天鼻口周围有"脓疱疮"史。

【皮肤科检查】面部弥漫性水肿性红斑，双眼脓性分泌物溢出，口周污褐色痂，放射状皲裂（图 2-3-1）。颈、躯干、四肢广泛分布暗红斑片，触痛明显，颈、背、双腋窝见污褐色痂，无糜烂渗出。双下肢散在表皮剥脱，其下糜烂渗出。尼科利斯基征阳性。

【诊断】葡萄球菌性烫伤样皮肤综合征。

【治疗】系统应用头孢曲松钠、糖皮质激素和抗组胺药物；外用莫匹罗星软膏及氯霉素滴眼液。患儿 1 周后痊愈。

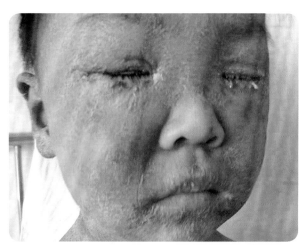

图 2-3-1　葡萄球菌性烫伤样皮肤综合征
皮肤科检查（面部）所见

【病例特点】①患者为儿童；②病情进展迅速；③皮损以弥漫性红斑和表皮剥脱为主，累及双眼，尼科利斯基征阳性。

病例2

患儿女性，3岁。

【主诉】口周红斑、脓疱6天，全身水疱、表皮剥脱4天，发热2天。

【现病史】6天前于口周出现红斑，并迅速出现水疱、脓疱。4天前皮损遍及全身，并出现表皮剥脱。2天前出现发热，曾就诊于当地医院，按照"天疱疮"给予克林霉素、地塞米松治疗2天无效。

【皮肤科检查】双眼睑红肿，眼缘及内眦见脓性分泌物，鼻孔周围及口周见黄色厚痂；躯干、四肢弥漫性红斑，其上散见绿豆至指甲大小的水疱，疱液清，疱壁薄，尼科利斯基征阳性；全身见多片表皮剥脱，留亮红色裸露区，如烫伤样，皮损以躯干及皮肤皱褶处为重（图2-3-2）。

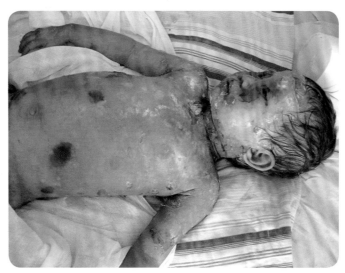

图2-3-2　葡萄球菌性烫伤样皮肤综合征皮肤科检查（全身）所见
面部、躯干、四肢弥漫性红斑，散在的水疱、糜烂、结痂。

【诊断】葡萄球菌性烫伤样皮肤综合征。

【治疗】同病例1。患儿1周后痊愈。

【病例特点】①患者为儿童；②病情进展迅速；③皮损包括红斑、水疱、脓疱、表皮剥脱，并累及眼睑、鼻周、口周等腔口部位，尼科利斯基征阳性。

二、讨论

葡萄球菌性烫伤样皮肤综合征（staphylococcal scalded skin syndrome，SSSS）曾被称为新生儿剥脱性皮炎或金黄色葡萄球菌中毒性表皮坏死松解症（staphylococcal toxic epidermal necrolysis，STEN），其致病菌为凝固酶阳性Ⅱ群噬菌体型金黄色葡萄球菌（常为3A、3B、3C、55及71型）。此菌分泌的一种表皮剥脱毒素（exfoliative toxin，ET）可造成表皮松解。SSSS可并发败血症、肺炎等，儿童患者病死率为3%~4%，成人患者达50%以上。最近有低体重患儿SSSS复发的报道。

本病的治疗首选耐酶青霉素类抗生素，如过敏可选用大环内酯类或万古霉素。目前糖皮质激素在本病治疗中的应用仍存在争议。

（病例提供　王广进　杨　青）

第三章 杆菌感染性疾病

第一节 以环形红斑为主要表现的偏结核样型界线类麻风

一、病例

患者女性,21 岁。

【主诉】左足跟环状红斑 2 年。

【现病史】2 年前左足跟部出现小片红斑,不痛不痒,后皮损逐渐向周围扩大,掐捏皮损部位无痛感。

【皮肤科检查】左足跟后侧一约 3cm×3cm 大小的环状红色斑片,表面干燥、粗糙,形状不规则,皮疹边缘界限清晰,边缘色红,略高起,中央稍平坦,呈暗红色(图 3-1-1)。皮损浅触觉缺失。

【辅助检查】显微镜检查示皮肤组织液涂片查抗酸杆菌阴性。

【组织病理】真皮内血管附件周围见团块状条索状上皮样细胞肉芽肿(图 3-1-2A),周围轻中度淋巴细胞浸润(图 3-1-2B)。免疫组化染色:S-100 蛋白染色显示上皮样细胞肉芽肿内见残存的皮小神经(图 3-1-3)。

【诊断】偏结核样型界线类麻风(borderline tuberculoid leprosy)。

【治疗】应用少菌型麻风联合化疗方案治疗 6 个月。

【病例特点】①慢性无痒、无痛性皮损;②皮损基本特征为环状红斑,表面干燥、粗糙,浅触觉缺失;③组织病理学检查:真皮血管附件周围上皮样细胞肉芽肿,S-100 蛋白染色见残存的皮小神经。

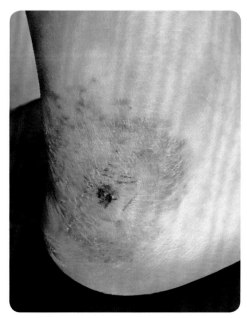

图 3-1-1 偏结核样型界线类麻风皮肤科检查所见

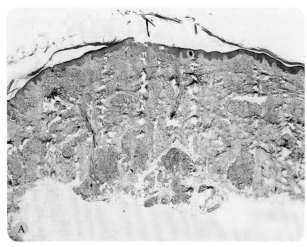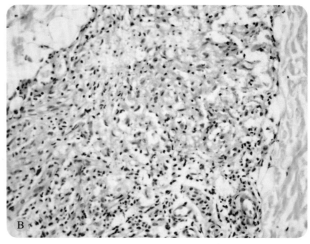

图 3-1-2　偏结核样型界线类麻风组织病理

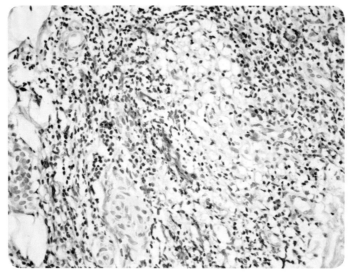

图 3-1-3　偏结核样型界线类麻风免疫组化染色

二、讨论

麻风的诊断要点包括：①皮损伴有明确的感觉丧失；②周围神经粗大伴相应功能障碍；③皮肤组织液涂片查抗酸杆菌（acid-fast bacillus，AFB）阳性；④组织病理学检查有麻风特征性改变和／或 AFB 阳性。4 项中符合 2 项或 2 项以上即可确诊为麻风。

本例患者只有左足跟部单个皮损，且伴有明确的感觉障碍（掐捏皮损无痛感），组织病理示上皮样细胞肉芽肿，免疫组化证实有皮小神经受累，符合麻风的诊断标准。

偏结核样型界线类麻风通常皮损数目较少，皮损界限清晰，早期即可出现感觉功能障碍。患者很容易发生Ⅰ型麻风反应，可引起神经功能不可逆性迅速恶化，需紧急救治。

本例患者提示，对于长期存在（一般指超过 3 个月）的无痒、无痛性或感觉障碍的皮损，常规疗法治疗无效者，应考虑麻风的可能性。

（病例提供　初同胜）

第二节　结核样型麻风

一、病例

患者男性,75 岁。

【主诉】右足麻木 2 年,全身皮肤出现环状红斑 1 年余。

【现病史】2 年前出现右足麻木,3 个月后出现右手小指屈曲畸形,4 个月后躯干及肢体出现数片环状红斑,无明显痒痛等感觉。

【家族史】其堂嫂为麻风患者。

【皮肤科检查】左肩胛、胸部及右上臂均见红色环状斑片,中央颜色稍淡,接近正常肤色,皮损浅触觉缺失。右上臂大片汗闭斑,界限清晰,表面干燥脱屑,毳毛脱落,浅触觉缺失(图 3-2-1A)。右手大小鱼际和骨间肌萎缩,小指爪形指(图 3-2-1B)。双侧掌跖均查见感觉缺失点。

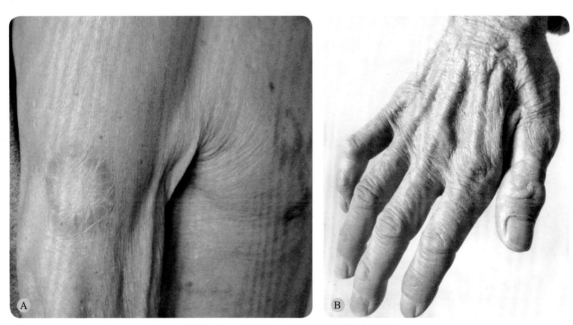

图 3-2-1　结核样型麻风皮肤科检查所见

【辅助检查】显微镜检查:皮肤组织液涂片查抗酸杆菌阴性。

【组织病理】表皮萎缩,真皮中层见多处小灶上皮样细胞,少许淋巴细胞、巨细胞(图 3-2-2)。抗酸染色阴性。

【诊断】结核样型麻风(tuberculoid leprosy)。

【治疗】应用少菌型麻风联合化疗方案治疗 6 个月。

【病例特点】①周围神经受累出现早,表现为肢端麻木、肌肉萎缩和手指屈曲,双侧掌跖存在感觉缺失点;②慢性(超过 3 个月)无痒、无痛性皮损;③皮损为环状红斑或汗闭斑,皮损表面浅触觉减退或缺失;④组织病理示真皮内见多处小灶上皮样细胞。

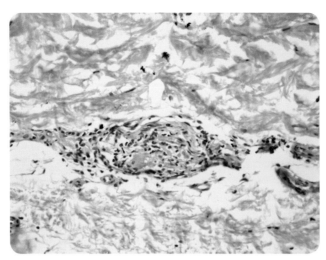

图 3-2-2　结核样型麻风组织病理

二、讨论

结核样型麻风的皮损主要表现为单个或数个界限清晰的斑疹或斑块。有时皮损呈环形,提示中央自愈、皮损向外周扩展。本型患者的皮损出现感觉减退或丧失。皮损内自主神经受累通常较为严重,表现为受累部位皮肤纹理粗糙、皱褶明显,皮损表面干燥、闭汗,患者运动或日晒后更为明显,还可出现皮损区域的毳毛减少或脱落。结核样型麻风患者的皮损可出现在身体的任何部位,国外曾有皮损发生于阴茎的报道。由于该病有自愈倾向,直径超过 10cm 的皮损少见。周围神经受累数目较少,一般不超过 2 条。但其功能障碍出现早且明显,往往导致严重畸形或残疾。

本例患者提示,对于长期(一般超过 3 个月)存在无痒、无痛性皮肤损害者,应考虑麻风的可能性,并检查有无周围神经损害。

（病例提供　初同胜）

第三节　偏瘤型界线类麻风

一、病例

患者女性,34 岁。

【主诉】双下肢麻木性红斑 10 年,面部及四肢末端肿胀 20 天。

【现病史】10 年前右小腿出现红斑,伴有麻木感及触觉减退。1 年后皮损面积扩大,左小腿也出现类似皮损。此后双下肢皮损逐渐增多,近年来双侧手掌出现感觉缺失斑。由于没有痒痛等症状,一直未曾就诊。20 天前面部及双侧耳垂出现肿胀。

【个人史】原籍贵州,21 岁嫁入山东。

【家族史】家族中无类似患者。

【皮肤科检查】面部皮肤淡红色弥漫性浸润,呈醉酒貌(图 3-3-1A)。双耳垂浸润肥厚。双下肢见大片暗红色斑片,周围见较小的卫星病灶,皮损界限部分清晰。右小腿皮损呈环形,皮损内缘清晰,外缘模糊,中央见"免疫区"(图 3-3-1B)。

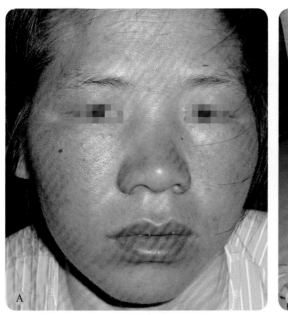

图 3-3-1　偏瘤型界线类麻风皮肤科检查所见

【**周围神经检查**】周围神经检查见双侧眶上神经粗大,压痛明显;双侧尺神经及左侧耳大神经粗大;双侧掌跖均查见感觉缺失点。

【**辅助检查**】显微镜检查:皮肤组织液涂片查抗酸杆菌,细菌指数(bacterial index,BI)=0.25。

【**组织病理**】表皮角化过度,棘层萎缩,真皮血管周围条索状组织细胞、小灶性上皮细胞浸润,皮小神经粗大,有组织细胞浸润,符合偏瘤型界线类麻风(图 3-3-2A)。抗酸染色(+++)(图 3-3-2B)。

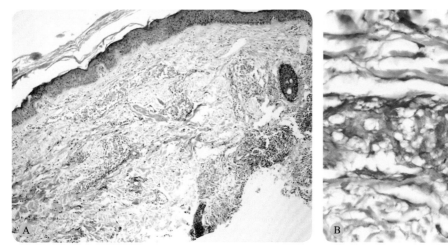
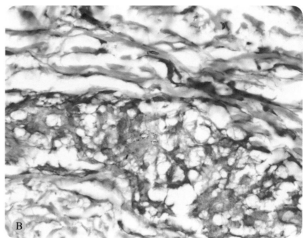

图 3-3-2　偏瘤型界线类麻风组织病理

【**诊断**】偏瘤型界线类麻风(borderline lepromatous leprosy)。

【**治疗**】应用多菌型麻风联合化疗方案治疗 24 个月。

【**病例特点**】①患者来自麻风流行地区;②长期存在的麻木性皮损;③病程进展缓慢;④皮损为浸润性红斑,部分边缘模糊,皮损中央见"免疫区",周围见卫星病灶;⑤组织病理学检查:真皮血管周围见条索状组织细胞、小灶性上皮样细胞浸润,皮小神经粗大,较符合偏瘤型界线类麻风。抗酸染色(+++)。

二、讨论

偏瘤型界线类麻风最初的皮损为斑疹,皮损可迅速波及整个躯干。皮损神经受累的症状,如色素减退、感觉丧失、闭汗及毫毛减少等通常出现较晚。随病情进展,部分斑疹中央发生浸润,因此皮损表面高低不平,可出现丘疹和结节。皮损靠近边缘逐渐降低,与皮肤平齐。浸润常首先发生于早期皮损,或发生于面部及耳郭等部位,呈斑块样外观。偏瘤型界线类麻风患者可出现多条周围神经受累,表现为周围神经干粗大,神经功能损害的发生早于瘤型麻风患者。

很多偏瘤型界线类麻风患者是由于偏结核样型界线类麻风患者发生了降级反应所致。这些患者往往具偏结核样型界线类麻风患者的特点:具有较大的斑疹或具有一些自愈倾向的环状皮疹。但全身皮损的分布范围广、数量多、大部分皮损形态较小,浸润(尤其是新发皮损)出现在皮损中央而不是边缘,均提示患者系麻风光谱免疫分类中的偏瘤型界线类麻风。周围神经干可出现显著或不规则粗大,可因以前发生的Ⅰ型麻风反应在所支配区域出现广泛的感觉丧失及运动障碍。

偏瘤型界线类麻风患者通常没有鼻、口腔及眼部的症状和体征,晚期可出现手、足伸侧及角膜的感觉丧失,眉、睫毛可出现脱落。约1/4的偏瘤型界线类麻风患者在病情进展过程中会发生Ⅱ型麻风反应,其反应病程短于瘤型麻风患者,但偏瘤型界线类麻风患者可发生麻风性结节性红斑、虹膜炎及神经疼痛。

偏瘤型界线类麻风患者预后差别较大。若患者发病即表现为偏瘤型界线类麻风且在发生降级反应前即得到确诊,预后较好。开始联合化疗后,随着细菌载量的下降和细胞免疫反应的增强,患者有可能发生Ⅰ型麻风反应,若能及时处理,很少发生严重畸形或残疾。若偏瘤型界线类麻风患者是由偏结核样型界线类麻风患者发生降级反应所致,可能已经发生神经功能损害,治疗后发生的麻风反应会进一步加重神经损伤。若偏瘤型界线类麻风患者降级成为瘤型麻风患者,可发生麻风杆菌的进一步繁殖及Ⅱ型麻风反应,在治疗中或治疗后还有可能发生Ⅰ型麻风反应,对这种患者应长期随访。

本例患者来自麻风流行地区,诊断延迟期长达10余年。本例患者具有偏结核样型界线类麻风患者的特点:环状皮损及形态较大的斑疹,新发皮损出现浸润,以及确诊时有神经功能损害均提示患者以前可能是偏结核样型界线类麻风,后来发生了降级反应,演变为偏瘤型界线类麻风。因此在随访过程中应加强对麻风反应的监测,预防发生畸形或残疾。

(病例提供 初同胜)

第四节 偏结核样型界线类麻风并发Ⅰ型麻风反应

一、病例

患者男性,53岁。

【主诉】左眶及周围红斑2年,水肿伴疼痛4个月。

【现病史】2年前左侧眶上出现一约指甲大小的红斑,伴轻微痒感,皮损不断扩大,并逐渐隆起。4个月前,皮损迅速向周围扩大,累及左额、左侧眼周等部位,并伴有麻木感及针刺样疼痛。1个月前到当地医院皮肤科初步诊断为结节病或急性发热性嗜中性皮肤病(Sweet综合征)。

【皮肤科检查】额部、左眼及左侧面颊部可见一约15cm×20cm大小的鲜红色水肿性斑块,皮损边缘颜色较深、隆起,中央颜色较淡、平坦,皮损中央近左侧颞部及左眶上各见一形状不规则、界限清晰、外观正常的区域(空洞区)(图3-4-1)。红色斑块区域触之皮温升高。

【周围神经检查】左侧眶上神经粗大,压痛明显;双侧手足均未查见感觉缺失点,双侧尺神经及腓总神经触诊无粗大及压痛。

【辅助检查】显微镜检查:皮肤组织液涂片查抗酸杆菌阴性。

【组织病理】额部皮肤真皮内见上皮样细胞肉芽肿(图3-4-2),抗酸染色阴性。免疫组化染色:肉芽肿内神经束弱阳性(图3-4-3)。

【诊断】偏结核样型界线类麻风并发Ⅰ型麻风反应。

【治疗】口服泼尼松,每次30mg,每日1次。控制症状后应用少菌型麻风联合化疗方案治疗6个月。

【病例特点】①病史较长,病程进展缓慢;②面部单发皮损,中央有外观正常区域;③皮损下方的左侧眶上神经粗大,压痛明显;④组织病理示真皮内见上皮样细胞肉芽肿。

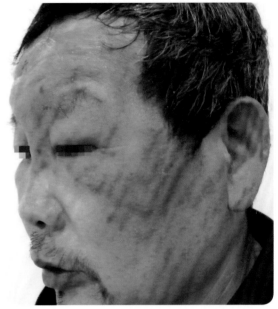

图3-4-1 偏结核样型界线类麻风并发Ⅰ型麻风反应
皮肤科检查所见

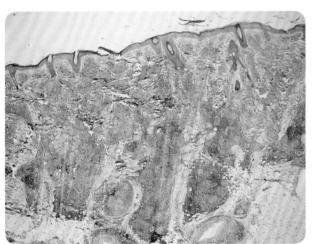

图3-4-2 偏结核样型界线类麻风并发Ⅰ型麻风反应
组织病理

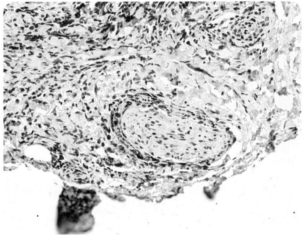

图3-4-3 偏结核样型界线类麻风并发Ⅰ型麻风反应
免疫组化染色

二、讨论

本例患者只有面部单个皮损,主要特征为较大的红色斑块,皮损边缘炎症反应明显,中央见"免疫区",皮损消退,向外周扩散,符合偏结核样型界线类麻风皮损特点。患者皮损病史2年,病情进展缓慢,近4个月来皮损出现红肿,并迅速扩大,同时伴有左侧眶上神经疼痛和触痛,提示患者发生了Ⅰ型麻风反应的降级反应,并伴发神经炎。由于患者反应性皮损累及左眼,引起角膜感觉丧失及眼睑闭合不全,有引起一系列眼部严重并发症的可能性,因此需要尽快接受治疗。

患者曾被误诊为急性发热性嗜中性皮肤病,主要是皮损下方左侧眶上神经的疼痛被误以为是皮损的疼痛。斑块型结节病和结核样型麻风的临床表现有相似之处,但前者皮损无感觉障碍、浅神经不粗大,皮损查麻风杆菌阴性,组织病理示神经小分支内无浸润,竖毛肌也少有浸润,可伴有其他器官(如淋巴结、眼、肺、骨等)损害,可以鉴别。

(病例提供 初同胜 周桂芝)

第五节 被误诊为荨麻疹性血管炎的麻风

一、病例

患者女性,50岁。

【主诉】全身多发性环形皮疹4个月。

【现病史】4个月前在面部、双臂出现红色斑块,伴烧灼及刺痛感。皮损逐渐扩大,中间消退,形成边缘隆起的水肿性环状皮疹。20天前背部及双下肢出现类似皮疹。患者曾在某医院诊断为荨麻疹性血管炎,治疗无效。

【体格检查】一般情况可。周围神经触诊及皮损浅触觉检查未发现异常。

【皮肤科检查】面部、背部及四肢伸侧见多发性环形红斑,边缘浸润隆起,中央平坦,接近正常肤色(图3-5-1)。

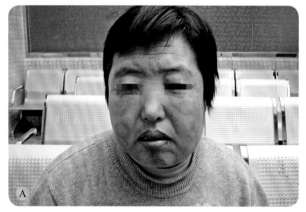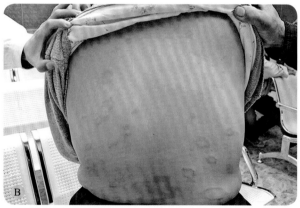

图 3-5-1 偏结核样型界线类麻风皮肤科检查所见
A.面部;B.背部。

【辅助检查】显微镜检查:真菌直接镜检阴性。皮肤组织液涂片查抗酸杆菌阴性。

【组织病理】表皮基本正常,真皮全层血管周围小灶性炎症细胞浸润,见上皮细胞样肉芽肿,神经束浸润(图3-5-2)。抗酸染色阴性,S-100蛋白阳性。

【诊断】偏结核样型界线类麻风。

【治疗】应用少菌型麻风联合化疗方案治疗6个月。

【病例特点】①病史4个月;②皮损为多发性环状边缘隆起的水肿性红斑,伴有刺痛感;③抗过敏治疗无效;④组织病理学确诊。

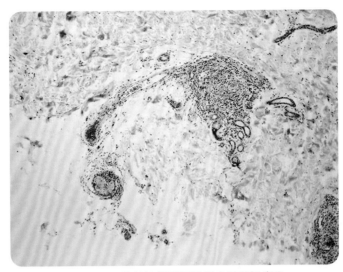

图 3-5-2 偏结核样型界线类麻风组织病理

二、讨论

本例患者表现为边缘水肿性隆起的环状红斑,皮损很容易被误诊为荨麻疹性血管炎。后者的特点是风团持续 24 小时以上,伴有发热、关节痛、红细胞沉降率(erythrocyte sedimentation rate,ESR)加快及低补体血症,组织病理学表现为白细胞碎裂性血管炎。皮损伴有疼痛症状,也有可能被误诊为急性发热性嗜中性皮肤病。急性发热性嗜中性皮肤病主要表现为发热,四肢、面部、颈部有隆起的疼痛性红色斑块,末梢血中性粒细胞增高,组织病理示真皮有密集的中性粒细胞浸润。

本例患者发病 4 个月即得到了诊断,没有出现感觉障碍等神经损害。

(病例提供 陈树民)

第六节 流动人口中发现的麻风

一、病例

患者女性,60 岁。

【主诉】双足底感觉缺失 3 年,面部、手足肿胀 2 年,右足下垂 5 个月。

【现病史】患者 3 年前双侧足底出现麻木及温度觉丧失。2 年前面部、双侧手足出现肿胀,在当地医院皮肤科按照"药物过敏"治疗(具体药物不详)2 周,症状有所减轻。后出现眉、睫毛脱落及面部皮肤浸润肥厚。1 年前开始出现双手温度觉丧失。5 个月前出现右足下垂,未就诊。

【个人史】患者祖籍山东,现住外省,近期随打工子女来济南。

【皮肤科检查】双侧眉、睫毛脱落,额部、双侧颊部及下颌、双耳垂皮肤呈暗红色浸润性肥厚,呈狮面样(图 3-6-1A)。双侧耳大神经粗大(图 3-6-1B)。双前臂伸侧可见多个淡红色结节,直径 1~2cm,部分皮损相互融合,界限不清。四肢见大片干燥斑,肘窝、腋窝及腹股沟等部位没有累及。右手示指、小指屈曲畸形。双侧足底呈弥漫性发绀样肿胀,右足背伸运动范围不完全(图 3-6-1C),并有感觉丧失点。

【周围神经检查】双侧眶上神经、耳大神经及尺神经粗大。

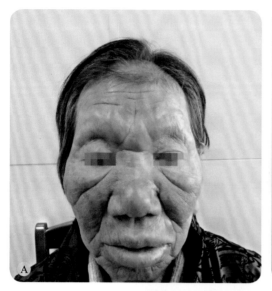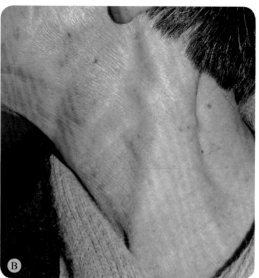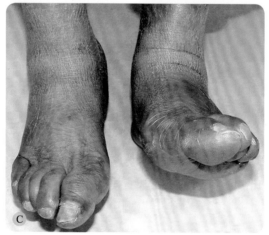

图 3-6-1　瘤型麻风皮肤科检查所见

【辅助检查】显微镜检查：皮肤组织液涂片查抗酸杆菌，BI=5.0。

【组织病理】表皮萎缩，表皮下无浸润带形成，真皮内巨噬细胞肉芽肿（图 3-6-2）。

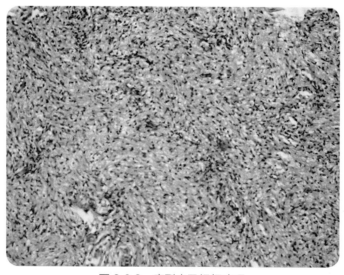

图 3-6-2　瘤型麻风组织病理

【诊断】瘤型麻风（lepromatous leprosy）。

【治疗】应用多菌型联合化疗方案治疗24个月。

【病例特点】①患者为流动人口；②以肢端麻木和感觉丧失等神经功能障碍为首发症状；③皮肤组织液涂片查抗酸杆菌：BI=5.0；④组织病理学检查：真皮内见巨噬细胞肉芽肿。

二、讨论

本例患者有面部、手足等部位肿胀病史，随后出现了感觉和运动功能障碍，提示患者以前可能为偏瘤型界线类麻风或其他类型麻风，后来经过降级反应发展为瘤型麻风。患者出现运动功能障碍的时间<6个月，应当进行神经炎治疗。近年来，随着社会经济的发展和人口流动性的增加，全国多个省份均在流动人口中发现了麻风患者。低流行区医务人员由于缺乏麻风的诊疗经验，因此容易发生误诊。

（病例提供 王广进 初同胜）

第七节 瘤型麻风并发Ⅱ型麻风反应

一、病例

患者女性，26岁。

【主诉】双侧眉毛脱落6年，全身皮肤反复出现红色结节4年。

【现病史】6年前双侧眉毛出现脱落。4年前开始于左踝外侧出现红色结节，伴疼痛。后皮损渐增多，累及面部和四肢，并出现发热、乏力等全身症状。当地村卫生室诊断不明，曾多次应用中药和消炎药物（具体药名不详）治疗，皮损仍反复发作。10余天前左上肢出现新发结节，疼痛明显，当地县人民医院诊断为结节性红斑，给予地塞米松等药物治疗6天，结节消退，停药1天后复发。

【个人史】来自云南，23岁嫁入山东。

【家族史】其堂姐为麻风患者。

【皮肤科检查】双侧眉毛脱落，面部见数个暗红色浸润性结节。四肢及臀部见多发的散在分布的暗红色结节性红斑、斑块（图3-7-1）。皮损表面光亮，界限欠清晰，触痛明显。躯干部位皮损较小，淡红色，稍微隆起于皮肤。

【周围神经检查】左侧耳大神经及双侧尺神经粗大。

【辅助检查】显微镜检查：皮肤组织液涂片查抗酸杆菌，BI=4.0。

【组织病理】真皮浅层见无浸润带，真皮内见巨噬细胞肉芽肿（图3-7-2A），抗酸染色（++++），颗粒菌为主（图3-7-2B）。

【诊断】瘤型麻风并发Ⅱ型麻风反应。

【治疗】口服泼尼松，每次30mg，每日1次；控制症状后应用多菌型麻风联合化疗方案治疗24个月。

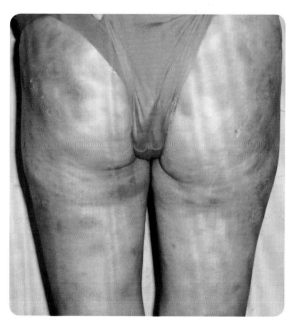

图3-7-1 瘤型麻风并发Ⅱ型麻风反应皮肤科检查所见

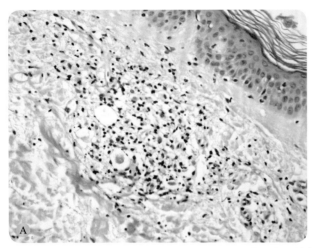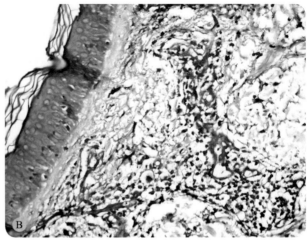

图 3-7-2　瘤型麻风并发Ⅱ型麻风反应组织病理

【病例特点】①患者来自麻风流行地区；②以麻风性结节性红斑为主要症状，皮损广泛分布，以面部和四肢伸侧为主，多次就医均漏诊；③皮肤组织液涂片和组织病理学检查均支持麻风的诊断。

二、讨论

瘤型麻风发病隐袭，病情持续进展。由于患者对麻风杆菌缺乏抵抗力，麻风杆菌可在体内大量繁殖，且可累及内脏器官。瘤型麻风患者常见的皮损为浸润性红斑、斑块、结节。早期皮损为轻微的色素减退或淡红色斑，皮损分布广泛、对称，界限模糊，表面光亮和多汁感。皮损常位于躯干、面部、四肢及臀部。皮肤相对温暖的部位较少见。随病情进展，皮肤可呈蜡样外观，无皱褶，光滑。早期很难发现周围神经受累的体征。早期出现眉毛和睫毛脱落是瘤型麻风的一个特点。

Ⅱ型麻风反应又称麻风性结节性红斑，常见于瘤型麻风或偏瘤型界线类麻风患者，常反复发作。皮损以面部及四肢伸侧常见，呈簇集性分布，严重者伴有发热、乏力、关节痛等全身症状，甚至出现肾功能不全或肾衰竭。

Ⅱ型麻风反应与结节性红斑的区别在于前者可出现在皮肤任何部位，以面部和四肢伸侧为主，同时伴有眉毛脱落、弥漫性浸润、结节及神经功能损害等瘤型麻风的症状和体征。

（病例提供　初同胜）

▌第八节　因皮肤组织液涂片查抗酸杆菌阴性漏诊的麻风

一、病例

患者女性，45 岁。

【主诉】面部、臀部麻木性红斑 1 年，面瘫 3 个月。

【现病史】1 年前面部、臀部出现暗红色斑片，偶有麻木感，皮损逐渐扩大。曾就诊于某县皮肤病防治站，诊断不明。10 个月前就诊于某皮肤病医院曾怀疑麻风，皮肤组织液涂片检查抗酸杆菌阴性后予以排除。6 个月前某市皮肤病防治院曾按"日光性皮炎"治疗无效。3 个月前出现右侧面瘫、右小腿内侧皮肤麻木性红斑。

【皮肤科检查】右侧眼睑下方可见暗红色斑,边界清,表面覆细碎鳞屑(图 3-8-1A),浅感觉障碍。股外侧及右膝关节处见(暗)红色斑,表面干燥脱屑,浅感觉障碍。右侧面瘫,鼻唇沟向健侧歪斜,双侧眼睑闭合正常(图 3-8-1B)。周围神经触诊未见粗大。

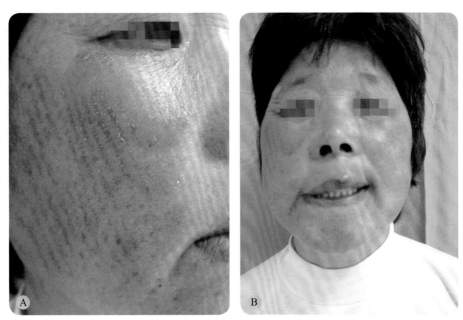

图 3-8-1 偏结核样型界线类麻风皮肤科检查所见

【辅助检查】显微镜检查:皮肤组织液涂片查抗酸杆菌阴性。

【组织病理】表皮变薄,真皮浅、中层血管周围轻度单一核细胞浸润,真皮深层一神经束膜增厚,小灶性上皮样细胞浸润(图 3-8-2)。抗酸染色阴性。

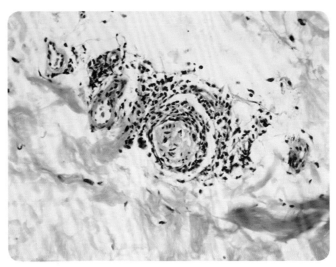

图 3-8-2 偏结核样型界线类麻风组织病理

【诊断】偏结核样型界线类麻风。

【治疗】应用少菌型麻风联合化疗方案治疗 6 个月。

【病例特点】①皮损伴有麻木感;②病史较长;③因皮肤组织液涂片查抗酸杆菌阴性而盲目排除麻风的诊断。

二、讨论

尽管皮肤组织液涂片查抗酸杆菌阳性是诊断麻风的三大主要临床表现之一,但并不是所有的麻风患者查抗酸杆菌都为阳性。麻风五级分类中的结核样型麻风以及部分偏结核样型界线类麻风往往查抗酸杆菌为阴性。鉴于皮肤组织液涂片查抗酸杆菌阳性的特异度几乎可达到100%,但是其灵敏度只有10%~50%,有学者建议将组织病理检查中肉芽肿内的细菌密度指数作为皮损数目较少患者的一个诊断依据。因此不能将皮肤组织液涂片查抗酸杆菌阴性作为排除麻风的依据。

本例患者提示,对于怀疑麻风的病例,除进行组织液涂片查抗酸杆菌外,还应进一步行组织病理检查以明确诊断和分型。

(病例提供　初同胜)

第九节　面部播散性粟粒状狼疮

一、病例

病例 1

患者男性,33 岁。

【主诉】面部红色丘疹 3 个月。

【现病史】3 个月前面部出现红色丘疹,偶痒。

【既往史】身体健康,无结核病病史。

【皮肤科检查】面部对称性分布淡红色、红褐色粟粒至绿豆大小半球形丘疹,以颧骨部、眼睑、口周为重。丘疹表面有光泽,质地柔软,部分相互融合,于下睑下方呈堤状(图 3-9-1)。

【组织病理】(面部)表皮细胞间水肿(图 3-9-2A),真皮小灶性上皮样细胞聚集,血管周围轻度淋巴细胞浸润(图 3-9-2B)。

【诊断】面部播散性粟粒状狼疮。

【治疗】口服异维 A 酸,每次 10mg,每日 3 次;口服泼尼松,每次 20mg,每日 1 次;外用地奈德软膏治疗。

【病例特点】①面部红色丘疹 3 个月;②面部对称性分布淡红色、红褐色丘疹,两侧对称分布,下睑下方的丘疹融合呈堤状。

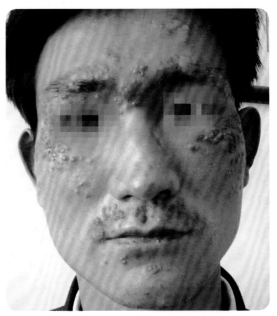

图 3-9-1　面部播散性粟粒状狼疮皮肤科检查所见

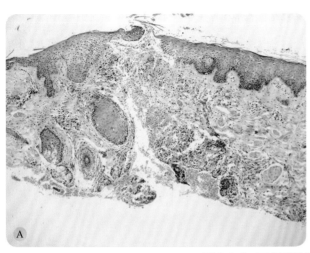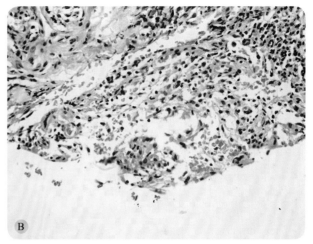

图 3-9-2　面部播散性粟粒状狼疮组织病理

病例2

患者女性,44 岁。

【主诉】面部丘疹 1 年。

【现病史】1 年前面部出现皮疹,无明显痒痛等感觉。近半年来皮疹逐渐增多。

【既往史】体健,无结核病病史。

【皮肤科检查】面部多发绿豆大小暗红色扁平丘疹,眉间、双颊部较多(图 3-9-3)。

【组织病理】(面部)表皮轻度萎缩,真皮浅层胶原纤维嗜碱性变,深层见上皮样细胞聚集形成的结节,中央干酪样坏死,结节周围较多淋巴细胞浸润(图 3-9-4)。

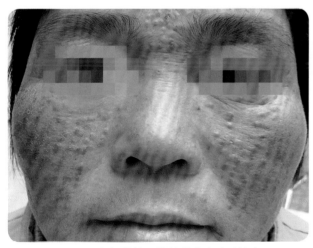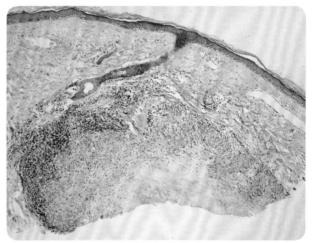

图 3-9-3　面部播散性粟粒状狼疮皮肤科检查所见　　　　图 3-9-4　面部播散性粟粒状狼疮组织病理

【诊断】面部播散性粟粒状狼疮。

【治疗】口服异维 A 酸,每次 10mg,每日 2 次;外用维 A 酸凝胶。

【病例特点】①皮损为绿豆大小暗红色丘疹;②下睑部位皮损相互融合成堤状。

二、讨论

面部播散性粟粒状狼疮,又称颜面粟粒性狼疮、颜面播散性粟粒性狼疮、颜面播散性粟粒型皮肤结核、过去认为本病是一种经血行播散的皮肤结核,但无确切的结核证据,常不并发结核。本病病程有自然痊愈的倾向。表现为粟粒至绿豆大小淡红色或淡褐色结节,皮损常分批出现,对称分布于两侧眼睑、颊部及鼻两侧等处。无明显自觉症状。

　　本病应用抗结核药物治疗无效,糖皮质激素可缩短病程,预防新皮损的出现,亦可选用氯喹、氨苯砜及维A酸等药物治疗。

(病例提供　于修路)

第十节　瘰疬性苔藓

一、病例

患者男性,53岁。

【主诉】四肢、面部皮疹1年。

【现病史】1年前面部出现红斑,不痒、不痛。半年前发现四肢出现类似皮损。

【既往史】10个月前被诊断为肺结核。

【皮肤科检查】双面颊弥漫性分布淡红色斑片(图3-10-1A)。四肢弥漫性分布淡红色粟粒样丘疹,部分皮损相互融合成较大斑块,浸润明显,皮损边缘覆细碎鳞屑(图3-10-1B)。

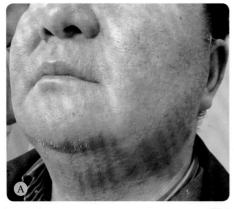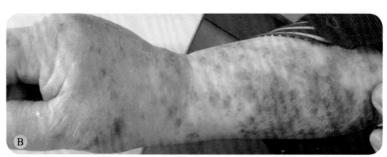

图3-10-1　瘰疬性苔藓皮肤科检查所见

　　【辅助检查】肝、肾功能及血、尿常规检查未见异常,结核菌素纯化蛋白衍生物(purified protein derivative, PPD)皮肤试验强阳性。

　　【组织病理】表皮基本正常,真皮内毛囊周围灶性上皮样细胞肉芽肿、巨噬细胞、周围淋巴细胞,未见干酪样坏死(图3-10-2)。

　　【诊断】瘰疬性苔藓。

　　【治疗】转结核病专业医疗机构行抗结核治疗。

　　【病例特点】①有结核病病史;②皮损为对称性分布于躯干部的苔藓样丘疹或斑块,边缘覆细碎鳞屑;③组织病理示无干酪样坏死的结核样浸润。

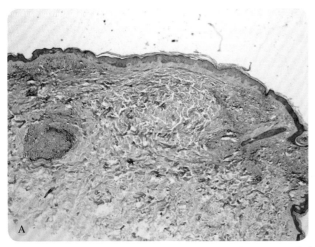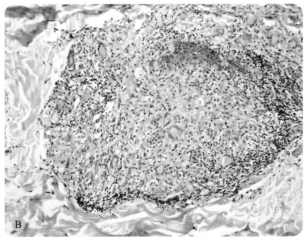

图 3-10-2　瘰疬性苔藓组织病理

二、讨论

瘰疬性苔藓,又称苔藓样皮肤结核,1868 年由 Hebra 首先报道,属于Ⅳ型超敏反应,多见于儿童、青少年,或患有骨髓结核的成人。临床表现为躯干或四肢近端簇集性分布的无痛性角化性丘疹,直径 2~4mm,呈黄红色或棕红色,质地坚实,呈平顶状,上覆小脓疱或细碎鳞屑。组织病理学表现为非干酪样肉芽肿,通常找不到结核分枝杆菌,结核菌素试验强阳性。72% 的瘰疬性苔藓患者有系统性结核病灶,因此对于确诊或疑似的瘰疬性苔藓患者,应进一步进行系统查体,尽早发现和治疗系统性结核感染。

多数本病患者应用抗结核药物治疗 4~6 周起效,12 周内皮损完全消失。

（病例提供　于美玲　杜东红）

第十一节　窝状角质松解症

一、病例

患儿女性,9 岁。

【主诉】发现双足皮疹 3 天。

【现病史】3 天前发现双足黑色斑点,无不适。

【皮肤科检查】双侧足底散在环状或点状浅表剥蚀,边缘绕以黑沟(图 3-11-1),以右侧为重。

【辅助检查】真菌直接镜检阴性。

【诊断】窝状角质松解症。

【治疗】口服克拉霉素,每次 0.25g,每日 2 次;0.1% 依沙吖啶溶液湿敷;氧氟沙星凝胶外用。1 周后皮疹明显减轻。

【病例特点】①两侧跖部环状或点状浅表剥蚀,边缘绕以黑沟;②真菌直接镜检阴性。

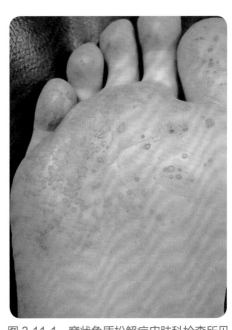

图 3-11-1　窝状角质松解症皮肤科检查所见

二、讨论

窝状角质松解症(pitted keratolysis)多见于热带和亚热带地区,临床特征是跖部皮肤呈环状或点状剥蚀。有学者取患者标本鉴定为棒状杆菌,并以此菌接种于人体皮肤产生本病。近来有学者证明本病由微球菌引起,亦有报道认为其发病与放线菌属、诺卡菌属、石膏样癣菌、链丝菌属等感染有关。温暖潮湿是发病的必备条件,男性多见,足部多汗、穿运动鞋、从事体力活动或运动者易发生本病。

临床表现为跖部散在浅表性角质层剥蚀,边缘绕以环状黑沟,呈火山口状,皮损可相互融合呈不规则状;常伴多汗,可出现浸渍现象;皮损处无炎症,无自觉症状;夏重冬轻。

治疗可内服红霉素,外用四环素软膏或40%福尔马林软膏,多汗时可局部外用20%~40%福尔马林溶液,平时应保持局部干燥。

（病例提供　王广进）

第四章 真菌性皮肤病

第一节 脓癣

一、病例

患儿男性,5岁。

【主诉】头皮丘疹、脓疱,伴脱发40天,脓肿33天。

【现病史】40天前头皮出现簇集丘疹、脓疱,局部头发松动易脱,轻度痒痛。33天前局部形成鸡蛋大小脓肿,伴高热,体温达38.7℃。于当地医院诊断为脓肿,予切开引流,数日后皮损进一步增大,遂至当地另一医院就诊并诊断为脓癣,给予口服伊曲康唑,每次0.1g,每日1次,治疗10天,局部红肿溢脓稍有好转,但仍有发热。遂来诊。

【体格检查】患儿精神较差,哭闹,体温38.3℃。

【皮肤科检查】右侧头皮约7cm×8cm大小肿块,表面大量脓血性分泌物及结痂,无毛发,上有4处"十"字形切口,周边毛发松动、易拔出(图4-1-1)。同侧耳后和颈部淋巴结肿大、有压痛。

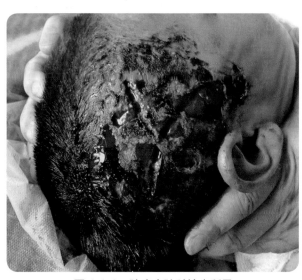

图4-1-1 脓癣皮肤科检查所见

【辅助检查】血常规：白细胞计数 $12.8 \times 10^9/L$，中性粒细胞百分比 76%；尿常规及肝肾功能检查无异常；真菌检查：真菌直接镜检见发外孢子，发内菌丝；真菌培养见须毛癣菌生长；细菌培养：金黄色葡萄球菌生长，头孢曲松钠敏感。

【诊断】脓癣。

【治疗】伊曲康唑口服，每次 0.1g，每日 1 次；静脉滴注头孢曲松钠，每次 1g，每日 1 次；口服泼尼松，每次 10mg，每日 1 次；局部去除敷料和引流管，0.1% 依沙吖啶溶液湿敷，联苯苄唑乳膏外用。6 天后，体温正常，红肿减轻，脓性分泌物明显减少，较多结痂。治疗 2 周时逐渐停用泼尼松。1 个月后，复查真菌直接镜检仍阳性，肝功能异常，谷丙转氨酶 56U/L，患儿头皮仍见结痂，痂下溢脓。停用伊曲康唑，给予特比萘芬 62.5mg 口服，每日 1 次。2 个月后复诊，局部炎症消退，无结痂，部分毛发新生，真菌检查阴性。

【病例特点】①儿童男性；②头皮脓肿、脱发；③耳后淋巴结肿大；④真菌检查阳性；⑤脓肿切开引流后皮损扩大；⑥伊曲康唑、特比萘芬联合泼尼松、抗生素治疗痊愈。

二、讨论

脓癣是头癣的一个类型，我国最常见的病原菌是犬小孢子菌、须毛癣菌，即亲动物性或亲土性皮肤癣菌引起的皮肤强烈的迟发性变态反应所致。

根据头皮边界清楚的脓肿、断发真菌直接镜检阳性即可确立脓癣诊断。主要与头皮穿通性毛囊炎和细菌性脓肿鉴别，真菌检查为最重要的鉴别点。

除应用抗真菌药外，根据细菌培养结果适当应用抗生素；严重患者可以同时口服中小剂量泼尼松，以减轻疼痛、肿胀和炎症反应，减少瘢痕性秃发。除非继发细菌感染的深在性破溃的脓肿和窦道，不主张对脓癣未破溃的早期脓肿切开引流。

该患者在当地医院初次就诊时，误诊为细菌性脓肿而给予局部切开引流，从而导致病程延长，迁延难愈，提示头皮脓肿，尤其是发生于儿童时，须进行真菌检查。

（病例提供　王广进　颜潇潇）

第二节　糖皮质激素长期应用导致的泛发性体癣

一、病例

病例 1

患者男性，22 岁。

【主诉】躯干、四肢近端皮肤条纹状红斑 4 年，环状红斑、丘疹、瘙痒 1 年。

【现病史】4 年前躯干、四肢近端出现条纹状红斑，部分皮损时有轻度瘙痒。时常自行外用曲安奈德药膏。1 年前背部出现丘疹、红斑，伴瘙痒，再次外用曲安奈德药膏，皮损逐渐蔓延至全身。

【皮肤科检查】躯干、上臂、臀部见多发条纹状紫红色斑，其上皮肤变薄、有皱纹（图 4-2-1A）。躯干、四肢广泛分布红色粟粒大小丘疹、脓疱，大小不一的斑片，上有鳞屑，呈环状分布，边界清楚（图 4-2-1B）。

【辅助检查】真菌检查：真菌直接镜检见分支分隔菌丝和孢子；背部和股部真菌培养有须毛癣菌生长。

【诊断】①泛发性体癣；②萎缩纹。

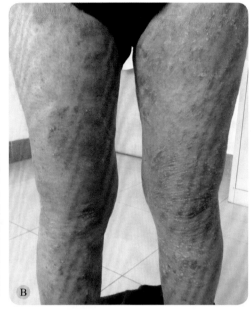

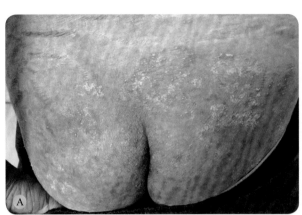

图 4-2-1　泛发性体癣、萎缩纹皮肤科检查所见
A. 臀部；B. 下肢。

【治疗】停用糖皮质激素类药膏；给予伊曲康唑口服，每次 0.2g，每日 1 次；外用盐酸布替萘芬乳膏，每日 1 次。3 周后患者痊愈。

病例 2

患者女性，34 岁。

【主诉】甲变黄、增厚 6 年，四肢红斑、丘疹，伴瘙痒 5 年。

【现病史】6 年前双足部分甲板变黄、不平、增厚，渐增多并累及双手指甲。5 年前双小腿及前臂发生丘疹、红斑、脱屑，伴瘙痒，逐渐蔓延。1 年前红斑、丘疹累及面颈部。

【既往史】过敏性哮喘史 8 年，一直口服地塞米松、氨茶碱等药物。

【皮肤科检查】面部、颈部、四肢远端小腿、手腕部广泛分布红色丘疹、斑片，少量鳞屑，部分呈环状，边界清楚，部分边界不清（图 4-2-2）。手足多数指（趾）甲板变黄色、不平，甲下角质增生、甲板增厚。

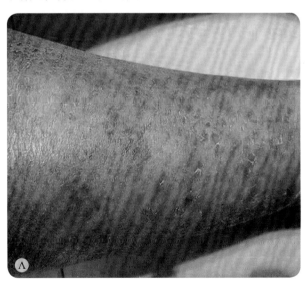

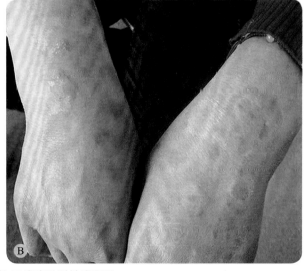

图 4-2-2　泛发性体癣、甲癣皮肤科检查所见
A. 小腿；B. 手腕。

【辅助检查】真菌检查:取面部、前臂、胫部皮损鳞屑和指(趾)甲屑行真菌直接镜检,见分支分隔菌丝;真菌培养均有红色毛癣菌生长。

【诊断】①泛发性体癣;②甲癣。

【治疗】口服伊曲康唑,每次 0.2g,每日 2 次,每月应用 1 周;外用酮康唑萘替芬乳膏。半个月后皮疹基本消退,4 个月后指(趾)甲痊愈。

【病例特点】①有长期外用或者系统应用糖皮质激素类药物史;②皮损以丘疹、鳞屑、环形红斑为主,分布广泛;③瘙痒明显;④真菌培养见皮肤癣菌生长;⑤口服、外用抗真菌药物后痊愈。

二、讨论

泛发性皮肤癣菌病是皮肤癣菌引起的多处皮肤病变,有时也包括指(趾)甲和毛发感染的浅部真菌病,较少见。

泛发性皮肤癣菌感染常与身体免疫功能低下、糖尿病、结缔组织病等有关,而最常见的是 HIV 感染及长期使用糖皮质激素和免疫抑制药导致的免疫功能低下,部分病例是由于长期误诊误治引起的。此两例患者有明确的长期外用或者口服糖皮质激素史。

泛发性皮肤癣菌感染以红色毛癣菌、须毛癣菌和犬小孢子菌较常见。

对于泛发性皮肤癣菌感染的诊断,应以真菌检查阳性为标准。系统应用伊曲康唑或特比萘芬治疗。

(病例提供 史本青 田洪青 单晓峰)

第三节 以色素沉着和苔藓样斑块为皮损的花斑癣

一、病例

患者女性,14 岁。

【主诉】颈胸部灰褐色斑片 1 年。

【现病史】1 年前颈项和上胸部发生豆粒大小暗褐色斑,少许细屑,无自觉症状,逐渐扩大。颈项部皮疹逐渐肥厚,皮纹加深、皮峰高起、糠状脱屑。

【皮肤科检查】颈项部散在数片深褐色肥厚性苔藓样斑块,表面粗糙,上有细碎糠状鳞屑(图 4-3-1);上胸部、双乳间散在分布暗褐色斑片,无明显鳞屑。皮损大小不一,边界清楚。

【辅助检查】真菌直接镜检见大量弧形或 S 形宽短菌丝和圆形孢子,部分孢子出芽,马拉色菌阳性。

【组织病理】角质层网篮状角化过度,见圆形、条形红色物;表皮基本正常;真皮浅层血管扩张充血,周围轻度炎症细胞浸润(图 4-3-2)。过碘酸希夫染色(periodic acid-Schiff staining,PAS)示角质层内见到大量弧形、宽短、不分隔的红染的菌丝,圆形或卵圆形紫红色的孢子及芽生孢子(图 4-3-3)。

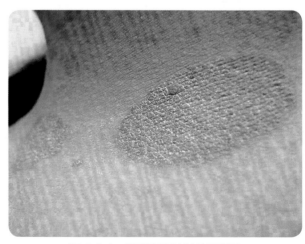

图 4-3-1 花斑癣皮肤科检查所见

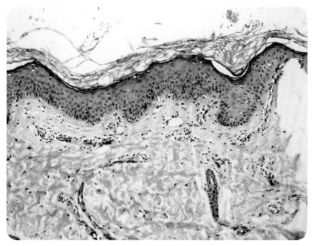

图 4-3-2　花斑癣组织病理

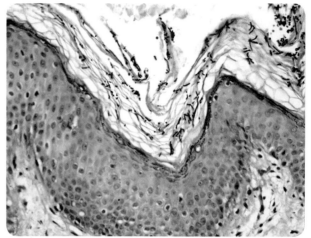

图 4-3-3　花斑癣组织病理过碘酸希夫染色

【诊断】花斑癣。

【治疗】口服伊曲康唑,每次 0.1g,每日 2 次;外用酮康唑萘替芬乳膏乳膏,每日 2 次。

【病例特点】①青年女性;②皮疹主要为色素沉着斑片、苔藓样斑块;③真菌直接镜检见典型马拉色菌;④组织病理符合花斑癣,PAS 见马拉色菌。

二、讨论

花斑癣,又名汗斑或花斑糠疹,是由球形马拉色菌或糠秕马拉色菌引起的角质层真菌病。

花斑癣临床上常表现为多发的有少量细薄鳞屑的卵圆形或圆形斑片,常为棕褐色和黄褐色,好转消退时常见色素减退斑。本例患者上胸背部主要为棕褐色斑片,但是鳞屑不明显;颈项部则表现为密集灰褐色丘疹形成的苔藓样斑块,上有细碎鳞屑,此与典型花斑癣有所不同。

(病例提供　施仲香)

第四节　皮肤固定型孢子丝菌病

一、病例

病例 1

患者女性,53 岁。

【主诉】面部红斑、结节 3 个月。

【现病史】3 个月前面部皮肤出现轻度浸润红斑,无明显自觉症状,逐渐高起形成丘疹、结节,未予治疗。随后扩大为水肿性斑块,有时有少量脓血性分泌物,结痂。局部无明显外伤史。

【皮肤科检查】面部左侧颧骨处见约 3cm×2cm 大小轻度水肿浸润性红色斑块,上有黑色结痂及少许脓性分泌物(图 4-4-1)。近卫淋巴结未触及肿大。

【辅助检查】真菌检查:真菌直接镜检未见菌丝和孢子;真菌培养见申克孢子丝菌生长。

【组织病理】表皮不规则增生,真皮内大量混合炎症细胞浸润,见多核巨细胞,血管壁肿胀,部分纤维素样坏死(图 4-4-2)。PAS 未见菌丝和孢子。

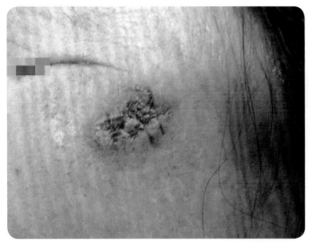

图 4-4-1 皮肤固定型孢子丝菌病皮肤科检查(面部)所见

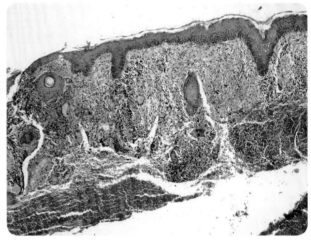

图 4-4-2 皮肤固定型孢子丝菌病组织病理

【诊断】皮肤固定型孢子丝菌病。

【治疗】口服伊曲康唑,每次 0.2g,每日 1 次。治疗 2 个月时皮损缩小至约 1cm×1cm 大小,浸润减轻;治疗 4 个月后治愈。

病例 2

患儿男性,5 岁。

【主诉】面部红色结节 14 个月。

【现病史】14 个月前无明显诱因左侧颊部发生红色豆粒大小丘疹,无自觉症状,逐渐增大。多次于其他医院就诊,曾诊断为孢子丝菌病,给予伊曲康唑 50mg,口服,每日 1 次,连续治疗 2 个月,结节基本消退,停药。半个月后于原皮损边缘再次发生红色丘疹,并逐渐增大。后来仍断续口服伊曲康唑治疗,未愈。

【皮肤科检查】左侧面颊部见约 1.5cm×1.0cm 大小红色结节,上有针头大小脓疱,底部浸润,一边见条状瘢痕(图 4-4-3)。

【辅助检查】真菌检查:取脓性分泌物行真菌直接镜检未见菌丝和孢子;真菌培养见申克孢子丝菌生长(图 4-4-4)。

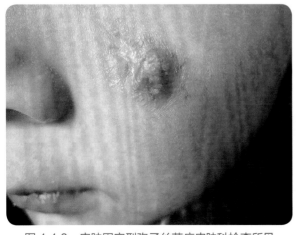

图 4-4-3 皮肤固定型孢子丝菌病皮肤科检查所见

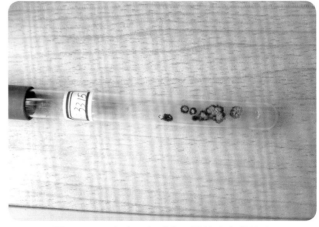

图 4-4-4 皮肤固定型孢子丝菌病真菌检查

【诊断】皮肤固定型孢子丝菌病。

【治疗】口服特比萘芬,每次 62.5mg,每日 1 次;酮康唑萘替分乳膏外用,局部 45℃热敷,每日 2 次。

病例 3

患者男性,62 岁。

【主诉】左手背丘疹、斑块、痒痛 6 个月。

【现病史】6 个月前左手背发生豆粒大小丘疹,逐渐增大成斑块,有少量脓性分泌物,有时结痂。曾于当地多次诊断为湿疹、体癣等,外用药膏治疗无好转。追问病史,发病前局部曾因为外伤而出现豆粒大小血疱,后破溃结痂而痊愈。

【皮肤科检查】左手背约 2.5cm×2.0cm 大小暗红色斑块,上有少许脓疱及脓性分泌物和结痂,周围脱屑,基底浸润(图 4-4-5)。

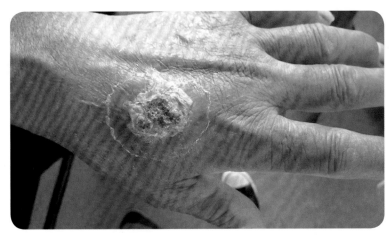

图 4-4-5　皮肤固定型孢子丝菌病皮肤科检查(左手)所见

【辅助检查】真菌检查:真菌直接镜检未见菌丝和孢子;真菌培养见申克孢子丝菌生长。

【组织病理】角化过度,表皮假上皮瘤样增生,真皮内大量混合炎症细胞浸润,形成典型化脓性肉芽肿。PAS 未见菌丝和孢子。

【诊断】皮肤固定型孢子丝菌病。

【治疗】口服伊曲康唑,每次 0.2g,每日 1 次;外用盐酸布替萘芬乳膏;局部 45℃热敷 2 小时,每日 1 次。

【病例特点】①有或无明确外伤史;②发病于面部、手背暴露部位,皮疹为结节、斑块、结痂和脓性分泌物;③真菌直接镜检阴性,真菌培养见申克孢子丝菌生长;④组织病理呈化脓性肉芽肿表现,PAS 阴性。

二、讨论

皮肤固定型孢子丝菌病于 1898 年由美国 Shenck 首先报道。1954 年我国刘春林报道了首例。本病是由申克孢子丝菌感染引起的皮肤和皮下组织真菌病,部分还可以引起肺、骨骼等系统性感染,甚至血行全身播散,呈世界性分布,为人畜共患病。我国以东北地区最多见。申克孢子丝菌在自然界为腐生寄生菌,广泛存在于植物、土壤中,主要因为皮肤局部外伤接种而感染,但是常常为轻度创伤、发病较缓慢、早期无明显症状,因而许多患者不能说出确切的外伤史,这 3 例患者也是如此。偶尔可因吸入孢子而感染。

孢子丝菌病临床可分为皮肤型、皮肤外型和系统型。其中皮肤型占 95% 以上，皮肤固定型和皮肤淋巴管型各占约 50%。皮肤固定型孢子丝菌病皮损固定于初疮部位，不沿淋巴管播散，有学者认为与流行区人群对该菌获得抵抗力有关，主要表现为面部、四肢远端等暴露部位浸润性结节、斑块、破溃、肉芽肿性损害。

真菌直接镜检不作为孢子丝菌病的诊断常规，因为直接镜检常为阴性；真菌培养则真菌生长快、阳性率高，临床怀疑该病必须行真菌培养以确诊。

组织病理主要表现为混合炎症细胞浸润的化脓性肉芽肿性病变。特征性改变为三区结构：中央为化脓区，由中性粒细胞构成，间或有少数嗜酸性粒细胞；外为结核样区，由组织细胞、上皮样细胞构成，间或有多核巨细胞；外围为梅毒样区，由淋巴细胞、浆细胞构成。少数病例苏木精 - 伊红染色染色（hematoxylin and eosin staining，HE 染色）可见星状体，PAS、格莫瑞六亚甲基四胺银（Gomori's methenamine silver，GMS）染色可见直径 2~6μm 圆形、卵圆形或雪茄形酵母样孢子。

10% 碘化钾溶液内服为首选药物，但要注意碘过敏、合并结核活动播散、难以耐受等情况。口服伊曲康唑、特比萘芬疗效不低于碘化钾。口服药物疗程一般都在 2 个月以上，同时可配合局部热疗。顽固难治者可外科切除皮损，同时口服药物，防止复发。

（病例提供　张福仁　于长平）

第五节　皮肤淋巴管型孢子丝菌病

一、病例

病例 1

患者男性，39 岁。

【主诉】左手拇指背侧破溃、斑块 2 个月，左前臂皮下结节 1 个月。

【现病史】2 个月前"打石子"致左手拇指背部掌指关节处外伤，10 天后局部化脓、破溃，周边肿胀，在当地以"皮肤发炎"切开引流换药，并同时静脉滴注青霉素、头孢菌素治疗半个月无效。1 个月前左前臂逐渐出现数个蚕豆大小皮下结节，无破溃，有轻微疼痛，沿肢体长轴线状分布。

【皮肤科检查】左手拇指掌指关节背侧 1.5cm × 1.5cm 大小暗红色斑块，中央豆粒大小溃疡、黑色结痂，腕至肘窝见数个沿淋巴管条状分布的蚕豆至指甲大小皮下结节（图 4-5-1），轻度压痛。

【辅助检查】真菌检查：真菌直接镜检未见菌丝和孢子；真菌培养见申克孢子丝菌生长（图 4-5-2）。

【组织病理】浅表结痂，表皮不规则增生，真皮内大量混合炎症细胞浸润，中央以中性粒细胞为主，见多核巨细胞，血管壁肿胀，部分纤维素样坏死（图 4-5-3）。PAS 未见菌丝和孢子。

【诊断】皮肤淋巴管型孢子丝菌病。

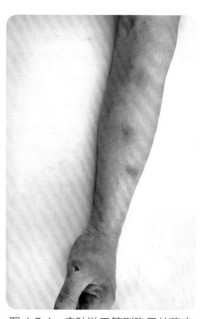

图 4-5-1　皮肤淋巴管型孢子丝菌病
皮肤科检查（左上肢）所见

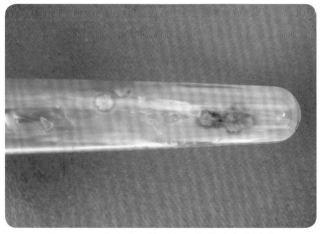
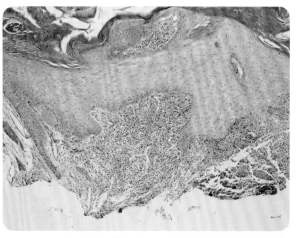

图 4-5-2 皮肤淋巴管型孢子丝菌病真菌培养　　　图 4-5-3 皮肤淋巴管型孢子丝菌病组织病理(左上肢)

【治疗】口服伊曲康唑,每次 0.1g,每日 2 次;酮康唑萘替芬乳膏外用治疗。3 个月后原发皮损消退,前臂皮下结节消失,皮肤表面留萎缩性瘢痕。停药 1 个月后复诊,未见复发。

病例2

患者男性,35 岁。

【主诉】右手拇指掌指关节红色斑块 1 个月,右前臂皮下结节 5 天。

【现病史】1 个月前右手拇指背侧出现一豆粒大小红色丘疹,轻痒,逐渐增大,并出现破溃、流脓、结痂。5 天前右侧前臂出现数个沿淋巴管方向排列的孤立的皮下结节,无明显不适。无明确局部外伤史。

【皮肤科检查】右手拇指掌指关节背侧 2.5cm×2.0cm 大小红色斑块,上有绿豆大小结痂,无明显脓性分泌物。右前臂内侧数个条状排列的豆粒大小的皮下结节,表面皮肤呈红色(图 4-5-4),质韧,无明显压痛。

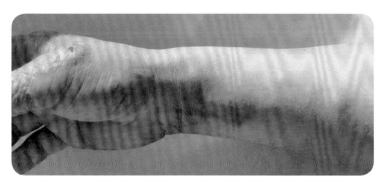

图 4-5-4 皮肤淋巴管型孢子丝菌病皮肤科检查(右前臂)所见

【辅助检查】真菌检查:去除结痂,取分泌物行真菌直接镜检未见菌丝和孢子;真菌培养见申克孢子丝菌生长。

【组织病理】表皮不规则增生,真皮内大量混合炎症细胞浸润,见坏死区,呈化脓性肉芽肿组织像(图 4-5-5)。PAS:化脓性肉芽肿坏死区中性粒细胞间见一红染的直径约 5μm 的卵圆形孢子及一直径约 2.5μm 的圆形孢子(图 4-5-6)。

【诊断】皮肤淋巴管型孢子丝菌病。

【治疗】口服伊曲康唑,每次 0.2g,每日 2 次,每月应用 1 周;外用酮康唑萘替芬乳膏,每日 1 次;口服 10% 碘化钾溶液,每次 10ml,每日 3 次。治疗 3 个月后痊愈,随访 2 个月未见复发。

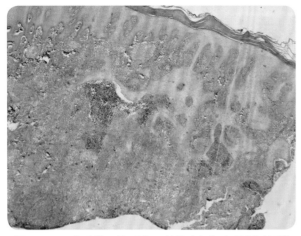 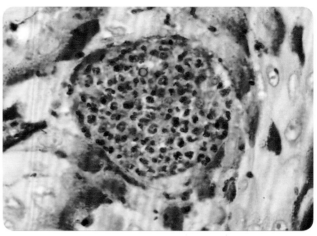

图 4-5-5　皮肤淋巴管型孢子丝菌病组织病理（右前臂）　　图 4-5-6　皮肤淋巴管型孢子丝菌病组织病理过碘酸希夫染色

病例 3

患者女性,47 岁。

【主诉】右手示指背侧红肿、渗液、结痂 1 年。

【现病史】1 年余前于劳动时被树枝刺破右手示指背侧,数日后结痂,进而红肿,面积逐渐扩大,少量渗液、结痂,伴有轻度痒痛。于当地医院多次应用红霉素、复方酮康唑、曲安奈德等药膏,口服抗生素等治疗,无明显疗效。2 个月前腕部至右前臂出现数个豆粒大小淡红色皮下结节,其中 1 个于 1 个月前表面少许破溃。无明确传染性疾病接触史。

【皮肤科检查】右手示指背侧 2.0cm × 1.5cm 水肿性红斑、顶部结痂,右腕及右前臂串珠状沿肢体排列 5 个豆粒大小红色结节,其中 1 个中央破溃、少许结痂脱屑(图 4-5-7)。

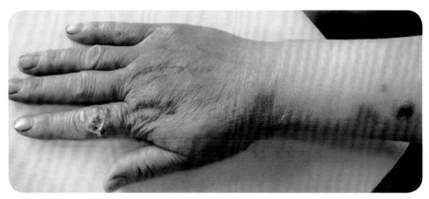

图 4-5-7　皮肤淋巴管型孢子丝菌病皮肤科检查(右前臂)所见

【辅助检查】真菌检查:第一次真菌直接镜检和培养均阴性;1 周后再次行真菌直接镜检仍为阴性,真菌培养见申克孢子丝菌生长。

【组织病理】表皮坏死结痂,假上皮瘤样增生,真皮内大量混合炎症细胞浸润,呈典型化脓性肉芽肿组织像(图 4-5-8)。PAS:脓肿内见约 4.7μm 直径的红色酵母样孢子(图 4-5-9)。

【诊断】皮肤淋巴管型孢子丝菌病。

【治疗】给予伊曲康唑口服,每次 0.2g,每日 1 次;局部 45℃热敷每次 2 小时,每日 1 次。

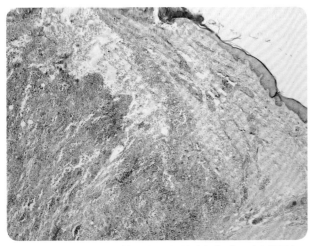

图 4-5-8　皮肤淋巴管型孢子丝菌病组织病理(右前臂)

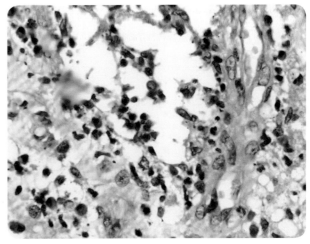

图 4-5-9　皮肤淋巴管型孢子丝菌病组织病理过碘酸希夫染色

病例 4

患者女性,42 岁。

【主诉】右颊部丘疹、结节、破溃 7 个月。

【现病史】7 个月前右面部被树枝划破,1 周后局部痂脱后出现豆粒大小丘疹,进而增大形成结节,少许渗液。4 个月前于原皮损内下方出现 2 个暗红色皮下结节。多次就诊于当地医院,应用红霉素、复方酮康唑等药膏治疗,无明显疗效。无明确传染性疾病接触史。

【皮肤科检查】右侧颧骨外侧见约 1.8cm×1.5cm 水肿性斑块、顶部厚结痂,痂周边有脓性分泌物;其内下方见 2 个豆粒大小暗红色结节,少许结痂,无明显分泌物(图 4-5-10)。

【辅助检查】真菌检查:真菌直接镜检阴性,真菌培养见申克孢子丝菌生长。

【组织病理】表皮基本正常,真皮浅、中层大量淋巴细胞、浆细胞浸润,真皮深层纤维组织增生(图 4-5-11)。PAS 未见菌丝和孢子。直接免疫荧光(direct immunofluorescence,DIF)阴性。

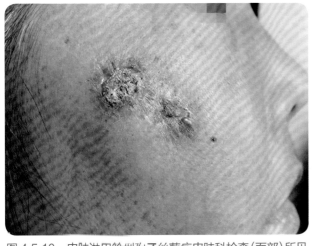

图 4-5-10　皮肤淋巴管型孢子丝菌病皮肤科检查(面部)所见

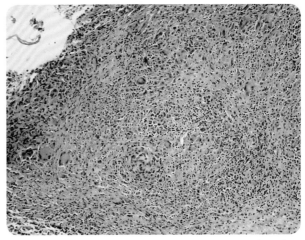

图 4-5-11　皮肤淋巴管型孢子丝菌病组织病理(面部)

【诊断】皮肤淋巴管型孢子丝菌病。

【治疗】口服伊曲康唑,每次 0.2g,每日 1 次;外用布替萘芬凝胶。

【病例特点】①有或无明确外伤史;②发病于指背、面部易损伤的暴露部位;皮疹为结节、斑块、结痂和脓性分泌物,有沿局部淋巴管分布的皮下结节;③真菌直接镜检阴性,真菌培养见申克孢子丝菌生长;④组织病理呈化脓性肉芽肿表现,或 PAS 见紫红色酵母样孢子。

二、讨论

皮肤淋巴管型孢子丝菌病是孢子丝菌病最常见的临床类型。初疮表现与皮肤固定型孢子丝菌病相同,皮肤淋巴管型常于初疮发生后 1 个月至数月沿初疮的淋巴管回流方向发生皮下结节,这些结节的发生顺序并不一定是离初疮越近越早发生,可以破溃、结痂,但是也可以始终不破溃。

皮肤淋巴管型孢子丝菌病的真菌检查、组织病理表现和治疗方案通常与皮肤固定型孢子丝菌病没有区别。

(病例提供　于长平　田洪青　杨　青)

第六节　着色芽生菌病

一、病例

病例 1

患者男性,47 岁。

【主诉】左手腕部丘疹、斑块 4 年。

【现病史】4 年前左手腕部被棘刺扎伤,随后出现豆粒大小暗红色丘疹,轻度瘙痒。以后逐渐增大,少量脱屑,表面破溃,有少量脓性分泌物,并有结痂。

【皮肤科检查】左手腕部伸侧见约 5cm×7cm 暗红色浸润性斑块,表面破溃,棕褐色及黑色结痂,少许脓性分泌物,部分区域见瘢痕形成(图 4-6-1)。

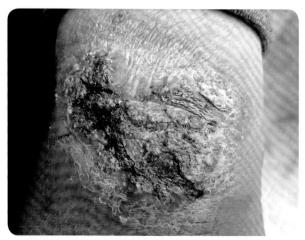

图 4-6-1　着色芽生菌病皮肤科检查(手腕部)所见

【辅助检查】真菌检查:真菌直接镜检见棕色出芽孢子和菌丝,部分孢子有分隔(图 4-6-2)。真菌培养见卡氏枝孢霉生长。

【组织病理】真皮内中性粒细胞为主的化脓性肉芽肿,见棕褐色、圆形或卵圆形孢子(硬壳细胞),直径 6~8μm(图 4-6-3)。

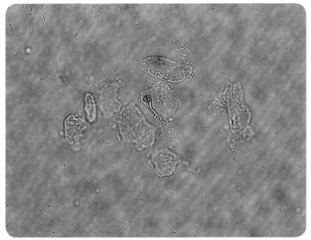

图 4-6-2　着色芽生菌病真菌直接镜检

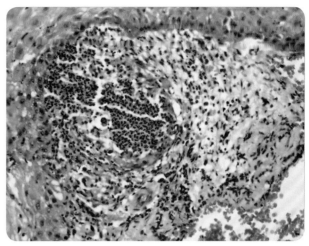

图 4-6-3　着色芽生菌病组织病理（手腕部）

【诊断】着色芽生菌病。

【治疗】口服伊曲康唑，每次 0.2g，每日 2 次，1 周后改为每次 0.2g，每日 1 次；局部外用盐酸布替萘芬；局部 50℃热疗，每日 1 小时。治疗 4 个月后患者痊愈，随访 6 个月未见复发。

病例 2

患者男性，32 岁。

【主诉】右前臂紫红色斑块 4 年。

【现病史】4 年前无明显诱因于右前臂出现红色斑片，逐渐扩大、浸润，有轻度瘙痒。有时有脓液溢出，部分区域形成瘢痕。多家医院诊断不明，未规则系统应用抗真菌药。

【皮肤科检查】右前臂伸侧远端约 6cm×5cm 大小紫红色斑块，边界清楚，表面覆有薄痂或鳞屑，中央有萎缩性瘢痕，未见黑色颗粒（图 4-6-4）。

【辅助检查】真菌检查：真菌直接镜检见簇集棕色分隔孢子，大小为 7~9μm。真菌培养见卡氏枝孢霉生长。

【组织病理】表皮角化过度及角化不全，棘层肥厚，表皮和真皮浅层见脓肿形成，多种细胞浸润灶，在脓肿内可见约 8μm 大小棕色分隔的厚壁孢子（硬壳细胞）（图 4-6-5）。

【诊断】着色芽生菌病。

【治疗】口服伊曲康唑，每次 0.2g，每日 1 次。治疗 6 个月后患者痊愈。

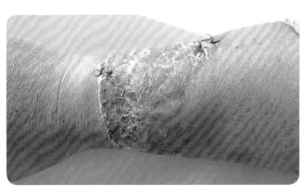

图 4-6-4　着色芽生菌病皮肤科检查（右前臂伸侧）所见

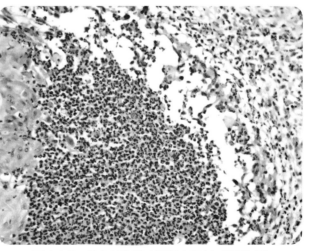

图 4-6-5　着色芽生菌病组织病理（右前臂伸侧）

病例3

患者男性,57 岁。

【主诉】右前臂暗红色斑块、瘙痒 5 年。

【现病史】5 年前右前臂中上部出现绿豆粒大小淡红色丘疹,瘙痒明显,搔抓后破溃结痂。丘疹缓慢增大形成结节。2 年前在原皮损近心端约 5cm 处出现两处类似皮损,上有少量鳞屑。1 年前 3 处皮损逐渐扩大融合成片,半年前再次于前臂近肘窝处出现红色丘疹,瘙痒症状较轻。

【皮肤科检查】右前臂外侧约 20cm × 15cm 浸润性红色斑块,边界清楚,边缘高起色深,部分表面可见疣状皮肤增殖,有点状结痂(图 4-6-6)。

【辅助检查】真菌检查:真菌直接镜检见棕色分隔孢子,大小为 7~10μm。真菌培养见污染菌生长。

【组织病理】表皮角化过度及角化不全,棘层轻度乳头瘤样增生,真皮浅层见混合炎症细胞浸润,在中性粒细胞脓肿内可见约 9μm 大小棕色分隔或不分隔的厚壁孢子(硬壳细胞)(图 4-6-7)。

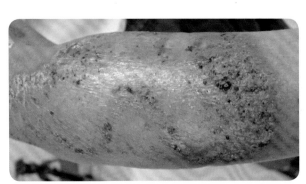

图 4-6-6　着色芽生菌病皮肤科检查(右前臂外侧)所见

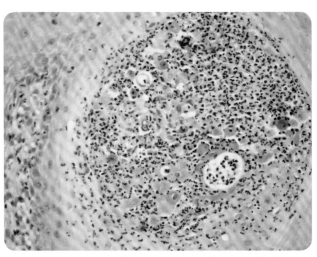

图 4-6-7　着色芽生菌病组织病理(右前臂外侧)

【诊断】着色芽生菌病。

【治疗】口服伊曲康唑,每次 0.2g,每日 2 次;局部 45℃热疗,每次 2 小时,每日 1 次;1 个月后改为口服伊曲康唑,每次 0.2g,每日 1 次,加局部热疗。治疗 5 个月后患者痊愈,随访 6 个月无复发。

【病例特点】①中老年男性;②发病于上肢远端暴露、易损伤部位;③皮疹初为丘疹,后发展为浸润斑块、疣状增生;④真菌直接镜检和组织病理检查均见到硬壳细胞,真菌培养为卡氏枝孢霉;⑤伊曲康唑加局部热疗痊愈。

二、讨论

着色芽生菌病即着色真菌病,是暗色孢科中一组致病性真菌感染引起的深部真菌病,偶可侵犯脑组织及其他脏器。该病呈世界性分布,但以热带和亚热带更多见。我国首例系尤家骏教授于 1951 年报道,山东章丘、河南荥阳发病率最高。

病原菌主要有 6 种暗色真菌,即卡氏枝孢霉、裴氏着色霉、疣状瓶霉、紧密着色霉、*monophora* 着色霉和喙枝孢霉,皆为腐生菌,存在于土壤和腐烂的植物或木头中,主要因外伤接种而感染。

国外报道多见下肢受累,而我国章丘等地多发生于上肢远端。临床表现为丘疹或结节,逐渐形成疣状斑块或肉芽肿,很少侵犯更深部组织。

真菌直接镜检和组织病理检查可见特征性棕色、厚壁、分隔或不分隔的孢子。真菌培养见生长缓慢、棕色至黑色、毛样菌落,需要依靠分生孢子的特征进行鉴别。

需要与孢子丝菌病、芽生菌病、疣状皮肤结核、足菌肿、三期梅毒、皮肤利什曼病等鉴别。

治疗需系统应用抗真菌药物,首选口服伊曲康唑或特比萘芬,前者 0.2g/d,或者每次 0.2g,每日 2 次,每月连用 7 日;后者 0.25~1.00g/d,一般需要 6 个月以上。辅以局部热疗,可以提高疗效,缩短疗程。

(病例提供　于长平　杜东红　于修路)

第七节　皮肤放线菌病

一、病例

患者女性,51 岁。

【主诉】左侧臀部结节、破溃 3 年。

【现病史】3 年前左侧臀部外侧出现豆粒大小结节,较硬,表面暗红色,无明显自觉症状。十几天后结节变软,皮肤表面破溃,形成窦道,并有脓液流出。当地医院诊断不详,予抗生素口服并外用,数日后逐渐愈合。随后结节逐渐增多、增大,表面反复破溃、溢脓、愈合,有时有轻度瘙痒和压痛。1 周前于外院疑诊佩吉特病,遂来诊。发病前无局部外伤或昆虫叮咬史,无长期应用糖皮质激素和免疫抑制药史。

【皮肤科检查】左侧臀部可见数个簇集分布、豆粒大小暗红色丘疹结节,表面少量结痂、鳞屑(图 4-7-1)。局部皮下可触及鸡蛋大小肿块,质地较硬,轻压痛。

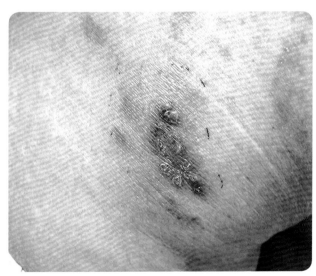

图 4-7-1　皮肤放线菌病皮肤科检查所见

【组织病理】表皮增厚,细胞间水肿;真皮浅、中层血管扩张,周围炎症细胞浸润、纤维组织增生;真皮中深层见多灶性肉芽肿形成;真皮全层大量中性粒细胞、淋巴细胞、浆细胞浸润,纤维组织增生;肉芽肿内见两个中央呈蓝色,周围呈均匀嗜伊红的团块样物(图 4-7-2)。革兰氏染色见到团块样物内革兰氏阳性、纤细的分支菌丝(图 4-7-3)。

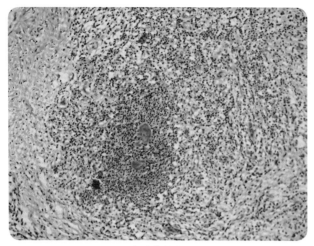

图 4-7-2　皮肤放线菌病组织病理

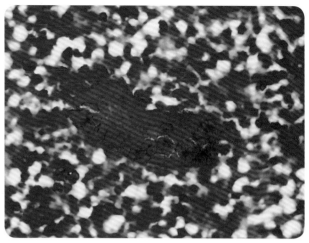

图 4-7-3　皮肤放线菌病组织病理革兰氏染色

【诊断】皮肤放线菌病。

【治疗】口服头孢克肟,每次 0.25g,每日 2 次;口服多西环素,每次 0.1,每日 2 次。

【病例特点】①中年女性;②臀部皮肤反复结节、破溃 3 年余;③查体见臀部皮肤结节、肿块、窦道;④组织病理见多灶性化脓性肉芽肿,革兰氏染色见革兰氏阳性、纤细的分支菌丝。

二、讨论

放线菌病是一种少见的慢性化脓性肉芽肿性疾病,由衣氏放线菌引起,该菌并非真菌,而是细菌。因其临床表现类似真菌病,故传统上归类为真菌病。本菌为革兰氏阳性、非抗酸、厌氧或微需氧的细菌,主要为自体内在性感染,少数为外伤引起。

该病呈世界散发,以 15~35 岁最常见,但是任何年龄都可发生。以农业劳动者多见,男女患病之比约为 2∶1。

放线菌病临床表现多种多样,随发生部位和受累器官的不同而不同。临床最常见的是面颈型,其次为胸部型、腹部型,以皮肤原发型最少见。该菌主要生存于人体内,常常引起内生性感染,自然界中没有分离到该菌。皮肤原发型多由人咬伤或抓伤等而感染。该病例患者没有确切的咬伤、扎伤、昆虫叮咬等病史,其感染途径尚不明确。皮肤原发型临床初发症状为皮下结节,以后软化、破溃,形成瘘管,排出黏稠脓液。皮损愈合后留萎缩性瘢痕,周围再出现新的结节。如此反复向四周和深部组织扩散,局部纤维化、硬化。本患者临床表现典型。

放线菌培养较困难,因此诊断最有效的方法是组织病理检查,HE 染色于真皮可见多灶性化脓性肉芽肿或脓肿形成,内有硫磺颗粒,如无颗粒,则可见革兰氏染色阳性的纤细分支菌丝,成团或断裂成杆菌或球菌样。

治疗首选青霉素,如果过敏则可选用头孢菌素、林可霉素、磺胺类、四环素类、红霉素类、利福平、氨苯砜等,疗程 6~12 个月。也可同时外科切除。

（病例提供　周桂芝　杜东红）

第五章 性传播疾病

第一节 尿道口硬下疳

一、病例

患者男性,28岁。

【主诉】尿道口红肿10天,伴尿道口硬结6天。

【现病史】10天前尿道口出现红肿,无尿道分泌物,无排尿不适,伴尿道内疼痛,勃起后明显。6天前尿道口出现硬结。曾按照阴茎头炎口服克拉霉素及外用药治疗6天,无好转。

【个人史】发病前1个月有不洁性行为史。

【皮肤科检查】尿道口周红肿,挤压尿道无分泌物流出,尿道口下方触及一边界不清的硬结,约黄豆大小,表面轻度糜烂(图5-1-1),有轻触痛,右腹股沟触及一肿大淋巴结,约花生米大小,触硬,无触压痛。

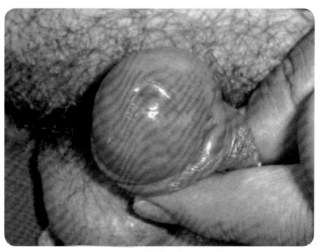

图 5-1-1　一期梅毒皮肤科检查所见

【辅助检查】尿常规示隐血(++++),白细胞(-);分泌物梅毒螺旋体PCR:阳性;梅毒血清学检查:TPPA阳性,TRUST 1∶1阳性;淋球菌培养:阴性;HSV-PCR:阴性。

【诊断】一期梅毒。

【治疗】苄星青霉素,每次 240 万 U,分两侧臀部肌内注射,每周 1 次,共 3 次。

【病例特点】①有不洁性行为史;②尿道口硬下疳,尿道疼痛,勃起后明显;③梅毒血清学检查阳性。

二、讨论

尿道口硬下疳的病例报道不多。原因:①发生于尿道内的硬下疳确实少见;②因其部位隐蔽而常被忽视。其临床表现为阴茎远端肿胀、尿道口可见少许血清样或脓样溢液,可伴有单侧或双侧腹股沟淋巴结肿大。阴茎触诊可发现尿道内硬结。尿道内的硬下疳容易被误诊为淋病,但是其分泌物量明显少于淋病,阴茎勃起时可出现远端的疼痛,可以鉴别。

(病例提供　郑荣涛)

第二节　硬下疳合并二期梅毒疹

一、病例

患者男性,24 岁。

【主诉】包皮出现溃疡 6 周,全身起红斑 2 周。

【现病史】6 周前包皮内侧出现一溃疡,不痛不痒,未就诊。2 周前于胸腹部、背部出现红斑,后逐渐扩散至四肢、手掌及足底,无明显自觉症状。

【个人史】已婚,育一女,否认非婚性接触史。

【皮肤科检查】包皮内侧见 1.5cm×2.0cm 硬结,表面溃疡,边界清(图 5-2-1A),质硬,无明显压痛。躯干、四肢见对称分布、密集的暗红色斑疹、斑丘疹,边界清,互不融合,以腹部及腰背臀部及双侧掌跖为著(图 5-2-1B)。双侧腋窝及腹股沟可触及 1~2cm 大小淋巴结,质硬,活动可,无触痛;口腔黏膜、肛周及尿道口未见异常。

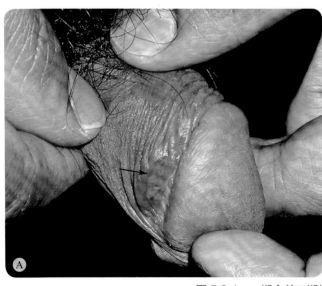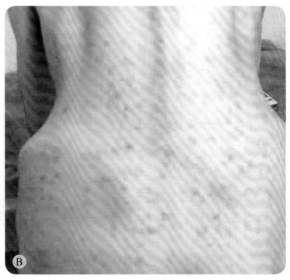

图 5-2-1　一期合并二期梅毒皮肤科检查所见
A. 包皮内侧硬结(箭头所指);B. 腰背臀部色斑疹、斑丘疹。

【辅助检查】梅毒血清学检查，TPPA 阳性，TRUST 1：64 阳性。

【诊断】一期合并二期梅毒。

【治疗】苄星青霉素，每次 240 万 U，分两侧臀部肌内注射，每周 1 次，共 3 次。

【病例特点】硬下疳和二期梅毒疹同时存在于 1 例患者。

二、讨论

二期梅毒疹一般发生在感染梅毒螺旋体后 7~10 周，或硬下疳后 6~8 周，少数情况下二期梅毒疹和硬下疳重叠出现。

（病例提供 李中伟 王 娜）

第三节 呈湿疹表现的二期梅毒

一、病例

患者女性，38 岁。

【主诉】全身散在红斑、糜烂伴有瘙痒、疼痛 2 个月。

【现病史】2 个月前肛周、外阴出现红斑、糜烂，伴有瘙痒和疼痛。1 个月前腋窝和头皮出现类似皮损。20 天前咽部黏膜出现溃疡，15 天前出现口角糜烂。曾按照湿疹样皮炎治疗无效。

【个人史】否认非婚性接触史。

【皮肤科检查】口角糜烂（图 5-3-1A），咽后壁黏膜见糜烂、溃疡，头皮、双侧腋窝、胸部见散在红色丘疹、红斑（图 5-3-1B），外阴及肛周红斑、糜烂，宫颈口见数个米粒大小溃疡。双侧耳后、腹股沟扪及数枚肿大淋巴结。

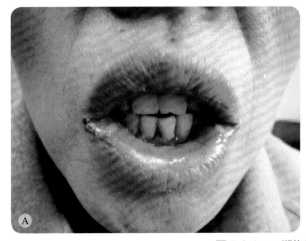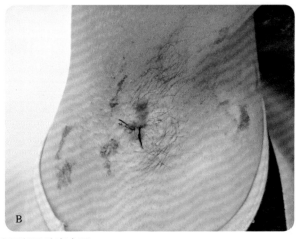

图 5-3-1 一期梅毒面部及腋窝表现
A. 口角糜烂；B. 双侧腋窝散在红色丘疹、红斑。

【辅助检查】梅毒血清学检查：TPPA 阳性，TRUST 1：32 阳性。

【组织病理】表皮角化不全，棘层不规则增生，细胞间水肿，见中性粒细胞及淋巴细胞移入，真皮血管内皮细胞肿胀、增生，周围大量浆细胞及淋巴细胞浸润（图 5-3-2）。

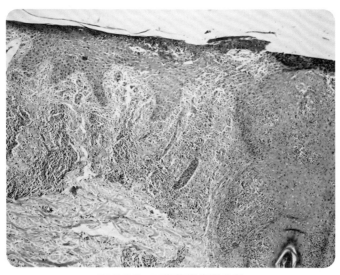

图 5-3-2 二期梅毒组织病理

【诊断】二期梅毒。

【治疗】肌内注射苄星青霉素,每次 240 万 U,每周 1 次,共 3 次。

【病例特点】①生殖器、口腔多处皮肤黏膜红斑、溃疡,皮肤多处红斑、丘疹,瘙痒、疼痛;②经组织病理学和梅毒血清学检查确诊梅毒。

二、讨论

二期梅毒疹通常出现在硬下疳后 6~8 周,4~12 周内消退。80%~95% 的梅毒患者会出现二期梅毒疹,95% 以上的皮损表现为斑疹、斑丘疹及丘疹。结节和脓疱性皮损很少见。黏膜损害,如扁平湿疣、黏膜斑及咽炎的传染性很强。本病例表现为肛门及口周的湿疹样皮损,且伴有瘙痒和疼痛,很容易被误诊为湿疹。

(病例提供 李中伟 史本青 周桂芝)

第四节 多形性皮疹的二期梅毒合并尖锐湿疣

一、病例

患者男性,40 岁。

【主诉】全身皮疹伴瘙痒 6 个月。

【现病史】6 个月前全身皮肤出现多发的红色丘疹、红斑,伴剧烈瘙痒,部分丘疹逐渐增大融合,形成斑块。3 个月前阴茎头、阴囊、肛周出现多个红色扁平丘疹,痒,逐渐增多。1 个月前包皮红肿,外翻困难。

【个人史】否认非婚性接触史。

【皮肤科检查】下颌部见暗红色核桃大小的增殖性斑块,表面有黄色分泌物(图 5-4-1A);躯干四肢较多鳞屑性丘疹、斑块(图 5-4-1B);腹股沟有边界清楚的红斑,阴囊、阴茎头、肛周密布红色扁平的增生物,表面湿润,局部有黄色分泌物。左足底见数个大小不等玫瑰色鳞屑性斑疹。

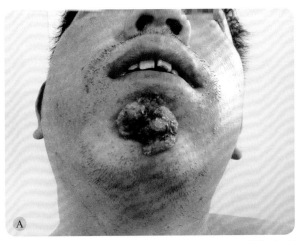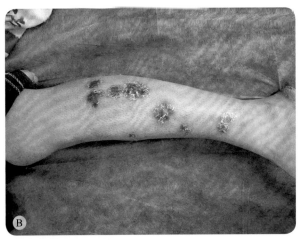

图 5-4-1　二期梅毒皮肤科检查颌部及下肢表现

【辅助检查】梅毒血清学检查：TRUST 1∶4 阳性；TPPA 阳性。

【组织病理】(腹部)表皮角化不全及结痂,棘层不规则增生,见中性粒细胞及淋巴细胞移入,真皮较多浆细胞及淋巴细胞浸润(图 5-4-2)。

【诊断】二期梅毒。

【治疗】肌内注射苄星青霉素,每次 240 万 U,每周 1 次,共 3 次。

【病例特点】①多形皮疹共存,鳞屑性红斑、丘疹、斑块,增殖性肿块、扁平湿疣;②伴有剧烈瘙痒。

二、讨论

二期梅毒为梅毒螺旋体进入血液引起的螺旋体血症,主要表现为无症状的皮肤黏膜损害,包括斑疹、斑丘疹、丘疹、鳞屑性皮损、毛囊疹或脓疱疹等,常泛发对称。掌跖部位常见暗红斑及脱屑性斑丘疹。

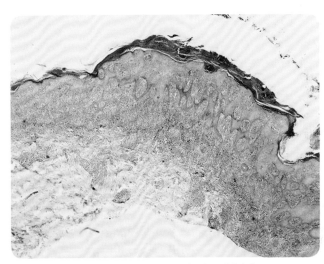

图 5-4-2　二期梅毒组织病理(腹部)

外阴及肛周皮损多为湿丘疹及扁平湿疣。皮损一般无症状,偶伴瘙痒。二期复发梅毒皮损数目较少,皮损形态奇特,常呈环状或弓形或弧形。

二期梅毒疹可类似湿疹、药疹、玫瑰糠疹、银屑病、副银屑病、扁平苔藓、多形红斑、环状肉芽肿、股癣等多种皮肤病,因此容易被误诊。若掌跖部位出现斑疹,应该怀疑二期梅毒。

(病例提供　李中伟　单晓峰)

▎第五节　先天性梅毒

一、病例

患儿男性,2 个月。

【主诉】全身红斑、破溃、结痂 50 天,加重 20 天。

【现病史】50 天前(出生后 10 天)于颈部、腹部出现红斑,后泛发全身,部分皮损出现水疱、破溃、结痂。曾被诊断为脓疱疮,住院治疗 4 天皮损消退后出院。出院 1 周后于掌跖、背部及大腿再次出现玫瑰色丘疹、斑丘疹。

【体格检查】体温 39.5℃,其余无异常。

【皮肤科检查】毛发分布正常,头皮、躯干、四肢及掌跖部位红色斑片,表面有少数痂皮及鳞屑(图 5-5-1);双侧腹股沟、股内侧有淡红色斑片,形态不规则,表面结痂,无渗出。

【辅助检查】患儿梅毒血清学检查: TPPA 阳性,TRUST 1:64阳性;患儿梅毒 IgM 抗体:阳性。母亲梅毒血清学检查: TPPA 阳性,TRUST 1:16 阳性。

【诊断】先天性梅毒。

【治疗】静脉滴注青霉素,每次 30 万 U,每 8 小时 1 次,连续14 天。

【病例特点】①母亲为梅毒患者;②出生 10 天后发病,皮损为散在分布的红斑,累及掌跖等部位;③患儿梅毒 IgM 抗体阳性,TRUST 的滴度为母亲的 4 倍。

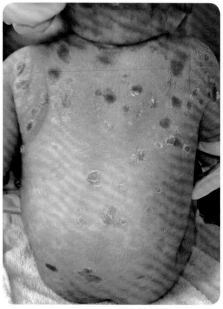

图 5-5-1 先天性梅毒皮肤科检查所见

二、讨论

胎传梅毒是胎儿在母亲体内通过血源途径感染所致,不发生硬下疳,常有较严重的内脏损害,对胎儿的健康影响很大,病死率高。

同时满足流行病学史(生母为梅毒患者)、有早期或晚期胎传梅毒的临床表现、非梅毒螺旋体抗原血清学试验阳性且其滴度 ≥ 母亲 2 个稀释度(4 倍),或者皮损分泌物梅毒螺旋体 PCR 阳性或暗视野显微镜检查梅毒螺旋体阳性,或者血清 IgM 抗体阳性,可确定诊断为胎传梅毒。

未经充分治疗或未用青霉素治疗的患梅毒孕妇,或母亲梅毒血清学阳性但无条件进行随访者,所生婴儿达不到胎传梅毒的诊断标准,也可对婴儿进行预防性梅毒治疗,对孕妇进行补充治疗。

(病例提供 刘殿昌 刘 兵)

第六节 以阴囊斑丘疹为表现延迟诊断 6 年的尖锐湿疣

一、病例

患者男性,47 岁。

【主诉】阴囊红斑、丘疹伴瘙痒 6 年,阴囊增生物 20 天。

【现病史】6 年前于阴囊部位出现红斑和丘疹,伴有瘙痒,曾就诊于当地医院诊断为湿疹,外用药物治疗无效。20 天前在此皮疹基础上出现增生物,搔抓后破溃。

【皮肤科检查】右侧阴囊前侧见粉红色成簇团块状增生物,表面粗糙,凹凸不平,有糜烂溃疡面(图 5-6-1)。

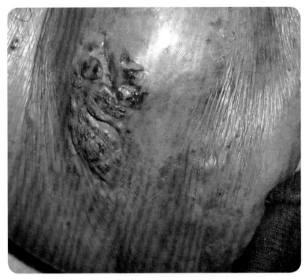

图 5-6-1　尖锐湿疣皮肤科检查所见

【组织病理】表皮角化过度、角化不全,棘层显著肥厚,棘层上部见空泡细胞,真皮乳头淋巴样细胞浸润(图 5-6-2)。

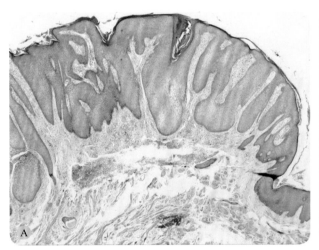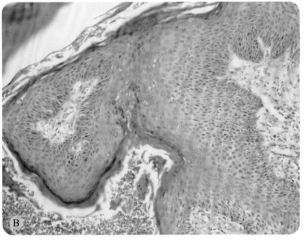

图 5-6-2　尖锐湿疣组织病理

【诊断】尖锐湿疣。

【治疗】用二氧化碳激光去除疣体。

【病例特点】①病史长达 6 年;②皮损长期以红斑和丘疹为主,伴瘙痒;③组织病理符合尖锐湿疣。

二、讨论

尖锐湿疣(condyloma acuminatum,CA)具有很强的传染性,可通过口交、肛交和阴道性交进行传播。PCR 试验表明,性活跃人群中携带 HPV 的比例高达 40%,患 CA 者约占 1%,部分患者存在亚临床感染。

男性好发于阴茎头、冠状沟、系带、阴茎、尿道口、肛周和阴囊等处。皮损初期表现为多个丘疹,逐渐发展为乳头状、鸡冠状、菜花状或团块状。少数患者因免疫功能低下而发生大体积疣,可累及整个外阴、肛周及臀沟。

根据临床表现,CA 分为 4 种类型。①菜花状疣:是最常见类型,表现为菜花样,常见于湿润上皮;②丘疹性疣:为肤色半球形丘疹;③角化疣:表面粗糙,角化明显,类似皮肤寻常疣及脂溢性角化病;④斑丘疹或扁平丘疹疣：表现为斑疹、斑丘疹或扁平丘疹。后 3 型易发生于相对干燥的皮肤部位。本例患者为第 4 型。

（病例提供　侯建玲　陈声利）

第七节　表现为阴茎头斑丘疹的尖锐湿疣

一、病例

患者男性,24 岁。

【主诉】阴茎头红斑、微痒 2 个月。

【现病史】2 个月前阴茎头部出现红斑,有时微痒,逐渐增多。2 周后到当地医院就诊,查 HSV 及 HPV 均阴性,诊断为阴茎头炎,外用氟轻松乳膏治疗无效,皮损逐渐扩大、表面逐渐隆起成斑丘疹。

【个人史】半年前有多次非婚性接触史。

【皮肤科检查】阴茎头部及冠状沟 2 片 1.5cm×0.8cm 及 2.0cm×1.5cm 大的红斑、斑丘疹,边界清晰,表面光滑(图 5-7-1),醋酸白试验阳性。

【组织病理】表皮角化不全,见凹空细胞,棘层增厚,真皮浅层较多炎症细胞浸润(图 5-7-2)。

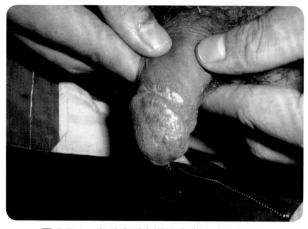

图 5-7-1　斑丘疹型尖锐湿疣皮肤科检查所见

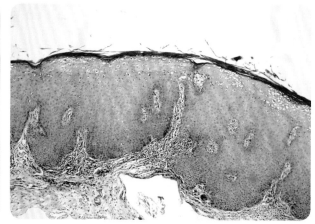

图 5-7-2　斑丘疹型尖锐湿疣组织病理

【诊断】斑丘疹型尖锐湿疣。

【治疗】外用咪喹莫特乳膏。

【病例特点】①有不洁性行为史;②皮损表现为生殖器部位的红斑,糖皮质激素软膏治疗无效;③组织病理学确定为尖锐湿疣。

二、讨论

斑丘疹或扁平型的尖锐湿疣虽然好发于干燥的皮肤部位,但女性宫颈部位的尖锐湿疣也有可能表现为扁平丘疹疣。国内关于扁平型或斑丘疹型尖锐湿疣的文献较少,表现为阴茎头斑丘疹的尖锐湿疣的相关文献更少。

该型尖锐湿疣中 HPV-16、HPV-18 亚型的比例明显高于菜花状皮损,而 HPV-31、HPV-33、HPV-35 亚型在两种表现型患者中无明显差别。因此对于扁平型尖锐湿疣患者应当进行组织病理学检查。对感染 HPV 高危亚型的患者应当定期进行随访,且需对患者的性伴进行检查和治疗。

(病例提供　郑荣涛　初同胜)

第八节　尖锐湿疣合并生殖器疱疹

一、病例

患者男性,21 岁。

【现病史】生殖器新生物 1 个月,尿道口水疱、溃疡并疼痛 1 周。

【个人史】2 个月前曾有非婚性接触史。

【皮肤科检查】包皮系带两侧各一约 0.6cm×0.6cm 疣状赘生物,醋酸白试验阳性;尿道口右内侧面见 0.5cm×0.5cm 浅溃疡,表面无分泌物,质软,触痛(图 5-8-1)。

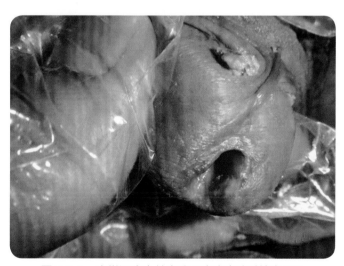

图 5-8-1　尖锐湿疣合并生殖器疱疹皮肤科检查所见

【辅助检查】TRUST、TPPA 及 HIV 初筛试验均阴性。单纯疱疹病毒 1 型(HSV-1)IgG 117.6U/ml,明显升高(正常不超过 16U/ml)。HSV-1 PCR 阳性,梅毒螺旋体 PCR 阴性。

【诊断】①尖锐湿疣;②生殖器疱疹。

【治疗】物理方法去除疣体;口服阿昔洛韦,每次 0.2g,每日 5 次。

【病例特点】尖锐湿疣疣体和生殖器疱疹的糜烂皮疹同时发生于一个患者。

二、讨论

CA 合并其他性传播疾病增加了复发的危险性,生殖器疱疹合并其他性传播疾病可引起皮损形态发生改变。本例患者提示临床医师对可疑性传播疾病患者不论其有无其他症状和体征,均应检查多种性病病原体,以免漏诊漏治。

(病例提供　侯建玲　李中伟)

第九节 二期梅毒合并人类免疫缺陷病毒感染

一、病例

患者男性,23 岁。

【主诉】全身红斑 1 年,阴囊部位扁平丘疹 6 个月。

【现病史】1 年前全身出现红色斑疹,持续未退,无明显感觉。6 个月前阴囊出现多发扁平丘疹,伴轻度瘙痒。

【个人史】近 5 年来有多个性伴,2 年前因生殖器溃疡被诊断为梅毒,给予苄星青霉素治疗,未随访。

【皮肤科检查】面部、躯干、四肢及掌跖部位散在对称分布直径约 1cm 大小的暗红色斑疹,背部见浅色斑。阴囊、肛周见弥漫分布的指甲大扁平丘疹(图 5-9-1)。腹股沟及腋下淋巴结肿大,质硬,活动,无触痛。

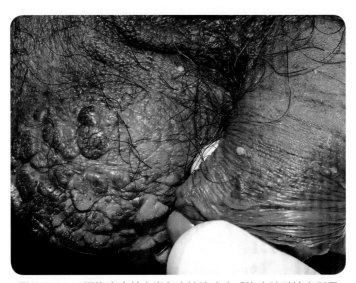

图 5-9-1 二期梅毒合并人类免疫缺陷病毒感染皮肤科检查所见

【组织病理】(阴囊)真皮血管增生,大量淋巴细胞、浆细胞浸润。

【辅助检查】梅毒血清学检查:TPPA 阳性;TRUST 1∶16 阳性;HIV 初筛试验阳性,确证试验阳性。

【诊断】二期梅毒并 HIV 感染。

【治疗】肌内注射苄星青霉素 240 万 U,每周 1 次,共 3 次。规范随访,性伴共同就诊。

【病例特点】①有多性伴史;②二期梅毒疹的持续时间长达 1 年,一期梅毒治疗后未愈;③同时感染 HIV。

二、讨论

本例患者的皮损特征为全身泛发性的无痒、无痛性斑疹,并累及掌跖部位。掌跖部位的斑疹高度提示二期梅毒。二期梅毒疹通常 4~12 周消退。尽管以前曾接受过抗梅毒治疗,未治愈,二期梅毒疹持续长达 1 年之久,可能与合并 HIV 感染改变了梅毒的临床表现和病程有关。

梅毒的皮肤黏膜损害可作为 HIV 感染的入口,成为感染或传播 HIV 的协同因素。HIV 感染又可使梅毒的病程和临床表现复杂化,并影响其治疗效果。梅毒患者行 HIV 筛查有利于早期发现和治疗,也有利于控制 HIV 传播,因此梅毒及其他性病患者均应进行 HIV 筛查。

(病例提供　李中伟)

第十节　男男同性性行为者梅毒合并人类免疫缺陷病毒感染

一、病例

患者男性,28 岁。

【主诉】躯干、四肢弥漫性丘疹、红斑 20 天。

【现病史】20 天前两侧足跖部位出现红斑(丘)疹,无明显自觉症状。皮损不断增多,渐累及全身皮肤。最近体形消瘦、易饿,自觉烦躁,睡眠差。

【个人史】3 年前离婚,有同性性行为。

【系统查体】体格消瘦,精神状态可,双侧腹股沟可触及数个鸽蛋大淋巴结,较硬,无触痛,彼此不融合。

【皮肤科检查】躯干、四肢、足跖弥漫性红斑、斑丘疹、丘疹(图 5-10-1)。外生殖器无异常。

【辅助检查】TPPA 阳性;TRUST 1∶64 阳性;HIV 初筛试验阳性,确证试验阳性。

【诊断】二期梅毒合并 HIV 感染。

【治疗】肌内注射苄星青霉素 240 万 U,每周 1 次,共 3 次。嘱规范随访,性伴就诊,治疗 HIV 感染。

【病例特点】①有男男同性性行为;②近期出现消瘦;③躯干、四肢和掌跖部位弥漫性分布红斑、丘疹;④梅毒和 HIV 血清学检查均阳性。

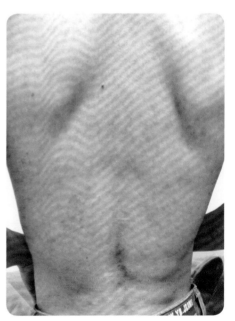

图 5-10-1　二期梅毒合并人类免疫缺陷病毒感染皮肤科检查所见

二、讨论

男男同性性行为者中 HIV 感染者明显增多。梅毒患者感染 HIV 的危险性是一般人群的 8~12 倍。HIV 感染者的梅毒临床表现与非感染者相似,但也可出现少见或非典型的表现。HIV 感染者出现恶性梅毒的危险性高于一般人群,表现为多发性圆形、椭圆形斑块或结节,中央无自愈倾向,表面覆褐黑色蛎壳样痂。HIV 感染者容易出现神经梅毒的症状。

本例患者有同性性行为,出现全身斑疹伴掌跖受累 20 天,同时有双侧腹股沟淋巴结肿大。患者已出现消瘦等获得性免疫缺陷综合征的临床表现,可能是因 HIV 感染时间较长,近期又感染了梅毒。

(病例提供　侯建玲)

由于衣原体感染性疾病病种较少,本章只介绍赖特综合征病例。

一、病例

病例1

患者男性,16岁。

【主诉】皮肤反复糜烂1年,加重10天。

【现病史】1年前阴囊、左足跖、甲周皱襞出现红肿、糜烂、渗液,后阴囊皮疹自行愈合。10个月前出现双侧鼻腔糜烂、渗出、结痂。8个月前阴囊又出现红斑、糜烂。当地村卫生室诊断不明,外用曲安奈德益康唑乳膏后痊愈。6个月前头面部、胸背、双腋窝、外阴、肛周及甲皱襞再次出现红斑、渗液,伴轻度瘙痒。2周前右手中指关节红肿,数天后自然消退。10天前病情再次加重,双眼出现红肿,躯干、外阴部、生殖器、肛周出现脓疱、糜烂、渗出、结痂。某医院诊断为泛发性连续性肢端皮炎,系统应用阿奇霉素、雷公藤多苷、复方甘草酸苷,3%硼酸溶液湿敷,疗效不明显。

【皮肤科检查】双眼结膜充血明显,眼缘见较多脓性分泌物;头皮、面、躯干、胸部及双腋窝、外阴部、阴囊、臀部、肛周散在丘疹、脓疱、糜烂、渗出、结痂;阴茎包皮水肿,尿道口红,无脓性分泌物,冠状沟见灰白色分泌物;足趾甲周红肿、脓性分泌物(图6-0-1)。

【组织病理】表皮轻度角化过度、角化不全,小脓肿形成、颗粒层消失,棘细胞间水肿,中性粒细胞移入;真皮乳头水肿,血管扩张、充血,真皮乳头散在中性粒细胞及淋巴细胞浸润(图6-0-2)。

【诊断】赖特综合征。

【治疗】口服泼尼松,每次30mg,每日1次;口服多西环素,每次100mg,每日2次;外用糖皮质激素软膏;0.1%依沙吖啶溶液皮损处湿敷。

【病例特点】①双眼结膜充血明显,眼缘见较多脓性分泌物;②左足趾甲周红肿、渗液;③阴茎包皮水肿,尿道口红,无脓性分泌物;④全身皮肤散在的丘疹、丘脓疱疹、脓疱、糜烂、渗出、结痂;⑤组织病理符合赖特综合征。

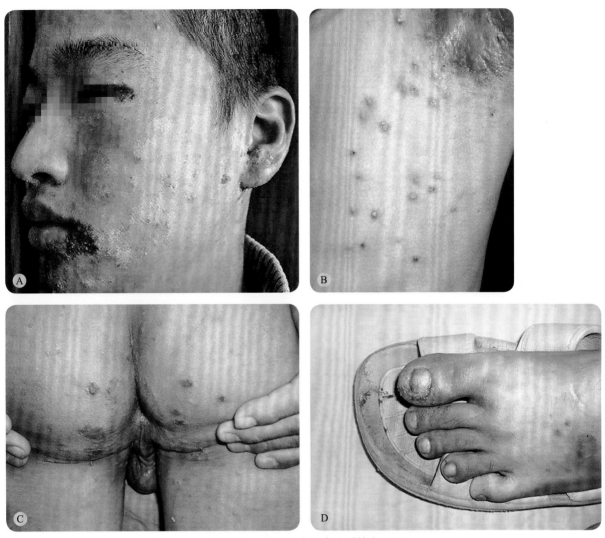

图 6-0-1　赖特综合征皮肤科检查所见
A. 面部；B. 胸部；C. 臀部；D. 足部。

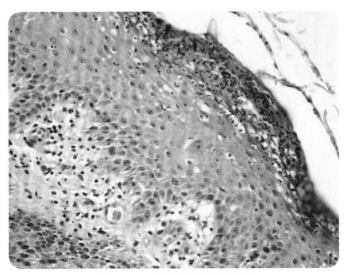

图 6-0-2　赖特综合征组织病理

病例2

患者男性,46岁。

【主诉】阴茎反复出现溃疡、尿道分泌物12年,关节肿痛8年,丘疹、斑块5年。

【现病史】12年前阴茎头出现溃疡,尿道有分泌物,伴疼痛。8年前双下肢关节出现对称性疼痛、肿胀,由当地医院诊断为风湿性关节炎,住院治疗(具体不详)好转。出院不久双侧大腿外侧出现散发丘疹,伴鳞屑,逐渐扩展至全身,伴关节痛,在某医院以关节病性银屑病治疗痊愈后出院。7个月前因眼部不适就诊,诊断为葡萄膜炎,治疗后痊愈。1个月前再次出现皮损复发,伴臀部疼痛。

【皮肤科检查】面部、躯干、四肢泛发丘疹、脓疱、暗红色斑块,表面淡褐色鳞屑或结痂,奥斯皮茨征阴性;口腔内可见散在分布绿豆大小水疱;包皮水肿,阴茎及臀部多处大小不等的糜烂,大的有3.0cm×1.5cm,表面有脓性分泌物(图6-0-3)。

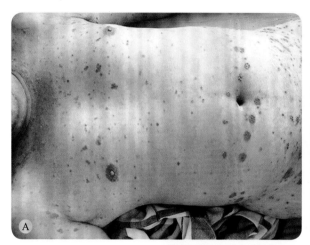
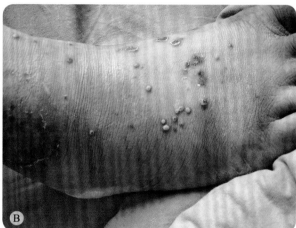
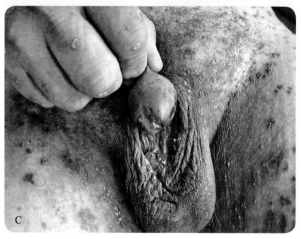

图6-0-3　赖特综合征皮肤科检查所见
A. 躯干部;B. 足部;C. 阴囊部。

【组织病理】表皮轻度角化过度、角化不全,颗粒层消失,棘细胞间水肿,中性粒细胞移入,有海绵状脓疱形成。真皮乳头水肿,血管扩张、充血,真皮乳头散在中性粒细胞及淋巴细胞浸润。DIF示表皮细胞间及基底膜IgG、C3、IgM、IgA均阴性。

【诊断】赖特综合征。

【治疗】系统应用糖皮质激素、多西环素;外用糖皮质激素软膏;0.1%依沙吖啶溶液皮损处湿敷。

【病例特点】 ①阴茎、尿道反复出现分泌物 12 年;②关节肿痛 8 年;③全身泛发的斑疹、脓疱、暗红色斑块,口腔、生殖器水疱、糜烂、溃疡,有脓性分泌物;④组织病理符合赖特综合征。

二、讨论

赖特综合征是由尿道炎、关节炎、结膜炎组成的三联综合征,主要见于 *HLA-B27* 基因型年轻人,目前认为赖特综合征是在遗传背景下,沙眼衣原体、解脲支原体、福氏痢疾杆菌、HSV 等感染诱发的自身免疫性疾病。

临床表现包括尿道炎(可伴前列腺炎、宫颈炎)、关节炎(急性、突发性,好发于负重关节)、眼部损害(结膜炎、虹膜炎、葡萄膜炎)、皮肤损害(渗出性黏液性或脓性角化性损害)、环状阴茎头炎、口腔损害(灰白色斑、红色糜烂)及甲襞红肿、渗液等,还可发生心肌炎、心包炎、胸膜炎等系统损害。出现尿道、关节、眼、皮肤症状中的任何 3 个且能排除特异性病因,即可诊断本病。

一般皮肤黏膜损害具有自限性,数月可消失。1/3 的患者病情加重、缓解交替出现。20% 的患者出现慢性关节变形,最终致残。

治疗:尿道炎可用四环素、阿奇霉素、米诺环素或多西环素;或针对病原体,如衣原体、支原体等治疗;关节炎用水杨酸、保泰松等;结膜炎用糖皮质激素;皮疹对症处理,泛发者可系统应用甲氨蝶呤。

（病例提供 吴 梅）

第七章 寄生虫及其他动物性皮肤病

第一节 海蜇皮炎

一、病例

患者男性,42岁。

【主诉】四肢、腹部皮肤红斑、丘疹伴痒痛5天。

【现病史】5天前在海中游泳时被海蜇蜇伤,数小时后双前臂、腹部、双下肢出现多发小片状红色斑疹,伴轻度痒痛。自用"皮炎平"等药物治疗无明显疗效。3天前上述部位红斑变为粟粒大小红色丘疹、丘疱疹,局部瘙痒、疼痛明显。

【皮肤科检查】双前臂、双下肢和腹部密集或播散分布鲜红色粟粒大小丘疹、斑丘疹、丘疱疹(图7-1-1)。

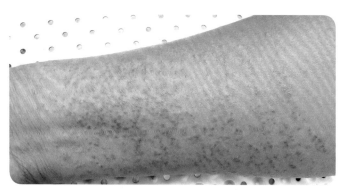

图7-1-1　海蜇皮炎皮肤科检查所见

【诊断】海蜇皮炎。

【治疗】给予曲安奈德乳膏、炉甘石洗剂外用;口服盐酸左西替利嗪片。2周后患者治愈。

【病例特点】①在海中游泳时皮肤接触到海蜇;②海蜇接触部位皮肤红斑、丘疹、丘疱疹;③伴有明显痒痛。

二、讨论

海蜇皮炎为海水浴、在海水中作业、加工海蜇、游泳等时,人体皮肤接触海蜇后发生的接触性皮炎。

该病临床表现多为点状、后各形成地图形红斑、丘疹、水疱，也可表现为水肿性红斑、丘疹、丘痘疹，如虫咬皮炎。轻者可以没有全身症状，重者可以发生急性肺水肿、急性肾衰竭、心博骤停、过敏性休克，甚至多器官衰竭等，因此应引起重视，对危重症患者及时救治。

（病例提供　张福仁）

第二节　结痂性疥疮合并单纯型大疱性表皮松解症

一、病例

患者男性，33 岁。

【主诉】四肢水疱 33 年,全身结痂、脱屑,伴瘙痒 5 个月。

【现病史】生后 3 个月后双侧小腿、前臂伸侧时常发生水疱,多于皮肤受到摩擦时出现,无明显自觉症状,最多时达 10 余个,夏季较重。5 个月前指缝、腹部和股臀部出现丘疹、结痂、水疱,剧烈瘙痒,逐渐泛发全身,部分皮肤出现大量脱屑、结痂。多家医院未明确诊断,曾口服泼尼松(剂量不详)、抗组胺药物,外用糖皮质激素霜剂等治疗,无效。

【个人史】5 个月前曾去外地出差,于某宾馆居住半个月。

【家族史】家族中无类似患者,父母非近亲婚配。

【皮肤科检查】躯干、四肢泛发丘疹、红斑、结痂、水疱,疱壁较松弛,疱液部分清亮、部分混浊,尼科利斯基征阴性。指间、肩部、肘膝伸侧、腹部、股臀部肥厚鳞屑性斑片、丘疹、糜烂(图 7-2-1)。指(趾)甲污浊、增厚、缺损。口腔黏膜、毛发无异常。

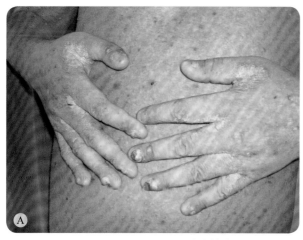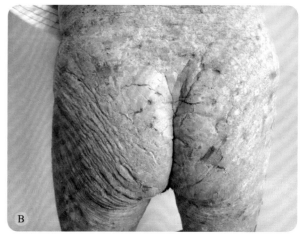

图 7-2-1　结痂性疥疮合并单纯型大疱性表皮松解症皮肤科检查所见
A. 指间；B. 臀部。

【辅助检查】指间皮损疥虫检查阳性。血常规:白细胞计数 $18.1 \times 10^9/L$,中性粒细胞百分比 79%,嗜酸性粒细胞白分比 6.8%。尿、便常规和肝肾功能检查正常。

【组织病理】(前臂)表皮角化过度,少许角化不全,浅表结痂,轻度棘细胞间水肿,表皮下水疱形成;真皮浅层血管周围单一核细胞、嗜酸性粒细胞浸润(图 7-2-2)。免疫组织病理:阴性。

【诊断】①结痂性疥疮;②单纯型大疱性表皮松解症。

【治疗】全身涂搽林旦 30g 1 次，8 小时后洗澡，内衣、床单等衣物予热水烫洗并消毒；随后 3 天，全身涂搽 10% 硫磺软膏，每日 1 次，然后洗澡消毒。同时静脉滴注头孢曲松钠，每次 2.0g，每日 1 次；依巴斯汀，每次 10mg，口服，每日 1 次。第 5 天患者丘疹、鳞屑性斑片、结痂及水疱大部分消退（图 7-2-3）。

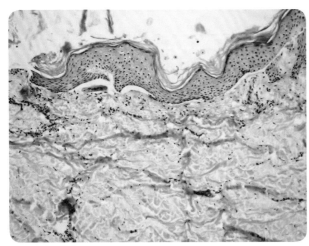
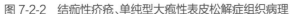
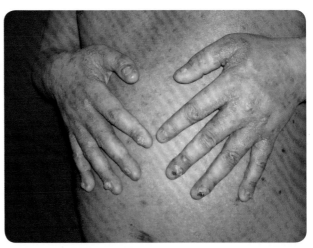

图 7-2-2　结痂性疥疮、单纯型大疱性表皮松解症组织病理　　　图 7-2-3　结痂性疥疮、单纯型大疱性表皮松解症治疗后

【病例特点】①出生后不久出现水疱，多发生于易受摩擦部位；②近 5 个月全身多处肥厚鳞屑性斑片；③指间皮损查到疥虫；④组织病理见表皮下水疱，免疫组织病理阴性。

二、讨论

结痂性疥疮是一种严重的特殊类型的疥疮，临床常表现为皮肤干燥、结痂，合并细菌感染化脓，尤其肢端、臀部常见大量银屑病样鳞屑，指间肿胀，指甲增厚、变形，手掌角化过度，局部淋巴结肿大，有特殊臭味。

该病少见，多发生于长期应用免疫抑制药的免疫功能低下者，或长期患有结核、慢性阻塞性肺疾病、糖尿病等身体虚弱的患者。该病并发于大疱性表皮松解症，国内尚未见报道，国外有 3 例报道，都经过口服伊维菌素治疗，或加用林旦等外用而治愈。本例患者发病可能与较长时间应用糖皮质激素导致免疫功能下降有关，经外用林旦和 10% 硫磺软膏，同时系统应用抗生素等很快治愈。该病例提示，在大疱性表皮松解症水疱明显增多时，应尽力寻找原因，及时消除诱发因素，以免漏诊、误诊、延误病程。反之，对所有结痂性疥疮患者，应该注意寻找其基础疾病等各方面诱发因素，并尽量予以控制，从而有利于结痂性疥疮的治疗。

（病例提供　施仲香　王广进　亓兴亮）

第三节　腹部皮肤幼虫移行症

一、病例

患者女性，48 岁。

【主诉】右腹部丘疹、红斑、瘙痒 10 天。

【现病史】10 天前右腹部出现粟粒大小红色丘疹，周围红斑，瘙痒明显。2 天后逐渐蜿蜒移行呈线状。

曾在某医院诊断为带状疱疹，应用阿昔洛韦每次 200mg，口服，每日 5 次，治疗 5 天未见好转，后线状皮损继续不断延伸，瘙痒剧烈，遂来诊。

【个人史】发病前有生食泥鳅史，家中养狗。

【家族史】家族中无类似患者。

【皮肤科检查】右腹部见 2 条线状蜿蜒的红斑，部分略高出皮面，前端见淡红斑、少量丘疹，上有少许鳞屑（图 7-3-1）。

【辅助检查】血常规：白细胞计数 6.81×10^9/L，嗜酸性粒细胞百分比 13.21%。尿常规、便常规、肝肾功能、胸部 X 线检查和肝、胆、胰、脾、肾 B 超检查未见异常。

反射式激光扫描共聚焦显微镜检查：表皮水肿，局部水疱形成，单一核炎症细胞移入，未及圆盘状细胞，真皮乳头水肿，较多单一核炎症细胞聚集。

【诊断】皮肤幼虫移行症。

【治疗】液氮冷冻；阿苯达唑 0.4g 顿服；口服左旋咪唑，每次 50mg，每日 3 次，共 3 天。2 周后结痂脱落治愈。

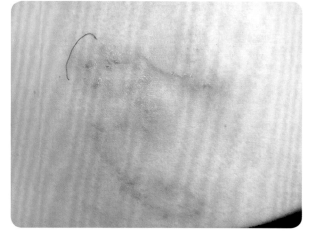

图 7-3-1　皮肤幼虫移行症皮肤科检查所见

【病例特点】①中年女性；②有进食生鱼史，有狗接触史；③腹部丘疹、蜿蜒线状红斑，伴瘙痒；④血常规嗜酸性粒细胞升高。

二、讨论

幼虫移行症（larva migrans）临床少见，该病又分为皮肤幼虫移行症和内脏幼虫移行症，前者又称匐行疹（creeping eruption）。多为散发病例，但也有聚集流行。

皮肤幼虫移行症主要系由动物钩虫，特别是狗、猫的钩虫幼虫感染所致。多见于热带和亚热带地区，但是温带也时常有报道。因与带虫的猫狗接触或者接触其粪便污染的沙土、水源时，幼虫通过释放蛋白酶进入局部有破损的皮肤而感染。

1. **皮肤幼虫移行症（匐行疹）**　潜伏期为数小时，皮损多见于手足等皮肤露出部位，但是我国近期报道以躯干更常见。开始时在幼虫侵入部位发生瘙痒性红斑、丘疹或水疱，2~3 天后形成匐行性、细线状、隆起的隧道样蜿蜒水肿性皮损。无发热、无肝脏等内脏受累。

2. **内脏幼虫移行症**　又称腭口线虫病（gnathostomiasis），主要由腭口线虫感染所致。人常常因为生食感染的鱼类、两栖类、鸟类等动物而发病。出现肝、肠、肌肉和皮下组织症状，伴发热、全身不适等全身症状。罕见移行于表皮内者，即表现为匐行疹。

本例患者发病前有食生鱼史，同时也有狗接触史。但是该患者没有发热等全身症状，尿常规、便常规、肝肾功能、胸部 X 线检查和肝、胆、胰、脾、肾 B 超检查未见异常。因此根据临床表现、血嗜酸性粒细胞升高和治疗反应诊断为皮肤幼虫移行症，感染途径排除食生鱼，考虑为接触狗的排泄物引起。

（病例提供　郑荣涛）

第一节　百草枯引起阴囊接触性皮炎

一、病例

患者男性,59岁,农民。

【主诉】阴囊部位红斑、糜烂,伴剧烈疼痛8天。

【现病史】8天前(喷洒除草剂百草枯3天后)出现阴囊部位红斑、糜烂,逐渐加重,且伴有剧烈疼痛。在当地给予抗组胺药物治疗,效果不佳。

【皮肤科检查】阴囊部红肿、糜烂,渗出明显,表面有黄色脓苔(图8-1-1),触之均有剧烈疼痛。左侧股部有一枣大小的红斑、结痂区域。身体其他部位无类似皮损。

【诊断】接触性皮炎(百草枯)。

【治疗】口服泼尼松,每次40mg,每日1次;0.1%依沙吖啶溶液湿敷;镇痛药对症处理;系统应用抗生素预防感染。住院治疗10天病情明显好转出院。

【病例特点】①中老年男性,农民;②喷洒白皁枯后3~5天出现阴囊部红肿、渗出。

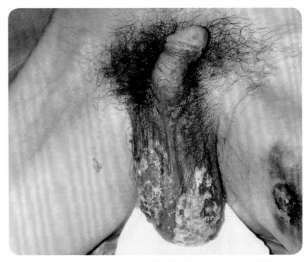

图8-1-1　接触性皮炎(百草枯)皮肤科检查所见

二、讨论

除草剂百草枯是使用最为广泛的除草剂之一。口服后可引起口腔、舌咽、食管和胃糜烂、溃疡,甚至穿孔,系统吸收以后可导致肝功能损伤、肺纤维化、呼吸困难、多器官功能衰竭。百草枯对皮肤有明显的刺激作用,皮肤接触可以出现明显的红斑、水疱及溃疡。程文伟报道1例50岁男性,外用含有百草枯、蟾蜍皮和红花的混合物治疗银屑病,用药后第2天局部出现红斑、水疱、渗出,继而化脓结痂,10天后死于呼吸衰竭。孙祥报道了3例患者,喷洒百草枯时背负药桶内的药液不时外溢,上衣背部、裤子中上部被药液浸透。喷洒完毕,3例患者仅用清水冲洗全身。当晚3例患者即感阴囊部皮肤灼热,伴有疼痛,3天后疼痛加剧,阴囊局部皮肤数处溃破,有大量脓性分泌物渗出。其余接触药液部位皮肤完好无损。上文叙述的3例患者皮肤损害也只发生于阴囊,而其他部位不受累,原因尚不明确,推测可能与阴囊部位皮肤的吸收能力较强有关。该药引起的接触性皮炎可能与局部刺激或者变态反应有关。

(病例提供 吴卫志 单晓峰 田洪青)

第二节 卡马西平引起的药物超敏反应综合征

一、病例

患者女性,52岁。

【主诉】全身泛发红斑、丘疹12天,加重伴高热5天。

【现病史】12天前面部出现红斑、小丘疹,以后逐渐向躯干、四肢蔓延。5天前开始出现发热。无咳嗽、咳痰,无腹痛、腹泻,无尿急、尿频、尿痛,在当地医院按上呼吸道感染治疗效果不佳。皮损进行性增多,而且体温逐渐升高。追问病史,于2个月前因面部带状疱疹服用卡马西平。

【体格检查】体温40℃,脉搏112次/min,呼吸23次/min,血压100/75mmHg。球结膜、睑结膜充血,巩膜黄染;颈部、腹股沟可触及数个花生米大小的肿大淋巴结,心肺腹部查体未见异常。

【皮肤科检查】面部水肿型红斑、斑丘疹、渗出、结痂(图8-2-1A);躯干、四肢弥漫性潮红、脱屑(图8-2-1B)。

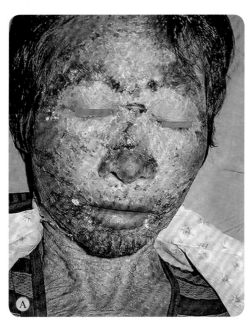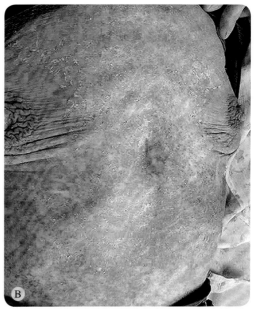

图 8-2-1 药物超敏反应综合征皮肤科检查所见
A. 面部;B. 腹部。

【辅助检查】血常规:白细胞计数18.58×10^9/L,中性粒细胞计数1.7×10^9/L。尿常规:红细胞(++++)。生化常规:谷丙转氨酶1 160U/L,谷草转氨酶587U/L,总胆红素51.9μmol/L,直接胆红素32.6mol/L。肾功能:尿素氮、肌酐正常。胸部X线检查正常。心电图正常。B超:脂肪肝,双肾实质性损害。

【诊断】药物超敏反应综合征。

【治疗】避免再次接触可疑致敏药物;静脉滴注地塞米松,每次15mg,每日1次;予复方甘草酸单胺注射液保肝；口腔护理、眼药水保护眼睛。注意水、电解质及酸碱平衡。患者3天后体温恢复正常,10天后皮损明显好转,糖皮质激素逐渐减量至停用,皮损完全恢复。

【病例特点】①卡马西平服药史；②典型的皮疹,停药后皮损持续2周以上；③高热,淋巴结肿大；④有肝功能损害,白细胞升高,嗜酸性粒细胞升高。

二、讨论

药物超敏反应综合征(drug-induced hypersensitivity syndrome,DIHS),又称伴嗜酸性粒细胞增多和系统症状的药疹或药物引起的迟发性多器官超敏综合征,是一种具有发热、皮疹及内脏受累三联征的急性严重性药物不良反应。

有文献报道,DIHS可能与人类疱疹病毒(human herpes virus 6,HHV-6)再激活有一定关系,然而Ozecan等通过18例患者的研究发现,仅有2例患者皮损中检测到HHV-6病毒DNA,外周血单核细胞中未检测到HHV-6 DNA,因而提出HHV-6在DIHS的作用有限。卡马西平引起的超敏反应综合征潜伏期长。一般来说,糖皮质激素用药至少1个月,减量过快易复发。

（病例提供　刘荣　王昌媛）

第三节　别嘌醇致重症药疹

一、病例

患者女性,71岁。

【主诉】全身泛发红斑、瘙痒,伴发热4天。

【现病史】4天前面部皮肤出现红斑、瘙痒,口唇和口腔黏膜糜烂、疼痛,伴发热,体温波动于38~39℃。在当地医院就诊考虑为多形红斑,给予地塞米松10mg静脉滴注,每日1次,治疗2天,但皮损仍进行性加重。追问病史,3周前因痛风开始服用别嘌醇。

【既往史】40年前曾患甲型肝炎,17年前患肾结核,均已治愈。

【体格检查】体温38℃,血压140/70mmHg。心肺腹查体未见异常。

【皮肤科检查】面部见弥漫性红斑片,双眼睑水肿,球结膜充血；口腔黏膜、外阴、肛周糜烂面；躯干、四肢播散性分布水肿性红斑,部分红斑上可见虹膜样损害(图8-3-1)。皮疹占体表面积的60%。甲板、毛发无异常。

【辅助检查】血常规：白细胞计数10.02×10^9/L,中性粒细胞计数0.3×10^9/L；生化常规：谷丙转氨酶116U/L,谷草转氨酶38U/L,谷氨酰转肽酶42U/L,碱性磷酸酶140U/L,总胆红素21.9μmol/L,直接胆红素13.6mol/L；尿常规、肾功能检查均正常。

【组织病理】符合多形红斑。

【诊断】重症多形红斑型药疹。

【治疗】停用致敏药物。甲泼尼龙80mg静脉滴注,每日1次。维持水、电解质和酸碱平衡。治疗3天后仍有新发皮损出现,给予人免疫球蛋白0.4g/kg静脉滴注,每日1次,治疗3天,体温恢复正常,无新发皮损出现。糖皮质激素缓慢减量。治疗2周后皮损基本消退。糖皮质激素逐渐减量至治疗4周时停用。

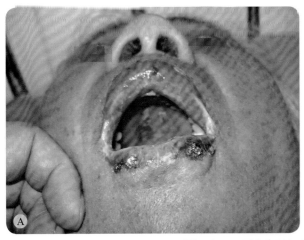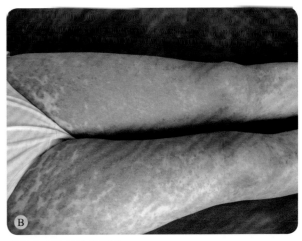

图 8-3-1　重症多形红斑型药疹皮肤科检查所见

A. 口腔黏膜；B. 下肢。

【病例特点】①有别嘌醇服药史；②服用别嘌醇到出现皮损有 21 天的潜伏期；③有高热、黏膜损害和全身皮肤红斑,组织病理表现符合多形红斑。

二、讨论

别嘌醇引起的药疹在临床上有以下特点：①服药史；②潜伏期长,平均为 26.5 天；③皮疹类型多,以重症药疹多见,如史-约综合征（Stevens-Johnson syndrome）、中毒性表皮坏死松解症,病死率可分别达 5% 和 30%；④多伴有发热；⑤在重症药疹中出现药物变态反应综合征：瘙痒、发热、白细胞升高、肝肾功能异常；⑥病程长,平均 2 个月,最长达 1 493 天,病情易反复,与食物有关；⑦肾功能损害重,预后差,病死率高。

处理措施：及时停药,糖皮质激素是治疗首选,应早期、足量、减量慢。一般应用糖皮质激素 1.5~2mg/kg,多于用药 3 天后体温恢复正常,无新发皮损出现提示糖皮质激素剂量已足。如果糖皮质激素治疗 3 天后体温未能控制或者仍有新发皮损出现,将糖皮质激素加量至原有剂量的 150%,或者加用人免疫球蛋白 0.4g/（kg·d）静脉滴注。待皮损基本消退,治疗 2 周左右,糖皮质激素应逐渐减量。

（病例提供　王广进　颜潇潇）

第四节　泛发性固定性药疹

一、病例

患儿男性,8 岁。

【主诉】头面颈、躯干及四肢灰褐色斑片 2 年。

【现病史】2 年前感冒后服用头孢类抗生素、维 C 银翘片、解热镇痛药 5 天后于面部及背部出现灰褐色斑片。此后,每次感冒服药后皮损加重、增大,并累及四肢,偶尔出现水疱。

【皮肤科检查】全身皮肤播散性分布褐色斑片,边界清楚,部分呈圆形（图 8-4-1）。

【辅助检查】血铅 25.64μg/L（<500μg/L）,尿铅 0.004μmol/L（<0.39μmol/L）。

【组织病理】表皮基底层黑色素轻度增加,真皮浅层较多黑色素颗粒及噬黑素细胞（图 8-4-2）。

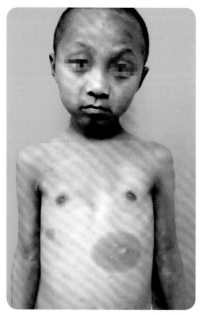

图 8-4-1　固定性药疹皮肤科检查所见

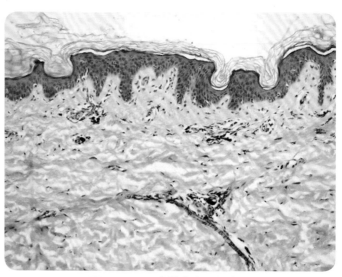

图 8-4-2　固定性药疹组织病理

【诊断】固定性药疹。

【治疗】停用可疑致敏药物；口服泼尼松，每次 10mg，每日 1 次；口服巴斯汀，每次 10mg，每日 1 次；外用氢醌霜对症处理。

【病例特点】①病史长达 2 年，皮损广泛，达体表面积的 60% 以上；②发病后未及时就诊，反复用药导致皮损增多，遗留泛发性色素沉着。

二、讨论

固定性药疹是药疹中较常见的一种类型，其形态有特征性，易于识别。皮疹是局限性圆形或椭圆形红斑，鲜红色或者紫红色水肿性，炎症反应剧烈的皮疹中央可形成水疱。愈后留色素沉着，发作越频繁，色素沉着越深。数目可单个或多个，亦有广布全身者。本例患者由于长期未能及时就诊，反复应用致敏药物，导致皮损广泛，色素沉着深。引起本病最常见的药物为磺胺类药物、解热镇痛药物和巴比妥类药物。

（病例提供　田洪青）

第五节　格列吡嗪致光敏性药疹

一、病例

患者女性，63 岁。

【主诉】全身泛发红斑伴瘙痒 1 个月。

【现病史】1 个月前面部出现红斑，伴瘙痒。日晒后红斑加重，以后逐渐在颈部、胸部、双上肢等曝光部位出现类似皮损。面部红斑处肿胀明显，并逐渐出现鳞屑。无关节疼痛，无发热。

【既往史】糖尿病病史 9 年，2 个月前开始口服格列吡嗪。高血压病史 9 年，口服卡托普利，硝苯地平缓释片,血压控制尚可。否认药物过敏史。

【皮肤科检查】面颈部、前胸V形区弥漫性红斑片,伴部分渗出、结痂、脱屑(图8-5-1)。双上肢可见红斑、丘疹。

【辅助检查】最小红斑量在正常范围。血糖12.44mmol/L。肝功能、肾功能正常。抗核抗体(antinuclear antibody,ANA)1:320(正常)。抗dsDNA抗体阴性。免疫球蛋白和补体均正常。

【组织病理】表皮细胞水肿,见角化不良细胞,少许单一核细胞移入,基底细胞液化变性,真皮浅层及血管周围少许淋巴细胞和嗜酸性粒细胞浸润(图8-5-2)。

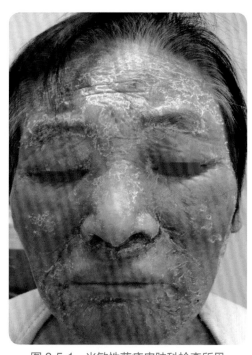

图8-5-1　光敏性药疹皮肤科检查所见

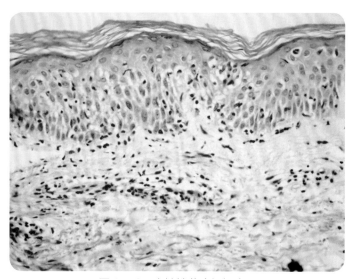

图8-5-2　光敏性药疹组织病理

【初步诊断】光敏性药疹。

【治疗】停用可疑致敏药物格列吡嗪,给予二甲双胍控制血糖。口服雷公藤片,每次24μg,每日3次;口服烟酰胺,每次0.4g,每日3次;口服沙利度胺,每次25mg,每日3次。治疗20天后患者痊愈出院。

【病例特点】①服用格列吡嗪后出现红斑;②皮损发生于面颈、前胸V形区、上肢等曝光部位;③临床表现为湿疹样皮损;④组织病理示表皮细胞间水肿,真皮浅层单一核细胞浸润。

二、讨论

光敏性药疹(光感性药疹)多由于使用某些药物后经日光或紫外线照射而发病。根据发病机制及临床表现分为光毒性药疹和光变应性药疹。光变应性药疹停用药物后反应可持续数周。调整致敏药物后,注意避免日光接触。该患者服药后有一定的潜伏期,且皮损主要在曝光部位,因而光变态反应的可能性大。

(病例提供　田洪青　王　娜)

第六节　生漆致大疱性表皮坏死松解症

一、病例

患者男性,23 岁。

【主诉】全身泛发红斑、大疱 7 天。

【现病史】7 天前面部、手背出现红斑、水疱,很快播散到躯干、四肢。追问病史,患者在发病前 2 天曾在高温环境中涂刷生漆。发病后到某医院门诊给予甲泼尼龙 40mg 静脉滴注,每日 1 次,治疗 7 天效果欠佳。

【既往史】7 年前曾因接触生漆出现过皮肤红斑。

【皮肤科检查】躯干部见大片暗褐色烫伤样水疱,表皮松弛,部分剥脱(图 8-6-1)。四肢见散在红斑、水疱,部分水疱见虹膜现象。双腋下、阴囊部位表皮剥脱,呈鲜红色糜烂面,少许渗出。尼科利斯基征阳性。皮疹占体表面积的 80%。口腔、肛周未见糜烂。

【诊断】大疱性表皮坏死松解症(大漆皮炎)。

【治疗】系统应用糖皮质激素,相当于泼尼松量 120mg,用药 3 天后无新发皮损。用药 6 天后,水疱全部干涸,部分坏死的表皮已脱落,糜烂面干燥。糖皮质激素逐渐减量,每 3 天减原剂量的 1/6~1/3,15 天痊愈出院,泼尼松减量至 30mg/d。

【病例特点】①发病前 2 天有生漆接触史;②7 年前曾因接触生漆出现过红斑反应,停止接触后逐渐恢复;③皮损广泛,约占体表面积的 80%,烫伤样的松弛性水疱,表皮剥脱的面积超过 50%;④糖皮质激素治疗有效。

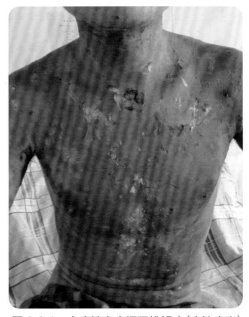

图 8-6-1　大疱性表皮坏死松解症(大漆皮炎)皮肤科检查所见

二、讨论

生漆是我国传统的优质涂料,在使用过程中容易引起接触性皮炎。可分为刺激性接触性皮炎和变应性接触性皮炎。该患者临床表现符合中毒性表皮坏死松解症(toxic epidermal necrolysis,TEN),为严重的过敏反应,提示加强劳动保护的重要性。以往资料中的大漆皮炎未见皮损如此之重。治疗与药物引起的TEN 相似,一旦病情得到控制,糖皮质激素减量相对要快。

(病例提供　于长平)

第七节　系统性接触性皮炎

一、病例

患者男性,43 岁。

【**主诉**】双下肢红斑丘疹 7 个月,加重 2 个月。

【**现病史**】7 个月前因车祸右胫骨、双踝关节骨折并复位,放置内固定钢针术及胫前皮瓣转移修复术,术后 1 周双小腿伸侧皮瓣转移处出现红斑丘疹,后出现水疱,渗出明显,伴瘙痒,未治疗,皮疹逐渐蔓延至双侧股部。2 个月前皮损泛发至背部。

【**皮肤科检查**】左侧小腿粗大,胫部直径约为健侧的 1.5 倍,水肿,暗红色,上覆鳞屑,少许渗出(图 8-7-1A)。右侧大腿及双侧小腿可见红斑、丘疹、鳞屑(图 8-7-1B)。背部可见散在红斑丘疹,上覆鳞屑,无渗出。

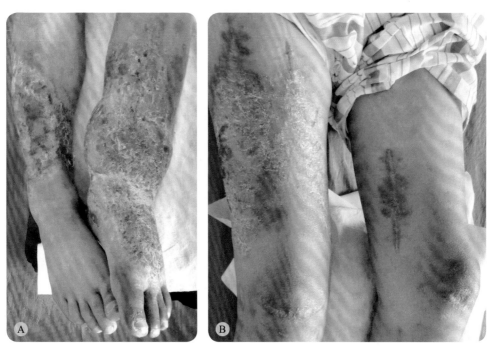

图 8-7-1　系统性接触性皮炎(钢板引起)皮肤科检查所见
A. 小腿;B. 大腿。

【**辅助检查**】斑贴试验对硫酸镍过敏。

【**诊断**】系统性接触性皮炎(钢板引起)。

【**治疗**】外用曲安奈德乳膏,每日 2 次;口服左西替利嗪,每次 5mg,每日 1 次;口服环孢素,每次 100mg,每日 2 次。嘱其至综合医院骨科就诊,在骨折处愈合的情况下尽快取出固定钢板。

【**病例特点**】①患者因骨折手术放置内固定钢针后 1 周局部出现红斑丘疹;②随着时间的延长,在远离手术部位出现红斑丘疹;③斑贴试验结果对硫酸镍过敏,内固定钢针内含有该种物质。

二、讨论

镍铬合金过敏症的病因为医用金属材料植入人体后,由于植入件的腐蚀,许多金属离子释放到邻近的组织中,从而引起迟发性变态反应,属于Ⅳ型变态反应。镍引起过敏反应与浓度有一定关系。新型钛合金以及氮强化医用无镍不锈钢等的应用可以避免医疗来源的镍铬合金过敏症。

(病例提供　潘付堂)

第九章　化妆品皮肤病

一、病例

病例 1

患者女性，18 岁。

【主诉】面部红斑、脱屑伴瘙痒 1 周。

【现病史】10 天前颜面首次应用"眼霜系列护肤品"，3 天后局部出现红斑伴瘙痒，后出现轻度脱屑。

【皮肤科检查】颜面眶周及鼻翼两侧红斑，其上轻度脱屑，无渗出（图 9-0-1）。

【辅助检查】原物斑贴试验：×× 牌眼纹消胶原蛋白水晶眼贴膜（+），×× 牌胶原蛋白紧肤抗皱眼凝露（++），×× 牌眼部按摩柔肤卸妆精华（-）（图 9-0-2）。

【诊断】化妆品接触性皮炎（变应性）。

【治疗】停用致敏化妆品；给予局部外用丁酸氢化可的松及硅油乳膏。1 周后红斑消退。

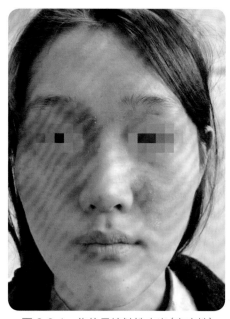

图 9-0-1　化妆品接触性皮炎（变应性）
皮肤科检查所见

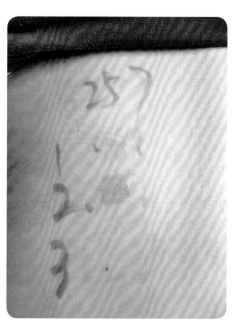

图 9-0-2　化妆品接触性皮炎（变应性）
原物斑贴试验

病例 2

患者女性,22 岁。

【主诉】口周红斑、刺痒 1 天。

【现病史】1 天前因口周毳毛较长,使用"脱毛膏" 1 次,半小时后唇部周围出现红斑、刺痛。

【皮肤科检查】面部口唇周围红斑,其上见少许结痂,边界较清(图 9-0-3)。

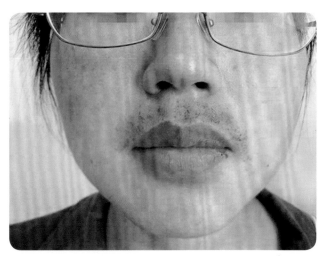

图 9-0-3　化妆品接触性皮炎(刺激性)皮肤科检查所见

【诊断】化妆品接触性皮炎(刺激性)。

【治疗】停用致敏脱毛膏;口服抗组胺药;外用 3% 硼酸湿敷及糠酸莫米松乳膏。1 周后皮疹消退。

病例 3

患者女性,46 岁。

【主诉】头发大量脱落 2 个月。

【现病史】2 个月前曾在美发店染发烫发 10 天后头发开始大量脱发,1 个月后脱发加重。头皮无红斑、痒痛。发病期间睡眠尚可,无心悸、头晕、消瘦、发热、关节痛等不适。

【皮肤科检查】头皮毛发明显稀疏,未见斑状脱发(图 9-0-4)。

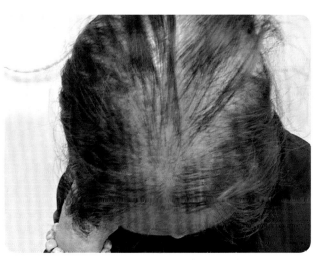

图 9-0-4　化妆品毛发损害皮肤科检查所见

【诊断】化妆品毛发损害。

【治疗】不再染发。外用米诺地尔酊。

病例4

患者女性,17 岁。

【主诉】面部丘疹 6 个月,加重半个月。

【现病史】6 个月前面部出现粟粒大丘疹,未治疗。1 个月前使用"××牌祛痘化妆品",半个月后皮疹明显加重(非月经期),停用 5 天后减轻。再次使用后皮疹再次加重。

【皮肤科检查】面部散粟粒大小丘疹、脓疱、粉刺(图 9-0-5)。

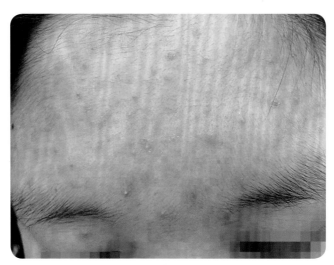

图 9-0-5　化妆品痤疮皮肤科检查所见

【诊断】化妆品痤疮。

【治疗】停用该祛痘化妆品。1 周后皮疹明显减轻。其痤疮外用克林霉素凝胶治疗有效。

病例5

患者女性,28 岁。

【主诉】唇部肿胀、痒痛 1 周。

【现病史】2 周前开始应用"润唇膏",1 周后唇部肿胀,唇周出现红斑、丘疹、渗出,伴瘙痒、胀痛。

【皮肤科检查】口唇肿胀,唇周见红斑、丘疹,轻度渗出、结痂(图 9-0-6)。

【诊断】化妆品唇炎。

【治疗】停用致敏唇膏。口服抗组胺药;局部给予3% 硼酸湿敷;外用丁酸氢化可的松乳膏。

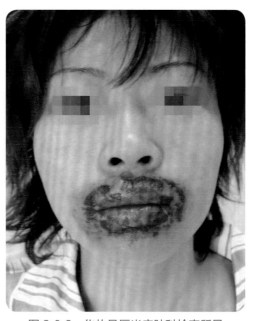

图 9-0-6　化妆品唇炎皮肤科检查所见

病例 6

患者女性,25 岁。

【主诉】面颈部白斑 1 个月。

【现病史】2 个月前面颈部外用"××牌系列护肤化妆品",1 周后局部出现红斑、轻度脱屑,4 周后散在出现点片状白斑。

【既往史】无白癜风病史。

【家族史】家族中无白癜风患者。

【皮肤科检查】颜面、颈部大小不一色素脱失斑,边缘清(图 9-0-7)。

【辅助检查】原物斑贴试验:取 5 种所用化妆品做原物斑贴试验,其中 1 种清新保湿喷雾剂阳性。

【诊断】①化妆品皮肤色素异常(色素脱失);②化妆品接触性皮炎。

【治疗】口服泼尼松,每次 15mg,每日 1 次;外用 0.1% 他克莫司软膏。

【病例特点】①多发于中青年女性;②发病前有明确化妆品应用史;③皮疹多发于使用的部位;④停用致病化妆品后皮疹减轻;⑤原物斑贴试验有助于诊断。

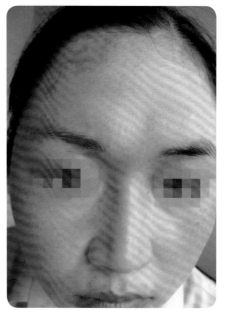

图 9-0-7 化妆品皮肤色素异常(色素脱失)皮肤科检查所见

二、讨论

化妆品皮肤病是指由于使用化妆品引起的皮肤及附属器病变,如皮肤红斑、丘疹、脱屑及黏膜干燥、色素沉着或脱失、瘙痒或刺痛等。目前我国化妆品皮肤病由以前的 6 种细分为 8 种:①化妆品接触性皮炎;②化妆品光感性皮炎;③化妆品痤疮;④化妆品毛发损害;⑤化妆品甲损害;⑥化妆品色素异常;⑦化妆品唇炎;⑧化妆品接触性荨麻疹。其中最常见的是化妆品变应性接触性皮炎,高达 90% 左右,也是面部皮炎的主要原因。

诊断原则:①发病前有明确的化妆品接触史;②排除非化妆品因素引起的相似皮肤病;③皮损的原发部位是使用该化妆品的部位;④病情变化与化妆品的使用量及频率有关;⑤相关实验室检查支持。斑贴试验是诊断化妆品接触性皮炎的重要依据之一。

化妆品中常见的过敏原有以下几类:①香料,是许多化妆品中的成分,在化妆品皮炎患者中斑贴试验香料的阳性率可达 35%,是不可忽视的变应原;②对苯二胺,是染发剂过敏的主要过敏原;③防腐剂,如硫柳汞、甲醛、甲醛释放剂、对苯类等。

化妆品皮肤病除与化妆品本身质量低劣、微生物污染、有毒物质含量超标等有关外,还与消费者使用方法不当、选择类型不当、自身机体敏感等有关,因此正确选择适合自己的化妆品至关重要。为减少不良反应的发生,可在使用前先做皮肤斑贴试验,若出现红斑、丘疹、水疱等应停用;并且尽量不同时应用几种化妆品,选用适合自己皮肤的 1~2 种品牌的化妆品,不要轻易更换。

(病例提供 王广进 田洪青)

第十章 物理性皮肤病

第一节 光线性角化病

一、病例

病例1

患者女性,67岁,农民。

【主诉】面部双颞侧红斑10年。

【现病史】10年前面部双颞侧出现红褐色斑,逐渐扩大,无自觉症状,当地按皮炎治疗无效。

【个人史】平素健康,长期务农,有日光暴晒史。

【皮肤科检查】面部双颞侧各一边缘不规则的枣子大小的红斑,右侧颞部红斑上覆暗褐色黏着性厚痂,不易剥离,少量渗出,其上有一豆粒大小隆起疣状结节,质软,无压痛(图10-1-1A)。左侧颞部红斑上有一花生米大小褐红色厚痂,边界清(图10-1-1B)。

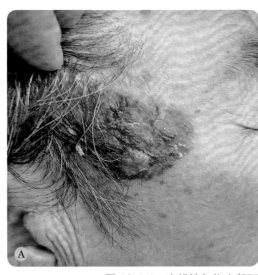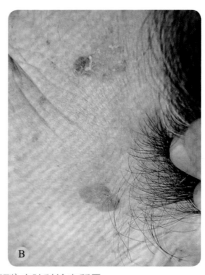

图 10-1-1 光线性角化病(肥厚型)皮肤科检查所见

【组织病理】表皮角化过度伴角化不全,局部见浆痂。棘层肥厚,轻度乳头瘤样增生,见核分裂象。基底层完整。真皮浅层淋巴细胞浸润。

【诊断】光线性角化病(肥厚型)。

【治疗】手术切除。

病例2

患者女性,55岁,农民。

【主诉】右耳前结痂性皮损3年,微痒。

【现病史】3年前右耳前起一粟粒大丘疹,不痛不痒,未予治疗,近2年逐渐扩大、结痂,强撕痂皮易出血,有轻微瘙痒和烧灼感。

【个人史】身体健康,长期务农,有日光暴晒史。

【皮肤科检查】右侧颞部红斑,2cm×3cm,表面鳞屑、结痂(图10-1-2)。

【组织病理】表皮角化不全,棘层轻度肥厚,细胞排列紊乱,部分细胞显示异形性,核大,不规则,真皮上层弥漫性淋巴样细胞浸润,少量噬黑素细胞(图10-1-3)。

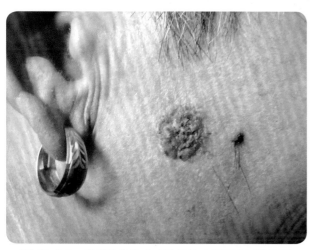 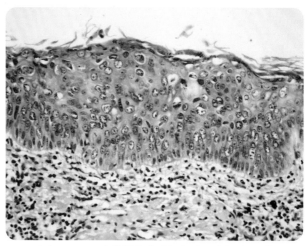

图10-1-2　光线性角化病皮肤科检查所见(右侧颞部)　　图10-1-3　光线性角化病组织病理(右侧颞部)

【诊断】光线性角化病。

【治疗】手术切除,一期愈合。

病例3

患者女性,65岁,农民。

【主诉】面部皮疹3年。

【现病史】3年前面部出现红斑,后逐渐增多、扩大,有轻度瘙痒。日晒后加重。

【个人史】身体健康,长期务农,有日光暴晒史。

【皮肤科检查】面部大小不一的红斑、褐红斑,边缘较清,不规则,毛细血管扩张明显,部分皮疹表面覆有褐色结痂(图10-1-4)。

【组织病理】角化过度,棘层肥厚,部分核呈异形性,基底层增生呈芽蕾样突向真皮层,真皮浅层较多淋巴细胞浸润(图10-1-5)。

【诊断】光线性角化病。

【治疗】外用0.1%维A酸软膏。

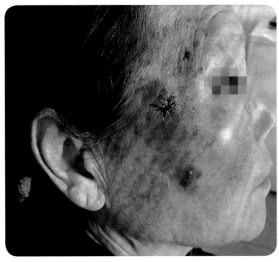

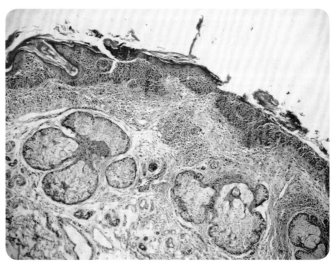

图 10-1-4　光线性角化病皮肤科检查所见（面部）　　　图 10-1-5　光线性角化病组织病理（面部）

【病例特点】①老年女性,农民;②发生在面部曝光部位;③皮疹为褐红色斑,黏着性痂屑,慢性病程;④组织病理表现符合光线性角化病。

二、讨论

光线性角化病（actinic keratosis,AK）又称日光性角化病、老年角化病,是一种皮肤癌前病变,部分病变可发展成鳞状细胞癌。

本病好发于老年人的皮肤曝光部位,尤其白种人及从事日光下工作的农民和渔民,在澳大利亚,40 岁以上人群患病率为 40%~50%。面颊部最多发。病因不清,主要是紫外线照射,另外长期从事放射线、电离辐射工作及接触沥青、煤提炼产物等也可诱发本病。

组织病理可见表皮不典型角质形成细胞增生、排列紊乱。组织病理可分为肥厚型、萎缩型、鲍温样型、棘层松解型、苔藓样型、色素型。可进展为侵袭性鳞状细胞癌,部分伴有毛囊、汗腺导管受累。临床上需与脂溢性角化病、浅表型基底细胞癌、鲍恩病、红斑狼疮、恶性雀斑样痣、红斑型天疱疮等疾病鉴别。

目前国外较多学者认为本病属早期鳞状细胞癌,也有学者认为是癌前病变,所以如果皮损部位允许,治疗应首选手术切除,特别是单发性损害。对不宜手术的部位或多发性皮损,可采用阿维 A、液氮冷冻、二氧化碳激光、光动力疗法（photodynamic therapy,PDT）及外用 5% 咪喹莫特乳膏、含 3% 双氯芬酸的透明质酸凝胶、秋水仙碱、5- 氟尿嘧啶（5-fluorouracil,5-FU）联合 PDT 等治疗。

（病例提供　田洪青　汪新义　卢宪梅　张迪展）

第二节　反射式激光扫描共聚焦显微镜诊断光线性角化病

一、病例

患者男性,66 岁,退休司机。

【主诉】面部左侧暗红色斑 2 年。

【现病史】2 年前左侧面颊出现一粟粒大小的暗红色斑点,逐渐发展至杏仁大小,半年前在原斑点上方又出现一斑点。无痛痒不适。曾在当地医院就诊,外涂0.1%维A酸乳膏半个月,未见效。

【皮肤科检查】左侧面颊见约杏仁大小的两个边界清楚的暗红色斑,上覆少许黏着性鳞屑(图10-2-1)。

【辅助检查】反射式激光扫描共聚焦显微镜检查:棘细胞排列异常,局部失去正常连接;细胞形态异常,见较大的靶形细胞(角化不良细胞)(图10-2-2A)。基底层黑素细胞呈树枝状多形性(图10-2-2B)。真皮浅层较周围正常皮肤胶原致密,胶原束明显,胶原之间可见色素颗粒或单一核炎症细胞浸润。提示光线性角化病。

【组织病理】角化过度,颗粒层变薄;棘细胞排列紊乱,可见角化不良细胞,基底细胞向真皮乳头层呈芽蕾样延伸;真皮浅层毛细血管扩张,周围少许单一核细胞浸润(图10-2-3)。

【诊断】光线性角化病。

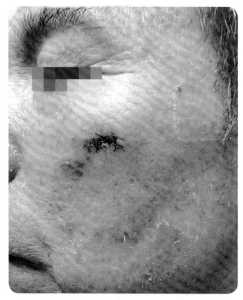

图 10-2-1 光线性角化病皮肤科检查所见

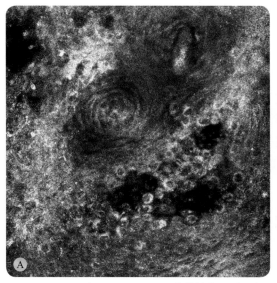 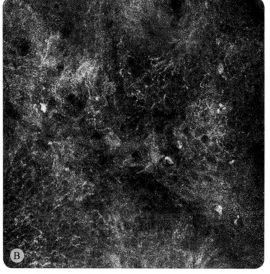

图 10-2-2 光线性角化病反射式激光扫描共聚焦显微镜检查所见

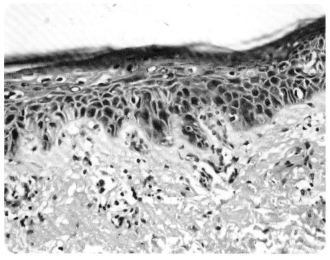

图 10-2-3 光线性角化病组织病理

【治疗】光动力治疗。

【病例特点】①老年男性；②左侧面颊暗红色斑；③日晒加重；④皮肤反射式激光扫描共聚焦显微镜检查结果有重要提示意义；⑤组织病理表现典型。

二、讨论

有学者认为光线性角化病是原位鳞状细胞癌，可以进展为浸润型鳞状细胞癌，但无法预测进展的时间和范围。因此，所有的 AK 皮损均需要治疗，以免继发浸润、转移，甚至致死。反射式激光扫描共聚焦显微镜作为非侵入性图像分析技术，具有高分辨率实时成像的特点，可以定期、无创性观察活体皮肤图像而不需要常规的组织固定、切片、染色，与组织活检比较，符合率达 97.7%，可以替代组织病理学检查诊断 AK。

（病例提供　施仲香　刘华绪）

第三节　种痘样水疱病

一、病例

患儿男性，13 岁。

【主诉】面部、双耳郭红斑、丘疹、水疱 10 年。

【现病史】10 年前日晒后面部、双耳出现散在的红斑、丘疹、水疱，水疱可自行溃破，干燥结痂，痂皮脱落后遗留凹陷性瘢痕。反复发作，春季复发，冬季消退。

【皮肤科检查】颜面双颊、双耳前及双耳郭见红斑，其上见豆粒大小的水疱，疱液混浊，并可见凹陷性萎缩性瘢痕（图 10-3-1）。

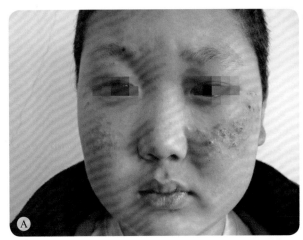
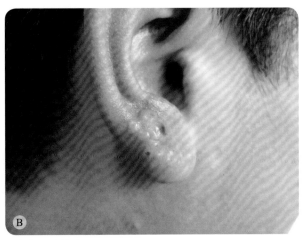

图 10-3-1　种痘样水疱病皮肤科检查所见
A. 颜面部；B. 耳郭部。

【辅助检查】最小红斑量（minimal erythema dose，MED）测定：紫外线 A（ultraviolet A，UVA）30J/cm²（正常参考值 ≥ 20J/cm²）、紫外线 B（ultraviolet B，UVB）23.13mJ/cm²（正常参考值 ≥ 23J/cm²）。光斑贴试验：阴性。血、尿卟啉阴性。

【诊断】种痘样水疱病。

【治疗】口服左西替利嗪、羟氯喹、烟酰胺；外用地奈德乳膏；嘱其避光并外用遮光剂。

【病例特点】①幼年发病，与季节关系明显；②光曝露部位红斑、水疱、糜烂、结痂，留点状凹陷性瘢痕；③MED测定，UVB处于正常临界值；④血、尿卟啉阴性。

二、讨论

种痘样水疱病由 Bazin 在 1862 年首先报道，幼年发病，春夏季恶化，入冬减轻或完全消退，青春期皮疹可自发消退，但部分患者可能终身有光敏感。男性较女性发病迟，但临床表现严重，病程长。病因及发病机制不明，尚无识别的色基。发病与日光照射有关，UVB或UVA起主要作用，反复辐射UVA可诱发典型皮损。临床特点是日晒后暴露部位皮肤出现红斑、水疱，继之糜烂、结痂，愈后留有点状凹陷性瘢痕。皮疹好发于颊、鼻背、耳翼、手足背及前臂伸侧等处，对称分布。严重者可发热并累及非曝光部位。鉴别诊断包括多形性日光疹、红细胞生成性原卟啉病，尤其注意与种痘水疱病样皮肤T细胞淋巴瘤鉴别。治疗强调避光及外用广谱遮光剂，系统应用羟氯喹、硫唑嘌呤、环孢素或小剂量糖皮质激素有效；β-胡萝卜素及沙利度胺无效。

（病例提供　王广进）

第四节　植物日光性皮炎

一、病例

病例1

患者女性，58岁，农民。

【主诉】颈后、双上肢红斑、水肿伴灼痛1天、水疱2小时。

【现病史】1天前（晴天）在田间戴着帽子劳作，颈后、双前臂出现瘙痒，双上肢伸侧肿胀并逐渐加重，前臂伸侧皮肤有灼痛感。当地以接触性皮炎给予地塞米松15mg，病情无改善。2小时前双手背及腕伸侧出现绿豆至花生米大小的水疱，伴有刺痛。发病前曾连续食用野菜反枝苋3天，否认发病前有服药史。发病以来无发热、头痛、腹部不适。

【皮肤科检查】颈后曝光处边界清楚的深红色斑片（图10-4-1A）。双上肢弥漫性非凹陷性水肿，皮肤紧张发亮，质地坚实。双手背及腕伸侧水肿性红斑，有绿豆至花生米大小的水疱，疱壁紧张，疱液清亮，尼科利斯基征阴性，手指末端发绀（图10-4-1B），皮温低，有触痛，且活动受限，手掌基本未受累（图10-4-1C）。指甲苍白，压之颜色无变化。头皮及面部皮肤未见异常。

【辅助检查】血常规：白细胞计数 14.75×10^9/L，中性粒细胞百分比0.88%；尿常规、便常规及肝肾功能无异常。

【诊断】植物日光性皮炎。

【治疗】嘱其避光、抬高患肢。静脉滴注地塞米松，每次15mg，每日1次；口服赛庚啶，每次2mg，每日3次；3%硼酸溶液湿敷。入院第2天颈部、双上肢伸侧、手掌边缘及双手小指、环指末端出现瘀斑。自觉双上肢伸侧皮损刺痛、灼痛加重，加用吲哚美辛，每次25mg，口服，每日3次。治疗3天后，上肢水肿逐渐消退，疼痛减轻，遂停用吲哚美辛，双手末端血液循环逐渐改善。治疗5天后将地塞米松逐渐减量。后水疱逐渐干涸,瘀斑开始吸收。住院9天出院。出院后7天复诊,双手背形成不规则形糜烂、溃疡,表面有黄色渗出液。经0.1%依沙吖啶溶液湿敷、外科换药等处理,45天后溃疡逐渐愈合,形成瘢痕。

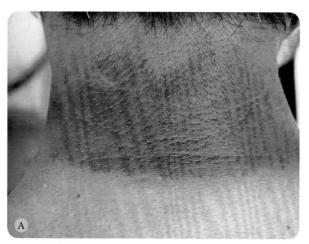

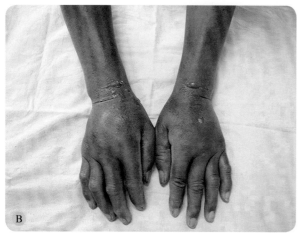 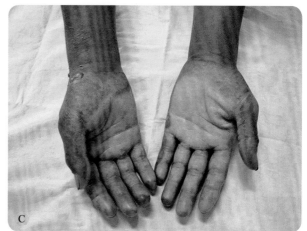

图 10-4-1 植物日光性皮炎皮肤科检查所见
A. 颈后;B. 双手背及腕伸侧;C. 手掌。

病例 2

患者女性,53岁,农民。

【主诉】面颈部、前臂红斑、渗出、结痂伴疼痛1个月。

【现病史】1个月前日晒1小时后,面颈部、前臂出现红斑伴肿胀、疼痛,1天后变为紫红色。渐出现破溃、渗出、结痂,在当地以过敏性皮炎住院,给予地氯雷他定、脉络宁等药物治疗,好转出院。发病前有食用灰菜史。

【皮肤科检查】面鼻、颈项部及双前臂、手背伸侧曝光处见淡红色斑,其上结痂、脱屑。双手指见甲下淤血(图10-4-2)。

【辅助检查】血常规、尿常规均正常;红细胞沉降率(erythrocyte sedimentation rate,ESR)20mm/h;血、尿卟啉均阴性。

【组织病理】左前臂表皮渗出、结痂,棘细胞间轻度水肿,真皮浅层血管扩张,周围轻度单一核细胞浸润,胶原纤维增生(图10-4-3)。

【诊断】植物日光性皮炎。

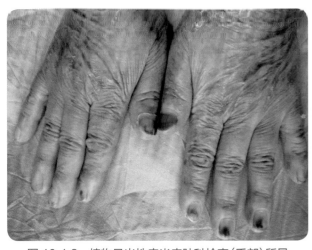

图 10-4-2 植物日光性皮炎皮肤科检查(手部)所见

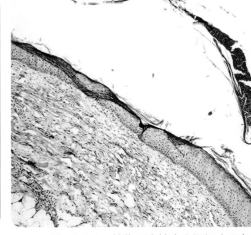

图 10-4-3 植物日光性皮炎组织病理(手部)

【治疗】避光,禁食灰菜。静脉滴注地塞米松,每次 15mg,每日 1 次;口服左西替利嗪,每次 5mg,每日 1 次;3% 硼酸溶液湿敷。

【病例特点】①中年女性,农民;②日晒后曝光部位出现红斑伴疼痛、糜烂、结痂;③发病前有食用灰菜史。

二、讨论

植物日光性皮炎(phytophotodermatitis)是指植物中所含的光敏性物质通过空气媒介、直接接触或食用吸收到达皮肤,经日光照射后引起的以光毒性反应为主要表现的一种皮肤病。本病是植物、日光和机体状况三者共同作用的结果,是由于植物内含有的光感性物质在日光的作用下引起光化学反应的结果。常见含有光敏物质的植物有雪菜、芥菜、马齿苋、油菜、香菜、木耳、香菇、刺槐花、反枝苋、甜菜、灰菜、猪毛菜、苦菜、蒲公英、白杨树等。病情轻重与进食植物的量有一定关系,食用量大,病情严重,且易出现全身症状。本节患者分别食用反枝苋、灰菜并经日晒后发病。

应与光敏性皮炎、接触性皮炎、烟酸缺乏症、红斑狼疮等疾病相鉴别。烟酸缺乏症:除皮肤表现外,常有舌炎、腹泻及神经精神系统表现,尿中烟酸代谢产物排泄量低于正常。皮肤卟啉病:可有家族史,血和尿中卟啉异常。系统性红斑狼疮:有系统性受累表现,血、尿常规及抗核抗体检查异常,组织病理及免疫组织病理有助于诊断。

治疗应避光及禁食光敏植物,严重患者早期应用足量糖皮质激素可迅速控制病情,对症处理。

(病例提供 周盛基 田洪青 于修路 吴卫志)

第五节 慢性光化性皮炎

一、病例

病例1

患者男性,57 岁,农民。

【主诉】面颈部、双手背红斑、丘疹伴瘙痒 1 年,泛发全身半个月。

【现病史】1年前在田野捞纸浆时有暴晒史,数天后面颈部、双手背出现红斑,伴瘙痒。当地医院诊断为湿疹,治疗有效,但皮疹易反复,自觉日晒后加重。发病前无系统用药史,发病期间无关节痛、口腔溃疡等不适。

【皮肤科检查】面、耳郭、项部、颈前V形区、双手背等暴露部位红斑、丘疹、斑块(图10-5-1)。眉弓下、耳后、鼻唇沟等皮肤皱褶处、手掌及指蹼处见正常皮肤。

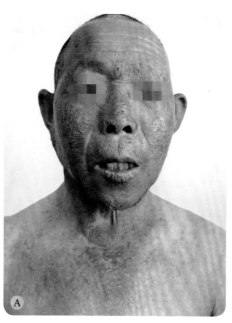

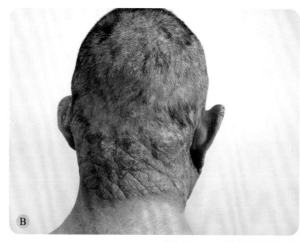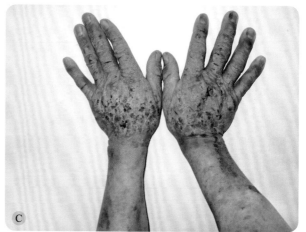

图 10-5-1　慢性光化性皮炎皮肤科检查(面颈手部)所见
A. 面、颈前 V 形区;B. 项部;C. 双手背。

【辅助检查】血、尿、便常规检查正常;肝肾功能无异常;血、尿卟啉阴性。斑贴试验:重铬酸钾(+),松香(++),卡巴混合物(+);光斑贴试验:异丙嗪(++),氯丙嗪(+),香料混合物(+)。MED:UVA 8J/cm²(正常参考值≥20J/cm²),UVB 4mJ/cm²(正常参考值≥23mJ/cm²)。

【组织病理】手背呈亚急性湿疹样表现。DIF 阴性。

【诊断】慢性光化性皮炎。

【治疗】口服泼尼松,每次30mg,每日1次,症状控制后逐渐减量。口服雷公藤多苷,每次20mg,每日3次;口服烟酰胺,每次500mg,每日3次。外用复方曲安奈德乳膏、二氧化钛霜。1个月后复诊,皮疹消退,瘙痒消失。

病例 2

患者男性,62 岁,退休工人。

【主诉】头面颈、双手背丘疹、斑块伴瘙痒 10 年。泛发全身 4 年。

【现病史】10 年前面颈部、双手背出现红斑,伴瘙痒。当时在野外工作,有暴晒史。当地医院诊断为湿疹,治疗有效,但皮疹易反复,自觉日晒后加重。发病的最初 2 年皮疹夏重冬轻,其后无季节性。4 年前,躯干部位也时有红斑、丘疹。1 个月前,当地医院考虑"蕈样肉芽肿"。

【皮肤科检查】头面额、颊颞部、鼻背、颏部、枕项部、颈前 V 形区、双手背等暴露部位红斑、丘疹、斑块(图 10-5-2)。眉弓下、耳后、鼻唇沟等皮肤皱褶处、手掌及指蹼处见正常皮肤。

【辅助检查】血、尿、便常规检查正常;肝肾功能无异常;血、尿卟啉阴性。因入院前服用抗过敏药物及皮疹广泛,未做 MED 测定。

【组织病理】颈项部角化过度,棘层肥厚,棘细胞层水肿,真皮乳头血管周围淋巴细胞浸润。未见Pautrier 微脓肿样损害(图 10-5-3)。DIF 阴性。

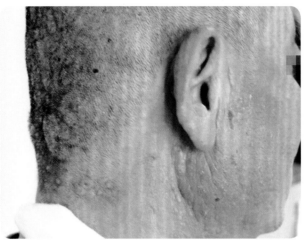

图 10-5-2 慢性光化性皮炎皮肤科检查(头部)所见

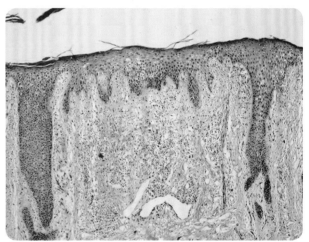

图 10-5-3 慢性光化性皮炎组织病理(头部)

【诊断】慢性光化性皮炎。

【治疗】口服泼尼松,每次 30mg,每日 2 次;口服雷公藤多苷,每次 20mg,每日 3 次;口服沙利度胺,每次 25mg,每日 3 次;口服烟酰胺,每次 400mg,每日 3 次。症状控制后糖皮质激素逐渐减量。出院后严格避光,服用雷公藤多苷、烟酰胺维持治疗。

病例 3

患者男性,76 岁,退休工人。

【主诉】面颈、双手背红斑、丘疹、斑块伴剧烈瘙痒 8 年。

【现病史】8 年前面颈、双手背曝光部位出现红斑、丘疹、斑块伴剧烈瘙痒,日晒后加重,四季皮疹无明显变化。

【既往史】40 年前曾患肺结核,已治愈。

【皮肤科检查】面额、颊、颧颞部、鼻背、颏部、耳郭、项枕部、颈前 V 形区、双手背等暴露部位红斑、丘疹、斑块(图 10-5-4)。眉弓下、耳后、鼻唇沟等皮肤皱褶处、手掌及指蹼处见正常皮肤。

【辅助检查】血、尿卟啉阴性;ANA、抗 dsDNA 抗体及抗 ENA 抗体阴性。MED 测定:UVA<5J/cm^2(正常参考值 ≥20J/cm^2),UVB 3mJ/cm^2(正常参考值 ≥23mJ/cm^2)(图 10-5-5)。

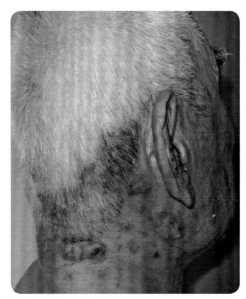

图 10-5-4　慢性光化性皮炎皮肤科
检查(项枕部)所见

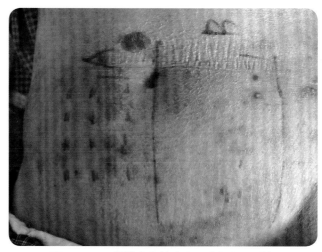

图 10-5-5　慢性光化性皮炎最小红斑量测定

【诊断】慢性光化性皮炎。

【治疗】口服泼尼松,每次 30mg,每日 1 次,症状控制后逐渐减量。口服雷公藤多苷,每次 20mg,每日 3 次;口服烟酰胺,每次 500mg,每日 3 次。外用曲安奈德乳膏、硅油乳膏。出院后嘱其严格避光,外用二氧化钛霜。

【病例特点】①老年男性;②光暴露部位持续性湿疹样改变;③日晒后加重,或者对长波紫外线(UVA)和/或中波紫外线(UVB)异常敏感;④组织病理示湿疹皮炎样改变。

二、讨论

慢性光化性皮炎(chronic actinic dermatitis,CAD)是一组好发于中老年男性的以慢性光敏感为特征的特发性病谱性疾病。

CAD 的发病机制仍未十分清楚。目前考虑为光照后,外源性光化学物质作为半抗原和机体载体蛋白共价结合成为全抗原,引起局部过敏,并通过持续刺激免疫系统而引起Ⅳ型超敏反应(hypersensitivity type Ⅳ),又称为迟发型超敏反应(delayed type hypersensitivity,DTH)。

1990 年,Norris 和 Hawk 正式提出将持久性光反应(persistent light reaction,PLR)、光线性类网状细胞增多症(actinic reticuloid,AR)、光敏性湿疹(photosensitive eczema,PE)、光敏性皮炎(photosensitive dermatitis,PD)统称为慢性光化性皮炎,以便于诊断及理解,并确定了包括临床、光生物学和组织病理学 3 方面的 CAD 诊断标准:①持久性湿疹性皮损,皮损持续时间至少 3 个月,可伴有浸润性丘疹和斑块,主要累及曝光区,或可扩展至覆盖区,偶呈红皮病;②MED 测定对 UVB 异常敏感,部分患者对 UVA 和可见光也敏感,光激发试验和光斑贴试验可为阳性;③组织病理学改变类似亚急性或慢性湿疹(PD 相)和/或假性淋巴瘤(AR 相)。

皮疹主要累及曝光部位,严重者可发生于遮光部位。主要见于前额、两侧颧颞部、颏部、耳郭、乳突、项部、颈前 V 形区、前臂伸侧、双手背等暴露部位,尤以耳后乳突附近及项部皮损显著。男性头顶稀发区常累及,头发密集遮盖区、眉弓下、耳垂后、颏下区、皮肤皱褶及指蹼处多不受累而见正常皮肤,严重病例亦可扩散至非暴露部位,甚至发展为红皮病,皮损呈散在小片红色小丘疹、苔藓样丘疹和斑块,多伴瘙痒,严重者影响睡眠。

CAD 的皮损组织病理随时间和活动性的不同而不同。急性期可出现棘细胞层水肿、真皮乳头血管周围淋巴细胞浸润。慢性期为皮肤 T 淋巴细胞瘤样改变,组织病理上棘层肥厚、角化过度,真皮可见网状层淋巴细胞密集浸润,有时可见非典型淋巴细胞,还可见类似 Pautrier 微脓肿样的损害。免疫组化示以 T 淋巴细胞为主,CD4/CD8 比率降低,以 CD8 淋巴细胞占优势。

本病除与多形性日光疹、湿疹、脂溢性皮炎、神经性皮炎、气源性接触性皮炎等鉴别外,必要时还应检测血、尿卟啉,抗核抗体谱及行免疫荧光组织病理或免疫组化检查,与卟啉病、红斑狼疮、皮肌炎、红斑型天疱疮、蕈样肉芽肿等鉴别。

避光是控制 CAD 患者病情复发及缓解病情的首选方案,而应用防光剂是其中最有效的手段之一。局部常使用糖皮质激素、他克莫司、吡美莫司和润滑剂。严重者系统应用糖皮质激素,也可应用硫唑嘌呤、羟氯喹、沙利度胺、环孢素等。

(病例提供　王广进)

第六节　胶样粟丘疹

一、病例

病例 1

患者女性,39 岁。

【主诉】面部丘疹 23 年。

【现病史】23 年前上唇、鼻尖出现丘疹,渐波及整个面部,无自觉症状。冬轻夏重,日晒后加重。外用皮炎平等治疗无效。

【家族史】患者胞弟面部亦有类似皮损,但数量少。

【皮肤科检查】左侧眉弓上、双侧颧骨、鼻背和上唇部密集的淡黄色、透明的、粟粒大小的丘疹(图 10-6-1),质地韧。

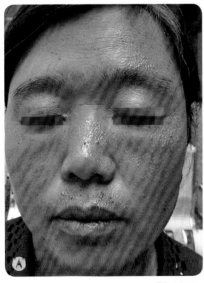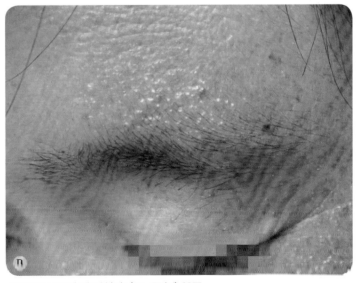

图 10-6-1　胶样粟丘疹皮肤科检查(面、眉部)所见

【辅助检查】血、尿卟啉阴性。

【组织病理】表皮角化过度,棘层萎缩,表皮嵴变平;真皮乳头层边界清楚的无结构的均质性胶样物质团块,团块内有大小不等的裂隙(图 10-6-2)。

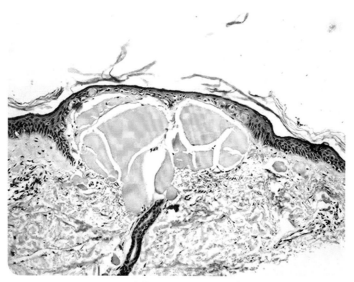

图 10-6-2　胶样粟丘疹组织病理(面、眉部)

【诊断】胶样粟丘疹。

【治疗】点阵激光治疗。

病例 2

患者女性,45 岁。

【主诉】面部皮疹 4 年。

【现病史】4 年前在双颞部出现黄色米粒大小的丘疹,有轻微瘙痒感。皮疹逐渐增多,累及上唇部、鼻背部。

【皮肤科检查】双侧眉弓上、颞部、鼻背部和上唇部密集的淡黄色、透明或半透明、粟粒至黄豆大小扁平丘疹(图 10-6-3),质地韧。

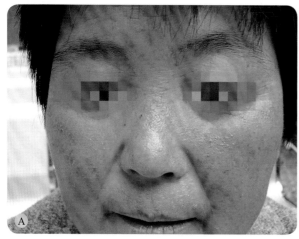
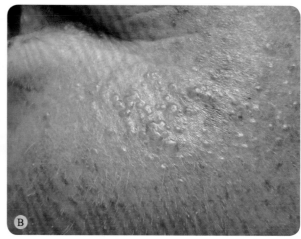

图 10-6-3　胶样粟丘疹皮肤科检查(面、颞部)所见

【组织病理】表皮轻度萎缩,真皮乳头层和真皮上部可见边界清楚的无结构的均质性胶样物质团块,内有少许梭形破裂的细胞核,团块内有大小不等的裂隙(图10-6-4)。

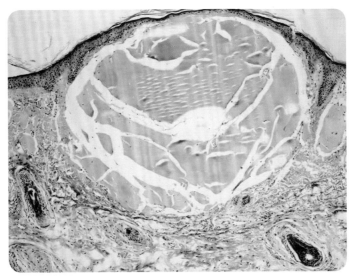

图10-6-4　胶样粟丘疹组织病理(面、颧部)

【诊断】胶样粟丘疹。

【治疗】点阵激光治疗。

【病例特点】①中年女性;②发病于曝光部位,皮疹为透明的淡黄色扁平的丘疹;③组织病理检查示真皮上部可见边界清楚的无结构的均质性胶样物质团块,内有大小不等的裂隙。

二、讨论

胶样粟丘疹,又称胶样假性粟丘疹或皮肤胶样变性,按发病人群分为儿童和成人两型。前者可能为常染色体显性遗传,多于儿童或青少年发病。成年发病与日光暴晒有关。胶样粟丘疹的皮疹一般分布于前额、眼睑周围、颈项、前臂和手背等暴露部位,为半透明、淡黄色、针头至黄豆大、圆形或不整形、扁平或隆起的丘疹或斑块,对称分布,坚实,群集,不融合。国内黄萌等报道有结节样表现,国内张晓南等报道1例在双手指外缘线状排列淡蓝色的胶样粟丘疹,其双手拇指指甲也呈淡蓝色。

本病应该与粟丘疹、汗管瘤、扁平疣等鉴别。

预防及治疗:避免长期暴晒。冷冻或电灼,口服氯喹或大量维生素治疗。

(病例提供　于修路　张法义　颜潇潇)

第七节　光线性肉芽肿

一、病例

患者男性,40岁,农民。

【主诉】双耳后、额部红斑、丘疹2年。

【现病史】2年前双耳后出现红色丘疹、结节,后逐渐扩大为斑块,呈环状,中间色素减退,外缘较正常皮肤高起,无鳞屑,无水疱,微痒。半年前额部开始出现类似皮损。

【皮肤科检查】额部、双耳后环状红斑、丘疹,环中间色素减退,皮肤稍萎缩,外缘较正常皮肤高起(图 10-7-1)。

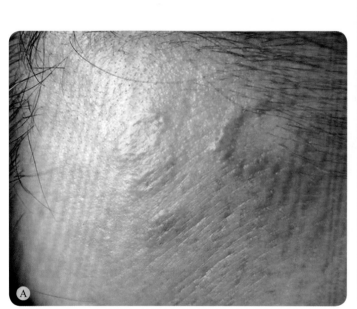
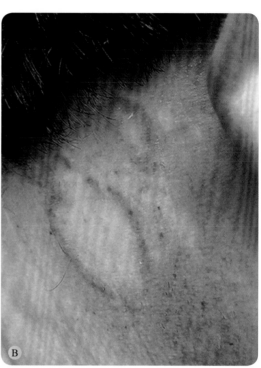

图 10-7-1 光线性肉芽肿皮肤科检查所见
A. 额部;B. 耳后。

【组织病理】耳后表皮间轻度水肿,真皮浅层、中层组织样细胞及异物巨细胞构成肉芽肿,肉芽肿周围胶原纤维嗜碱性变(图 10-7-2)。弹性纤维染色:肉芽区弹性纤维消失,异物巨细胞内见吞噬的弹性纤维,肉芽肿周围弹性纤维碎裂(图 10-7-3)。阿尔辛蓝染色:部分肉芽肿区域轻度增加。

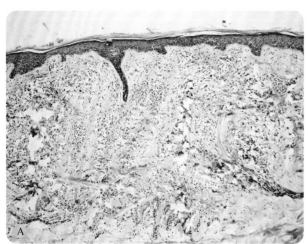
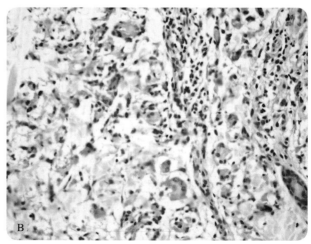

图 10-7-2 光线性肉芽肿组织病理

【诊断】光线性肉芽肿。

【治疗】口服阿维A，每次 20mg，每日1次，口服羟氯喹，每次 0.1g，每日2次，外用糖皮质激素乳膏，每日2次。嘱患者避光。

【病例特点】①中年男性，农民；②发病于曝光部位，皮疹为丘疹、结节或斑块；③组织病理表现：经弹性纤维染色显示真皮弹性纤维消失，异物巨细胞内见吞噬的弹性纤维。

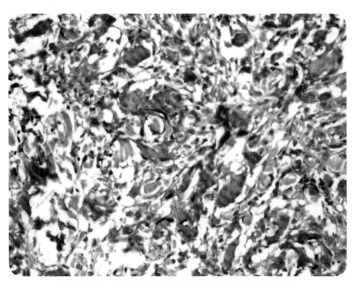

图 10-7-3　光线性肉芽肿组织病理弹性纤维染色

二、讨论

光线性肉芽肿，又称环状弹性纤维溶解性肉芽肿（Miescher 面部肉芽肿）、O'Brien 肉芽肿，是 1975 年由 O'Brien 提出的，是一种由于经常遭受日光暴晒而引起的皮肤慢性肉芽肿。男性多见。其发病机制尚不清楚，可能与机体对变性弹性纤维产生的一种弱抗原发生细胞免疫反应有关。

该病好发于日光暴晒部位，如额部、颈部、胸部、背部等处，开始为单个或群集小丘疹，逐渐增多、扩大，形成环状、弧形斑块，边缘呈堤状隆起，中央皮肤正常或轻度萎缩，堤状隆起边缘质韧，无鳞屑及角化，自觉症状轻，可自行缓解。

组织病理：环状皮损外周皮肤的真皮上部有大量淡紫色变性弹性纤维，纤维多变粗、卷曲；皮损边缘隆起处可见异物巨细胞、组织细胞、上皮样细胞及淋巴细胞沿纤维边缘浸润；弹性纤维染色显示炎症细胞浸润区弹性纤维消失，在多核巨细胞内常有弹性纤维碎片；抗酸染色可在多核巨细胞内发现星状体。

本病应与环状肉芽肿、结节病鉴别。

环状肉芽肿：多见于暴露部位，皮疹形态亦与光线性肉芽肿相类似，但该病与光照和季节无关，组织病理检查示真皮中部有胶原变性，罕有巨细胞。

结节病：结节呈淡红、青红或红褐色，按压见淡黄褐色斑，表面附细小鳞屑，皮疹消退后留淡褐色色素沉着，常伴发眼、骨骼或其他内脏病变，克韦姆试验阳性。

治疗：避光，口服羟氯喹、烟酰胺或维 A 酸，局部使用糖皮质激素、维 A 酸类药物和遮光剂。

（病例提供　杨宝琦）

第八节　热激红斑

一、病例

病例 1

患者男性,16 岁。

【主诉】双下肢红斑 3 个月。

【现病史】3 个月前双下肢出现红斑,无自觉症状。因冬季寒冷喜将"小太阳"置于身体右侧取暖。

【皮肤科检查】双下肢网状褐红色斑(图 10-8-1)。

【组织病理】真皮浅层毛细血管增生,轻度扩张,管壁增厚(图 10-8-2)。

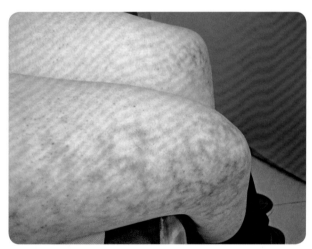

图 10-8-1　热激红斑皮肤科检查(下肢)所见

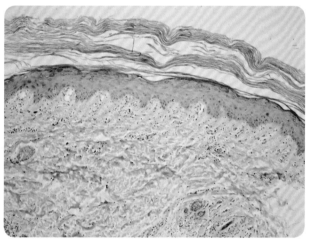

图 10-8-2　热激红斑组织病理(下肢)

【诊断】热激红斑。

【治疗】避免靠近热源;外用硅油乳膏。

病例 2

患者女性,20 岁。

【主诉】双股内侧网状红斑 3 年。

【现病史】3 年前于双股内侧出现网状红斑,无瘙痒、疼痛,不伴关节痛及发热。冬季出现,夏季好转。自述冬季喜将"热水袋"置于大腿内侧处取暖。

【皮肤科检查】双股内侧网状分布的暗红色斑,局部脱屑(图 10-8-3)。

【辅助检查】血、尿常规正常。

【组织病理】左股内侧真皮乳头血管扩张、充血,

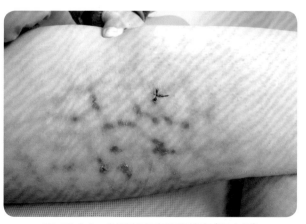

图 10-8-3　热激红斑皮肤科检查(股内侧)

周围散在单一核细胞。

【诊断】 热激红斑。

【治疗】 避免接触热水袋；外用肝素乳膏、糠酸莫米松乳膏。

【病例特点】 ①青年女性；②皮疹为网状红斑，发病于靠近热源的部位；③组织病理检查示真皮浅层毛细血管扩张、充血。

二、讨论

热激红斑，又称火激红斑、"烘烤皮肤"综合征，发病机制是皮肤局部长期受低于烧伤温度的高温刺激后毛细血管扩张、充血，导致潮红或暂时性网状红斑，表现为持久红斑或粗糙网状色素沉着斑。

该病好发于热水袋局部热敷、经常用火炉或散热器取暖、长期用红外线照射局部以及司机、炊事员及经常进行高温作业的人员。最初局部皮肤充血，以后形成网状红斑，最后为色素沉着。偶可发生上皮不典型增生，导致鲍恩病和鳞状细胞癌，甚至发生转移。原因去除后，逐渐自行消退。

组织病理：角层增厚，颗粒层明显，真皮乳头部血管扩张，血管周围细胞浸润，真皮中弹力组织数量增加，严重者表皮可见发育不良细胞。

应与网状青斑、毛细血管扩张性环状紫癜、血管萎缩性皮肤异色病等鉴别。

网状青斑：由多种原因引起的皮肤局部血液循环失调性血管疾病，以皮肤出现持续性青紫色网状变化为临床特征。持久的功能性血管改变发展成器质性病变时称为网状青斑血管炎，遇暖后网状青斑多减轻，无色素沉着和鳞屑。

毛细血管扩张性环状紫癜：特征性表现为毛细血管扩张性红点，辣椒粉样紫癜（出血）和色素沉着所组成的环状损害。

血管萎缩性皮肤异色病：表现为色素沉着、色素减退、毛细血管扩张和皮肤进行性萎缩，但以毛细血管扩张和萎缩为主。

原因去除后，皮损逐渐自行消退。外用润肤剂及对症治疗。

（病例提供　王广进　田洪青　吴　梅）

第九节　放射性皮炎

一、病例

患者男性，42岁。

【主诉】 右前臂、腹部红斑破溃半年。

【现病史】 半年前因肝脏肿瘤行 ^{60}CoY 放射线治疗，共3次，后在放疗部位右前臂、腹部出现红斑，后色素沉着、脱失，逐渐出现破溃，剧痒、钝痛。

【皮肤科检查】 右前臂及腹部边界清楚的褐色斑片，皮肤萎缩，色素沉着间有色素脱失，腹部肝区皮损中央见约1cm×1cm大小溃疡，底部覆有黄白色坏死组织（图10-9-1），触之硬。

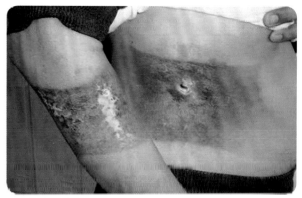

图 10-9-1　放射性皮炎皮肤科检查所见

【**组织病理**】患者拒绝。

【**诊断**】放射性皮炎。

【**治疗**】溃疡处 0.1% 依沙吖啶湿敷,外用莫匹罗星软膏。

【**病例特点**】①中年男性,肝脏肿瘤;②明确的放疗史;③放疗部位边缘清楚的皮损。

二、讨论

放射性皮炎(radiodermatitis)是由于放射线(主要是 β 射线、γ 射线及 X 线)照射引起的皮肤黏膜炎症性损害,主要见于接受放射治疗的患者及从事放射工作而防护不严的医务工作者。放射线使组织细胞核的 DNA 吸收辐射能,产生可逆或不可逆的 DNA 合成和细胞分化两方面的影响,引起一系列皮肤反应和损伤,表现为可逆性的毛发脱落、皮炎、色素沉着及不可逆的皮肤萎缩,皮脂腺、汗腺的毁灭和永久性的毛发缺失,以致放射性坏死,继之形成溃疡。

临床上分为:①急性放射性皮炎,多为肿瘤患者;②慢性放射性皮炎,多为临床医务人员长期、反复小剂量接触放射线引起,损害久之可继发鳞状细胞癌。根据患者有放射性接触史,损害发生于放射部位及与热灼伤相似的临床特点,容易诊断。

治疗:常规护理,药物包括植物提取物(包括芦荟凝胶和植物油类)、维生素类(包括维生素 C、维生素 B 和维生素 E 等)、乳膏类(激素类乳膏和三乙醇胺乳膏等)、重组人表皮生长因子等。

（病例提供 张迪展）

第十一章　内分泌障碍性皮肤病

第一节　胫前黏液性水肿

一、病例

病例1

患者男性,47 岁。

【主诉】小腿结节、斑块 6 个月。

【现病史】6 个月前双小腿伸侧红斑,继之出现鸡蛋大小暗红色斑块,略高于皮面,无其他不适,未予治疗。之后斑块逐渐增大、肥厚,表面出现凹凸不平的结节。双足出现肿胀。自患病以来,自觉疲乏、困倦,但食欲、睡眠、二便均正常。

【既往史】甲状腺功能亢进症病史 5 年,一直服药治疗,8 个月前查出甲状腺功能减退,遂停药。

【家族史】家族中无类似患者,亦无甲状腺疾病患者。

【体格检查】精神欠佳,反应迟钝,双侧眼球凸出,甲状腺 I 度肿大。

【皮肤科检查】双小腿伸侧下 1/2 段对称性暗红色非凹陷性水肿斑块,其上伴有坚实的结节,表面凹凸不平(图 11-1-1)。双足背轻度非凹陷性肿胀。

【组织病理】表皮角化过度,真皮浅层、中层胶原纤维丢失,较多黏液样物质沉积(图 11-1-2)。阿尔辛蓝染色阳性(图 11-1-3)。

【诊断】胫前黏液性水肿。

【治疗】外用复方曲安奈德乳膏及 0.1% 维 A 酸霜;治疗原发疾病。

【病例特点】①中年男性;②有甲状腺功能亢进症病史 5 年,一直服药治疗,8 个月前查出甲状腺功能减退;③双侧眼球凸

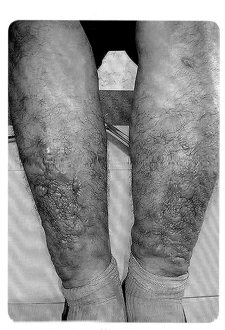

图 11-1-1　胫前黏液性水肿皮肤科检查所见

出,甲状腺Ⅰ度肿大;④双胫前对称性暗红色非凹陷性水肿斑块,其上伴有结节,表面凹凸不平,双足背轻度非凹陷性肿胀。

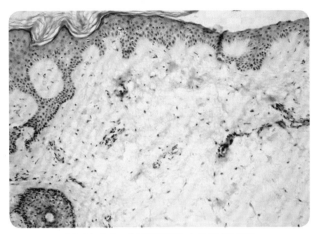

图 11-1-2　胫前黏液性水肿组织病理

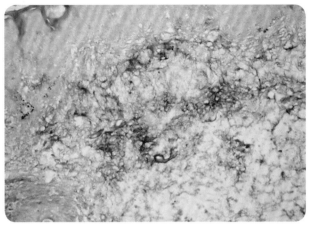

图 11-1-3　胫前黏液性水肿组织病理阿尔辛蓝染色阳性

病例2

患者男性,51 岁。

【主诉】双小腿肿胀性斑块 10 天,无痒、无痛。

【现病史】10 天前发现双小腿伸侧肿胀性斑块,无不适。发病以来食欲、睡眠均可。

【既往史】20 年前因眼病左眼失明。近 2 年出汗多,双手时常出现震颤,精神紧张时为重。1 年来时感心悸、胸闷。否认甲状腺疾病、糖尿病、高血压等病史。

【皮肤科检查】双小腿伸侧下 1/2 段对称性分布暗红色肿胀性斑块,表面呈橘皮状。触之坚实,压之无凹陷,边界较清楚(图 11-1-4)。

【辅助检查】血常规正常,血糖 4.3mmol/L。

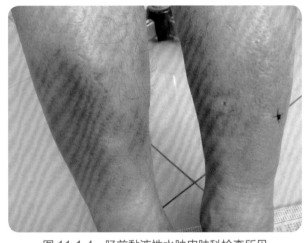

图 11-1-4　胫前黏液性水肿皮肤科检查所见

【组织病理】表皮棘层略增厚,真皮浅中层胶原纤维被蛋白样物质分离(图 11-1-5)。阿尔辛蓝染色阳性(图 11-1-6)。

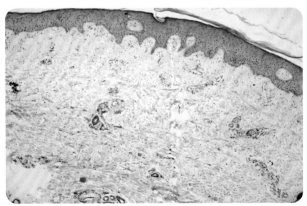

图 11-1-5　胫前黏液性水肿组织病理

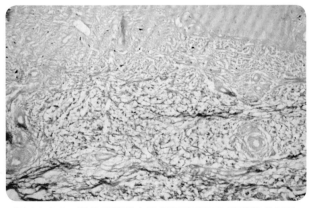

图 11-1-6　胫前黏液性水肿组织病理阿尔辛蓝染色阳性

【诊断】胫前黏液性水肿。

【治疗】外用 0.1% 维 A 酸软膏及复方曲安奈德霜。患者至内分泌科确诊甲状腺功能亢进症,给予相应治疗。

【病例特点】①中年男性;②出汗多、双手震颤、精神紧张、心悸、胸闷等甲状腺功能亢进症状 2 年;③双胫前对称性暗红色肿胀性斑块,表面呈橘皮状,触之坚实,压之无凹陷,边界清楚;④组织病理:阿尔辛蓝染色阳性。

二、讨论

胫前黏液性水肿多发于甲状腺功能亢进或甲状腺切除术后,也可见于甲状腺功能正常的成年人中。约 0.4%~0.5% 的弥漫性甲状腺功能亢进症患者伴发本病。对于甲状腺功能异常的患者,其发病与长效甲状腺刺激因子有关,该因子通过刺激激活淋巴细胞,使成纤维细胞分泌黏蛋白增多。非甲状腺功能亢进患者,如淤积性皮炎,因皮损局部缺氧、透明质酸增多,也可引起大量黏蛋白沉积;此外,胰岛素样生长因子、创伤等因素也可引起黏蛋白沉积。

好发于小腿下半部前外侧,少数病例也可发生于头皮、双手指伸侧、臀部、下腹部、足背等处。损害为黏蛋白沉积所致的胫前坚实性肿胀,加压无凹陷的斑块,边界清楚。呈蜡样半透明至玫瑰色或淡红色,有时也带有棕色。表面凹凸不平,毛孔粗大而呈橘皮状。主观可伴有瘙痒和蚁行感。

临床分型:①局限性,胫前和足趾骨部出现大小不一的结节;②弥漫性,胫前和足部呈弥漫坚硬而非凹陷性水肿的斑块;③象皮病型,弥漫坚硬非凹陷性象皮腿样,同时伴有结节。

实验室检查:ESR 增快,高 α、β 或 γ 球蛋白血症,白蛋白降低,黏蛋白增高,异常 α_2 球蛋白,骨髓异常浆细胞增生。基础代谢率、T_3、T_4、TSH、TRH 等提示甲状腺功能状况。

组织病理:表皮角化过度、毛囊角栓,表皮突扁平。真皮中成纤维细胞增殖、酸性黏多糖过度沉积,使胶原纤维发生广泛分离,阿尔辛蓝染色阳性。

治疗:首先治疗甲状腺疾病,但治疗甲状腺功能亢进不能改善皮损。对于局限性、皮损较轻的患者可暂不治疗,约 50% 的患者数年后皮损可自然消退。重者可应用糖皮质激素皮损内注射、封包、角质剥脱剂。系统治疗包括应用糖皮质激素、维 A 酸类药物、环磷酰胺、血浆置换、大剂量静脉滴注人免疫球蛋白、补骨脂素光化学疗法(psoralen photochemotherapy)[又称补骨脂素加长波紫外线疗法(psoralen plus ultraviolet-A light therapy,PUVA therapy)]等。

(病例提供　施仲香　汪新义)

第二节　黏液水肿性苔藓合并银屑病

一、病例

患者男性,37 岁。

【主诉】面部红斑、丘疹 2 年,泛发全身 1 年,加重 10 天。

【现病史】2 年前疑因吃野菜,于右手腕屈侧出现串珠状排列的丘疹,无自觉症状,之后面部出现红斑、丘疹,皮疹逐渐增多,累及四肢和背部。自述饮酒或遇热时皮损加重。曾口服阿维 A 20mg,每日 2 次,治疗半年,因出现全身瘙痒、口干、手足脱屑等副作用,不能耐受而停药。患者自述患病以来,食欲正常,无多汗、怕冷、便秘等。

【既往史】2 年前患银屑病,几乎与本病同时发病,治疗后病情控制,3 个月前复发,治疗后部分皮疹消退。

【家族史】父亲、叔父、姑母、堂弟均患银屑病。

【皮肤科检查】面部、背部、四肢可见弥漫分布的粟粒大圆顶肤色、淡红色丘疹,表面蜡样光泽,质软,孤立或融合成线状、片状或串珠状,并可见多处融合成浸润性红色斑块,触之较韧;额部皮肤增厚明显,眉间可见纵嵴沟,鼻根部皮肤增厚,外观呈狮面(图 11-2-1);四肢可见散在分布的暗红色钱币状斑块,表面覆鳞屑,奥斯皮茨征阳性。

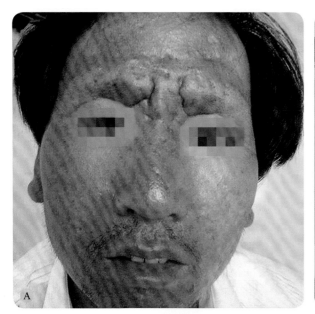
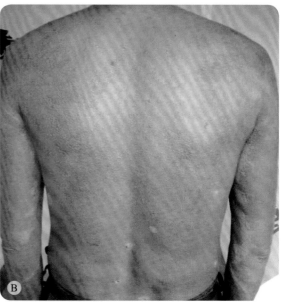
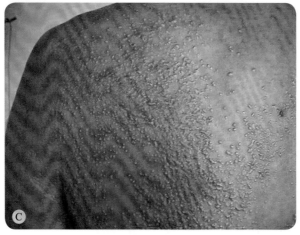

图 11-2-1　黏液水肿性苔藓、寻常性银屑病皮肤科检查所见
A. 面部;B、C. 背部。

【组织病理】(背部)表皮基底层色素增加,真皮中上层纤维细胞增多(图 11-2-2)。阿尔辛蓝染色阳性(图 11-2-3)。

【诊断】①黏液水肿性苔藓;②寻常性银屑病。

【治疗】口服阿维 A,每次 20mg,每日 1 次;口服复方甘草酸苷,每次 50mg,每日 3 次;外用复方曲安奈德霜。

【病例特点】①中年男性;②两种疾病同时发生;③狮面容,颜面、背、四肢弥漫性分布粟粒大、肤色或淡红色丘疹,部分融合;间有鳞屑性暗红色斑块,奥斯皮茨征阳性;④组织病理:表皮基底层色素增加,真皮中上层纤维细胞增多。阿尔辛蓝染色阳性。

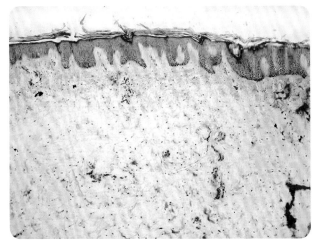 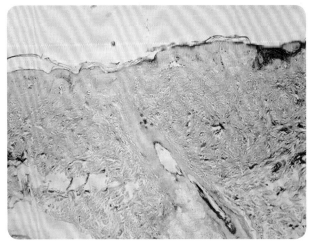

图 11-2-2 黏液水肿性苔藓、寻常性银屑病组织病理　　图 11-2-3 黏液水肿性苔藓、寻常性银屑病
组织病理阿尔辛蓝染色

二、讨论

银屑病合并黏液水肿性苔藓的病例少见报道。Wright 等于 1976 年在 *Arch Dermatol* 报道 1 例患银屑病 6 年后罹患黏液水肿性苔藓,经氮芥制剂和泼尼松间歇疗法及皮肤磨削术治疗缓解后,2 个月银屑病复发。

(病例提供　张法义)

第三节　泛发型黏液水肿性苔藓

一、病例

患者男性,62 岁。

【主诉】面颈、躯干、上肢及手背丘疹伴瘙痒、针刺感 10 年。

【现病史】10 年前面部起丘疹,逐渐增多,累及耳部、颈、躯干、双上肢及手背。曾到多家医院就诊,均未确诊,给予抗生素(具体用药不详)等治疗无效,皮损逐渐增多、密集,结节增大且坚硬。自觉皮肤紧绷感,刺痒。

【皮肤科检查】面部米粒至蚕豆大小丘疹,结节,耳郭、颈项、胸、背、腰、腹、臀、双上肢及手背皮肤硬化,呈灰褐色,其上有致密的肤色坚实丘疹;于指背丘疹、结节连成片,形成浅瘢痕(图 11-3-1)。手指功能稍受限,双手掌未见皮损。

【辅助检查】血常规、肝肾功能、血脂、心肌酶未见明显异常。

【组织病理】(下颌)表皮大致正常,真皮胶原纤维束排列紊乱,成纤维细胞增多(图 11-3-2)。阿尔辛蓝染色:真皮胶原间黏液物质明显增多(图 11-3-3)。

【诊断】泛发型黏液水肿性苔藓。

【治疗】口服甲氨蝶呤,每次 150mg,每周 1 次。

【病例特点】①老年男性;②皮损泛发全身,多为肤色坚实丘疹、结节、浅瘢痕,皮肤发硬;③自觉皮肤紧绷、痒、针刺感;④否认有甲状腺疾病;⑤组织病理符合黏液水肿性苔藓。

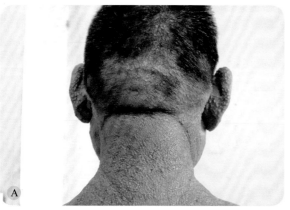
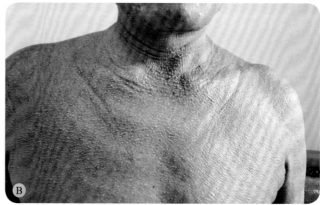
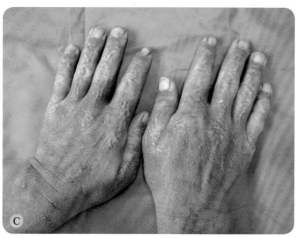

图 11-3-1 泛发型黏液水肿性苔藓皮肤科检查所见
A.颈项部；B.胸部；C.手背侧。

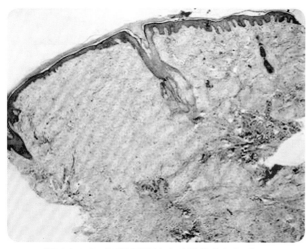
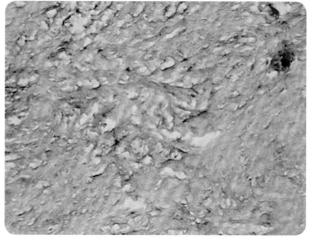

图 11-3-2 泛发型黏液水肿性苔藓组织病理

图 11-3-3 泛发型黏液水肿性苔藓
组织病理阿尔辛蓝染色

二、讨论

Rongioletti 将黏液水肿性苔藓分为泛发型黏液水肿性苔藓（硬化性黏液性水肿）、局限型黏液水肿性苔藓、不典型或中间型黏液水肿性苔藓。

泛发型黏液水肿性苔藓多见于 30~80 岁，无性别差异。病程呈慢性，渐进性发展。皮肤原发损害为多发性蜡状丘疹，面部、手背、肘部和四肢伸侧最常受累，发生弥漫性浸润时可出现口、手及四肢弥漫性硬化，眉间和前额的病变可融合,形成"狮面"样明显沟纹。常伴有内脏器官损害,胃肠道受累最常见。组织病理可见真皮上部大量黏蛋白沉积,阿尔辛蓝染色阳性,并见成纤维细胞及胶原增多。

应与硬皮病、原发性系统性淀粉样变鉴别。硬皮病表现为皮肤肿胀或萎缩性斑,组织病理表现为真皮胶原变性、附属器消失。原发性系统性淀粉样变表现为紫癜、丘疹、结节,主要累及面部、双下肢、背部,组织病理表现为真皮内有淀粉样蛋白沉积,尿本周蛋白常呈阳性。

目前无有效疗法。Brenner 等用阿维 A 酯治愈 1 例。Mehta 等报道采用倍他米松 3.6mg(6 片),每周 2 次口服,同时联合甲氨蝶呤 10mg,每周 1 次口服治疗 1 例,3 个月后皮损结节消退 75%。本病总体预后较差。

(病例提供　张艳芳　卢宪梅)

第四节　融合性网状乳头瘤病

一、病例

病例 1

患者男性,16 岁。

【主诉】胸背部出现网状色素沉着 2 年。

【现病史】2 年前颈部出现灰褐色丘疹、斑片,无自觉症状,未治疗。皮损逐渐扩大至前胸后背,呈网状排列,去当地医院按花斑癣等给予口服及外用药(具体不详),无效。皮疹仍扩大,颜色加深。

【皮肤科检查】颈部、前胸及后背泛发褐色丘疹、斑疹并融合成网纹状,边界不清,皮损增厚,表面粗糙(图 11-4-1)。

【辅助检查】血、尿常规,肝、肾功能,血糖及血脂均未见明显异常。花斑癣菌镜检阴性。

【组织病理】角化过度,轻度角化不全,棘层肥厚,轻度乳头瘤样增生,基层黑素颗粒增多,真皮血管周围轻度炎症细胞浸润(图 11-4-2)。符合融合性网状乳头瘤病。

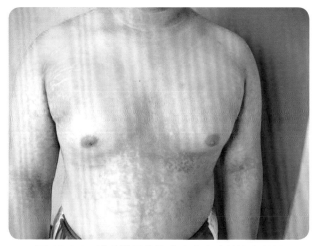

图 11-4-1　融合性网状乳头瘤病皮肤科检查所见

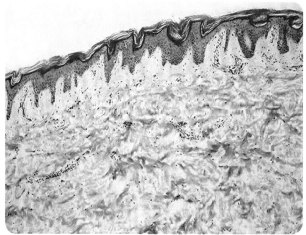

图 11-4-2　融合性网状乳头瘤病组织病理

【诊断】融合性网状乳头瘤病。

【治疗】口服阿维 A 胶囊,每次 20mg,每日 1 次;外用 0.1% 维 A 酸乳膏及尿素乳膏。

【病例特点】①青少年男性；②颈、胸、背和双上肢近端泛发褐色网状色素斑疹，边界不清，皮损增厚，表面粗糙；③组织病理符合融合性网状乳头瘤病，花斑癣菌镜检阴性；④阿维A治疗有效。

病例2

患者男性，19岁。

【主诉】颈、胸、腹部色素沉着斑1年。

【现病史】1年前胸、腹部出现淡褐色丘疹、斑疹、斑片，大多呈网状分布，无其他不适，未治疗。皮损逐渐增多，扩展至颈项、背部及双上肢近端，去当地医院曾按花斑癣治疗（用药不详），无好转，且持续发展至腋下及双肘窝。

【皮肤科检查】颈项、胸、腹、背、四肢近端、双侧腋下、双肘窝散在淡褐色扁平丘疹，呈网状排列，部分融合成片，中心颜色深，边缘颜色略淡（图11-4-3）。

【辅助检查】血常规正常；花斑癣菌镜检阴性。

【组织病理】表皮轻度乳头瘤样增生，网篮状角化过度，基层黑素颗粒增多（图11-4-4）。符合融合性网状乳头瘤病。

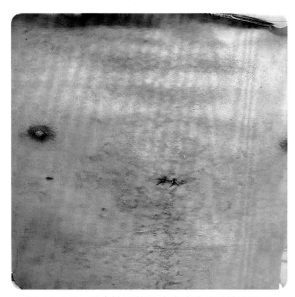

图11-4-3 融合性网状乳头瘤病皮肤科检查所见

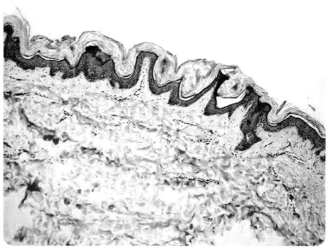

图11-4-4 融合性网状乳头瘤病组织病理

【诊断】融合性网状乳头瘤病。

【治疗】口服阿维A，20mg/d；外用0.1%维A酸软膏。

【病例特点】①青年男性；②颈项、胸、腹部及四肢近端色素融合性网状分布色素沉着斑；③组织病理符合融合性网状乳头瘤病，真菌检查阴性；④维A酸治疗有效。

二、讨论

融合性网状乳头瘤病（confluent and reticulated papillomatosis），又称Gougerot-Carteaud综合征，1932年首先由Gougerot和Carteaud描述，多于青春期发病，皮损以躯干部为著，呈网纹状外观，有色素的疣状或乳头瘤状丘疹，瘙痒不明显，真菌检查阴性。

组织病理：表皮角化过度，棘层增厚，真皮乳头顶部向上延伸，呈"城垛样"。

本病需与花斑癣、黑棘皮病、扁平疣和脂溢性角化病等鉴别。

外用角质剥脱剂、维 A 酸软膏、抗真菌药，口服维 A 酸、米诺环素或维生素 A 等有效。

（病例提供　张法义　于美玲　史本青）

第五节　恶性黑棘皮病

一、病例

患者男性，60 岁。

【主诉】面颈部、双腋窝皮肤变黑 1 年，加重半年。

【现病史】1 年前面颈部及腋窝处变黑、皱褶加深，其间见密集大小不等的疣状增生物。常有上腹部不适，未治疗，近半年加重。

【皮肤科检查】面颈部、双腋窝皮肤灰黑色，粗糙增厚，皮纹加深，天鹅绒状外观，见散在乳头状突起，以双侧腋窝为著（图 11-5-1）。

【辅助检查】血、尿常规未见明显异常，肝功能正常，空腹血糖 6.8mmol/L。

超声检查：左侧颈部及锁骨上窝探及大小不等低回声团，左侧腹膜后探及多个低回声结节，边界不清。符合淋巴转移癌。

腹部 CT 扫描：肝胃韧带间及腹膜后多发肿大淋巴结，转移可能性大。

胃镜检查：胃癌。

【组织病理】颈部黑棘皮病合并寻常疣。

【诊断】恶性黑棘皮病。

【治疗】口服阿维 A，每次 20mg，每日 1 次。

【病例特点】①老年男性；②病情进展较快；③面部及皮肤皱褶部位变黑，粗糙变厚，皮纹加深，有绒毛感，伴多发性寻常疣；④典型的组织病理特点；⑤胃镜检查支持胃癌。

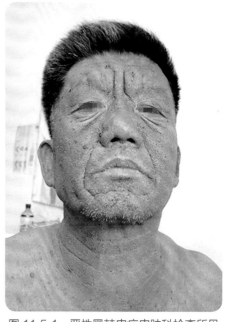

图 11-5-1　恶性黑棘皮病皮肤科检查所见

二、讨论

黑棘皮病（acanthosis nigricans）是一种以皮肤色素增生、天鹅绒样增厚、角化过度、疣状增殖为特征的少见皮肤病。本病可分为 8 种主要类型：良性黑棘皮病、肥胖性黑棘皮病、症状性黑棘皮病、恶性黑棘皮病、肢端黑棘皮病、单侧性黑棘皮病、药物性黑棘皮病及混合性黑棘皮病。伴有消化道或其他内脏恶性肿瘤的为恶性黑棘皮病。恶性黑棘皮病病因不清，有学者认为与恶性肿瘤产生嗜表皮因子、表皮生长因子、血小板衍生生长因子等促生长因子有关。本例即为恶性黑棘皮病伴发胃癌及淋巴结转移。皮损进展快，较严重，色素深。

组织病理：表皮角化过度，轻度棘层肥厚，不规则乳头瘤样增生。乳头顶端及侧面棘细胞层变薄，皮嵴明显。基底细胞层色素增生，真皮见载黑素细胞，血管周围小灶淋巴细胞浸润。

应该积极探查恶性肿瘤，系统应用维 A 酸类药物治疗。

（病例提供　施仲香）

第十二章　代谢营养障碍性皮肤病

第一节　皮肤异色病样淀粉样变病

一、病例

病例 1

患者男性，17 岁。

【主诉】全身皮肤色素异常 16 年，双下肢起水疱、丘疹 3 年。

【现病史】16 年前于背部出现色素减退斑及沉着斑，逐渐累及全身，皮肤粗糙、痒。3 年前四肢出现水疱、丘疹。多次去当地医院按皮肤异色病、湿疹等治疗（具体用药不详），效果欠佳。

【体格检查】一般情况可，身材偏小。

【皮肤科检查】躯干、四肢呈弥漫性深褐色，夹杂色素减退斑，皮肤粗糙（图 12-1-1）。四肢散在分布米粒大小的水疱，双下肢有多个半球形丘疹。

【组织病理】（上肢）表皮下水疱，真皮浅层均质性嗜伊红色、团块状沉积，血管周围少许单一核细胞及嗜色素细胞浸润（图 12-1-2）。结晶紫染色阳性（图 12-1-3）。

【诊断】皮肤异色病样淀粉样变病。

【治疗】口服阿维 A，20mg/d；外用复方曲安奈德乳膏及 0.1% 维 A 酸乳膏。

【病例特点】①青年男性，身材偏矮小；② 1 岁时背部出现色素减退斑及沉着斑，逐渐累及全身，皮肤粗糙、痒，3 年前四肢出现水疱、丘疹；③查体：躯干、四肢呈弥漫性深褐色，夹杂色素减退斑，皮肤粗糙，四肢散见米粒大小的水疱，双下肢有多个半球形丘疹；④组织病理符合皮肤异色病样淀粉样变病。

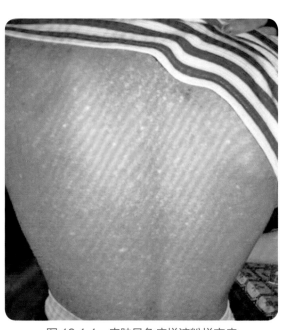

图 12-1-1　皮肤异色病样淀粉样变病
皮肤科检查（背部）所见

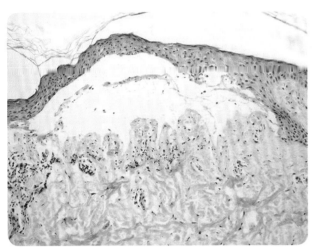

图 12-1-2　皮肤异色病样淀粉样变病
组织病理（背部）

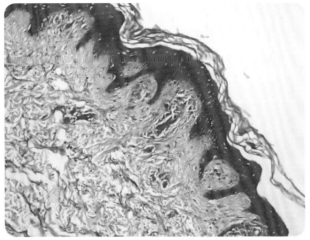

图 12-1-3　皮肤异色病样淀粉样变病
组织病理结晶紫染色阳性

病例 2

患者男性，23 岁。

【主诉】躯干四肢色素异常 8 年。

【现病史】8 年前于腰背部出现色素沉着及色素减退斑，逐渐累及躯干、四肢外侧，无痒、无痛。曾多次到当地医院按皮肤异色病治疗，效果不佳。皮损无明显季节性，无光敏。

【家族史】其堂兄有类似病史。

【皮肤科检查】躯干、四肢呈弥漫性深褐色，夹杂色素减退斑，背部皮肤粗糙，可见米粒大小的黄褐色及褐色扁平丘疹，密集成片（图 12-1-4）。

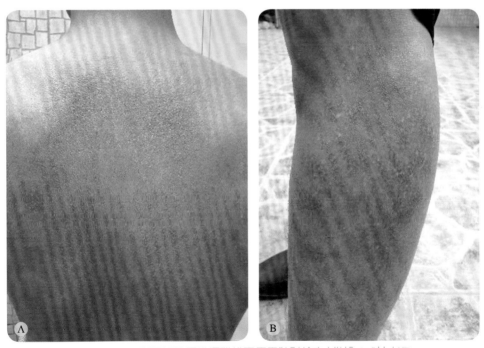

图 12-1-4　皮肤异色病样淀粉样变病皮肤科检查（背部、下肢）所见
A. 背部，B. 下肢。

【组织病理】表皮角化过度,真皮乳头、浅层均质性嗜伊红色、团块状沉积,血管周围少许单一核细胞及嗜色素细胞浸润(图 12-1-5)。PAS:淀粉样蛋白耐淀粉酶阳性(图 12-1-6)。

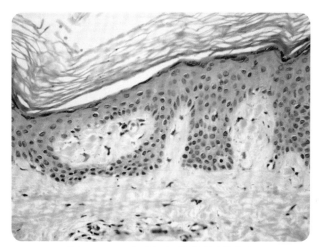 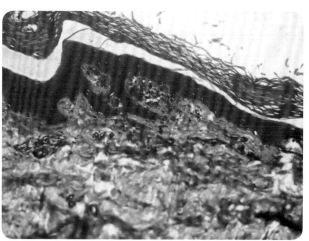

图 12-1-5　皮肤异色病样淀粉样变病
组织病理(背部、下肢)

图 12-1-6　皮肤异色病样淀粉样变病
组织病理过碘酸希夫染色

【诊断】皮肤异色病样淀粉样变病。

【治疗】口服阿维 A,30mg/d;外用曲安奈德软膏及 0.1% 维 A 酸软膏。

【病例特点】①青年男性;②躯干四肢色素异常 8 年,无不适;③躯干、四肢弥漫性深褐色,夹杂色素减退斑,背部皮肤粗糙,可见米粒大小的黄褐色及褐色扁平丘疹,密集成片;④组织病理:真皮乳头、浅层均质性嗜伊红色、团块状沉积,血管周围少许单一核细胞及嗜色素细胞浸润;结晶紫染色阳性。

病例 3

患者男性,23 岁。

【主诉】全身皮肤色素异常伴萎缩 10 年,微痒。

【现病史】10 年前于胸背部出现弥漫性红斑、色素沉着斑,间有色素减退斑点及丘疹水疱,水疱破溃后遗留萎缩性斑点,无症状,后逐渐泛发全身,轻痒。曾在多家医院诊治(具体不详),效果欠佳。5 年前曾在笔者医院经组织病理检查确诊为皮肤异色病样淀粉样变病。治疗不详,后皮疹继续增多、扩大。

【皮肤科检查】胸腹、背及四肢见弥漫性红色斑片、色素沉着斑,间有网状色素减退斑点、毛细血管扩张、萎缩纹及萎缩性斑点,未见明显水疱,皮损边界欠清(图 12-1-7);双手足皮肤粗糙,轻度角化。

【组织病理】前臂表皮萎缩,基底层有液化变性及色素失禁,真皮乳头见淀粉样沉积物。结晶紫染色阳性。

【诊断】皮肤异色病样淀粉样变病。

【治疗】口服阿维 A,30mg/d;外用 0.1% 维 A 酸乳膏及曲安奈德软膏。

【病例特点】①青年男性;②全身皮肤色素异常伴萎缩 10 年,微痒;③躯干四肢见弥漫性红色斑片、色素沉着斑,间有网状色素减退斑点、毛细血管扩张、萎缩纹及萎缩性斑点,边界欠清,双手足粗糙,轻度角化;④组织病理及结晶紫染色均符合。

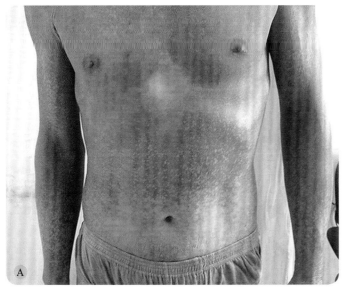 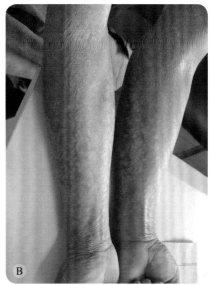

图 12-1-7　皮肤异色病样淀粉样变病皮肤科检查(胸腹部、上肢)所见

A.胸腹部；B.上肢。

二、讨论

皮肤异色病样淀粉样变病较少见，为常染色体隐性遗传，有皮肤萎缩、毛细血管扩张、色素沉着和色素减退等皮肤异色病样改变，并有苔藓样丘疹、水疱等损害，主要分布于四肢，男性多见，发展缓慢。临床有两类：①出生后到青春期发病，除皮肤异色、淀粉样沉积、水疱、掌跖角化外，伴光敏感和身材矮小；②成年发病。本文 3 例患者均属第一类。除病例 1 身材矮小外，均无掌跖角化及光敏感。

本病无有效治疗方法，可口服维 A 酸，外用糖皮质激素及维 A 酸软膏等治疗。

（病例提供　田洪青　陈树民　张艳芳）

第二节　阿维 A 治疗原发性皮肤淀粉样变病

一、病例

患者男性，71 岁。

【主诉】双上肢丘疹 7 年，股、腰、臀部丘疹伴瘙痒 1 年。

【现病史】7 年前双上肢起丘疹，逐渐融合成片，瘙痒明显。皮损逐渐累及双股、腰臀部。曾在笔者医院行组织病理检查，诊断为原发性皮肤淀粉样变病，给予抗组胺药、中药、地塞米松透剂、肤康霜，效果欠佳。

【既往史】无糖尿病及遗传性疾病家族史。

【皮肤科检查】双上肢、股、腰、臀部密集成群的绿豆大小的坚实性褐色丘疹，半球形，丘疹表面粗糙，有少量鳞屑，部分丘疹融合(图 12-2-1)。

【诊断】原发性皮肤淀粉样变病。

【治疗】口服阿维 A，30mg/d；口服赛庚啶，每次 2mg，每日 3 次；外用复方曲安奈德乳膏，1 个月后皮损明显好转(图 12-2-2)，瘙痒减轻，调整阿维 A 用量为 20mg/d，2 个月后阿维 A 用量减为 10mg/d。

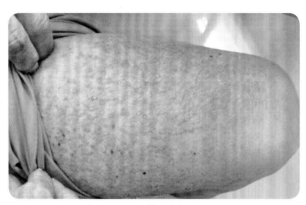

图 12-2-1　原发性皮肤淀粉样变病皮肤科检查所见

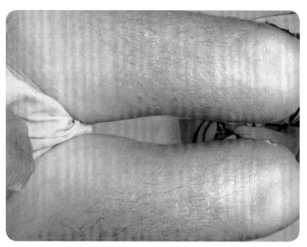

图 12-2-2　原发性皮肤淀粉样变病治疗后

【病例特点】①老年男性；②双上肢、股、腰、臀部见密集成群的绿豆大小的坚实性褐色丘疹，半球形，丘疹表面粗糙，部分连成片，有少量鳞屑；③组织病理确诊原发性皮肤淀粉样变病；④阿维 A 治疗效果明显。

二、讨论

原发性皮肤淀粉样变病是指淀粉样蛋白沉积在既往正常的皮肤内，而无其他器官受累。病因不明，可能与长期摩擦、代谢、遗传、免疫及环境因素等有关。临床分为：①苔藓样淀粉样变病(67%)；②斑状淀粉样变病；③结节状淀粉样变病；④皮肤萎缩性皮肤淀粉样变病；⑤皮肤异色病样淀粉样变病；⑥肛门骶尾部皮肤淀粉样变病；⑦摩擦性皮肤淀粉样变病。

本例为苔藓样淀粉样变病。以往常用抗组胺药及小剂量糖皮质激素或青霉胺口服治疗，局部外用角质剥脱剂及糖皮质激素。本例患者口服阿维 A，配合外用糖皮质激素治疗，疗程近 8 周且逐渐减量，效果明显。

（病例提供　张福仁）

第三节　黄瘤病

一、病例

病例 1

患者男性，70 岁。

【主诉】眶周、颈部黄色皮损 30 年，累及鼻背 3 年。

【现病史】30 年前上眼睑出现小片状黄色斑疹，逐渐缓慢扩大至下眼睑、眶周、耳后及颈部，无自觉症状，未予治疗。3 年前鼻背也出现类似皮损，且逐渐高起。

【既往史】身体健康，否认高脂血症、糖尿病及甲状腺疾病。

【体格检查】体形偏瘦，系统检查无异常。

【**皮肤科检查**】眼睑、眶周、鼻背、耳后及颈部对称分布大小不等的片状黄色、褐黄色斑片及斑块,质地软,眼睑及眶周皮损融合成环状黄色圈(图 12-3-1)。

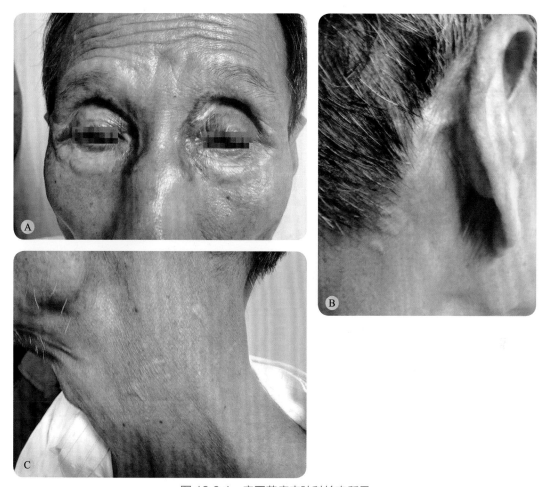

图 12-3-1　扁平黄瘤皮肤科检查所见
A. 眶周;B. 耳后;C. 颈部。

【**辅助检查**】肝功能、血脂、血糖均正常。

【**组织病理**】表皮大致正常,真皮可见泡沫细胞,血管周围见淋巴细胞为主的炎症细胞浸润(图 12-3-2)。

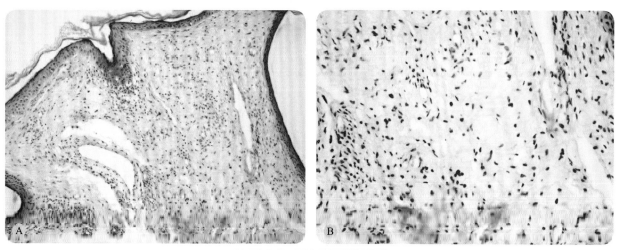

图 12-3-2　扁平黄瘤组织病理

【诊断】扁平黄瘤。

【治疗】二氧化碳激光治疗。

【病例特点】①老年男性,病程长,进展缓慢,无症状;②眼睑、眶周、鼻背、耳后及颈部对称分布大小不等的片状黄色、褐黄色斑片及斑块;③组织病理:真皮内组织细胞及泡沫样细胞。

病例2

患者男性,18 岁。

【主诉】臀部、双肘部结节、丘疹 5 年。

【现病史】5 年前臀部、双肘部起丘疹,结节,无痛痒。皮损逐渐增大。

【既往史】体健,无糖尿病、高脂血症及甲状腺疾病。

【皮肤科检查】臀部两侧各见一隆起的圆形结节(图 12-3-3A);双肘部见多个丘疹,覆少许黄色痂皮(图 12-3-3B)。

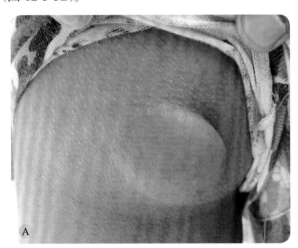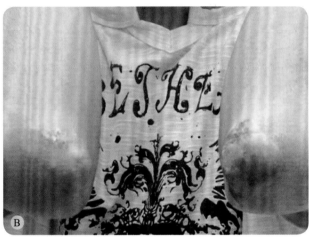

图 12-3-3 结节性黄瘤皮肤科检查所见

【辅助检查】血脂正常。

【组织病理】表皮大致正常,真皮内见泡沫细胞、图顿巨细胞及成纤维细胞增生(图 12-3-4)。

【诊断】结节性黄瘤。

【治疗】低脂饮食;手术切除大结节;冷冻小结节及丘疹。

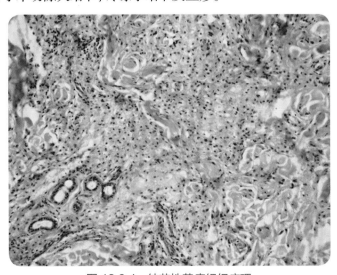

图 12-3-4 结节性黄瘤组织病理

【病例特点】①青年男性；②臀部、双肘部结节、丘疹 5 年，无痛痒；③血脂正常，组织病理符合黄瘤病特点。

病例 3

患者男性，34 岁。

【主诉】双下肢、臀部丘疹、结节 4 年。

【现病史】4 年前双下肢、臀部出现丘疹，无痛痒，曾外用药膏（不详）无效。近半个月皮疹增多。

【既往史】体健，无糖尿病、高脂血症及甲状腺疾病。

【皮肤科检查】臀、腰、双下肢密集的淡红色丘疹，米粒大小（图 12-3-5）；膝部周围散在分布的丘疹，质软，无触痛。

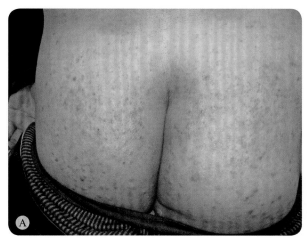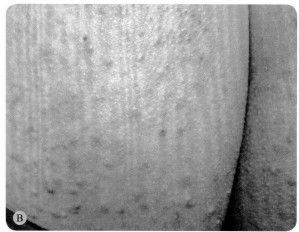

图 12-3-5　发疹性黄瘤皮肤科检查所见

【辅助检查】谷丙转氨酶 120U/L，总蛋白 133g/L；血脂：总胆固醇 17.64mmol/L，甘油三酯 19.92mmol/L；球蛋白 80g/L，白蛋白 / 球蛋白 0.6；TPPA 阴性，TRUST 阴性。

【组织病理】真皮内、血管周围见泡沫细胞、图顿巨细胞及成纤维细胞增生。

【诊断】发疹性黄瘤。

【治疗】低脂饮食，戒酒，限制碳水化合物摄入，降低血中胆固醇、甘油三酯含量。

【病例特点】①中年男性，双下肢、臀部散发皮疹 4 年，无不适；②血脂升高；③组织病理示真皮内、血管周围见泡沫细胞、图顿巨细胞及成纤维细胞增生。

二、讨论

黄瘤病是含脂蛋白的组织细胞和巨噬细胞局限性集聚于真皮或肌腱等处形成的黄色、橘黄色的丘疹、结节或斑块。本病与脂质代谢有密切关系，高脂蛋白血症是黄瘤生成的主要原因。血浆中主要血脂成分有胆固醇、甘油三酯、磷脂及少量的游离脂肪酸。当血浆脂质浓度超过正常高限时称高脂蛋白血症。由于大部分脂质与血浆蛋白结合而运转全身，故高脂血症常反映为高脂蛋白血症。

黄瘤病临床分为扁平黄瘤、结节性黄瘤、发疹性黄瘤、播散性黄瘤、腱黄瘤和疣状黄瘤。病例 1 为扁平黄瘤，皮损为扁平或稍隆起边界清楚的斑块，褐色或橘黄色；病例 2 为结节性黄瘤，皮损为扁平黄色或橘黄色斑块或隆起的圆形结节；病例 3 为发疹性黄瘤，皮损为 1~4mm 大小、柔软的橘黄色到黄棕色丘疹，具有迅速分批或骤然发生的特点，几乎均发生于高脂蛋白血症 I 型和 V 型。各型黄瘤病的组织病理表现基本相同。

应确定有无伴随的基础疾病。仔细询问病史，家族发病情况及有关各系统的症状，行血脂检查、脂蛋白电泳和免疫球蛋白测定等。

应低脂饮食、戒酒、限制碳水化合物摄入。必要时给予降脂药。颈部结节可行手术、放疗。皮肤损害可给予冷冻、激光、手术治疗。多数黄瘤病持久存在,罕见自愈;部分呈进行性发展,出现皮肤局部毁形、器官功能障碍等。

（病例提供　汪新义　施仲香　田仁明　亓兴亮）

第四节　类脂质渐进性坏死

一、病例

病例 1

患者女性,40 岁。

【主诉】双小腿红斑 2 年。

【现病史】2 年前双小腿出现数个红色斑疹,无自觉症状,皮损逐渐扩大,部分融合成一黄红色斑块,质地不硬,中央无凹陷,无破溃。曾以血管栓塞、进行性色素性紫癜性皮病口服软化血管及活血化瘀药 1 个月无效。

【既往史】体健,否认糖尿病病史。

【家族史】家族中亦无糖尿病患者。

【皮肤科检查】双下肢胫前后见圆形或不规则形、边界清楚的暗红色斑片、斑块,约 1cm×1cm~4cm×6cm,表面覆少许鳞屑。中央无凹陷萎缩,部分触之有浸润感,压之不退色,无压痛(图 12-4-1)。

【组织病理】表皮轻度角化过度,真皮胶原纤维变性,周围见栅栏状上皮细胞肉芽肿,真皮浅层血管周围浆细胞及淋巴细胞浸润(图 12-4-2)。

【辅助检查】空腹血糖 11.7mmol/L。

【诊断】糖尿病性类脂质渐进性坏死。

【治疗】内科治疗糖尿病;外用曲安奈德乳膏。

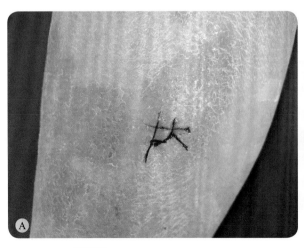
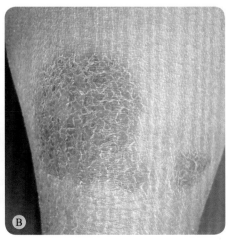

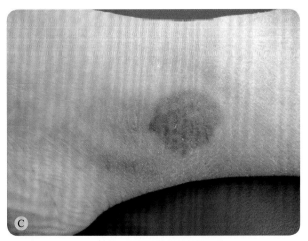

图 12-4-1　糖尿病性类脂质渐进性坏死皮肤科检查（下肢）所见

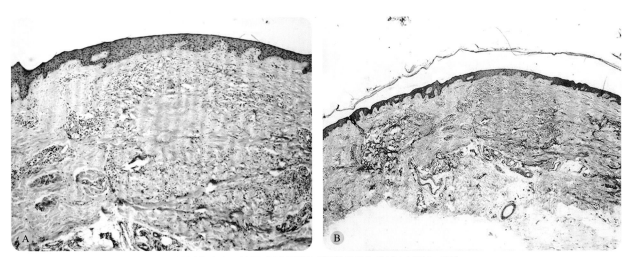

图 12-4-2　糖尿病性类脂质渐进性坏死组织病理（下肢）

【病例特点】①中年女性；②双小腿暗红色斑2年，无自觉症状；③双下肢胫前后多个圆形或不规则形、边界清楚的暗红色斑片、斑块；④组织病理：真皮胶原纤维变性，周围见栅栏状上皮细胞肉芽肿；⑤血糖增高。

病例2

患者女性，40岁。

【主诉】双下肢斑块伴微痒7年。

【现病史】7年前左胫前发生数个红色小丘疹，逐渐增大融合成黄红色斑块，并累及右胫前及左股外侧。斑块中央逐渐萎缩、凹陷。曾在当地外用无极膏等药物无效。平时饮水多、多尿。

【既往史】健康，无糖尿病、甲状腺疾病史。

【皮肤科检查】双胫前及左股外侧暗红色、淡黄色萎缩性斑块，边界清楚，皮损中央部分轻微凹陷，间有粉刺样角栓，有散在结痂及鳞屑（图12-4-3）。

【辅助检查】尿液分析：尿酮体（+），尿糖（++++）；血常规正常；餐后血糖20.8mmol/L。

【组织病理】真皮胶原纤维变性坏死，周围见上皮样细胞和巨细胞栅栏状排列，血管周围较多单核细胞浸润（图12-4-4）。

【诊断】穿通型类脂质渐进性坏死。

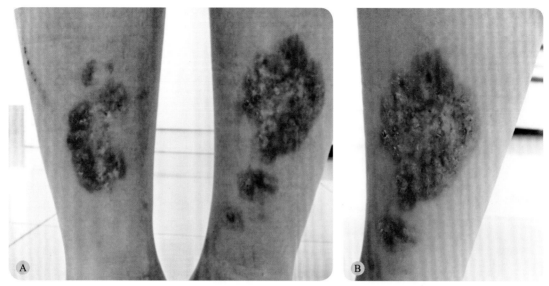

图 12-4-3　穿通型类脂质渐进性坏死皮肤科检查所见

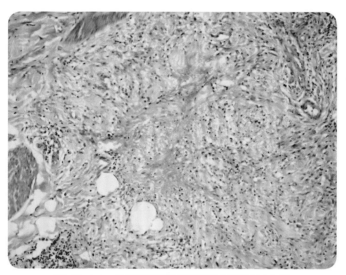

图 12-4-4　穿通型类脂质渐进性坏死组织病理

【治疗】内科治疗糖尿病;外用曲安奈德乳膏。

【病例特点】①中年女性;②双胫前暗红色斑块,中央萎缩、凹陷,发黄;③血糖高;④组织病理示变性灶与毛囊相通。

病例 3

患者女性,37 岁。

【主诉】四肢散在红色、淡红色斑丘疹 1 年。

【现病史】1 年前右前臂出现一米粒大红色丘疹,无自觉症状。当地医院诊为真菌感染,给予药物治疗(具体不详)无效。丘疹逐渐增多、增大形成斑块,累及四肢。发病以来有多饮、多食、多尿及体重明显减轻的现象。

【既往史】有 2 型糖尿病病史,长期口服盐酸二甲双胍、胰激肽原酶肠溶片、格列吡嗪缓释片治疗。

【皮肤科检查】四肢散在淡红色斑丘疹,部分中央凹陷,可见白色或硫黄色痂皮(图 12-4-5)。

【辅助检查】尿糖(++++);餐后血糖 14.5mmol/L。

【**组织病理**】真皮胶原纤维变性坏死,血管周围淋巴细胞和组织细胞呈肉芽肿性浸润,组织细胞在坏死区边缘呈栅栏状排列(图 12-4-6)。

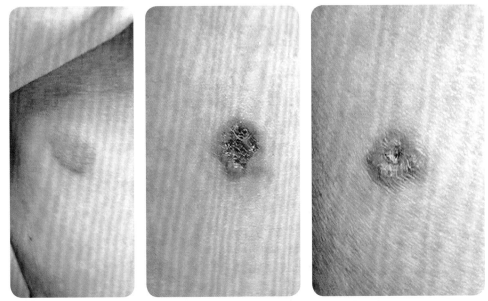

图 12-4-5 糖尿病性类脂质渐进性坏死皮肤科检查(四肢)所见

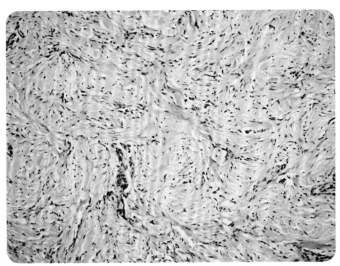

图 12-4-6 糖尿病性类脂质渐进性坏死组织病理(四肢)

【**诊断**】糖尿病性类脂质渐进性坏死。

【**治疗**】内科治疗糖尿病;外用地奈德乳膏。

【**病例特点**】①中年女性;②四肢散在淡红色斑丘疹,部分中央凹陷,可见白色或硫黄色痂片;③血糖升高;④组织病理符合类脂质渐进性坏死。

二、讨论

类脂质渐进性坏死是一种真皮结缔组织变性疾病,1929 年 Oppenheim 首先报道。临床少见,发病年龄以 30~40 岁居多,女性多见,男女患病之比约为 1:3。根据原因分为①糖尿病性:糖尿病微血管病变,糖蛋白沉积于管壁,以及血小板聚集和凝固加剧引起血管腔阻塞致组织坏死。②非糖尿病性:免疫复合物 IgM、IgA、IgG 沉积在血管壁,阻塞引起坏死。60% 患者为糖尿病性;20% 患者糖耐量异常或有家族史。

约 15% 的患者在皮损出现 2 年后出现糖尿病表现。

临床特征是皮损界限清楚、坚硬、凹陷、蜡样、棕黄色的萎缩性斑块。皮疹特点：①好发于小腿伸侧，少数可累及前臂、躯干、头皮、手掌、足底部位；②特征性皮损表现为小腿伸侧一个或几个不规则斑，边缘清楚，轻微隆起，暗红色或紫红色，中心微微凹陷，光滑，棕黄色，可见扩张的毛细血管，有时出现溃疡；③发生于大腿、上肢、头面部等处的皮损多高出皮面、质硬，呈结节和环状外观，类似环状肉芽肿；④无自觉症状；⑤病程缓慢，常为渐进性发展，亦可长期静止或结痂痊愈。

主要组织病理改变在真皮，可表现为渐进性坏死型和肉芽肿型。①渐进性坏死型(多伴糖尿病)：真皮内边界清楚的胶原渐进性坏死，胶原纤维肿胀、扭曲、分离和无定形改变。胶原纤维束排列紊乱，部分增厚或呈玻璃样变。②肉芽肿型(不伴糖尿病)：真皮内散在肉芽肿病灶，胶原纤维广泛纤维化和玻璃样变性、坏死，脂质沉着不明显或缺如。

本节 3 例患者均为糖尿病性类脂质渐进性坏死，病例 2 为穿通型类脂质渐进性坏死，其特征性组织病理表现为渐进坏死性胶原纤维和变性的弹性纤维经表皮排出。临床上该型的皮肤表现为皮疹周围出现粉刺样角栓。

鉴别诊断：本病需与结节性红斑、局限性硬皮病、结节病、硬红斑相鉴别。

治疗：①糖尿病患者要控制血糖；②皮损内注射糖皮质激素；③口服烟酰胺、双嘧达莫、阿司匹林等；④有医师用光动力疗法取得较好效果；⑤局部外用 0.1% 他克莫司软膏。

(病例提供　王广进　张迪展　裴振环　周桂芝　卢宪梅)

第五节　毛囊黏蛋白病

一、病例

患者女性，41 岁。

【主诉】全身瘙痒伴脱发 3 年。

【现病史】3 年前全身出现瘙痒，无明显皮疹。头皮瘙痒逐渐加剧、头屑增多。2 年半前，前额及枕部脱发伴瘙痒，至笔者医院就诊，给予抗组胺药、泼尼松 20mg，每日 1 次口服，地塞米松搽剂外用，瘙痒减轻，但脱发进行性加重，波及整个头皮。当时血常规：嗜酸性粒细胞百分比 14%，嗜酸性粒细胞绝对值计数 $1.32 \times 10^9/L$；肝、肾功能正常，血糖正常。给予维胺酯胶囊 50mg，每日 3 次口服，余继续同前治疗。治疗 3 个月后病情好转，瘙痒消失，新发长出，可将头皮覆盖。复查血常规正常，渐停药。1 年前病情复发，再次来笔者医院就诊。

【皮肤科检查】头皮散在红色斑丘疹，表面渗出、结痂，毛发稀疏，其间有大量断发，部分毛囊内可见 2~3 根毛发(图 12-5-1)。

【辅助检查】血常规：嗜酸性粒细胞百分比 16%，嗜酸性粒细胞计数 $1.58 \times 10^9/L$；血生化正常。

【组织病理】头皮真皮内血管及毛囊周围淋巴细胞、嗜酸性粒细胞浸润，个别毛囊水肿，部分毛囊萎缩(图 12-5-2)。阿尔辛蓝染色阳性(图 12-5-3)。

【诊断】毛囊黏蛋白病。

【治疗】口服阿维 A，30mg/d；外用曲安奈德樟脑搽剂。患者病情改善不明显，2 周后加用泼尼松 20mg/d，口服，皮损渐好转。

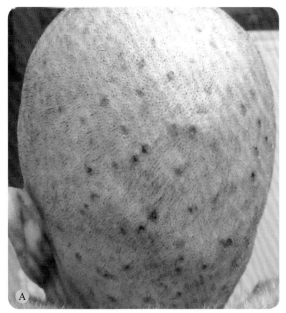
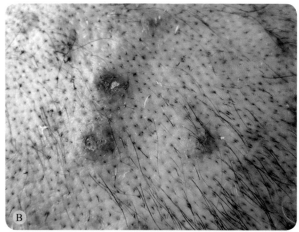

图 12-5-1　毛囊黏蛋白病皮肤科检查所见

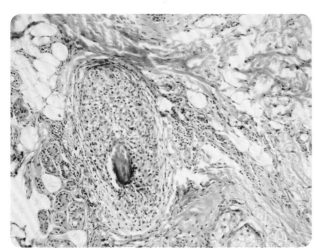

图 12-5-2　毛囊黏蛋白病组织病理

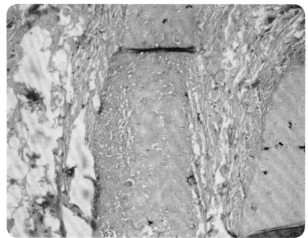

图 12-5-3　毛囊黏蛋白病组织病理阿尔辛蓝染色阳性

【病例特点】①中年女性；②已瘙痒及脱发 3 年余；③组织病理：阿尔辛蓝染色阳性；④糖皮质激素和维 A 酸类等药物有效。

二、讨论

毛囊黏蛋白病（follicular mucinosis，FM），又称黏蛋白性脱发，2004 年 Ackerman 用组织学术语称为上皮黏蛋白病，是一种炎症性疾病，为毛囊周围黏蛋白沉积性疾病，可单独发生，也可与其他疾病相伴。1957 年首先由 Pincus 报道。本病的发病机制为毛囊角质形成细胞可刺激产生黏蛋白，T 淋巴细胞释放细胞因子，通过毛囊上皮刺激黏蛋白分泌。临床表现为毛囊性丘疹、浸润性斑块和脱发。组织学以黏蛋白在外毛根鞘和皮脂腺沉积为特征。临床分为 3 种类型。①青少年急性良性型：最常见，皮损少，成群丘疹、斑块，好发于头皮、眉毛等毛囊处。脱发为主要症状。一般数月至 2 年内消退，脱发为暂时性。②中青年慢性良性型：损害多，分布广泛，有结节、斑块，压迫皮损可由毛囊处挤出黏蛋白，毛囊闭塞时可形成永久性脱发斑，其上布满角栓，持续数年。③中老年恶性型，中老年多见，伴有组织细胞增生症，可发展为蕈样肉芽肿。诊断依靠临床表现和组织病理确诊。

鉴别诊断:需与脂溢性皮炎、日光性皮炎、麻风、嗜酸性脓疱性毛囊炎、木村病及盘状红斑狼疮相鉴别。本例患者属于中青年慢性良性型。

本病尚无有效疗法,有些可以自然消退(特别是儿童)。口服和局部外用糖皮质激素可有不同程度改善。有报道用维A酸、雷公藤多苷、甲状腺素、氨苯砜、PUVA、干扰素、米帕林、吲哚美辛及米诺环素治疗。

(病例提供　张福仁)

第六节　肠病性肢端皮炎

一、病例

患儿男性,7岁。

【主诉】面、躯干、四肢及手足丘疹、红斑反复发作7年,加重半年。

【现病史】生后3~4天于腹部、会阴、肛周出现红斑、水疱,疱破成黄色痂皮,逐渐累及肢端。偶有腹泻,无脱发。18个月时来笔者医院以肠病性肢端皮炎给予小儿善存、辛葡康治疗后好转。半年前病情进行性加重,红斑面积增大。又在外院按肠病性肢端皮炎先后给予辛葡康、钙片、维生素B$_6$等治疗无明显效果。患儿自幼纳差、偏食,无腹泻。

【个人史】系第1胎1产。足月顺产。

【家族史】家族中无类似疾病。

【体格检查】体重18kg,身高118cm。身材瘦小,反应迟钝。

【皮肤科检查】毛发细软,色黄。眼、鼻、口、肛门等腔口部位大片红色斑疹、斑片,渗出结黄痂(图12-6-1A)。背部密集分布红色丘疹、斑块,部分融合成片,覆黄褐色痂(图12-6-1B)。双侧手足、肘窝、臀部、腘窝见红斑、丘疹、糜烂、结痂(图12-6-1C)。

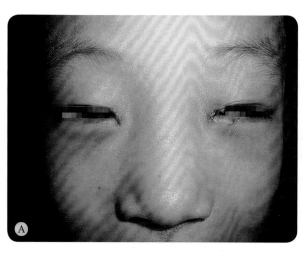

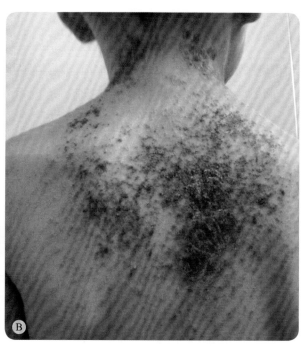

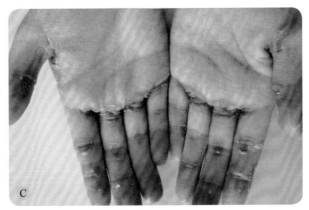

图 12-6-1　肠病性肢端皮炎皮肤科检查所见
A. 眼、鼻；B. 背部；C. 手部。

【辅助检查】血、尿常规均正常。血微量元素均正常,细胞亚群及免疫球蛋白等均正常。

【诊断】肠病性肢端皮炎。

【治疗】口服葡萄糖酸锌口服液,每次 10ml,每日 2 次;口服小儿多维元素片,每次 1 粒,每日 1 次;外用糠酸莫米松乳膏;渗出部位用 0.1% 依沙吖啶溶液湿敷。

【病例特点】①幼年发病,有纳差、偏食史;②皮损反复发作,无痛痒;③体质瘦弱,毛发细黄,腔口部位、臀部、四肢屈侧肢端有红色丘疹、斑疹、斑片,渗出结黄痂;④锌制剂诊断性治疗有效。

二、讨论

肠病性肢端皮炎是一种常染色体显性遗传病,临床特征为腔口周围和四肢末端皮炎、慢性腹泻和秃发。平均发病年龄为出生后 9 个月左右。主要病因是锌缺乏、肠道吸收功能紊乱、母乳中缺乏一种未知因子、色氨酸代谢异常、系统性白念珠菌感染等。有研究提示其发病机制可能是位于 8 号染色体 q24.3 区的 *SLC39A4* 基因突变,使其编码的 hZIP4 摄取锌的能力丧失。但单纯口服锌治疗有效,故有学者认为突变未完全破坏 hZIP4 蛋白功能。

皮损主要为红斑、丘疹、水疱、脓疱,伴糜烂、结痂、鳞屑形成,可呈银屑病样和 / 或湿疹样改变。确诊主要根据病史、临床表现及血清锌降低或给予锌制剂诊断性治疗有效。

治疗:①给予口服锌制剂;②局部治疗可用 10% 尿素霜、15% 氧化锌软膏及抗生素药膏;③支持疗法包括母乳喂养、加强营养、补充维生素、防止感染。

(病例提供　施仲香)

第七节　烟酸缺乏症

一、病例

病例 1

患者女性,74 岁。

【主诉】四肢疼痛性红性红斑、血疱 3 天。

【现病史】10天前上肢伸侧出现紫红色斑,自觉疼痛,近5天来膝关节、踝关节伸侧及足背出现水肿性红斑,同时伴有水疱,刺痛明显。患者平时进食量较少,很少进食蔬菜、水果等,近半年来疲乏无力,睡眠差,有轻度腹泻。

【既往史】身体健康。

【家族史】家族中无类似患者。

【皮肤科检查】四泛发暗红色、水肿性红斑,部分覆少许褐色痂皮。下肢红斑表面有薄壁小水疱、脓疱,边界清楚,边缘呈紫红色(图12-7-1A、B)。足背肿胀、触痛明显,有少许脓性分泌物(图12-7-1C)。

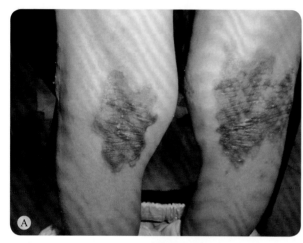
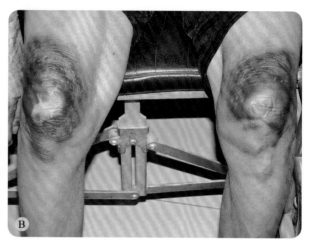
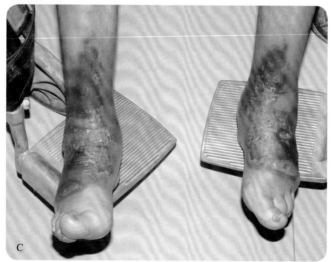

图12-7-1 烟酸缺乏症皮肤科检查(下肢)所见
A. 腘窝;B. 膝部;C. 足背。

【辅助检查】血常规:红细胞计数3.81×10^{12}/L,血红蛋白99g/L。血清总蛋白、白蛋白、球蛋白均降低。血卟啉阴性。

【组织病理】(左胫前)表皮角化过度,伴角化不全,少许中性粒细胞移入,基底层液化变性,表皮下裂隙形成;真皮浅层毛细血管较多,周围散在中性粒细胞及淋巴细胞浸润(图12-7-2)。

【诊断】烟酸缺乏症。

【治疗】口服烟酰胺,每次500mg,每日2次;0.1%依沙吖啶溶液湿敷;嘱患者避免日晒,多吃蛋、奶、肉类、豆类及新鲜蔬菜等。

【随访】治疗6天后足背部肿胀减轻,疼痛缓解,皮损明显好转,继续口服药物治疗。2周后皮损基本消退,症状消失。

【病例特点】①老年女性,伴轻度腹泻;②在皮肤暴露部位如双上肢、膝关节伸侧、胫前部对称分布、边界清楚的水肿性红斑、水疱,伴疼痛;③血常规示轻度贫血,肝功能示低蛋白血症;④皮损组织病理:表皮角化过度,伴角化不全,少许中性粒细胞移入,基层液化变性,表皮下裂隙形成。真皮浅层毛细血管较多,周围散在中性粒细胞及淋巴细胞浸润。

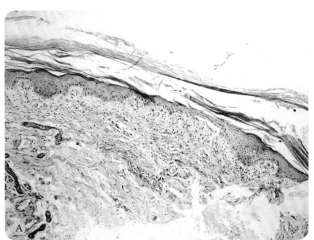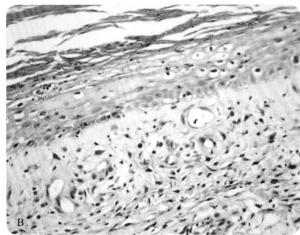

图 12-7-2　烟酸缺乏症组织病理(下肢)

病例 2

患者女性,37 岁。

【主诉】面部、手足红斑、水疱 2 个半月,无痛痒。

【现病史】2 个半月前面部出现红斑,自认为暴晒所致,无痛痒,未治疗,继之手、足及腕部出现对称性红斑、脱皮,皮损逐渐呈紫红色,其上出现水疱、脓疱。伴周身乏力、困倦,无食欲。否认酗酒史,无长期腹泻病史和长期服药史。

【既往史】既往体健。

【家族史】家族中无类似疾病。

【体格检查】表情明显淡漠,反应迟钝。

【皮肤科检查】鼻翼、口周、下颌暗红色斑,上覆污褐色厚痂,口角溃疡(图 12-7-3A)。双侧手足、腕部及踝部对称性紫红色斑片,其上有水疱、脓疱、渗液及黄褐色痂,边界清楚(图 12-7-3B、C)。

【辅助检查】血常规示小细胞低色素性贫血;尿常规正常;肝肾功能正常;血、尿卟啉阴性。

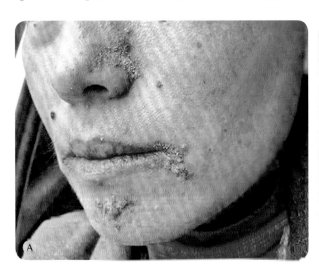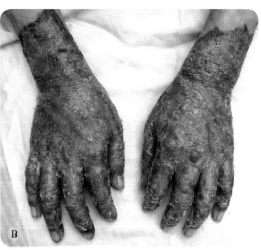

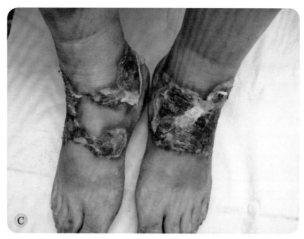

图 12-7-3　烟酸缺乏症皮肤科检查(面部、四肢)所见

A. 鼻翼、口周、下颌部；B. 双手及腕部；C. 双足及踝部。

【组织病理】表皮角化过度,伴角化不全,少许中性粒细胞移入,基底层液化变性,真皮浅层毛细血管增多,周围散在中性粒细胞及淋巴细胞浸润(图 12-7-4)。符合烟酸缺乏症。

【诊断】烟酸缺乏症。

【治疗】口服烟酰胺,每次 500mg,每日 3 次;口服右旋糖酐铁,每次 50mg,每日 3 次。0.1% 依沙吖啶溶液湿敷。用药后 24 小时,患者感乏力症状减轻,皮损渗出明显减少。治疗 4 天后皮损明显好转。

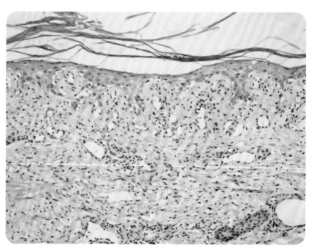

图 12-7-4　烟酸缺乏症组织病理(面部、四肢)

【病例特点】①中年女性,表情淡漠,反应迟钝;②曝光部位对称分布暗红色斑片,其上有水疱、脓疱及黄褐色痂皮,边界清楚;③血常规示小细胞低色素性贫血;④烟酰胺治疗效果明显。

病例 3

患儿女性,6 岁。

【主诉】面部红斑粗糙 1 个半月,加重并累及手足 20 天。

【现病史】1 个半月前颜面部出现红斑,无自觉症状。当地医院按过敏性皮炎给予西替利嗪、氯雷他定等口服,外用糠酸莫米松治疗无效。20 天前皮损逐渐扩大,边缘呈深红色。自患病以来口角糜烂反复不愈,时有乏力、困倦、食欲不振,无腹泻,无光敏感。

【个人史】足月顺产,以面食、蔬菜为主,不喜食肉、奶、鱼、蛋等。

【家族史】家族中无类似患者,无遗传性疾病史。

【皮肤科检查】面部球拍状对称分布鲜红色斑,边界清晰,上至发际线,下至面颊中部、鼻唇沟,越过鼻背呈抱球状环绕鼻翼两侧,边缘为 2mm 宽深红色镶边,中央色淡,上覆鳞屑,触之粗糙,口角轻度糜烂(图 12-7-5A)。舌乳头肥大,舌鲜红色。手足背及腕踝关节处紫红色斑块,边界清楚,上覆鳞屑,触之粗糙,以手背及腕部为重(图 12-7-5B)。

【辅助检查】血常规:红细胞计数 3.46×10^{12}/L,血红蛋白 112g/L。

【诊断】烟酸缺乏症。

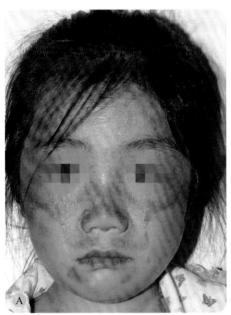
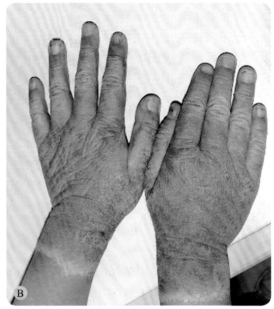

图 12-7-5　烟酸缺乏症皮肤科检查(面部、上肢)所见
A. 面部；B. 手及腕关节处。

【治疗】嘱加强营养，多吃蛋、奶、肉类、豆类及新鲜蔬菜。给予口服烟酰胺，每次 50mg，每日 3 次。2周后皮损全部消退(图 12-7-6)。

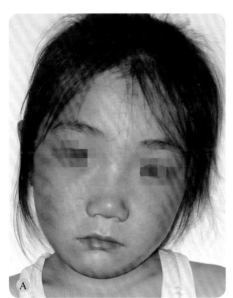
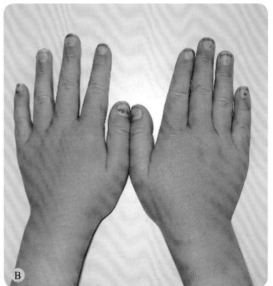

图 12-7-6　烟酸缺乏症治疗后
A. 面部；B. 手背部。

【病例特点】①幼年发病，不良饮食习惯；②面部、手、足皮炎，口角炎、舌炎，轻度精神症状；③烟酰胺治疗后病情明显好转。

二、讨论

烟酸缺乏症主要由于烟酸或其前体色氨酸缺乏或不足引起的一种营养障碍性疾病，1923 年我国就有报道。典型的三联征即"3D 征"，即皮炎、腹泻、痴呆，但这三者同时存在较少见。本病常见于长期偏食玉米等粗粮，导致烟酸摄入不足；或有长期胃肠道病史、饮酒史和服用异烟肼导致烟酸吸收不良；患感染等疾病时烟酸需要量增加,体内色氨酸转变为烟酸的过程障碍,如当维生素 B$_6$ 严重缺乏或服用维生素 B$_6$ 拮抗剂异烟肼或 5-FU 时。

本病主要有皮肤黏膜、消化系统和神经精神系统 3 方面症状。皮肤表现为对称分布于肢体暴露部位的红斑、暗红斑伴灼痛,可有肿胀和水疱,与周围组织界限清楚。烟酸缺乏症的诊断主要根据病史、体征和 24 小时尿 N- 甲基烟酰胺测定及烟酸或烟酰胺的诊断性治疗。

本病需与以下疾病鉴别:植物日光性皮炎、卟啉病、接触性皮炎、光化性药疹。

防治:注意均衡饮食,进食富含色氨酸和烟酸的食物。一旦发病,可口服烟酰胺治疗,补充其他维生素、铁剂,对症处理原发病及合并症。

(病例提供 张迪展 吴 梅 田仁明)

第八节 幼年型黄色肉芽肿

一、病例

病例1

患儿男性,1 岁。

【主诉】全身丘疹、结节 7 个月,无痒、无痛。

【现病史】7 个月前于腹部出现淡红色丘疹、结节,逐渐累及头皮、颈部、胸背及四肢。曾在当地医院按丘疹性荨麻疹给予外用药物(不详),治疗无效。

【个人史】系第 1 胎 1 产,足月顺产,体健。

【家族史】父母非近亲婚配。

【皮肤科检查】头、颈、躯干及四肢散在淡红色丘疹、结节,大小不等,边界清楚,表面光滑,质较软,无压痛(图 12-8-1)。

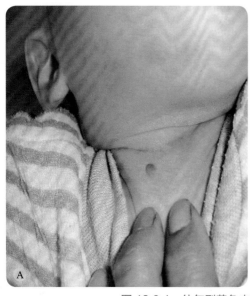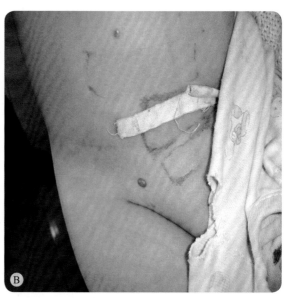

图 12-8-1 幼年型黄色肉芽肿皮肤科检查(颈部、腹部)所见
A. 颈部;B. 腹部。

【组织病理】（腹部）表皮大致正常，真皮内见大量组织细胞伴少量淋巴样细胞和嗜酸性粒细胞，可见泡沫细胞、图顿巨细胞及异物巨细胞，少呈成纤维细胞（图12-8-2）。

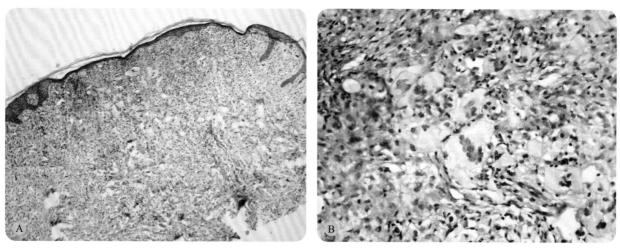

图 12-8-2 幼年型黄色肉芽肿组织病理（颈部、腹部）

【诊断】幼年型黄色肉芽肿。

【治疗】随诊观察。

【病例特点】①幼年发病；②全身起丘疹、结节7个月，无症状；③头皮、躯干及四肢散在淡红色丘疹、结节，大小不等，表面光滑；④组织病理：符合幼年型黄色肉芽肿。

病例 2

患儿男性，1岁。

【主诉】头皮、躯干、四肢黄色丘疹3个月，无不适。

【现病史】3个月前于背部出现黄色丘疹，无不适，继之头皮、四肢亦出现数个类似皮损，逐渐增多、增大。

【个人史】系第1胎1产，足月顺产，体健。

【家族史】父母非近亲婚配。

【皮肤科检查】头皮、面部、躯干散在数个黄豆大小黄色半球状丘疹、结节，触之软（图12-8-3）。

【组织病理】真皮内大量组织细胞、泡沫细胞浸润，个别不典型图顿巨细胞（图12-8-4）。

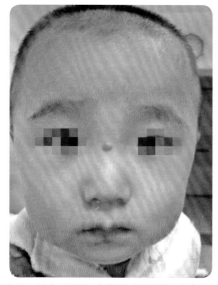

图 12-8-3 幼年型黄色肉芽肿皮肤科检查（面部）所见

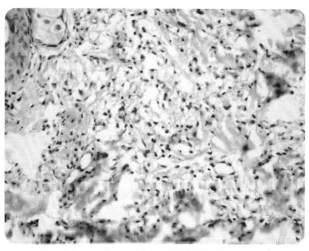

图 12-8-4 幼年型黄色肉芽肿组织病理（面部）

【诊断】幼年型黄色肉芽肿。

【治疗】随访观察。

【病例特点】①幼年发病;②头皮、躯干、四肢黄色丘疹、结节 3 个月,无不适;③组织病理:真皮内大量组织细胞、泡沫细胞浸润,个别不典型图顿巨细胞。

二、讨论

幼年型黄色肉芽肿,又称幼年性黄瘤、痣样黄瘤,为好发于皮肤、黏膜和眼的良性黄色肉芽肿。可能与非特异性的组织损伤后异常巨噬细胞反应有关,与原发性高脂血症无关。

临床上可分为单纯性和系统性两种。①单纯性:好发于婴儿早期,累及头颈、躯干,表现为红色或黄色的丘疹、结节样皮疹。多于 1~2 岁完全消退,留或不留色素沉着。②系统性:有或无表皮受累,与疾病的严重性无关,可累及中枢神经系统、眼、肝、脾、肺、肾等大部分器官,中枢神经系统和眼最常受累,表现为多发性颅内弥漫性损害,侵及眼部时会使虹膜增厚、间质混浊,可波及睫状体,甚至失明。

组织病理:早期有大量组织细胞伴少量淋巴样细胞和嗜酸性粒细胞浸润;成熟期有图顿巨细胞、异物巨细胞浸润;晚期有大量成纤维细胞。

单纯皮肤型可自行消退。有系统受累无症状者可以随诊观察,有症状者对症治疗,病变累及危险部位可行手术或放疗、化疗等。

(病例提供 王广进 侯建玲 裴振环 单晓峰)

第九节 迟发性皮肤卟啉病

一、病例

患者男性,56 岁。

【主诉】面颈部红斑,偶起水疱 3 年。

【现病史】3 年前日光暴晒,次日面部出现红色、紫红色斑片及水疱,无自觉症状,未治疗,继之双手背偶见水疱,皮肤脆性增加,易抓破,形成痂皮及浅瘢痕,无明显疼痛。有明显光敏感,防晒后曾一度好转。

【个人史】近 10 年来长期饮酒。

【皮肤科检查】面颈部水肿性红斑、水疱,疱液清(图 12-9-1A)。双眼眶周紫红色斑,伴多毛、结痂。双手背红斑、水疱、血痂,散在浅瘢痕,皮肤脆性增加,Dean 征阳性(用指甲可刮去受累处的皮肤)(图 12-9-1B)。

【辅助检查】血常规:中性粒细胞百分比 32.14%,淋巴细胞百分比 43%。尿常规正常,血卟啉阴性,尿卟啉阳性。

【组织病理】(手腕)表皮下裂隙形成,真皮浅层血管壁增厚,周围少许单一核细胞浸润(图 12-9-2)。PAS:真皮浅层血管壁阳性(图 12-9-3)。DIF:表皮基底膜 IgG、IgA、IgM 弱阳性,C3 阴性;真皮浅层血管壁 IgG、IgA、IgM、C3 阳性。

【诊断】迟发性皮肤卟啉病。

【治疗】口服羟氯喹,每次 0.2g,每日 2 次;外用地奈德乳膏。

【病例特点】①中年男性,长期饮酒;②皮损夏重冬轻,有光敏性;③曝光部位红斑,伴多毛、水疱及结痂;④手背皮肤脆性增加,Dean 征阳性;⑤血卟啉阴性,尿卟啉阳性。

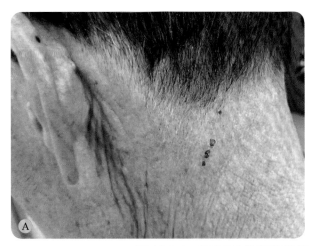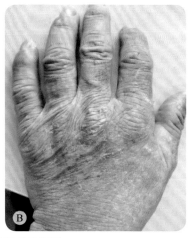

图 12-9-1　迟发性皮肤卟啉病皮肤科检查所见
A. 颈部；B. 双手背。

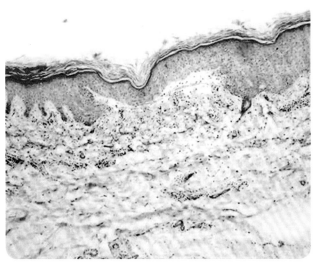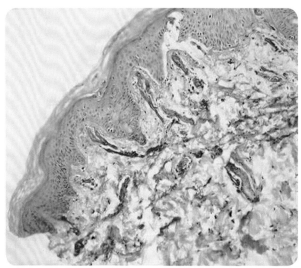

图 12-9-2　迟发性皮肤卟啉病组织病理　　　　图 12-9-3　迟发性皮肤卟啉病组织病理过碘酸希夫染色

二、讨论

卟啉病，又称血紫质病，是一组大多为遗传性、部分为获得性的卟啉代谢紊乱及障碍性疾病。卟啉和卟啉前体是血色素生物合成的中间产物，在血色素合成途径中，不同的酶缺陷，不同的中间产物生成过多，临床出现各型卟啉病。皮肤卟啉病是血红素生物合成过程中由于卟啉产生和排泄增多而引起的一组以光敏性皮肤损害为主的疾病，主要有红细胞生成性原卟啉病和迟发性皮肤卟啉病等。

迟发性皮肤卟啉病为卟啉病中最常见的一种，又名获得性卟啉病。临床特征：对光敏感；皮肤脆性增加、易形成糜烂或溃疡，皮肤色素增多，肝脏病变和多毛症。临床分 3 种类型。①散发性：多见，约占80%，发病年龄在 45 岁左右，肝脏尿卟啉脱羧酶异常，缓解后正常；②家族性：多为常染色体显性遗传，幼年发病占多数，一般在 20 岁前发病，肝脏和红细胞尿卟啉脱羧酶缺乏，临床未患病的家属也可伴该酶缺乏；③获得性中毒性：与急慢性肝毒性物质有关，如多卤化碳氢化物、六氯苯等。

本例患者发病前有长期饮酒史，明显光敏，曝光部位红斑、水疱反复发作，皮肤脆性增加，尿卟啉阳性，迟发性皮肤卟啉病的诊断明确。

治疗应首先避免诱因，包括丙肝感染、饮酒、雌激素、妊娠、日光照射、饥饿、急速进食等。禁用引起急性发作的药物,如巴比妥类、磺胺、灰黄霉素、苯妥英钠、氨基比林、麦角制剂、安乃近、甲基多巴、喷他佐辛等。

(病例提供 施仲香 周桂芝)

第十节 肥胖性黑棘皮病

一、病例

患儿男性,14 岁,学生。

【主诉】皮肤皱褶部位黑斑 2 年,加重 2 个月。

【现病史】2 年前皮肤皱褶部位出现黑斑,近 2 个月来皮损范围扩大、粗糙、颜色加深,无疼痛、瘙痒等不适感。

【个人史】自幼体重明显高于同龄儿童,发病前食欲、体重明显增加。

【家族史】外祖母、舅父有类似病史,否认糖尿病及其他遗传病史。

【体格检查】体形肥胖,体重 105kg,身高 160cm,智力与同龄者无差异。

【皮肤科检查】颈项部、双侧腋窝及腹股沟皮肤呈灰黑色,粗糙变厚,皮纹加深,呈天鹅绒样,其上散在乳头状突起,无痤疮、多毛等(图 12-10-1)。

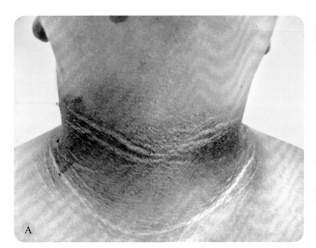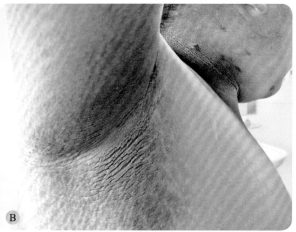

图 12-10-1 肥胖性黑棘皮病皮肤科检查所见
A. 颈部;B. 腋窝。

【组织病理】表皮角化过度、轻度棘层肥厚,表皮乳头瘤样不规则增生,真皮乳头顶端及侧面马尔匹基层变薄,皮嵴明显,符合黑棘皮病(图 12-10-2)。

【诊断】肥胖性黑棘皮病。

【治疗】控制饮食,加强锻炼。口服维生素 C,每次 0.2g,每日 3 次;外用维 A 酸乳膏、氢醌霜。

【病例特点】①青少年,体形肥胖;②皮肤皱褶部位变黑,粗糙变厚,皮纹加深,有绒毛感,其上散在乳头状突起;③典型的组织病理特点。

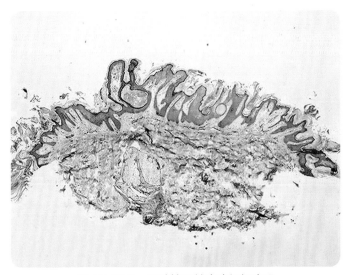

图 12-10-2　肥胖性黑棘皮病组织病理

二、讨论

肥胖性黑棘皮病,是一种以皮肤色素增加、天鹅绒样增厚、角化过度、疣状增殖为特征的皮肤病,好发于肥胖及黑皮肤成年人,皮损可发生于任何皱褶部位,可见色素沉着及皮赘,随体重下降,皮损可完全消退,但色素持续较长时间。

此外,在许多综合征中也可见黑棘皮病样表现,如布卢姆综合征、鲁德综合征、Costello 综合征、Capozucca 综合征及肝豆状核变性等。

病情轻者通过控制体重、加强锻炼可以明显缓解;病情重者可配合维 A 酸类药物治疗。

（病例提供　裴振环）

第十一节　糖尿病相关性项部胶原病

一、病例

患者男性,52 岁。

【主诉】肩背部广泛皮肤硬化 4 年,加重伴紧绷感 2 年。

【现病史】4 年前背部起暗红色斑,当时无症状,未治疗。皮损逐渐扩大,形成大的暗红色斑块,边界清楚,表面粗糙。

【既往史】有糖尿病病史 10 年,平时有多饮、多食症状。

【皮肤科检查】肩背部大片暗红色浸润性斑块,表面粗糙,其上有淡红色密集丘疹,不能捏起,触之韧、硬,浸润明显(图 12-11-1)。

【辅助检查】血糖 9.0mmol/L;血常规正常;ANA、抗 dsDNA 抗体、抗 ENA 抗体阴性。

【组织病理】表皮轻度增厚,真皮增厚,胶原纤维粗大,血管周围少许单一核细胞浸润(图 12-11-2)。DIF:表皮基底膜 IgG、IgA、IgM 及 C3 均阴性。

【诊断】项部胶原病。

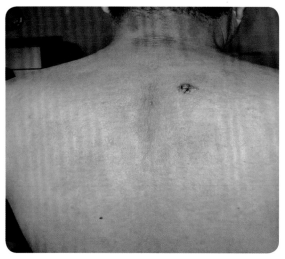

图 12-11-1　项部胶原病皮肤科检查所见

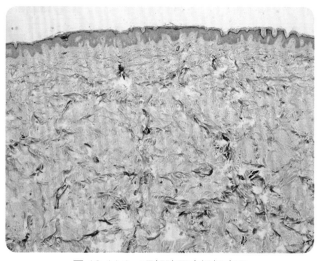

图 12-11-2　项部胶原病组织病理

【治疗】口服曲尼司特,每次 0.1g,每日 3 次;口服薄芝片,每次 4 片,每日 3 次;口服维生素 E,每次 0.1g,每日 3 次;外用肝素乳膏和醋酸地塞米松搽剂。

【病例特点】①中年男性,有糖尿病病史 10 年;②肩背部广泛皮肤硬化 4 年,加重 2 年,有皮肤紧绷感;③肩背部大片暗红色浸润性斑块,浸润明显;④组织病理:胶原纤维粗大。

二、讨论

项部胶原病,1988 年由 Enzinger 和 Weiss 首先描述报道,好发于 21~50 岁男性的颈项部,约 1/3 的皮损可以发生于身体的其他部位,如肩背、面部、四肢。有学者认为发生于项部以外的皮损也应称为项部胶原病。有报道项部胶原病与糖尿病相关。本例患者有糖尿病病史 10 年,与文献报道一致。皮损为浸润性斑块,平均直径 3.2cm(1~6cm)。组织病理示病变位于真皮和皮下,甚至达骨骼肌,由粗大的胶原束形成小叶状结构,其间散在少数成纤维细胞,边界不清。脂肪组织和外伤性神经瘤样改变也常见,可侵犯骨骼肌,单核炎症细胞少见。免疫组化染色:CD34、CD99 阳性,肌动蛋白和肌丝蛋白阴性。

本病主要与以下疾病鉴别。硬化性纤维瘤:局部类似项部胶原病,但肿瘤大部分可见较多细胞成分,周围组织浸润。加德纳纤维瘤:良性软组织肿瘤,等同于项部胶原病,但镜下有较多细胞成分,缺少小叶状生长。

本病无有效治疗措施,皮损较小者可行手术切除。

(病例提供　施仲香　周桂芝)

第十二节　网状红斑性黏蛋白病

一、病例

患者男性,53 岁

【主诉】颈部斑块 2 年。

【现病史】2 年前颈项部出现红色斑块,逐渐增厚,并蔓延至上背部,无明显痒痛。

【皮肤科检查】颈项部 5cm×10cm 浸润性红色斑块,触之韧,上背部淡红色大片网状红斑,表面欠光滑(图 12-12-1)。前胸部无皮损。

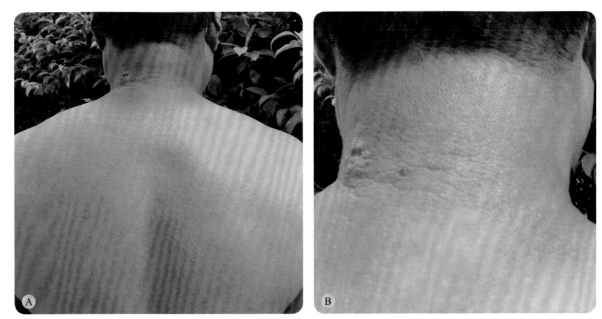

图 12-12-1　网状红斑性黏蛋白病皮肤科检查所见

【组织病理】(项部)表皮轻度细胞内外水肿,真皮浅层血管壁增厚,周围轻度单一核细胞间散在噬黑素细胞浸润,胶原纤维轻度粗大(图 12-12-2)。阿尔辛蓝染色:胶原间黏液物质增多(图 12-12-3)。

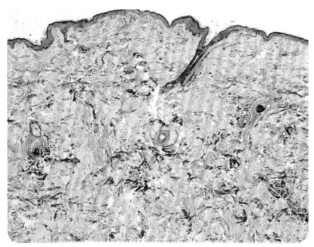

图 12-12-2　网状红斑性黏蛋白病组织病理

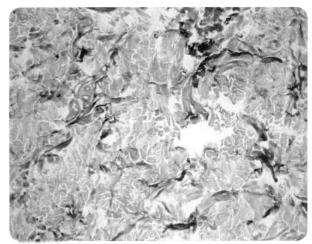

图 12-12-3　网状红斑性黏蛋白病组织病理阿尔辛蓝染色

【诊断】网状红斑性黏蛋白病。

【治疗】口服沙利度胺,每次 25mg,每日 3 次;口服白芍总苷,每次 0.6g,每日 3 次。外用 0.1% 他克莫司乳膏,每日 2 次。

【病例特点】①中年男性;②项部斑块 2 年,进行性加重,无痛痒;③颈项部见 5cm×10cm 浸润性红色斑块,触之韧,上背部见淡红色大片网状红斑,表面欠光滑,边界清楚;④组织病理:表皮轻度细胞内外水肿,真皮浅层血管壁增厚,周围轻度单一核细胞间散在噬黑素细胞浸润,胶原纤维轻度粗大;⑤阿尔辛蓝染色:胶原间黏液物质增多。

二、讨论

　　网状红斑性黏蛋白病是一种罕见的慢性皮肤病,临床表现为持久性网状、风团样斑疹,有时为丘疹和红斑,边缘不规则,但边界清楚。皮疹往往发生在前胸中部和上背部。少数病例的皮疹可见于面部、上肢、腹部和腹股沟,但远心部位很少受累,部分患者感觉瘙痒或日晒后有烧灼感。发病机制不明确。光毒性在本病中可能直接或间接地起一定作用。Braddock 等发现本病患者自然杀伤细胞的溶解功能和抗体依赖细胞介导的细胞毒作用下降,同时循环免疫复合物水平升高。因此,研究者认为,免疫缺陷可能在本病发病中起重要作用。

　　组织病理显示真皮上部大量黏蛋白沉积(主要是透明质酸)。阿尔辛蓝和胶样铁染色阳性。

　　应与红斑狼疮、多形性日光疹鉴别,后者的阿尔辛蓝染色显示黏蛋白沉积较少,且多局限于真皮乳头。

　　本病尚无有效疗法,口服和外用糖皮质激素可有不同程度改善。有应用氨苯砜、PUVA、雷公藤多苷、甲状腺素、异维 A 酸、干扰素、米帕林、吲哚美辛、米诺环素及抗麻风药物的个例报道。

(病例提供　裴振环　周桂芝)

第十三章 结缔组织病

第一节 长期误诊为脂溢性皮炎的盘状红斑狼疮

一、病例

患者女性,35岁。

【主诉】头皮红斑伴头皮屑多5年,发际周围红斑、丘疹3年。

【现病史】5年前头皮及发际出现红斑,红斑上有白色鳞屑,瘙痒明显。曾在多家医院就诊,诊断为脂溢性皮炎,外用药后好转。3年前发际周围出现红斑、丘疹。发病以来无发热、关节疼痛、口腔溃疡及光敏现象。

【皮肤科检查】头皮发际见红斑片,其上见白色鳞屑。绕发际一周见暗红色斑块及粟粒大小的丘疹,其上可见黏着性鳞屑,不易剥离(图13-1-1)。

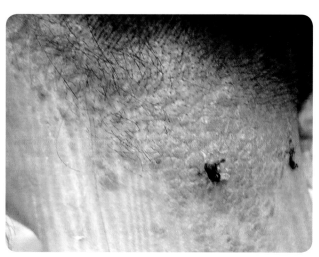

图 13-1-1 盘状红斑狼疮皮肤科检查所见

【辅助检查】血常规、ESR、肝肾功能、心肌酶正常。ANA 1∶100阳性,抗 dsDNA 抗体阴性,抗 ENA 抗体阴性。

【组织病理】(枕后区发际处)角化过度,毛囊角栓,棘层萎缩,基底膜增厚,真皮浅层血管周围团块状单一核细胞浸润(图 13-1-2)。结晶紫染色阴性。狼疮试验:IgG 颗粒状沉积于基底膜带(图 13-1-3)。

【诊断】盘状红斑狼疮。

【治疗】口服羟氯喹,每次 0.1g,每日 2 次;口服雷公藤多苷,每次 20mg,每日 3 次。外用丁酸氢化可的松软膏。用药 2 周后皮损明显好转。

【病例特点】①生育期女性;②皮损局限于头皮和发际周围,皮损不典型,因而长期延误诊断;③典型的盘状红斑狼疮组织病理表现。

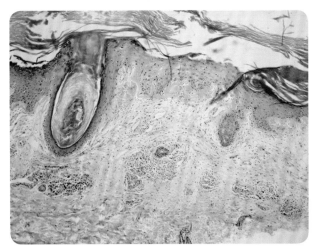

图 13-1-2　盘状红斑狼疮组织病理

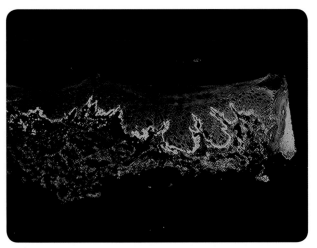

图 13-1-3　盘状红斑狼疮狼疮试验

二、讨论

盘状红斑狼疮(discoid lupus erythematosus,DLE)为慢性皮肤型红斑狼疮中的一个亚型,以 30 岁左右女性多见。

本病好发于面部,可呈蝶形分布,其次发生于头皮、耳廓、颈外侧、手背、足背等。临床特征为:①初期表现为小丘疹,逐渐扩大形成边界清楚的暗红色斑块,表面附有黏着性鳞屑,剥离鳞屑,可见扩张的毛囊口,鳞屑底面有角栓,似"图钉"。②后期皮损中央萎缩微凹,色素减退,角化的边缘微隆,色素沉着,形似盘状。消退后遗留色素减退的萎缩性瘢痕。

DLE 好发年龄为 20~40 岁,平均年龄为 28 岁。DLE 患者很少有血清学异常,预后较好,少于 5% 的 DLE 发展为系统性红斑狼疮(systemic lupus erythematosus,SLE),而脱发和血管炎可能是病情进展的标志,需要定期监测各项指标,光损伤、瘢痕和色素缺失可能是导致 DLE 发生鳞状细胞癌变的一个重要因素。

治疗除了传统的糖皮质激素类药物和抗疟药、甲氨蝶呤、维 A 酸、氨苯砜、沙利度胺外,近年来 β_2 受体激动剂和 I 型抗干扰素被证实治疗 DLE 有效。

本例患者为发际周围皮损,为红斑基础上的毛囊性丘疹,上有黏着性鳞屑,形似脂溢性皮炎,没有典型盘状红斑的临床表现,是造成长期误诊的原因。

(病例提供　吴　梅)

第二节　线状皮肤型红斑狼疮

一、病例

病例1

患者女性,22岁。

【主诉】额面红斑2年。

【现病史】2年前鼻梁出现暗红色斑疹,无不适,渐蔓延至额部,呈线状分布,部分皮损萎缩。1年前右面颊出现类似皮损。无发热、光敏、口腔溃疡、关节痛。

【体格检查】未见异常。

【皮肤科检查】额中线、鼻背及右眼下方面颊部见线状、条带状分布的暗红色斑疹,部分皮损萎缩(图13-2-1)。

【辅助检查】血常规、尿常规正常,ESR正常,ANA、抗dsDNA抗体、抗ENA抗体阴性。

【组织病理】表皮萎缩,基底膜增厚,部分基底细胞液化变性,真皮浅层血管和毛囊周围淋巴细胞浸润(图13-2-2)。狼疮试验:基底膜C3带状沉积(图13-2-3),IgM弱阳性,IgG、IgA阴性。

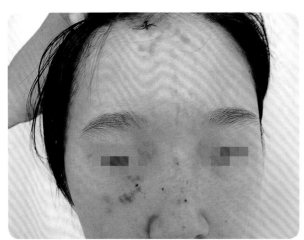

图13-2-1　线状皮肤型红斑狼疮皮肤科检查所见

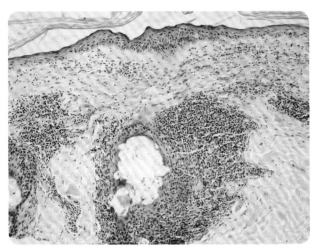

图13-2-2　线状皮肤型红斑狼疮组织病理

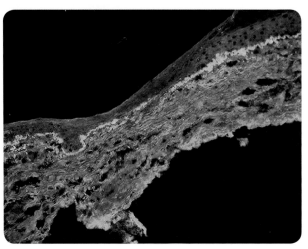

图13-2-3　线状皮肤型红斑狼疮狼疮试验

【诊断】线状皮肤型红斑狼疮。

【治疗】避光,口服羟氯喹,每次0.2g,每日2次;外用糖皮质激素乳膏。

【病例特点】①青年女性,病史2年;②皮损特点:额中线及右面部沿Blaschko线呈条带状分布的红斑,伴萎缩;③血尿常规、ESR、ANA、抗 ENA 抗体、抗 dsDNA 抗体均无异常;④组织病理及免疫组织病理符合 DLE 临床表现。

病例 2

患者男性,42 岁。

【主诉】面部红斑 10 天,无痒、无痛。

【现病史】10 天前前额出现一条状红斑,逐渐扩展至左侧鼻背及左面颊,不痛、不痒。

【皮肤科检查】前额、左侧鼻及左面颊可见条状红斑,边界清楚,上覆少许细薄鳞屑(图 13-2-4)。

【辅助检查】血常规、ESR、尿常规均正常,ANA、抗 dsDNA 抗体、抗 ENA 抗体阴性。

反射式激光扫描共聚焦显微镜检查:角质层增厚,基底层局灶液化变性,真皮乳头血管扩张,噬黑素细胞及炎症细胞浸润,以毛囊周围为甚。毛囊漏斗部扩大,充满角质样物质。

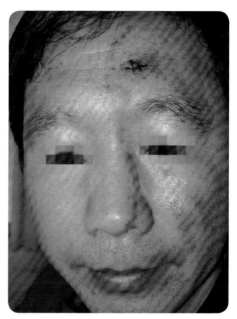

图 13-2-4　线状亚急性红斑狼疮
皮肤科检查所见

【组织病理】角化过度、表皮萎缩,可见角栓,部分基底细胞液化变性、真皮血管和附属器周围淋巴细胞浸润(图 13-2-5)。狼疮试验:基底膜带见 IgG(图 13-2-6)及补体 C3 带状沉积,IgM 阴性。

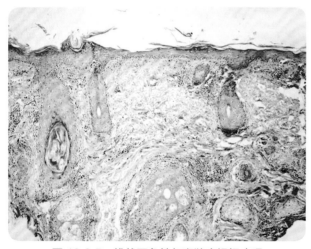

图 13-2-5　线状亚急性红斑狼疮组织病理

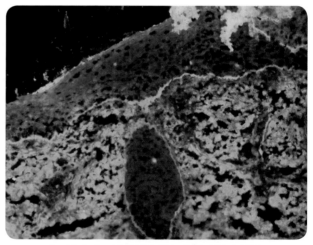

图 13-2-6　线状亚急性红斑狼疮狼疮试验

【诊断】线状亚急性红斑狼疮。

【治疗】避光;口服羟氯喹,每次 0.1g,每日 2 次;外用糖皮质激素乳膏。

【病例特点】①中年男性;②皮损以条带状红斑为主;③无自觉症状;④组织病理有特异性。

二、讨论

皮损沿 Blaschko 线排列的皮肤型红斑狼疮曾以线状盘状红斑狼疮、局限性盘状红斑狼疮、线状红斑狼疮或条纹状红斑狼疮等报道过。因本病无系统受累的证据,2000 年 Abe 等将这类损害统一称为线状皮肤型红斑狼疮(linear cutaneous lupus erythematosus,LCLE)。

　　LCLE 多表现为盘状红斑狼疮,临床上皮损具有 DLE 的特点,呈线状分布。近来还有亚急性皮肤红斑狼疮、深在性红斑狼疮皮损呈线状分布,以及线状皮肤型红斑狼疮与线状硬斑病并存的报道。

　　本病组织学与普通皮肤型红斑狼疮相似,女性患者多于男性,好发于面部,也可见于四肢,线状深在性红斑狼疮还可见于躯干和臀部,但少见于儿童。与经典的皮肤型红斑狼疮的不同之处在于:①LCLE 发病年龄较小,多小于 15 岁,较少发生于 30 岁以上;②无论是成人还是儿童患者,极少出现系统损害或进展为 SLE。

　　除 LCLE 外,沿 Blaschko 线分布的炎症性皮肤病还包括线状硬斑病、线状银屑病、线状神经性皮炎、线状汗孔角化病、线状扁平苔藓和线状苔藓等,有时临床鉴别比较困难,需借助于组织病理和 DIF 检查。

　　国内马东来和廖文俊各报道 1 例线状分布伴有皮肤钙沉着的 DLE。本病不累及系统,预后较好。

(病例提供　汪新义　史本青)

第三节　亚急性皮肤红斑狼疮并发急性心肌梗死

一、病例

患者男性,40 岁。

【主诉】面部、躯干、四肢红斑 1 年。

【现病史】1 年前面部出现红斑,日晒后灼热不适,之后躯干、四肢逐渐出现环状红斑,伴左肘关节疼痛。半年前皮损自行消退,1 个月前复发来诊。患者自发病来,无口腔溃疡,无发热、乏力,无腹痛、腹泻,饮食睡眠无异常。

【体格检查】血压 155/100mmHg,其余无异常。

【皮肤科检查】面部可见暗红色浸润性红斑(图 13-3-1),躯干、四肢播散性分布环状红斑,表面覆少量鳞屑。

【辅助检查】血、尿、便常规正常;电解质、肾功能、血糖正常;ESR 10mm/h;腹部 B 超、胸部正位 X 线片无异常;肝功能:谷丙转氨酶 62U/L;血脂:甘油三酯 1.91mmol/L,低密度脂蛋白胆固醇 3.48mmol/L;ANA 1∶1 000 阳性,抗 SSA 抗体阳性,抗 Ro-52 抗体(++),抗 SSB 抗体(+++)。

【组织病理】表皮轻度萎缩,真皮血管壁变性坏死,周围大量中性粒细胞浸润,毛囊角栓形成(图 13-3-2)。狼疮试验:基底膜 C3 带状沉积(图 13-3-3)。

【诊断】亚急性皮肤红斑狼疮。

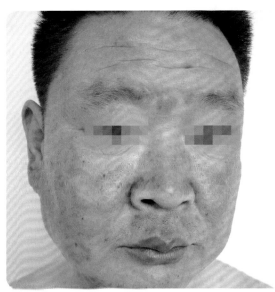

图 13-3-1　亚急性皮肤红斑狼疮皮肤科检查所见

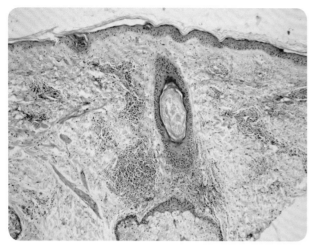

图 13-3-2 亚急性皮肤红斑狼疮组织病理

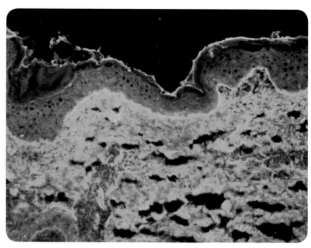

图 13-3-3 亚急性皮肤红斑狼疮狼疮试验

【治疗】入院后给予口服泼尼松,每次 30mg,每日 1 次;口服雷公藤片,每次 24μg,每日 3 次;口服沙利度胺,每次 25mg,每日 3 次;口服羟氯喹,每次 0.2g,每日 2 次。1 周后红斑逐渐消退。入院第 10 天突发胸闷伴窒息感。查体:神志清,精神紧张,面色苍白。床旁心电图示急性心肌梗死,急查血心肌酶:肌酸激酶 350U/L(25~192U/L),肌酸激酶同工酶 49U/L(<24U/L),遂转入心内科,30 分钟后突发心室颤动,给予非同步除颤,电复律。病情稳定后,冠状动脉造影,植入血管支架,共住院 20 天,好转出院,出院时继续口服抗凝血药,同时口服泼尼松,每次 30mg,每日 1 次;雷公藤片,每次 24μg,每日 3 次。病情稳定,泼尼松用量渐减至 10mg/d。3 个月后皮损完全消退,ANA 1:320。

【修正诊断】①亚急性皮肤红斑狼疮;②心肌梗死。

【病例特点】①面部、躯干、四肢水肿性、环状红斑 1 年;②光敏感;③关节疼痛;④ANA 1:1 000 阳性,抗 SSA 及抗 SSB 阳性;⑤组织病理典型,狼疮试验阳性;⑥突发心前区疼痛、胸闷 10 分钟,窒息感;⑦心电图示心肌梗死;⑧心肌酶升高;⑨冠状动脉造影,植入血管支架。

二、讨论

红斑狼疮是一种多见于女性、累及全身多脏器、自身免疫性的结缔组织病,是一种病谱性疾病,DLE 和 SLE 为两极端类型,中间为亚急性皮肤红斑狼疮(subacute cutaneous lupus erythema-tosus,SCLE)和深在性红斑狼疮。

SCLE 的皮肤表现分为红斑鳞屑型和环状红斑型两种,少数可两型损害同时存在,伴肌肉和关节疼痛,少数患者累及肾脏,罕见累及心脏和神经系统。

红斑狼疮易发生心肌梗死的可能原因:①自身免疫反应所致的血管炎;②抗磷脂抗体阳性,易发生血栓;③SLE 患者大量蛋白尿、肾病综合征形成的低蛋白血症、高血脂加剧了患者发生动脉粥样硬化的可能性。

心脏损害是 SLE 一个常见且重要的临床表现之一,其发生率国内外报道不一致,国内报道为 54%~87%,国外报道为 52%~98%。临床上以心脏损害为首发症状就诊的仅为 17.4%,1%~5% 的 SLE 患者出现心肌梗死或心绞痛等临床症状。

Korkmaz 复习文献得出:红斑狼疮发病至急性心肌梗死的时间为(7.4±5.4)年。冠状动脉造影可见正常、血栓形成、动脉瘤、动脉炎、动脉粥样硬化。

SLE 合并急性心肌梗死的报道屡见不鲜,而本例患者为 SCLE,目前合并急性心肌梗死国内外报道不多,在临床中需提高警惕,注意监测心电图变化。

(病例提供 汪新义 林燕)

第四节 肿胀性红斑狼疮

一、病例

患者女性,26 岁。

【主诉】双下眼睑、面颊水肿性褐色斑 2 年余。

【现病史】2 年前双下眼睑、面颊出现肿胀,1 年前就诊于某医院,诊断为红斑狼疮,予羟氯喹治疗,疗效不佳。8 个月前双下眼睑及面部肿胀区出现褐色斑片,5 个月前出现右上眼睑红肿。患者自发病以来,无发热、乏力、关节及肌肉疼痛,无口腔溃疡、脱发及雷诺现象。

【体格检查】无异常。

【皮肤科检查】右上眼睑水肿性红斑,双下睑及面颊部肿胀性浸润性斑块,表面为深褐色斑,压痛(图 13-4-1)。

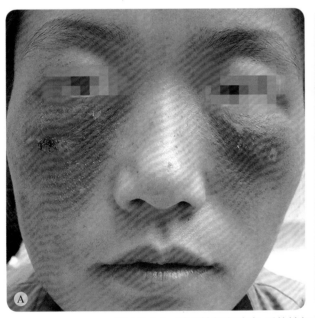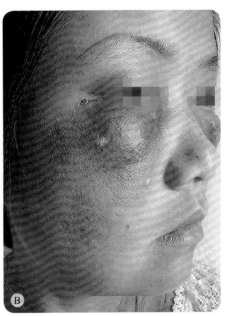

图 13-4-1 肿胀性红斑狼疮、系统性红斑狼疮皮肤科检查所见

【辅助检查】血常规:白细胞计数 $3.44 \times 10^9/L$,嗜酸性粒细胞百分比 7.01%;ESR 26mm/h;尿液分析:尿蛋白(+);ANA 胞质颗粒型 1:1 000 阳性;抗 dsDNA 抗体 1:50 阳性;抗 ENA 抗体阴性。

【组织病理】表皮大致正常,基层可见液化变性,真皮浅层散在噬黑素细胞,真皮乳头水肿,真皮血管及毛囊、附属器周围较多淋巴细胞及中性粒细胞浸润(图 13-4-2)。狼疮试验:基底膜带 C3 沉积(图 13-4-3),IgM 弱阳性,IgG、IgA 阴性。

【诊断】①肿胀性红斑狼疮;②系统性红斑狼疮。

【治疗】口服羟氯喹,每次 0.1g,每日 2 次;口服泼尼松,每次 20mg,每日 1 次。1 个月后皮肤肿胀及红斑消退,予羟氯喹及泼尼松减量维持,目前病情稳定。

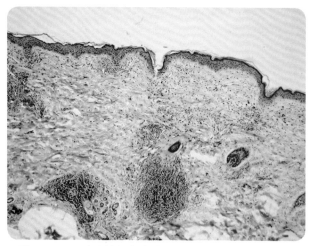
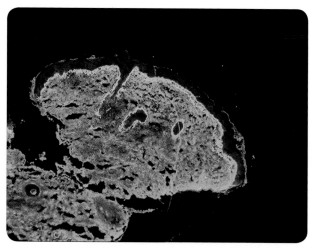

图 13-4-2　肿胀性红斑狼疮、系统性红斑狼疮组织病理　　图 13-4-3　肿胀性红斑狼疮、系统性红斑狼疮狼疮试验

【病例特点】①面部水肿性褐色斑 2 年余；②右上眼睑水肿性红斑，双下睑及面颊部见肿胀性浸润性斑块，表面为深褐色斑，压痛；③ANA 胞质颗粒型 1∶1 000 阳性；抗 dsDNA 抗体 1∶50 阳性；④组织病理符合肿胀性红斑狼疮的特点。狼疮试验阳性。

二、讨论

肿胀性红斑狼疮（lupus erythematosus tumidus，LET）是慢性皮肤型红斑狼疮的一个亚型，最早由 Gougerot 和 Burnier 于 1930 年首次报道。

本病好发于曝光部位，皮损为紫红色，无瘢痕性、浸润性或荨麻疹样单个或多发斑块，表面光滑，边界清楚，无毛囊角栓。光敏感是 LET 的一个显著特征。

实验室检查指标多数正常。组织病理学检查可以确诊。

Kuhn 共总结了 120 例 LET 患者，提出本病的诊断标准：①光暴露部位，无瘢痕性高度肿胀的荨麻疹样斑块，表面光滑；②组织病理检查见真皮乳头及血管和附属器周围大量淋巴细胞浸润，网状组织中有黏蛋白沉积，部分真皮中散在少量中性粒细胞，而表皮和真表皮交界较少累及（狼疮试验多数阴性）；③长波紫外线（UVA）和 / 或中波紫外线（UVB）可诱发皮损；④抗疟药治疗有效；⑤高光敏性。

临床应与以下疾病鉴别，①多形性日光疹：发病部位相似，但组织病理检查无黏蛋白沉积；②Jessner 皮肤淋巴细胞浸润症：组织病理检查见皮肤深层淋巴细胞浸润，伴有少量嗜酸性粒细胞及浆细胞浸润，不伴有黏蛋白沉积。

单纯 LET 抗疟药治疗有效，预后较好。Hugel 发现，吸烟可影响羟氯喹的疗效，故患者应戒烟。2004 年 Choonhakarn 等总结的 15 例患者中有 2 例进展为 SLE。

本例患者面部肿胀性红斑，光滑，皮肤组织病理符合 Kuhn 的诊断标准。同时本患者还有 ANA 及抗 dsDNA 抗体阳性，尿蛋白阳性，符合 2009 年系统性红斑狼疮国际临床协作组（Systemic Lupus International Collaborating Clinics，SLICC）修改的 SLE 的 ACR 分类标准中的 4 项，SLE 诊断成立。LET 作为皮肤型红斑狼疮（cutaneous lupus erythematosus，CLE）的一个独立亚型已达成共识，易发展为 DLE。文献报道 LET 合并 SLE 极少见。Jolly M 2004 年曾报道一例 LET 合并 DLE 和 SLE 的患者。

（病例提供　汪新义）

第五节 伴有盘状红斑狼疮的深在性红斑狼疮

一、病例

患者男性,42 岁。

【主诉】右耳后结节 10 年,脱发 4 年,躯干、四肢斑块 2 年。

【现病史】10 年前右耳后出现硬币大小皮下结节、斑块,无痛痒,未治疗。4 年前头部多处出现大小不等脱发区。2 年前躯干、四肢出现斑块。

【皮肤科检查】头部分布大小不等、圆形或椭圆形脱发区,中央呈白色,间有少量毛发(图 13-5-1A)。躯干、四肢、右耳后散在分布核桃大小皮下结节和红色斑块,部分皮损中央皮肤凹陷或结痂(图 13-5-1B、C)。

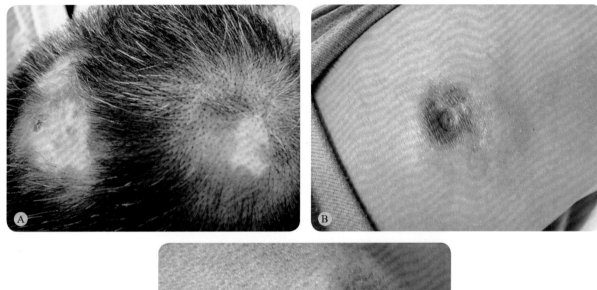

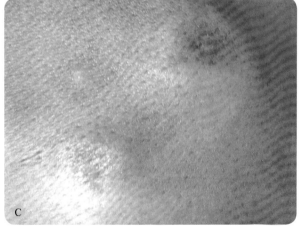

图 13-5-1 深在性红斑狼疮皮肤科检查所见
A.头部;B.四肢;C.躯干。

【辅助检查】血常规、尿常规、肝肾功能、心肌酶正常,抗体,ANA 斑点型 1:1 000 阳性,抗 dsDNA 抗体阴性。

【组织病理】(上臂)表皮角化过度,毛囊角栓,颗粒层增厚,棘层萎缩,基底细胞液化变性,血管周围淋巴细胞浸润,真皮浅中层较多黏蛋白沉积,皮下脂肪坏死、均一化变,灶性淋巴细胞、浆细胞浸润(图13-5-2)。
狼疮试验:表皮基底膜 IgG、C3、IgA、IgM 呈带状沉积(图13-5-3)。

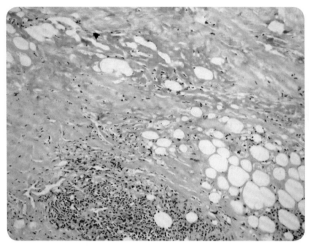
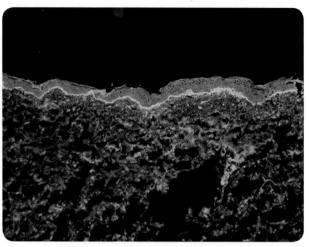

图 13-5-2　深在性红斑狼疮组织病理　　　　　图 13-5-3　深在性红斑狼疮狼疮试验

【诊断】深在性红斑狼疮。

【治疗】给予口服羟氯喹,每次 0.1g,每日 2 次;口服泼尼松,30mg/d。2 个月后头部皮损变平,病情稳定,未出现新皮损及系统累及。

【病例特点】①右耳后结节 10 年,脱发 4 年,躯干、上臂斑块 2 年;② ANA 斑点型 1∶1 000 阳性,抗 dsDNA 抗体阴性;③皮肤组织病理符合盘状红斑狼疮及深在性红斑狼疮组织病理表现。

二、讨论

深在性红斑狼疮(lupus erythematosus profundus,LEP),又称狼疮性脂膜炎,为介于 DLE 和 SLE 的中间类型,属于慢性皮肤型红斑狼疮的一种,发病率占红斑狼疮的 2% 以上。女性多见。皮损表现为深部皮下结节或斑块,坚硬,可伴或不伴表皮 DLE,也可出现在 SLE 患者中,表皮与皮下结节紧密相连,形成深陷的盘状凹陷。有类似乳腺癌样橘皮外观的狼疮性脂膜炎的病例报道。发热和痛性皮损是皮下脂膜炎早期常见的临床表现,但该患者没有。LEP 可向 DLE 或 SLE 转变。

实验室检查可有贫血、白细胞减少、血小板减少和 ESR 增快。30% 的病例可以伴 ANA 阳性、类风湿因子阳性、免疫球蛋白升高等。

LEP 病变主要位于皮下脂肪组织,DIF 示脂肪小叶间隔内血管壁免疫球蛋白沉积。

治疗首选氯喹,疗效不理想时需配合小剂量糖皮质激素。

（病例提供　田仁明）

第六节　儿童系统性红斑狼疮

一、病例

患儿女性,4 岁。

【主诉】面、手部红斑 7 个月,加重伴发热 15 天。

【现病史】7个月前面部、手足部出现红色丘疹、斑片,伴口腔溃疡,当地医院按手足口病治疗,皮损继续扩大,4个月前因过敏性紫癜再次在当地住院治疗,皮损大部分消退,出院后皮损复发,15天前皮损加重,伴发热。

【体格检查】无异常。

【皮肤科检查】体温38.5℃,面部蝶形红斑,双手掌、甲周、双足趾、耳部见鲜红色斑,压之不退色,上腭部见溃疡,浅表淋巴结无肿大(图13-6-1)。

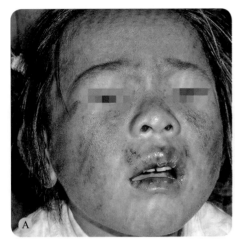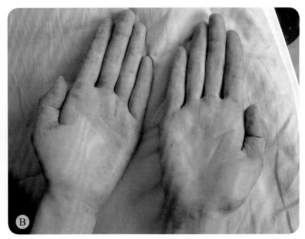

图 13-6-1　儿童系统性红斑狼疮皮肤科检查所见
A. 面部;B. 双手掌。

【辅助检查】血常规:白细胞计数5.26×10^9/L,红细胞计数2.81×10^{12}/L,血小板计数78×10^{12}/L;ESR 139mm/h;尿常规、便常规、便隐血正常;免疫球蛋白:IgG 16.9g/L(升高),IgM 2.92g/L(升高),IgA 1.93g/L(升高);补体:C3 0.49g/L(降低),C4 0.06g/L(降低);免疫学指标:ANA核颗粒型1:1 000阳性;抗dsDNA抗体1:100阳性;抗SSA阳性;胸部X线片及心电图无异常。

【组织病理】基底层细胞液化变性,真皮血管及毛囊周围单一核细胞浸润,符合红斑狼疮(图13-6-2)。狼疮试验:基底膜带C3沉积,IgM弱阳性(图13-6-3),IgG、IgA阴性。

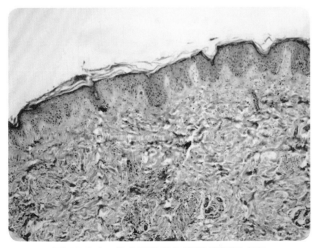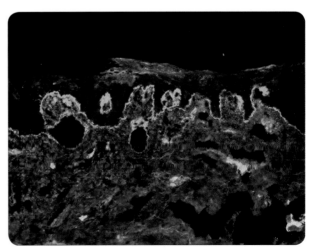

图 13-6-2　儿童系统性红斑狼疮组织病理　　　　图 13-6-3　儿童系统性红斑狼疮狼疮试验

【诊断】系统性红斑狼疮。

【治疗】口服泼尼松,每次15mg,每日1次。6天后静滴甲基强的松龙,每次24mg(相当于泼尼松

30mg),每日 1 次;口服西咪替丁,每次 75mg,每日 2 次;口服碳酸钙 D3 片,每次 1 片,每日 1 次。局部外用糠酸莫米松乳膏。病情控制后激素逐渐减量。

【病例特点】①口腔溃疡;②面部蝶形红斑,手掌及甲周血管炎表现;③血小板减少,为 78×10^12/L;④免疫学指标:ANA 核颗粒型 1:1 000 阳性、抗 dsDNA 抗体 1:100 阳性、抗 SSA 阳性;⑤狼疮试验阳性。

二、讨论

儿童系统性红斑狼疮是指 SLE 患者年龄 ≤ 15 岁,男女患病之比为 1:4,青春期后男女患病比例接近成人。

儿童 SLE 的临床症状多种多样,60%~85% 的患儿初发症状不典型,部分患儿早期可能仅表现为血常规或尿常规异常。研究报道,SLE 中 15%~20% 的患者初始发病在儿童期,女性是男性的 4~5 倍。儿童 SLE 发病较成人严重、脏器受累率高、病情发展快、预后差,需早期诊断、早期治疗,疾病的活动度越高,发病越早,控制或缓解病情所需要的激素剂量越大,预后越差。

SLE 的诊断仍采用 1982 年美国风湿病学会发布的诊断标准,11 项中存在 4 项即可诊断,但儿童 SLE 临床症状出现较晚,要满足 4 项指标则需时日,儿童 SLE 患者中低补体的发生率较高,故 1986 年日本将儿童 SLE 的诊断标准加上了血清补体效价降低,作为第 12 项指标。因此在儿童出现 SLE 相关症状和体征而不够诊断标准时,应该定期随访,及早干预治疗。

(病例提供　周盛基　单晓峰)

第七节　新生儿红斑狼疮

一、病例

患儿女性,5 个月。

【主诉】面部红斑 3 个月,渐向全身发展近 2 个月。

【现病史】3 个月前头面部环状鳞屑性红斑。近 2 个月以来红斑逐渐扩散至全身,以四肢为主。红斑表面附以鳞屑,边界较清。外院按湿疹治疗无效。

【个人史】患儿为第 2 胎,剖宫产,出生时体健,母亲健康。

【体格检查】无异常。

【皮肤科检查】面部、躯干、四肢等泛发环状鳞屑性红斑,部分融合成片(图 13-7-1)。

【辅助检查】血常规:中性粒细胞百分比 40.80%,淋巴细胞百分比 50.11%;ESR 51mm/h;尿常规:红细胞(+);ANA 颗粒型 1:320 阳性;抗 dsDNA 抗体(++);抗 SSA 抗(+++),抗 SSB 抗体(+)。心电图未做。其母 ANA、抗 SSA 抗体及抗 SSB 抗体均阳性。

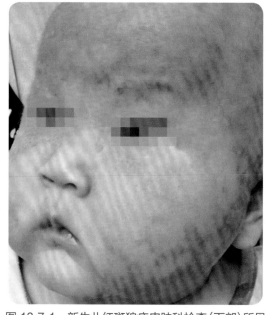

图 13-7-1　新生儿红斑狼疮皮肤科检查(面部)所见

【诊断】新生儿红斑狼疮。

【治疗】未做特殊治疗,嘱随诊观察。

【病例特点】①新生儿发病;②典型亚急性红斑狼疮的环状鳞屑性红斑,逐渐扩散至全身;③尿红细胞(+);④ ANA 颗粒型 1:320 阳性,抗 SSA 抗体(++),抗 SSB 抗体(+);⑤抗 dsDNA 抗体(++);⑥其母ANA、抗 SSA 抗体及抗 SSB 抗体均阳性。

二、讨论

新生儿红斑狼疮(neonatal lupus erythematosus,NLE)是亚急性红斑狼疮的一种特殊类型,1954 年由McCuistion 和 Schoch 首次提出。

本病的发病机制是一种被动获得性自身免疫性疾病,母体 ANA、抗 SSA 抗体、抗 SSB 抗体、抗 RNP抗体等通过胎盘进入胎儿循环系统,使其发生皮肤损害或心脏传导阻滞,与炎症及细胞凋亡相关的基因突变可能是母源性自身抗体导致心血管损害的始动因素。

皮损为 SCLE 样的环状鳞屑性红斑,患儿有时可伴血小板减少、溶血性贫血、血细胞减少和肝炎等系统症状。Silverman 报道,在母亲仅含有抗 U1RNP 抗体阳性的患儿中,>95% 抗 SSA 抗体阳性,10%~25%的 NLE 患者伴有肝酶升高,神经系统受累有多种表现,如脑积水、非特异性脑白质破坏,甚至少见点状软骨发育不全,而血液系统受累多无症状。其母亲可有自身免疫性疾病,也可没有症状。

伴有抗 SSA/SSB 抗体阳性的孕妇 SLE 患者,新生儿出现先天性房室传导阻滞的概率高于抗 SSA/SSB 抗体阴性患者,妊娠期口服羟氯喹可降低新生儿心血管损害的风险。第二胎 NLE 的风险率约为25%,75% 的患儿为女婴。患儿皮损通常半岁内自行消退,愈后不留瘢痕,少数发展为 SLE。

(病例提供　杜东红)

第八节　唇部盘状红斑狼疮合并鳞状细胞癌

一、病例

患者男性,49 岁。

【主诉】下唇反复红斑、脱屑、破溃 8 年,肿物 1 个月。

【现病史】8 年前下唇出现干燥、脱屑、破溃、糜烂,逐渐累及下唇内黏膜,伴疼痛、瘙痒,日晒后加重,反复发作。曾就诊于某医院,组织病理确诊为盘状红斑狼疮。1 个月前,下唇糜烂区出现肿物,触之易出血。

【既往史】饮酒、吸烟 20 余年,每日 1 包烟,半斤白酒。

【体格检查】无异常。

【皮肤科检查】下唇及其内侧黏膜可见片状糜烂面,左侧唇部见 1cm×1cm 菜花状增生物,触之易出血(图 13-8-1)。

【辅助检查】血常规、尿常规、ESR 均正常,ANA 颗粒型 1:100。

【组织病理】表皮真皮弥漫性浸润性生长鳞状细胞样异形细胞,异形细胞约占 50%,有角化珠(图 13-8-2)。

【诊断】唇部盘状红斑狼疮合并鳞状细胞癌。

【治疗】手术切除肿瘤。

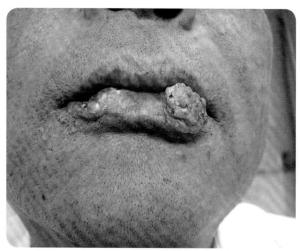

图 13-8-1　唇部盘状红斑狼疮合并鳞状
细胞癌皮肤科检查所见

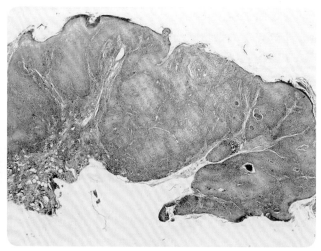

图 13-8-2　唇部盘状红斑狼疮合并鳞状
细胞癌组织病理

【病例特点】①中年男性；②下唇反复红斑、破溃、糜烂 8 年，肿物 1 个月；③吸烟、饮酒史 20 余年；④8 年前组织病理诊断为 DLE；⑤组织病理Ⅱ~Ⅲ级鳞状细胞癌。

二、讨论

盘状红斑狼疮（DLE）为慢性皮肤型红斑狼疮中最常见的一个亚型，20% 的 SLE 伴有 DLE，育龄期女性高发，好发于面部，其次头皮、耳郭、颈外侧、手背、足背等曝光部位，而黑种人和非曝光部位少见。经久不愈的 DLE 皮损在长期日光照射、吸烟、慢性刺激、免疫抑制药及皮肤类型等多种因素的作用下，可出现癌变。文献统计癌变发生率为 0.5%~3.6%，多为鳞状细胞癌，且以黏膜部位最为常见，下唇较上唇多见。HPV 感染也许与鳞状细胞癌的发生有直接关系。本例患者为中年男性，长期嗜烟酒，8 年前确诊为 DLE，经过长期烟酒慢性刺激，恶变为鳞状细胞癌。

（病例提供　杜东红）

第九节　播散性盘状红斑狼疮

一、病例

患者男性，40 岁。

【主诉】左侧面部红斑，伴瘙痒 10 年，加重 3 年。

【现病史】10 年前无诱因出现面部红斑，逐渐扩大融合成红色斑块，日晒后加重，伴有红肿。3 年前皮损逐渐扩大至头皮、颈前、后背、手背部位。1 周前出现右手第 2、3、4 近端指间关节肿痛，伴有晨僵，晨僵时间少于半小时。

【既往史】冠心病 8 年。

【皮肤科检查】面、颈部散在圆形、椭圆形大小不等红斑，边界清楚，上覆灰白色鳞屑，部分有结痂、溃疡（图 13-9-1）。

【辅助检查】血常规、尿常规、肝肾功能无异常；ESR 正常；抗体谱无异常。

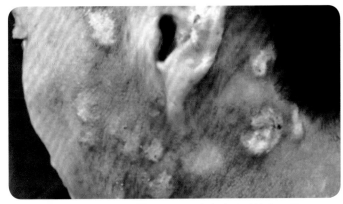

图 13-9-1　播散性盘状红斑狼疮皮肤科检查所见

【组织病理】表皮角化过度及角化不全,毛囊角栓,棘层、颗粒层增厚,真皮乳头纤维素样坏死(图 13-9-2)。狼疮试验:表皮基底膜 C3、IgA 带状沉积,IgG、IgM 阴性。

【诊断】播散性盘状红斑狼疮。

【治疗】口服泼尼松,每次 30mg,每日 1 次;口服羟氯喹,每次 0.1,每日 2 次。2 周后患者皮损明显好转,激素逐渐减量。

【病例特点】①中年男性;②初发头面部、黏膜部位边界清楚的红斑、斑块,上有灰白色鳞屑,播散分布;③光敏感;④组织病理检查及狼疮试验符合盘状红斑狼疮。

二、讨论

盘状红斑狼疮(DLE)为慢性皮肤型红斑狼疮中的一个亚型,皮损仅累及颈部以上的为局限性 DLE,累及颈部以下的为播散性 DLE。

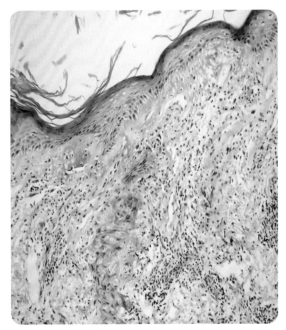

图 13-9-2　播散性盘状红斑狼疮组织病理

DLE 一般无全身症状,少数患者有低热、关节酸痛,很少累及内脏,4%~5% 的播散性 DLE 可发展为 SLE。本病患者为播散性 DLE,警惕向 SLE 转化的可能。

有播散性 DLE 合并其他皮肤病的报道,如合并皮肤淀粉样变、特应性皮炎及干燥综合征、皮肤黏蛋白沉积症。

(病例提供　田洪青)

第十节　亚急性皮肤红斑狼疮

一、病例

病例 1

患者男性,30 岁。

【**主诉**】面部红、褐色斑 5 个月。

【**现病史**】5 个月前鼻部出现红、褐色斑,逐渐扩大至双侧面颊部,伴痒。2 个月前就诊于某医院,组织病理诊断为盘状红斑狼疮,用羟氯喹、维生素 C 等治疗有效,痒感减轻,皮损无扩展。

【**皮肤科检查**】双面颊可见对称分布红、褐相间的斑片,轻度浸润,表面无鳞屑,额部可见浅褐色斑片(图 13-10-1)。

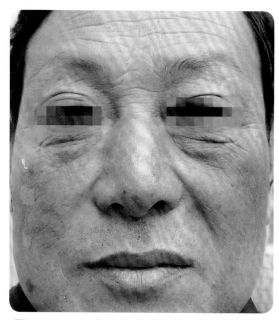

图 13-10-1 亚急性皮肤红斑狼疮皮肤科检查所见

【**辅助检查**】ANA 核颗粒型 1:100 弱阳性;SSA(+++),血常规、尿常规正常,ESR 正常。

【**组织病理**】表皮角化过度,棘层萎缩,基底细胞空泡化,真皮浅层水肿,毛囊血管周围淋巴细胞浸润(图 13-10-2)。狼疮试验:表皮基底膜 C3、IgM 弱阳性沉积(图 13-10-3),IgG、IgA 阴性。

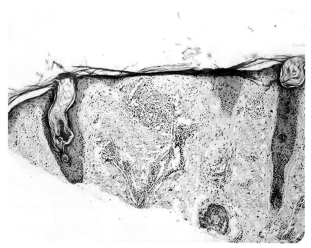

图 13-10-2 亚急性皮肤红斑狼疮组织病理

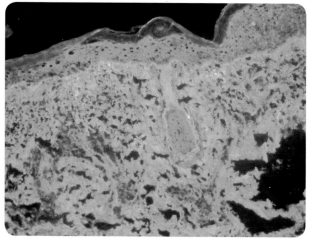

图 13-10-3 亚急性皮肤红斑狼疮狼疮试验

【**诊断**】亚急性皮肤红斑狼疮。

【**治疗**】口服羟氯喹,每次 0.1g,每日 2 次;口服白芍总苷,每次 0.6g,每日 3 次。

【**病例特点**】①面部红、褐色斑 5 个月;②双面颊部对称分布红、褐色相间斑,轻度浸润,表面无鳞屑,额部浅褐色斑疹;③组织病理:表皮角化过度,棘层萎缩,基底细胞空泡化,真皮浅层水肿,毛囊血管周围淋巴细胞浸润。DIF 见表皮基底膜 C3、IgM 弱阳性沉积;④血液学指标:ANA 核颗粒型 1:100 弱阳性;

SSA(+++),血常规、尿常规,ESR 正常。

病例2

患者男性,26 岁。

【主诉】面部红斑 4 年。

【现病史】4 年前面部出现红斑,伴有口腔溃疡,夏季好转,冬季加重。

【皮肤科检查】面颊、鼻尖、两手指、手背有紫红色浸润性斑块,无压痛(图 13-10-4)。

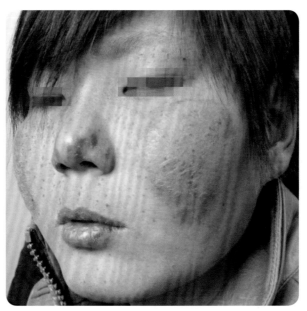

图 13-10-4　亚急性皮肤红斑狼疮皮肤科检查所见

【辅助检查】血常规:嗜酸性粒细胞百分比 0.2%;尿常规无异常,补体 C3、C4 正常,ANA 1∶1 000 阳性,抗 dsDNA 抗体阴性,抗 ENA 抗体阴性。

【组织病理】手背表皮基本正常,真皮内血管及毛囊周围轻度单一核细胞浸润。狼疮试验:基底膜 IgM 极弱阳性,C3、IgG、IgA 阴性。

【诊断】亚急性皮肤红斑狼疮。

【治疗】给予口服羟氯喹,每次 0.1g,每日 2 次。外用氟芬那酸丁酯软膏。

【病例特点】①青年男性;②面部蝶形红斑,口腔溃疡,夏天好转,冬天加重,无光敏性;③3 年来 5 次查 ANA 均为 1∶1 000 阳性。

二、讨论

亚急性皮肤红斑狼疮(subacute cutancous lupus erythematosus,SCLE)1979 年由 Sonthematosus 首先报道,以皮肤累及为主,约 70% 的患者伴抗 SSA 抗体和抗 SSB 抗体阳性。根据皮损特点分为环形红斑型和丘疹鳞屑型。

临床特点:①呈环形红斑或丘疹鳞屑样皮损;②分布于曝光部位,光敏明显;③可有或无系统受累证据;④抗核抗体阳性,抗 SSA 抗体或抗 SSB 抗体可阳性;⑤组织病理与 DLE 相似,只是在程度上有所区别,SCLE 的基底细胞液化变性及真皮浅层的水肿较 DLE 显者,而表皮角化亢进、毛囊角栓及真皮内炎症细胞浸润不如 DLE。

国外 Lopez-Longo 等比较了 128 例 SLE 患者,分为 SCLE 皮损组和无 SCLE 皮损组,发现无皮损组的关节炎、浆膜炎、肾炎、中枢神经系统病变、贫血及低补体血症的发生率比皮损组高,提示 SLE 患者有 SCLE 皮损为预后良好的一个指标。

张建中对 40 例 SCLE 患者进行 3~14 年的随访,结果显示环形红斑型患者预后较好,多无系统受累,可逐渐出现干燥症状;丘疹鳞屑型患者相当一部分逐渐演变成以肾炎和关节肌肉症状为主要表现的 SLE。抗 SSB 抗体阳性可能是临床较轻的一个标志。

(病例提供 于修路 赵天恩)

第十一节 成人斯蒂尔病

一、病例

患者女性,33 岁。

【主诉】间断发热、皮疹、关节痛 23 天,复发 1 天。

【现病史】23 天前四肢出现红色丘疹,粟粒大小,伴轻度瘙痒,未予治疗。3 天后出现高热、乏力,伴双手近端指间关节、膝关节疼痛,体温最高达 39.7℃,体温恢复正常后皮疹、关节疼痛亦消退,但反复发作。就诊于当地医院,先后因感冒、风湿热给予抗生素治疗无效。后就诊于某医院:白细胞计数 16.43×10⁹/L,中性粒细胞百分比 87.84%;ESR 102mm/h;谷丙转氨酶 243U/L,谷草转氨酶 40U/L;骨髓穿刺示感染骨髓象;血培养阴性。以成人斯蒂尔病收入院治疗,给予口服泼尼松 60mg/d,甲氨蝶呤 10mg 每周 1 次,病情好转出院。1 天前病情复发。

【体格检查】体温 37.1℃,心肺听诊无异常,腹部无压痛及反跳痛。

【皮肤科检查】躯干、四肢散在橘红色斑片,部分融合成片,其上有粟粒大小斑丘疹(图 13-11-1)。

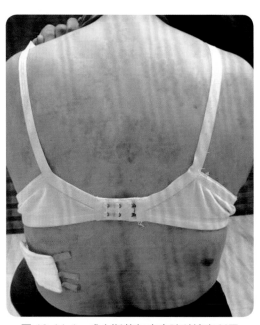

图 13-11-1 成人斯蒂尔病皮肤科检查所见

【**辅助检查**】白细胞计数 10.89×10^9/L,中性粒细胞百分比 63.04%;ESR 45mm/h;谷丙转氨酶 36U/L,谷草转氨酶 34U/L,轻度升高;尿液分析、电解质分析未见异常。

【**组织病理**】(左侧腰部)角化过度,棘层增厚,真皮浅层少许单一核细胞浸润(图 13-11-2)。

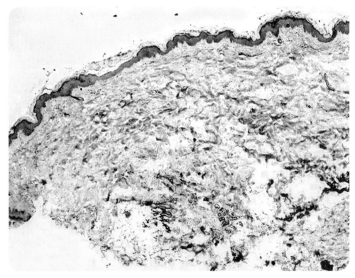

图 13-11-2 成人斯蒂尔病组织病理

【**诊断**】成人斯蒂尔病。

【**治疗**】入院后给予口服泼尼松,60mg/d;口服甲氨蝶呤,每次 10mg,每周 1 次。2 周后体温恢复正常,皮疹消退,关节痛消失,白细胞及 ESR 均恢复正常。

【**病例特点**】①间断发热,体温最高达 39.7℃;②躯干、四肢散在分布橘红色、淡红色斑片,部分融合成片,其上有粟粒大小斑丘疹;③发热时伴关节痛及皮疹,热退皮疹随之消退;④白细胞计数 16.43×10^9/L;⑤肝酶异常。

二、讨论

成人斯蒂尔病(adult onset Still disease,AOSD)病因未明,目前多数认为与细菌感染有关,感染在急性期起一定作用,变态反应可能在整个病程中起作用。以发热、一过性多形性皮疹、关节炎或关节痛、咽痛、肌痛为主要临床表现,并伴有周围血粒细胞增高,肝大、脾大、淋巴结肿大等多系统受累的临床症状。

实验室检查主要特征为白细胞及中性粒细胞增多、活动期贫血、反应性血小板增多、ESR 及 C 反应蛋白升高、血清铁蛋白升高、乳酸脱氢酶及肝酶升高等;血培养阴性。近年来,血清铁蛋白作为诊断标志之一越来越受到重视,被认为可作为疾病活动和治疗效果评价的指标。另外,AOSD 受累的器官最常见于皮肤、关节,肝脏也较易受累。有报道应注意肝酶升高,除与本身疾病活动有关外,还可能与治疗药物不良反应有关。

目前没有公认的 AOSD 的统一诊断标准,推荐应用较多的是美国 Cush 标准和日本标准。日本标准的主要指标:①发热,体温 ≥39℃,并持续 1 周以上;②关节痛持续 2 周以上;③典型皮疹;④白细胞计数 ≥10×10^9/L,包括中性粒细胞 ≥80%。次要指标:①咽痛;②淋巴结和 / 或脾大;③肝功能异常;④类风湿因子和抗核抗体阴性。以上诊断指标符合 5 项或以上,其中主要指标必须在 2 项或以上并排除感染性疾病、恶性肿瘤和其他风湿性疾病,可做出诊断。

目前尚无根治方法,但如果能及早诊断、合理治疗,可以控制发作,防止复发。常用药物有非甾体抗炎药(nonsteroidal anti inflammatory drug,NSAID)、糖皮质激素、免疫抑制药。在多数情况下仅靠 NSAID 药物是不够的,需要合用激素,必要时加用抗风湿药或联合抗风湿药,部分难治或重症患者可用激素冲击,生物制剂也可采用。

多数 AOSD 预后较好,但有 AOSD 引起脏器损伤和导致死亡的报道,如发生急性呼吸衰竭、肝衰竭、骨髓衰竭、面瘫、颅内压升高、肾炎、眼睛受累、快速破坏性关节炎等。成人斯蒂尔病是一种排除性诊断,即使在确诊后仍需长期随访,注意有无转化为肿瘤、感染和其他疾病的征象。

(病例提供 史本青)

第十二节 类风湿性嗜中性皮炎

一、病例

患儿女性,13 岁。

【主诉】双小腿、肘部皮疹、瘙痒 1 个月。

【现病史】1 个月前小腿伸侧、足背出现绿豆至黄豆大丘疹、结节,伴瘙痒,逐渐增多,部分相互融合成斑块,部分皮损破溃、结痂。双肘伸侧、手背、臀部也陆续出现类似皮损。

【既往史】有类风湿关节炎病史 2 年,肺结核病史 7 个月。间断服用泼尼松、来氟米特、双氯芬酸钠、白芍总苷等药物治疗关节炎。规则服用利福喷汀、乙胺丁醇、异烟肼等药治疗肺结核。

【体格检查】双踝、肘关节轻度压痛,活动不受限。部分指间关节和趾间红肿、压痛、活动受限。

【皮肤科检查】双肘伸侧各见一核桃大暗红色斑块,右手中指掌指关节伸侧见绿豆大淡红色丘疹。双臀内侧对称分布手掌大小暗红色斑片,其上散在绿豆大淡红色丘疹和结节(图 13-12-1A)。双小腿、足背密集分布绿豆至黄豆大暗红色、紫红色的丘疹和结节,部分融合成斑块(图 13-12-1B)。

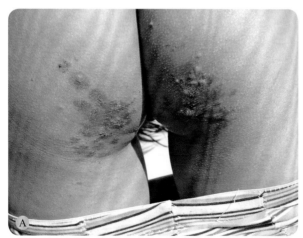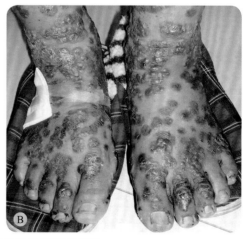

图 13-12-1 类风湿性嗜中性皮炎皮肤科检查所见
A. 双臀内侧;B. 足背。

【辅助检查】双踝、肘关节 X 线片:类风湿关节炎表现;胸部 CT:双肺纹理模糊,双肺呈毛玻璃样改变,内见弥漫分布的小粟粒样结节影;C 反应蛋白阳性;ESR 49mm/h;血常规:白细胞计数 5.7×10^9/L,红细胞计数 5.14×10^{12}/L,血小板计数 346×10^9/L,淋巴细胞百分比 44.7%,中性粒细胞百分比 51.19%,类风湿因子 117U/ml。

【组织病理】表皮角化过度,灶性渗出、结痂,棘层增厚,真皮浅、中、深层血管周围较多中性粒细胞及核尘,少许淋巴细胞、个别嗜酸性粒细胞浸润(图13-12-2)。狼疮试验阴性。

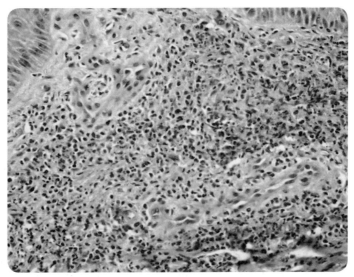

图 13-12-2 类风湿性嗜中性皮炎组织病理

【诊断】类风湿性嗜中性皮炎。

【治疗】口服氨苯砜,每次50mg,每日2次;口服雷公藤片,每次24μg,每日3次。外用曲安奈德软膏。

【病例特点】①青少年女性;②类风湿关节炎病史2年;③肺结核病史7个月;④双肘伸侧、臀部、双小腿伸侧、足背对称分布暗红色、紫红色丘疹、结节、斑块,部分皮损破溃结痂;⑤组织病理示真皮各层血管周围较多中性粒细胞及核尘,无血管炎表现。

二、讨论

类风湿性嗜中性皮炎(rheumatoid neutrophilic dermatitis,RND)由 Ackerman 于 1978 年首次报道,是一种常与重症类风湿关节炎(rheumatoid arthritis,RA)相关的少见皮肤病,发病机制不明,可能是一种免疫复合物或炎症因子介导的中性粒细胞反应性疾病。

多发生于重症 RA 5 年后,表现为风团样红斑、丘疹、结节,也可出现斑块、水疱或紫癜。皮损常对称分布于手背及前臂伸侧、掌跖、额部,躯干及肩颈也可累及,常自觉瘙痒或疼痛。皮损的表现与关节炎的严重程度相关。典型者皮损可长达数周,部分患者可自行消退。

组织病理:真皮以中性粒细胞浸润为主,伴白细胞碎裂和内皮细胞肿胀,无红细胞外渗、血管壁蛋白纤维素样坏死等血管炎表现。

需要与以下疾病鉴别:①持久性隆起性红斑,为暗紫色的斑块和结节,对称分布于关节伸侧,组织病理见广泛内皮细胞肿胀,有明显嗜伊红纤维蛋白样物质沉积在血管壁及其周围。②急性发热性嗜中性皮肤病,为突发的触痛性红斑,伴发热、白细胞计数升高和关节炎,组织病理为白细胞破碎性血管炎。③其他中性粒细胞皮肤病,如坏疽性脓皮病、白塞综合征都有血管炎表现,与 RND 显著不同。

糖皮质激素、氨苯砜、羟氯喹、柳氮磺吡啶、秋水仙碱、环磷酰胺治疗均有效,氨苯砜对 RND 有特效。有自行缓解的病例报道。

(病例提供 裴振环 杨青)

第十三节 嗜酸性粒细胞增多性皮炎

一、病例

病例1

患者男性,43岁。

【主诉】全身皮肤红斑、脓疱6个月。

【现病史】6个月前上臂出现红斑、脓疱,皮损逐渐增多,累及面、胸背及下肢,伴瘙痒。

【皮肤科检查】面部(除眼周、口周外)弥漫浸润性红色斑块,边界较清,部分红斑上见粟粒大脓疱(图13-13-1)。颈部、躯干、四肢散在褐色斑片,其上见绿豆大红色丘疹及粟粒大脓疱。

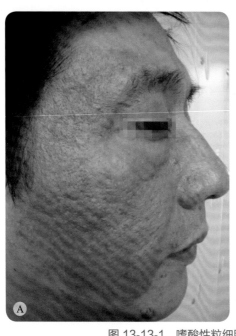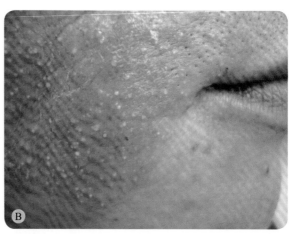

图13-13-1 嗜酸性粒细胞增多性皮炎皮肤科检查(面部)所见
A.面部;B.口角外侧。

【辅助检查】血常规:嗜酸性粒细胞计数1.46×10^9/L;尿常规及肝肾功能正常;类风湿因子阴性。便常规镜检:寄生虫阴性。骨髓穿刺:粒系增生活跃,嗜酸性粒细胞比值偏高,未见原始嗜酸性粒细胞。

【组织病理】表皮棘层增厚,真皮血管周围较多淋巴细胞及嗜酸性粒细胞浸润(图13-13-2)。

【诊断】嗜酸性粒细胞增多性皮炎。

【治疗】口服泼尼松,每次30mg,每日1次;口服雷公藤片,每次24μg,每日3次。辅以抗组胺药,外用糖皮质激素及硅油乳膏。皮损明显消退,血中嗜酸性粒细胞计数恢复正常。

【病例特点】①全身皮肤红斑、脓疱6个月;②嗜酸性粒细胞绝对计数:1.46×10^9/L;③组织病理:真皮血管周围大量嗜酸性粒细胞浸润;④排除药疹、寄生虫、血液病和肿瘤等引起嗜酸性粒细胞增多性疾病;⑤对糖皮质激素反应好。

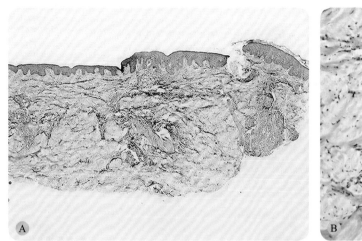
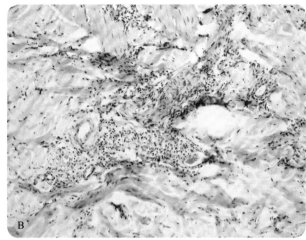

图 13-13-2 嗜酸性粒细胞增多性皮炎组织病理（面部）

病例 2

患者男性，63 岁。

【主诉】全身红斑渗出 15 个月，加重 2 个月。

【现病史】15 个月前双手足出现红斑，伴瘙痒，在当地按过敏处理有效；但时轻时重，逐渐累及躯干、四肢，伴有渗出。2 个月前皮疹泛发全身，在当地治疗无效。

【体格检查】双侧腹股沟触及数个栗子大小淋巴结，无触痛，活动度可。

【皮肤科检查】面部、躯干、四肢弥漫性潮红，上覆糠状鳞屑（图 13-13-3）；双小腿、双足略呈凹陷性水肿；毛发、黏膜无明显异常，指（趾）甲增厚、变脆，呈污黄色。

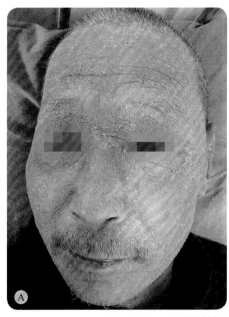
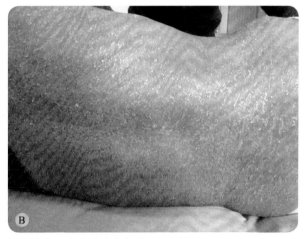

图 13-13-3 嗜酸性粒细胞增多性皮炎皮肤科检查（面部、躯干）所见
A. 面部；B. 躯干。

【辅助检查】尿常规、电解质、肝肾功能、胸部 X 线片检查无异常。血常规：嗜酸性粒细胞计数 1.74×10⁹/L，嗜酸性粒细胞百分比 24.5%。心电图检查：窦性心动过速，心肌劳损。骨髓穿刺：粒系增生活跃，嗜酸粒细胞比值偏高，未见原始嗜酸性粒细胞。

【组织病理】表皮角化不全,渗出结痂,棘层肥厚,细胞间水肿,真皮乳头水肿,散在少许单一核细胞(图 13-13-4)。DIF:表皮细胞间 IgA、IgG、IgM、C3 阴性,表皮上皮角下方基底膜 IgM、C3 阳性。

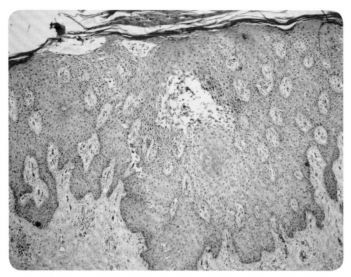

图 13-13-4　嗜酸性粒细胞增多性皮炎组织病理(面部、躯干)

【诊断】嗜酸性粒细胞增多性皮炎。

【治疗】静脉滴注地塞米松,每次 10mg,每日 1 次;口服雷公藤片,每次 24μg,每日 3 次;局部 3% 硼酸溶液湿敷,全身外用莫匹罗星及硅油乳膏。2 周后皮疹消退。

【病例特点】①老年男性,全身红斑渗出 15 个月,加重 2 个月。②皮损累及范围广,全身呈红皮病样。③外周血嗜酸性粒细胞绝对值 1.54×10⁹/L。④皮损组织病理:表皮角化不全,渗出结痂,棘层肥厚,细胞间水肿,真皮乳头水肿,真皮浅层血管周围以嗜酸性粒细胞浸润为主的单一核细胞浸润。DIF:表皮细胞间 IgA、IgG、IgM、C3 阴性,表皮上皮角下方基底膜 IgM、C3 阳性。⑤骨髓穿刺排除血液病。

二、讨论

嗜酸性粒细胞增多性皮炎(hypereosinophilic dermatitis,HED)为高嗜酸性粒细胞增多综合征的一项体征,是一种排除性诊断,目前病因不明。

本病的皮疹分两类:①表现为瘙痒性红斑、丘疹、结节、风团等损害;②表现为水疱、离心性环形红斑、红皮病和黏膜溃疡。表现为红皮病的嗜酸性粒细胞增多性皮炎较少见。

诊断标准:①中老年男性多见,典型的鲜红至橙红色圆顶有光泽的丘疹,成批发生,集簇成群,可自行消退。具有皮疹多形、易复发、剧烈瘙痒等特点,不累及内脏器官。②外周血嗜酸性粒细胞计数>$1.5×10^9$/L 持续 6 个月以上,且随皮疹的发作、消退而消长。③皮损组织病理检查示真皮浅中层血管周围以嗜酸性粒细胞浸润为主的炎症细胞浸润。④排除寄生虫病、药疹、某些血液病和肿瘤等引起嗜酸性粒细胞增多性疾病。⑤病程呈良性经过,抗组胺疗效不佳,激素治疗效果好。以上标准中第 2 条较难掌握。因为部分患者在确诊前多进行了治疗,可能会影响判断,故外周血嗜酸性粒细胞绝对值>$1.5×10^9$/L 时,结合其他条件也可做出诊断。对部分疑似患者,可治疗观察。

(病例提供　施仲香　王昌媛)

第十四节 嗜酸性脂膜炎

一、病例

患者男性,20岁。

【主诉】双下肢红斑伴轻度瘙痒2个月。

【现病史】2个月前蚊虫叮咬后,左胫前出现数个黄豆大小淡红色斑,逐渐蔓延至双下肢,伴轻度瘙痒。1个月前患者就诊于某医院,以"虫咬皮炎"给予抗过敏药物和外用药治疗(具体不详),皮损无明显好转。

【既往史】4年前双下肢曾有过类似皮损,外用药(具体不详)治疗数月后皮损消退。支气管哮喘史4年。

【皮肤科检查】双下肢散在黄豆大暗红色结节,右股、小腿多个鹅蛋至手掌大的暗红色浸润斑,触之较硬,无触压痛(图13-14-1)。

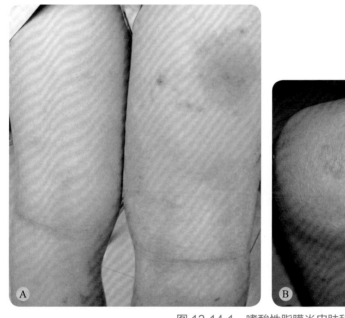
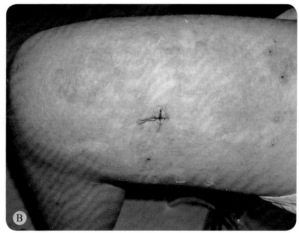

图 13-14-1 嗜酸性脂膜炎皮肤科检查所见

【辅助检查】血常规:白细胞计数 11.69×10^9/L,嗜酸性粒细胞百分比 45.5%,嗜酸性粒细胞计数 5.32×10^9/L。胸部 X 线片无异常。

【组织病理】表皮基本正常,真皮浅层血管扩张,中层血管周围淋巴细胞、嗜酸性粒细胞浸润,真皮深层及皮下脂肪层大量嗜酸性粒细胞浸润及嗜酸性颗粒(图13-14-2)。

【诊断】嗜酸性脂膜炎。

【治疗】口服泼尼松,30mg/d,1周后皮损面积减小,颜色变淡,浸润减轻,复查血常规示嗜酸性粒细胞计数降至正常;之后泼尼松逐渐减量,治疗3周后皮损完全消退;随访3个月无复发。

【病例特点】①蚊虫叮咬史;②下股散在的结节和浸润性风损;③外周血嗜酸性粒细胞增多;④组织病理:真皮深层及皮下脂肪层大量嗜酸性粒细胞浸润及嗜酸性颗粒;⑤糖皮质激素治疗有效。

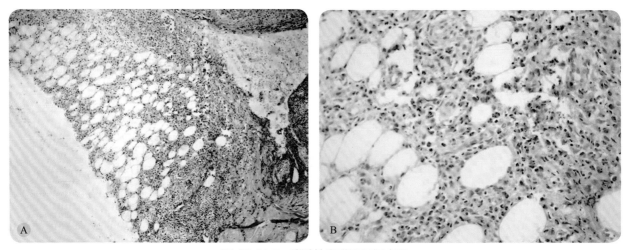

图 13-14-2　嗜酸性脂膜炎组织病理

二、讨论

嗜酸性脂膜炎（eosinophilic panniculitis,EP）是一种少见的以大量嗜酸性粒细胞浸润为特征的脂膜炎,由 Burke 于 1985 年首次报道并命名,是一例咽部感染后出现皮下结节的患者,推测其发病与链球菌感染有关。Winkelmann 等报道 18 例患者,多有原发疾病,认为本病仅是一种组织病理诊断而非独立性疾病。Adame 统计了 EP 和原发疾病的关系,认为颚口线虫病、白细胞破裂性血管炎、结节性红斑与 EP 关系最为密切,其他全身或局部疾病还包括特应性皮炎、节肢动物叮咬、B/T 细胞淋巴瘤等。另外还有慢性腮腺炎、糖尿病、获得性免疫缺陷综合征等引起 EP 的报道。一些药物,如加贝酯、阿扑吗啡亦可引起 EP。

本病青中年多见。皮损形态常表现为结节、斑块,其次为风团、紫癜、脓疱,甚至溃疡。四肢和躯干多发,通常无自觉症状,部分可自愈。组织病理学特点:①皮下脂肪,即脂膜可见大量嗜酸性粒细胞浸润;②可见"火焰像",即部分破碎的嗜酸性粒细胞碎屑黏附在纤维蛋白样变性或渐进性坏死的胶原纤维周围,其外有组织细胞和巨细胞环绕成栅栏;③真皮及筋膜也有嗜酸性粒细胞散在分布,血管变化不明显。

应与以下疾病鉴别。①嗜酸性筋膜炎:累及肢体皮肤深筋膜而有硬皮病样表现,患处呈橘皮样外观,大静脉和肌腱处可有沟状凹陷,有高丙种球蛋白血症。组织病理检查示深筋膜增厚均质化,伴弥漫性或灶性炎性浸润,以淋巴细胞和嗜酸性粒细胞浸润为主。②嗜酸性蜂窝织炎:表现为突发性局限性皮肤红肿,边界不清,除局部温度不增高外,在其他方面很像细菌感染性蜂窝织炎,组织病理示真皮内有弥漫性嗜酸性粒细胞浸润及"火焰像"。

糖皮质激素对本病治疗有效,但如有原发疾病应积极治疗原发病。Alexis 报道肿瘤坏死因子(TNF-α)拮抗剂对 EP 有较好疗效。Sun 等报道一例木村病合并支气管哮喘、雷诺现象及 EP 的患者,激素减量复发后应用环孢素 6 个月治愈,且治疗期间支气管哮喘也未复发。

本例患者发病前有蚊虫叮咬史,既往有支气管哮喘史,推测蚊虫叮咬、潜在的过敏体质可能与该患者发病有关。

（病例提供　裴振环　杨　青　周桂芝）

第十五节　儿童皮肌炎

一、病例

患儿女性,3 岁 8 个月。

【主诉】 双眼睑、面颊部红斑,下肢丘疹 4 个月,伴乏力 2 个月。

【现病史】 4 个月前无明显诱因于双眼睑及面颊部出现淡紫红色水肿性斑片,逐渐增多。四肢及臀部出现丘疹。近 2 个月来出现乏力,举手及下蹲后站起困难,伴上肢肌肉疼痛。

【体格检查】 体重 18kg。浅表淋巴结未触及肿大,双肺未见异常,心率 104 次 /min,律齐,肝脾肋下未触及。

【皮肤科检查】 面部见弥漫性红斑(图 13-15-1A),双手背掌指关节伸侧和近端指关节伸侧可见 Gottron 丘疹(图 13-15-1B)。上肢肌群压痛明显,肌力 4 级,双下肢肌力 4⁻ 级。

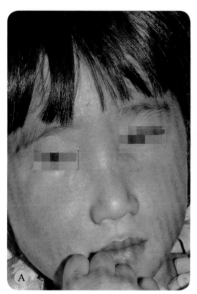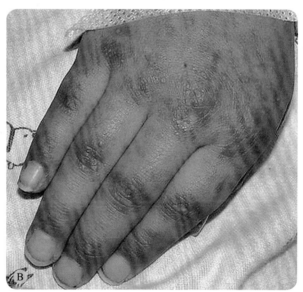

图 13-15-1　儿童皮肌炎皮肤科检查所见

【辅助检查】 血常规、尿常规、便常规、电解质均正常;心肌酶:谷草转氨酶 136U/L,肌酸激酶 748U/L,乳酸脱氢酶 489.2U/L,羟丁酸脱氢酶 460.6U/L,肌酸激酶同工酶 52.5U/L;免疫球蛋白及补体正常;胸部 X 线片和肝、胆、胰、脾、肾超声检查未见异常;心电图检查:窦性心动过速、不完全性右束支传导阻滞。

【诊断】 儿童皮肌炎。

【治疗】 静脉滴注氢化可的松琥珀酸钠,每次 100mg,每日 1 次;口服泼尼松,每次 5mg,每日 1 次;口服甲氨蝶呤(methotrexate,MTX),每次 5mg,每周 1 次。4 周后血清心肌酶降至正常,激素治疗改为口服泼尼松,每次 10mg,每日 3 次。治疗 1 年半后泼尼松减至 6.25mg/d,MTX 剂量未变,病情稳定。患儿在治疗过程中监测血常规及肝、肾功能未见异常。期间身高增长 4cm,体重增加不明显。治疗 2 年时,泼尼松减量至 5mg/d,停用 MTX。治疗 2 年半后停药,随访至今已 5 年未复发,患儿生长发育正常。

【病例特点】①幼年发病;②面部典型皮疹,伴肌痛、肌无力;③对糖皮质激素和 MTX 治疗反应好;④长期规则治疗后达到痊愈。

二、讨论

儿童皮肌炎是一种少见的以皮肤(皮疹、皮肤肿胀)、肌肉(疼痛、乏力或瘫痪)症状为主的严重结缔组织病,也可累及其他系统。儿童皮肌炎典型的皮肤损害为以眼睑为中心出现紫红色斑片,四肢肘膝,尤其掌指关节和指间关节伸面出现 Gottron 丘疹。肌肉通常累及横纹肌,有时平滑肌和心肌亦可受累。肢体近端肌肉更易受损。肩胛带和骨盆带肌肉通常最早波及,呈对称性。

Bohan 和 Peter 把儿童皮肌炎分为 Banker 型和 Brusting 型。Rider 等和欧洲儿童皮肌炎工作组把该病分为 4 型:①经典的儿童皮肌炎;②儿童皮肌炎重叠综合征;③血管病变/溃疡型儿童皮肌炎;④无肌病的皮肌炎。

儿童皮肌炎的治疗最佳时机应在早期(4 个月内)应用足量的糖皮质激素治疗,同时联合免疫抑制药,如甲氨蝶呤。对常规治疗无效的慢性迁延性皮肌炎患者,可静脉应用人免疫球蛋白,但对于血管病变/溃疡型效果相对较差。早期治疗可预防钙化的发生。

儿童皮肌炎患者的预后相对较好。卢燕等对 79 例儿童皮肌炎患者长期随访,结果显示规则治疗组的缓解率为 83.3%,规则治疗组钙化发生率为 27.8%。不规则治疗组缓解率为 41.2%,不规则治疗组钙化发生率为 52.9%。除患儿发生钙化外,有些患者可以发生皮肤硬化、关节活动受限。

笔者的体会是治疗儿童皮肌炎糖皮质激素的用量相对成人来说要大,减量不要过急,加用免疫抑制药有利于激素减量。

(病例提供 吴 梅)

第十六节 初诊为亚急性皮肤红斑狼疮的儿童皮肌炎

一、病例

患者女性,9 岁。

【主诉】面部、双手背红斑半年。

【现病史】半年前面部、双手背出现红斑,有光敏现象,无关节疼痛及脱发。半月前当地医院以湿疹治疗无效。

【皮肤科检查】两面颊、双上眼睑对称性分布暗红色斑片,边界清,表面无鳞屑,无角栓,无破溃(图 13-16-1A)。双手背及手指可见水肿性、紫红色斑片,边界欠清晰(图 13-16-1B)。

【组织病理】手背表皮基本正常,真皮内胶原纤维轻度单一核细胞浸润;DIF:表皮基底膜 C3、IgM 颗粒状沉积,IgG、IgA 阴性。

【辅助检查】血液 ANA 阴性,抗 dsDNA 抗体阴性,抗 ENA 抗体阴性;IgA 正常,IgM 正常,IgG 18.17g/L,C3 1.9g/L,C4 正常;心肌酶:乳酸脱氢酶 236U/L,羟丁酸脱氢酶 187U/L 轻度升高,肌酸激酶、肌酸激酶同工酶、谷草转氨酶均正常;ESR 30mm/h;肝功能、肾功能检查正常。

【初步诊断】亚急性皮肤红斑狼疮。

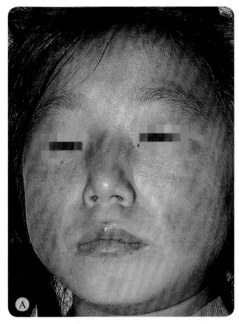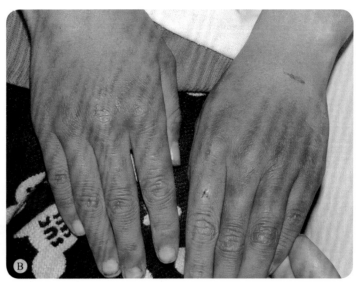

图 13-16-1 儿童皮肌炎皮肤科检查所见

【诊疗经过】入院后口服氨苯砜,每次 25mg,每日 2 次;口服雷公藤片,每次 24μg,每日 3 次;口服羟氯喹,每次 0.1g,每日 1 次。1 周后皮损颜色变淡,但患儿诉双下肢乏力伴肌痛,下蹲后起立困难。心肌酶检查提示:谷草转氨酶 507U/L,肌酸激酶 5 606U/L,乳酸脱氢酶 1 311U/L,羟丁酸脱氢酶 1 291U/L,肌酸激酶同工酶 1 088U/L;肌电图检查提示被检肌肉未见肌源性损害,被检神经未见明显异常。

【组织病理】结缔组织及脂肪组织见少许肌肉组织,肌纤维横纹存在。

【修正诊断】儿童皮肌炎。

【治疗】口服泼尼松,每次 20mg,每日 2 次;静脉滴注甲氨蝶呤,每次 5mg,每周 1 次。肌痛、肌无力、心肌酶等均逐渐改善。

【病例特点】①女性儿童,面部、双手背红斑半年;②狼疮试验阳性,ANA 阴性、抗 dsDNA 抗体阴性,曾诊断为 SCLE;③1 周后出现肌痛、肌无力;④心肌酶明显升高,肌电图未见肌源性损害,肌肉组织病理未见异常;⑤泼尼松、甲氨蝶呤治疗有效。

二、讨论

皮肌炎的组织病理改变与红斑狼疮类似,约 1/3 的皮肌炎患者狼疮试验阳性。该患者在皮损发生半年时无明显的肌肉症状,而且皮损以双面颊部明显,心肌酶检查仅乳酸脱氢酶轻度升高,且皮肤组织病理狼疮试验阳性,故初诊为亚急性皮肤红斑狼疮。1 周后出现肌肉症状,复查血清心肌酶明显升高,结合肌电图确诊为皮肌炎,提示皮肌炎的早期,临床症状和实验室检查均不典型时,要注意观察,定期复查,有利于早期诊断和治疗。该患者肌肉活检未见明显的肌纤维变化,可能与患者处于疾病早期,尚无可见的肌纤维变化,或者由于肌炎范围小而取材局限有关。目前可以通过高频超声检查发现肌肉病变,指导选择活组织检查部位以提高阳性率。肌电图未见肌源性损害,有报道称可以通过单神经纤维肌电图进一步提高阳性率。

(病例提供 王广进 吴 梅)

第十七节 合并肿瘤的皮肌炎

一、病例

病例 1

患者女性,74 岁。

【主诉】皮肤红斑伴瘙痒 3 年,肌无力 1 个月。

【现病史】3 年前面部出现红斑,伴瘙痒。曾到多家医院就诊,按荨麻疹、瘙痒症等治疗,效果不佳。皮损逐渐加重,累及全身皮肤。入院前 2 个月,在笔者医院门诊经血清心肌酶、皮肤组织病理检查,拟诊皮肌炎。1 个月前出现肌无力。

【体格检查】未见异常。

【皮肤科检查】面部、颈部、躯干、四肢播散性分布紫红色斑片,抓痕明显(图 13-17-1)。上下肢肌力 4 级。

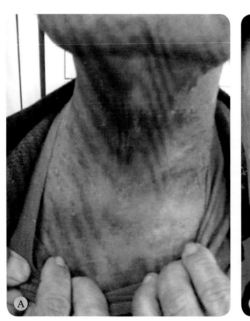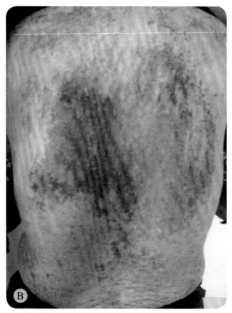

图 13-17-1 皮肌炎合并胃腺癌皮肤科检查所见
A. 颈部;B. 躯干。

【组织病理】表皮角化过度,棘层萎缩,基底细胞液化变性,真皮浅层胶原疏松,轻度嗜碱性变,血管壁增厚,周围轻度淋巴细胞浸润。DIF 阴性。

【辅助检查】血、尿常规基本正常;便隐血阳性;ESR 22mm/h,ANA 1∶1 000 弱阳性,抗 dsDNA 抗体阴性,抗 ENA 抗体阴性,肌酸激酶 147U/L,肌酸激酶同工酶 21U/L,羟丁酸脱氢酶 223U/L,谷草转氨酶 43U/L,乳酸脱氢酶 281U/L;血糖 6.49mmol/L;肝肾功能正常;胃镜:进镜达胃体中部,见胃体中部以下胃体前壁小弯侧增生、溃疡、出血,胃窦变形,幽门管显示不清,呈皮革样改变。组织病理为胃腺癌。

【诊断】皮肌炎合并胃腺癌。

【治疗】患者转入肿瘤医院就诊,1个月后死亡。

【病例特点】①老年女性,皮损广泛,瘙痒严重,伴肌无力;②有恶性红斑,紫红色斑弥漫分布于面部、颈部、躯干、四肢;③血清心肌酶升高不明显;④胃镜加胃部组织病理证实胃腺癌。

病例2

患者男性,71岁。

【主诉】面颈部红斑10个月,双肩关节酸痛、全身乏力半个月。

【现病史】10个月前双眼睑出现水肿性红斑,无自觉症状,未重视,4个月前头皮、面部、颈部渐出现红斑伴剧烈瘙痒。半个月前患者出现双肩关节酸痛、全身乏力。

【皮肤科检查】头皮、面部、颈部、腹部、双上肢、背部见紫红色斑片。双眼睑水肿性红斑(图13-17-2)。四肢肌力4级。

【辅助检查】血、尿常规正常;便隐血试验阴性;血清心肌酶:谷草转氨酶60U/L、肌酸激酶666U/L、乳酸脱氢酶310U/L、羟丁酸脱氢酶235U/L;肌电图示肌源性损害;抗dsDNA抗体阴性,ANA 1∶320阳性;腹部彩超、胸部X线检查未见异常;肺部CT符合肺气肿表现;肿瘤标志物:神经元特异性烯醇化酶25.63ng/ml(0~17ng/ml),细胞角质蛋白19片段抗原21-15.91ng/ml(0~3.3ng/ml)。

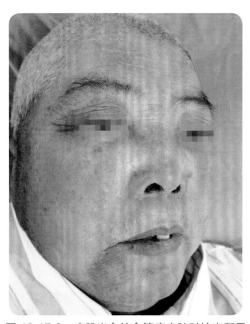
图 13-17-2 皮肌炎合并食管癌皮肤科检查所见

【初步诊断】皮肌炎。

【诊疗经过】给予口服甲泼尼龙40mg/d;口服泼尼松20mg/d,同时给予甲氨蝶呤15mg静脉滴注,每周1次。14天后心肌酶下降至正常,减量为甲泼尼龙40mg/d。7天后复查心肌酶:谷草转氨酶70U/L,肌酸激酶495U/L,乳酸脱氢酶313U/L,羟丁酸脱氢酶230U/L,血清心肌酶较前升高,且逐渐出现吞咽困难,消化道钡剂透视显示食管中段占位性病变。经组织病理诊断为食管鳞状上皮癌。

【确定诊断】皮肌炎合并食管癌。

【病例特点】①老年男性;②患者瘙痒明显、皮损呈恶性红斑;③典型的皮肌炎表现;④糖皮质激素和免疫抑制药治疗有效,但是减量困难;⑤消化道钡剂提示食管中段占位,组织病理为鳞状上皮癌。

二、讨论

成人皮肌炎在40~60岁时高发,常伴恶性肿瘤。皮肌炎合并恶性肿瘤的机制不明。恶性肿瘤可作为机体的自身抗原,刺激机体产生各种抗体,而肿瘤组织又与体内正常组织,如肌纤维、腱鞘等有交叉抗原性,产生交叉反应,导致这些组织病变。皮肌炎伴发的肿瘤常见于胃肠道、食管、肺、乳腺、前列腺、卵巢、鼻咽。肿瘤患者皮肌炎的发生率高于正常人群,Song等对173例乳腺癌住院患者的观察发现,合并皮肌炎3例,发生率为1.73%。

本节病例1有恶性红斑,两例均有瘙痒,病例2瘙痒剧烈,提示肿瘤的可能性。病例1便隐血阳性、病例2吞咽困难,提示肿瘤来自消化道的可能性大。经过详细筛查,最终确定肿瘤的部位。40岁以上,有弥漫性红斑,激素治疗效果不佳,肌力恢复慢,皮疹长期不消退,CPK下降缓慢,乳酸脱氢酶、羟丁酸脱氢酶如果在高值波动的患者也应积极查找肿瘤。

(病例提供 小本吉 吴卫志 于娜)

第十八节 寻常性银屑病合并皮肌炎

一、病例

患者男性,57 岁。

【主诉】眼睑水肿性红斑 4 个月,全身乏力 2 个月。

【现病史】4 个月前双上眼睑出现水肿性红斑,2 个月前感觉双下肢乏力,随后出现行走困难,举手、抬头费力,并出现进食梗阻感。在当地县医院查尿铅、尿汞含量均正常。

【既往史】1 年前头皮出现鳞屑性丘疹,半年内逐渐泛发全身。5 个月前诊断为银屑病。

【皮肤科检查】双上眼睑、面部弥漫性紫红色斑片,前胸 V 形区可见皮肤异色病样改变(图 13-18-1A)。双手甲周可见红斑,甲襞增厚,躯干部、四肢播散性分布红色丘疹、斑块,其上覆盖银白色鳞屑,奥斯皮茨征阳性(图 13-18-1B)。上肢肌力 4 级,下肢肌力 3 级。

【辅助检查】心肌酶:谷草转氨酶 692U/L,肌酸激酶 5 787U/L,肌酸激酶同工酶 884U/L,乳酸脱氢酶 1 738U/L,羟丁酸脱氢酶 1 424U/L;肝功能:谷丙转氨酶 494U/L,谷草转氨酶 692U/L,谷丙转氨酶/谷草转氨酶 0.7,胆红素、谷氨酰转肽酶正常;ANA 1∶1 000 阳性,抗 dsDNA 抗体和抗 ENA 抗体阴性;肿瘤标志物检查均阴性;心电图、腹部彩超、胸部 X 线片均正常;肌电图示肌源性损害。

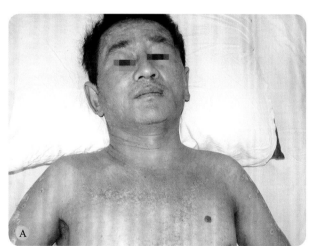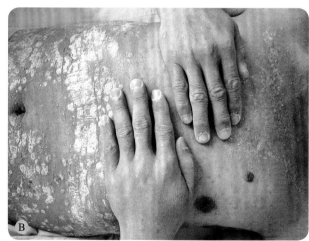

图 13-18-1 寻常性银屑病合并皮肌炎皮肤科检查所见

【组织病理】(面部)表皮部分基底细胞水肿,基底膜增厚,真皮浅层轻度单一核细胞浸润;表皮基底膜 C3 颗粒状弱阳性沉积,IgG、IgM、IgA 均阴性。(左上肢)表皮角质层剥脱,颗粒层减少,见芒罗微脓肿,棘细胞层增生,真皮浅层血管扩张,周围轻度单一核细胞,少许色素颗粒(图 13-18-2)。

【诊断】①皮肌炎;②寻常性银屑病。

【治疗】给予甲泼尼龙 40mg 静脉滴注,每日 1 次;口服泼尼松,每次 10mg,每日 1 次;静脉滴注甲氨蝶呤,每次 15mg,每周 1 次。半个月后银屑病皮损消退,皮肌炎症状逐步好转,心肌酶数值逐渐下降至入院时的 1/2。治疗 1 个月心肌酶下降约 2/3。糖皮质激素减量至 50mg/d,甲氨蝶呤剂量不变。

出院 1 年后泼尼松用量减至 25mg/d 时,银屑病皮损复发,皮肌炎稳定。当泼尼松减量至 20mg/d 时皮肌炎复发,患者再次入院。给予泼尼松 60mg/d,治疗 14 天病情好转,心肌酶降至入院时的 1/2,后病情逐渐控制。

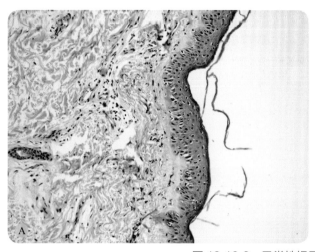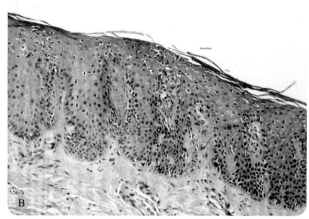

图 13-18-2　寻常性银屑病合并皮肌炎组织病理

【病例特点】①中年男性；②有皮肌炎的症状和皮疹，有银屑病的皮损，上肢皮损组织病理支持银屑病；③入院时肌酸激酶同工酶／肌酸激酶：884/5 787=15.3%；④对糖皮质激素治疗反应较慢。

二、讨论

该患者出现典型银屑病皮损 8 个月以后，出现皮肌炎的皮损和肌肉症状。皮肤组织病理符合银屑病。面部红斑，肌肉无力、疼痛，心肌酶升高以及肌电图改变符合皮肌炎的诊断标准，该患者诊断为银屑病合并皮肌炎。

40 岁以上的皮肌炎合并恶性肿瘤多见，而合并寻常性银屑病少见。银屑病与皮肌炎均存在 T 细胞功能异常，大量研究发现，银屑病患者皮损处绝大部分以 CD4$^+$ 和 CD8$^+$ 细胞分泌的 Th1 类细胞因子表达为主，因而推测两病具有共同的免疫异常，只是通过不同的免疫反应机制引起不同的靶器官／组织损害。推测可能与基因多态性有关，有待证实。Sinoway 等曾报道 1 例银屑病患者在接受 PUVA 治疗的过程中伴发皮肌炎。Machado 等报道 1 例皮肌炎合并银屑病的患者，抗肾小球基底膜抗体阳性，导致肾脏损害。国内报道多例银屑病合并皮肌炎的患者中，年龄最小为 9 岁，年龄最大为 48 岁，所有患者均为银屑病皮损在前，皮肌炎症状在后，间隔时间最长为 12 年，最短为 1 年。文献报道的病例中患者用糖皮质激素治疗后，银屑病皮损和皮肌炎症状均有所改善，但在糖皮质激素减量过程中，尽管皮肌炎症状缓解，但银屑病皮损复发。

该患者肌酸激酶同工酶／肌酸激酶为 15.3%，而心电图没有心肌梗死的动态变化。结合既往报道的病例中也有 1 例比值明显高于正常，是否为银屑病合并皮肌炎时可出现这种心肌酶的变化，需要更多的病例来验证。临床上银屑病一般不用糖皮质激素治疗，而皮肌炎需要用糖皮质激素控制。本例患者用糖皮质激素加甲氨蝶呤治疗，既有效控制皮肌炎，又有效控制银屑病。尤其是糖皮质激素减量后，合用甲氨蝶呤可有效控制银屑病。

（病例提供　刘 荣）

第十九节　硬化性皮肌炎

一、病例

患者男性，17 岁。

【主诉】面部红斑、全身乏力 12 年，复发 1 年，加重 1 周。

【现病史】12年前面部出现红斑伴全身乏力,在某医院诊断为儿童皮肌炎,予糖皮质激素治疗(用量不详),病情控制。此后,长期服用糖皮质激素,但间断复发。逐渐出现四肢皮肤发硬,肘关节、膝关节和腕关节处僵硬,活动度差,膝关节附近皮下出现硬结。1年前病情复发,近1周病情加重。

【皮肤科检查】双眼周暗紫红色斑片、毛细血管扩张(图13-19-1A);四肢肌肉萎缩、皮肤硬化,肘关节、膝关节、腕关节活动受限,肘关节呈屈曲位(图13-19-1B)。双上肢肌力3~4级;双下肢肌力2级。右侧膝关节下方见一花生米大小硬结。

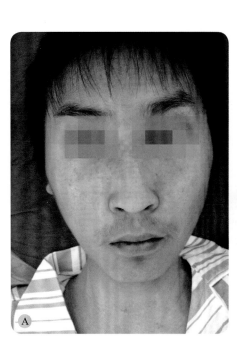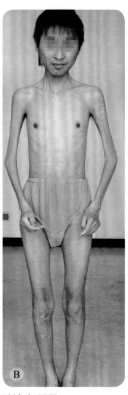

图13-19-1 硬化性皮肌炎皮肤科检查所见

【辅助检查】血常规、尿常规、肝肾功能无异常。心肌酶:肌酸激酶551U/L,乳酸脱氢酶382U/L,羟丁酸脱氢酶284U/L,肌酸激酶同工酶40U/L。肌电图示肌源性损害。肌肉组织病理符合肌炎改变。抗ENA抗体、抗dsDNA抗体、ANA均正常。食管钡剂造影正常。胸部X线片:支气管炎改变。

【诊断】硬化性皮肌炎。

【治疗】静脉滴注甲泼尼龙,每次40mg,每日1次;静脉滴注甲氨蝶呤,每次10mg,每周1次;口服地尔硫䓬,每次15mg,每日2次。

【病例特点】①儿童发病;②除皮肤红斑和肌肉疼痛、无力外,伴皮肤硬化、关节活动受限;③膝关节处可见皮下钙化;④心肌酶和肌肉组织病理均符合皮肌炎。

二、讨论

有的皮肌炎在发病6个月至3年后皮肤发生硬化等硬皮病表现,称为硬化性皮肌炎。

硬化性皮肌炎在儿童中少见,而且在报道的病例中临床表现各异。Ambade等报道1例11岁女性患儿,从系统性硬皮病转化为儿童皮肌炎和泛发性硬斑病。本例患者有典型的皮肌炎表现,发病过程中逐渐出现皮肤硬化,符合硬化性皮肌炎的临床表现。

(病例提供 王昌媛)

第二十节 复发性多软骨炎

一、病例

患者男性,50 岁。

【主诉】双耳郭红肿 2 个月,压痛 1 个月。

【现病史】2 个月前耳部出现红肿、灼热。1 个月前出现压痛,伴有全身乏力。

【皮肤科检查】双耳郭呈暗红色浸润性斑块、结节,质地韧、表面高低不平,边界清;耳垂肤色正常、质软(图 13-20-1)。双眼结膜轻度充血。

【辅助检查】血常规、尿常规、ESR、肝肾功能正常。ANA、抗 ENA 抗体、类风湿因子均阴性。TSH、FT$_3$ 正常,FT$_4$ 降低,为 7.75pmol/L。C3 0.6g/L,C4 0.15g/L,IgM 0.28g/L,均低于正常值。

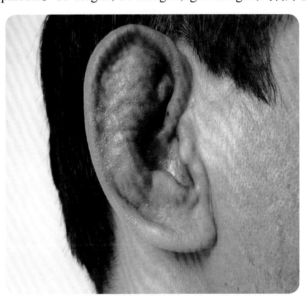

图 13-20-1 复发性多软骨炎皮肤科检查所见

【组织病理】表皮角化过度,真皮中深层可见大量的浆细胞和少量单一核细胞浸润,软骨嗜碱性减弱,嗜酸性增强,可见嗜酸性粒细胞浸润(图 13-20-2)。

【诊断】复发性多软骨炎。

【治疗】口服泼尼松,每次 30mg,每日 1 次;口服氨苯砜,每次 50mg,每日 2 次。治疗 1 个月后红肿较前明显减轻。

二、讨论

复发性多软骨炎是一种少见病,其特点是软骨组织复发性退行性炎症。发病机制尚不清楚。好发年龄为 30~60 岁,无明显性别差异。通常初发为急性炎症,经数周至数月好转,以后呈慢性反复发作。晚期因软骨组织受损,出现松软耳、鞍鼻及嗅觉、视觉、听觉和前庭功能障碍。仅有 25% 的患者有皮肤受损。皮损无特征性,形态多样,可表现为结节性红斑、紫癜、网状青斑、结节、皮肤角化、溢脓、色素沉着等。活检常呈白细胞破碎性血管炎的组织学改变。此外,也可发生指(趾)甲生长迟缓、脱发及脂膜炎,口腔及生殖

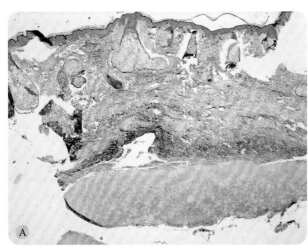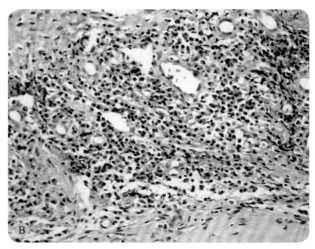

图 13-20-2　复发性多软骨炎组织病理

器黏膜溃疡。有些病例与贝赫切特综合征重叠存在。该病还可以引起全身发热、乏力、体重减轻等全身症状，以及眼部、关节、呼吸、血管、血液、肾脏、神经等系统损害。

1976 年 McAdam 的诊断标准：①双耳软骨炎；②非侵蚀性多关节炎；③鼻软骨炎；④眼部炎症，包括结膜炎、角膜炎、巩膜炎、浅层巩膜炎及葡萄膜炎等；⑤喉和 / 或气管软骨炎；⑥耳蜗和 / 或前庭受损，表现为听力丧失、耳鸣和眩晕。具有上述标准 3 条或 3 条以上者可以确诊，无须组织病理检查证实。不足 3 条者需软骨活检证实诊断。1979 年 Damiani 对 McAdam 诊断标准做了修订：① McAdam 诊断标准；② 1 条以上的 McAdam 诊断标准 + 组织病理表现；③病变累及 2 个或 2 个以上部位，糖皮质激素或氨苯砜治疗有效。

本病无根治性办法，可试用非甾体抗炎药、糖皮质激素、免疫抑制药，如环磷酰胺或甲氨蝶呤及氨苯砜等。有应用生物制剂 CD20 单克隆抗体治疗该病的报道。

（病例提供　施仲香　史本青　颜潇潇）

第二十一节　合并重度贫血的系统性硬皮病

一、病例

患者女性，34 岁。

【主诉】面部、躯干、双上肢皮肤硬化伴色素异常 3 年。

【现病史】3 年前面部皮肤肿胀、色素沉着，逐渐硬化，同时伴少许色素脱失。逐渐发展至前胸、后背、四肢，同时出现双手遇冷疼痛伴发绀。近半年出现吞咽困难、呕吐，呕吐物无血性物质；腹泻与便秘交替，无便血。曾在其他医院诊断为硬皮病，治疗不详。

【既往史】闭经半年。

【体格检查】营养不良，贫血貌。胸骨中上段心音明显增强。腹部轻度膨隆，肠鸣音亢进。

【皮肤科检查】面部、躯干、双上肢皮肤弥漫性色素沉着斑，散在色素减退斑，皮肤紧绷，不易捏起；面部皮肤硬化，鼻翼、口唇变薄，呈假面具样（图 13-21-1）。皮肤硬化以双前臂、双手指为重，表面有蜡样光泽，触之僵硬，皮温低，双手呈爪形。双眼睑结膜、口唇、口腔黏膜苍白。毛发未见异常。

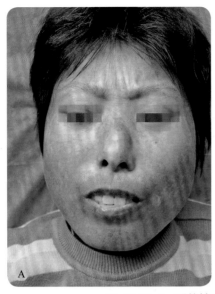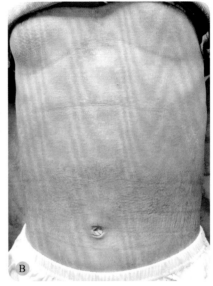

图 13-21-1　系统性硬皮病皮肤科检查所见
A. 面部；B. 躯干。

【辅助检查】血常规：白细胞计数 3.82×10^9/L，红细胞计数 2.29×10^{12}/L，血红蛋白 37g/L，血小板计数 265×10^9/L；尿常规、便常规正常，便隐血阴性；肝肾功能正常，白蛋白 22.6g/L；电解质：K^+ 3.38mmol/L，余正常；心电图示心肌缺血；胸部 X 线片示心脏外形似烧瓶状，心胸比为 0.58，双侧膈面光滑，肋膈角锐利。肝、胆、脾、胰、肾超声未见异常。

【诊断】系统性硬皮病。

【治疗】口服泼尼松，每次 40mg，每日 1 次；口服青霉胺，每次 0.25g，每日 4 次；口服阿司匹林，每次 50mg，每日 1 次；口服硝苯地平，每次 10mg，每日 3 次；口服多潘立酮，每次 10mg，每日 3 次。

【病例特点】①中青年女性，病史 3 年，病情进展迅速；②皮损几乎累及全身皮肤，除皮肤硬化伴有明显的色素异常；③合并多系统受累：重度贫血、胃肠道功能紊乱、心胸比例增大。

二、讨论

硬皮病是一种系统性自身免疫疾病，是以皮肤及内脏器官胶原纤维进行性水肿硬化、萎缩为特征的结缔组织病，分为局限性硬皮病和系统性硬皮病。许多系统性硬皮病患者在出现皮肤及内脏硬化之前，往往先有雷诺现象，数月甚至数年之后才出现其他表现。由于血管营养不良，可伴有双手麻木、肿胀与指垫变平或呈凹形；少数患者可有甲沟炎、指尖或近端指关节及掌指关节背侧溃疡。

本例患者突出的表现为弥漫性皮肤硬化、色素沉着、色素减退合并重度贫血。系统性硬皮病患者合并贫血的原因可能与消化吸收不良、免疫反应造成的溶血性贫血以及再生障碍性贫血等有关，也有报道与消化道血管扩张造成出血有关。本例患者有重度贫血，需要进一步做骨髓检查、消化道内镜检查以进一步明确贫血的原因。射频消融、手术可以治疗扩张的血管，从而治疗消化道出血造成的缺铁性贫血。胃窦血管扩张的患者中有 8% 为系统性硬皮病，除射频消融和手术治疗外，甲泼尼龙和环磷酰胺可以用来治疗系统性硬皮病患者中胃窦血管扩张所致的贫血。系统性硬皮病患者除经典的水肿、硬化、萎缩三期改变，少数患者可有皮肤和肌腱的钙化，也可以发生色素沉着和色素脱失，皮损表现为假性白癜风改变。治疗上主要针对炎症反应、抑制纤维组织增生和改善血液循环，以及对症处理等。

（病例提供　吕　梅）

第二十二节　结节性硬皮病

一、病例

患者女性,62岁。

【主诉】皮肤硬化、瘙痒8年,皮肤结节6年。

【现病史】8年前口唇出现硬化、张口困难,7年前左乳房下、前额、双前臂、胸前皮肤发硬、发亮,双手指关节疼痛、肿胀,病情逐渐加重,按类风湿、硬皮病服中药等治疗,疗效欠佳。6年前,前胸、后背、腹部出现硬化性结节,花生米大小,疼痛明显。进食时出现哽噎感,伴乏力。3年前下肢出现较硬结节,当地医院给予维生素 B_2、维生素 B_{12}、中药丸等药物治疗,自觉结节稍微变软,疼痛减轻。2年前双手关节变硬,呈爪形手,并有雷诺现象。

【皮肤科检查】鼻翼、口唇变薄,口周出现放射状沟纹,张口受限(图13-22-1A)。躯干、四肢弥散性黄豆至花生米大小的结节,质硬,无压痛,表面肤色正常,散在色素沉着斑(图13-22-1B)。双手呈爪形,指端变短、变细,皮肤紧绷,有蜡样光泽。双手掌及面部出现点滴状局限性毛细血管扩张。

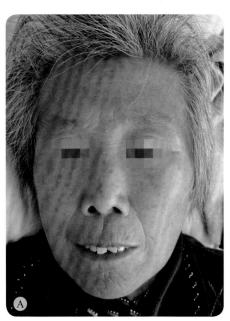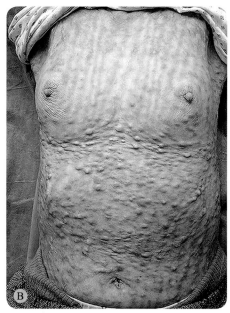

图 13-22-1　结节性硬皮病皮肤科检查所见

【辅助检查】血常规:白细胞计数 4.14×10^9/L,红细胞计数 3.72×10^{12}/L,血红蛋白104g/L,血小板计数 175×10^9/L。ESR 42mm/h,ANA、抗 ENA 抗体、抗 dsDNA 抗体阴性,肝肾功能、电解质、便常规正常;心电图示窦性心律不齐、左前分支传导阻滞;胸部 X 线片:心脏阴影,主动脉影变宽,主动脉球变小,左心缘平直,心腰消失;肝、胆、脾、胰、肾超声未见异常。

【组织病理】(结节处)表皮基底层色素增加,真皮增厚,真皮中深层胶原纤维增多、增粗、致密。部分区域胶原纤维交织排列,轻度均一化变。皮肤附件减少,汗腺扩张挤压,真皮病变区与表皮之间有一正常胶原带(图13-22-2)。弹性纤维染色病变区弹性纤维明显减少。

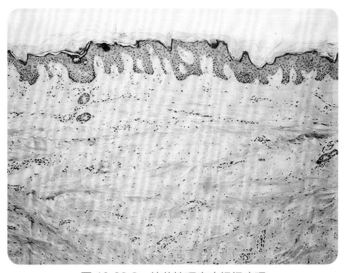

图 13-22-2 结节性硬皮病组织病理

【诊断】结节性硬皮病。

【治疗】口服泼尼松,每次 30mg,每日 1 次;口服青霉胺,每次 0.25g,每日 4 次;口服阿司匹林,每次 50mg,每日 1 次。

【病例特点】①皮肤硬化萎缩 8 年;②出现典型的硬皮病皮损 2 年以后出现结节;③体格检查除经典的硬皮病皮损外,全身播散性分布皮肤色黄豆至花生米大小的结节;④有雷诺现象、吞咽困难等系统症状;⑤组织病理符合结节性硬皮病。

二、讨论

结节性硬皮病又称瘢痕疙瘩性硬皮病,1854 年由 Addison 首先描述。结节通常发生于硬皮病发病数月至数年后,目前多认为它是硬皮病的一种特殊类型,临床表现和组织病理与瘢痕疙瘩不易区分。组织病理分两类:①与典型硬皮病相似;②与瘢痕疙瘩相似。后者表现为真皮增厚,成纤维细胞和胶原纤维增多、融合,呈玻璃样变,胶原纤维与表皮平行分布或形成结节状,病变中弹性纤维减少。该例患者的组织病理改变与瘢痕疙瘩类似。2006 年国内渠涛报道 1 例有弹性纤维增多,与典型硬皮病相似。2003 年 Cannick 等总结了 1966—2002 年英文文献报道的 13 例结节性硬皮病以及他们所见的 1 例,男女患病之比为 10∶4,平均年龄 38.9 岁,大部分为系统性硬皮病,10 例合并关节痛,9 例合并肢端硬化,8 例合并雷诺现象,5 例合并指端溃疡和 / 或钙沉积,5 例合并肺纤维化,1 例合并肺动脉高压,3 例合并吞咽困难或反流,3 例合并肾脏损害,3 例 ESR 升高。

本病发病机制未明,Mizutani 等认为本病结节的形成除了与硬皮病皮损有关外,还与其他刺激因素有关,可引起皮肤胶原纤维过度增生,从而形成瘢痕疙瘩样损害。本病的治疗与其他类型的系统性硬皮病相似。

(病例提供 张迪展 杨宝琦)

第十四章　大疱性和无菌性脓疱性皮肤病

第一节　长期误诊的红斑型天疱疮

一、病例

患者女性,40岁。

【主诉】头面部鳞屑性红斑7年,胸背受累5年。

【现病史】7年前头面部出现红斑,伴脱屑、瘙痒,日晒后加重,曾在当地多家医院诊断为银屑病,疗效欠佳。5年前累及胸背部。1个月前当地诊所给予口服克拉霉素及外用卤米松治疗20天,效果不佳。自发病以来无发热、乏力、关节疼痛及口腔溃疡。

【皮肤科检查】头部散在分布灰白色鳞屑斑,面部、胸背上部散在黄豆至蚕豆大小暗红斑,以右侧上下眼睑、颊部较多,其上有污褐色痂皮(图14-1-1),奥斯皮茨征阴性。脐凹部暗红斑、浸渍、无渗出,未见水疱。尼科利斯基征阴性,鼻腔、口腔黏膜无皮损。

【辅助检查】血常规、ESR、尿常规均正常;肝肾功能正常;ANA、抗dsDNA抗体阴性,抗ENA抗体未见异常。

【组织病理】(背部)表皮颗粒层松解,真皮浅层血管扩张,少许单一核细胞浸润(图14-1-2)。直接免疫荧光:表皮细胞间IgG网状沉积(图14-1-3A),基底膜C3线状沉积(图14-1-3B),IgM、IgA阴性。间接免疫荧光:抗表皮细胞间物质抗体1:20阳性。

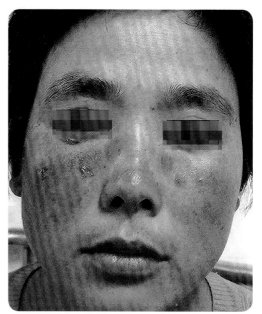

图14-1-1　红斑型天疱疮皮肤科检查所见

【诊断】红斑型天疱疮。

【治疗】静脉滴注地塞米松,每次5mg,每日1次;口服雷公藤片,每次24μg,每日3次;口服四环素,每次0.5g,每日4次;口服羟氯喹,每次0.2g,每日1次;外用糠酸莫米松乳膏。1周后红斑消失,痂皮脱落,留暗褐色色素斑,激素缓慢减量,后病情稳定。

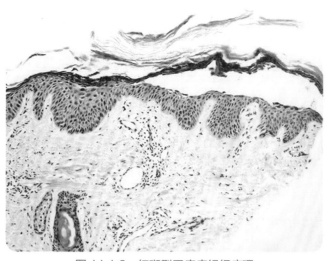

图 14-1-2　红斑型天疱疮组织病理

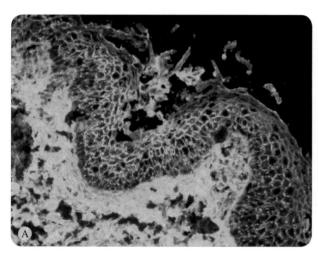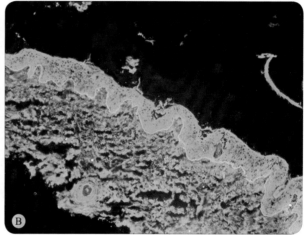

图 14-1-3　红斑型天疱疮直接免疫荧光

【病例特点】①中年女性,头面、胸背部及脐部暗红斑,上覆污褐色痂屑;②伴光敏、微痒,无发热、乏力、关节疼痛及口腔溃疡;③曾多次误诊为银屑病、红斑狼疮;④抗核抗体系列阴性;⑤天疱疮典型的组织病理及免疫组织病理特点。

二、讨论

红斑型天疱疮的面部等暴露区皮肤标本中发现荧光带,有些病例有抗核抗体,故有学者认为它是红斑狼疮的一个亚型。但本病有棘层松解现象和体内结合循环抗体,因而应属于天疱疮。有报道,对 48 例红斑型天疱疮患者进行组织病理检查,暴露部位狼疮试验阳性率为 81%,而非暴露部位阳性率为 23%,说明红斑型天疱疮直接免疫荧光检查中可存在表真皮交接处 IgG 和补体沉积,但并非同时存在红斑狼疮。

本例患者在院外长期误诊为银屑病或红斑狼疮,经相关抗核抗体系列检查及组织病理、免疫组织病理检查排除红斑狼疮,诊断为红斑型天疱疮。治疗给予小剂量激素,联合雷公藤、四环素等抗炎治疗,取得满意效果。

（病例提供　王广进　颜潇潇）

第二节　口服四环素、烟酰胺治疗红斑型天疱疮

一、病例

患者男性,65 岁。

【主诉】头面、胸背部红斑、瘙痒 1 个月。

【现病史】1 个月前面部出现红斑、糜烂,未予治疗。皮损逐渐扩散至前胸及背部,伴瘙痒。在外院多次按湿疹治疗效果不佳。

【皮肤科检查】头、面、胸、背部散在分布指甲大小红斑,部分皮疹表面结痂,无糜烂、渗出,未见水疱(图 14-2-1),尼科利斯基征阳性,口腔黏膜未见异常,皮损以面部及背部为著。

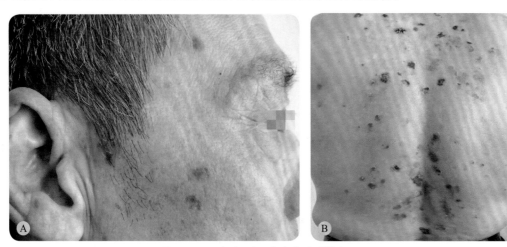

图 14-2-1　红斑型天疱疮皮肤科检查所见
A. 面部; B. 背部。

【辅助检查】血常规、尿常规及肝肾功能等均无明显异常;ANA、抗 dsDNA 抗体阴性。

【组织病理】表皮颗粒层松解,真皮浅层血管扩张,少许单一核细胞浸润(图 14-2-2);直接免疫荧光:表皮细胞间 IgG 网状沉积(图 14-2-3A),基底膜 C3 线状沉积(图 14-2-3B),IgM、IgA 阴性。

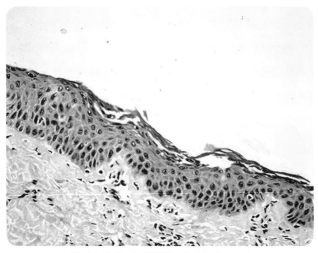

图 14-2-2　红斑型天疱疮组织病理

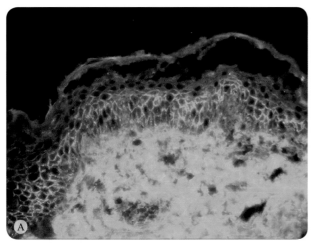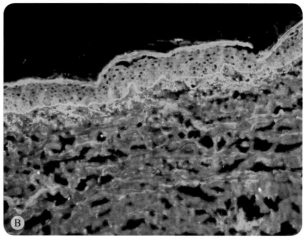

图 14-2-3　红斑型天疱疮直接免疫荧光

【诊断】红斑型天疱疮。

【治疗】口服四环素，每次 0.5g，每日 4 次；口服烟酰胺，每次 0.5g，每日 3 次；外用曲安奈德软膏。1个月后病情明显改善，5 个月后皮损完全消退，药物逐渐减量至停药，随访 2 年未复发。

【病例特点】①皮损发生于头面部及躯干部，以红斑、结痂为主；②口腔黏膜未受累；③免疫组织病理：表皮细胞间 IgG 网状沉积，基底膜 C3 线状沉积；④应用四环素、烟酰胺等治疗后痊愈。

二、讨论

糖皮质激素作为治疗天疱疮的首选药物，常合并环磷酰胺、硫唑嘌呤、环孢素及大剂量激素冲击治疗，但长期应用激素将会导致患者高血压、糖尿病及无菌性股骨头坏死等严重并发症。因此寻求各种安全有效的非皮质激素治疗方法以替代或减少糖皮质激素的使用，从而达到减少副作用、增强疗效及提高患者生存质量的目的。

早在 1986 年 Berk 等首先报道应用四环素及烟酰胺治疗轻中度类天疱疮获得良好效果。此后国内外学者使用该方法治疗轻中度甚至重度天疱疮均获得显著疗效。但该方法用于天疱疮的治疗尚需进一步研究。

红斑型天疱疮属于天疱疮中病情较轻的一型，因其主要的抗原桥粒芯糖蛋白 1 沉积在表皮浅层，因而临床多表现为红斑、鳞屑、结痂，多无水疱及口腔黏膜损害，自觉症状也较轻。笔者医院在国内较早将此方法应用于部分红斑型天疱疮的治疗，查阅相关文献四环素的常规用量为 2.0g/d，烟酰胺为 1.5g/d。本例患者经此方案治疗后效果满意。

(病例提供　杨宝琦)

第三节　落叶型天疱疮继发卡波西水痘样疹

一、病例

患者男性，49 岁

【主诉】全身泛发红斑、水疱 2 年，加重 3 个月。

【现病史】2 年前躯干部出现红斑和松弛性水疱,伴有渗出,不久即结痂,自觉疼痛,皮损长期不愈,曾在院外以天疱疮给予每日口服泼尼松 40mg 治疗,病情基本控制。5 个月后自行停用激素改为中药治疗,病情复发。3 个月前皮损加重。

【皮肤科检查】全身泛发的红斑,覆以油腻性结痂,痂皮呈叶状,以头、胸、背尤为严重(图 14-3-1)。未见明显水疱、大疱,尼科利斯基征阳性。皮疹占体表面积约 50%,口腔黏膜未见异常。

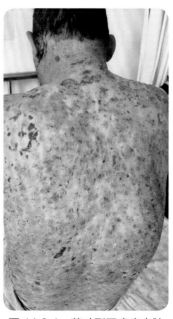

【组织病理】表皮上部棘层内水疱,细胞间水肿,疱内中性粒细胞浸润,真皮浅层淋巴样细胞浸润(图 14-3-2)。直接免疫荧光:表皮细胞间 IgG 网状沉积,基底膜 C3 弱阳性线状沉积;间接免疫荧光:抗表皮细胞间物质抗体 1:80 阳性。

【诊断】落叶型天疱疮。

【治疗】根据患者皮损面积、抗体滴度及既往治疗史,拟定糖皮质激素初始量(相当于泼尼松量)为 80mg/d,联合环磷酰胺 0.3g 静脉注射,隔日 1 次;3 天后仍有新水疱出现,激素加至 120mg/d,同时加用静脉注射人免疫球蛋白 10g/d,治疗 5 天。此时头面部在红斑基础上出现丘疱疹,部分疱顶有脐凹,互相融合(图 14-3-3),双眼分泌物增多、畏光、流泪。测血清单纯疱疹病毒抗体示 HSV-IgM 阳性,拟诊卡波西水痘样疹,给予泛昔洛韦口服、喷昔洛韦乳膏外用、阿昔洛韦眼药水滴眼,丘疱疹逐渐结痂、消退。

图 14-3-1　落叶型天疱疮皮肤科检查所见

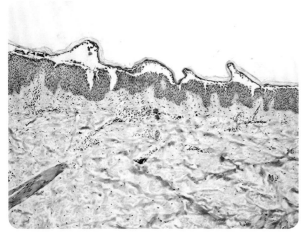

图 14-3-2　落叶型天疱疮组织病理

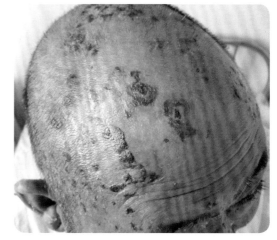

图 14-3-3　落叶型天疱疮继发卡波西水痘样疹治疗后

【病例特点】①中年男性;②皮疹以红斑、结痂为主;③组织病理示表皮棘层水疱,直接免疫荧光示表皮细胞间 IgG 网状沉积;④治疗过程中头面部出现脐凹状丘疱疹、结痂,双眼睑分泌物增多,血清 HSV-IgM 阳性,应用核苷类抗病毒药后控制。

二、讨论

卡波西水痘样疹多发生于患湿疹的婴儿或儿童,偶也发生于患脂溢性皮炎、脓疱疮、落叶型天疱疮(pemphigus foliaceus,PF)、毛囊角化病等其他炎症性皮肤病的成人。

该病继发于天疱疮时很难诊断。曾有报道 13 例落叶型天疱疮合并卡波西水痘样疹,经积极治疗无死亡病例。Zouhair 报道有 2 例合并该病的寻常型天疱疮患者却死于疱疹性肝炎。Demitsu 报道 1 例 PF 合并卡波西水痘样疹死亡的病例,该患者死于单纯疱疹病毒血症及严重肝损害。

本例患者的特点是 PF 继发卡波西水痘样疹,诊断及时,早期足量口服抗病毒药物,治疗效果好。如果天疱疮对治疗产生抵抗或出现局部皮疹加重,应考虑该病的可能性。

(病例提供 潘付堂)

第四节 增生型天疱疮

一、病例

患者男性,54 岁。

【主诉】头皮增生物 1 年半。

【现病史】1 年半前于头皮出现红斑、丘脓疱疹,伴糜烂、渗出,随后互相融合,呈乳头瘤状,伴瘙痒,有恶臭味,无明显脱发。曾在外院以脓皮病、脓癣予抗炎、抗真菌治疗,效不佳。自发病以来偶有口腔溃疡,可以自愈。

【既往史】既往有肝脾大病史 20 余年;抑郁症病史 2 年,曾口服碳酸锂,目前口服多塞平。

【皮肤科检查】头顶部正中、右侧颞叶部分别见一拳头、核桃大蕈样、乳头状增生物,边界清楚,上覆灰白色脓痂,有腥臭味(图 14-4-1);局部浅表淋巴结未触及肿大。口腔黏膜无溃疡。

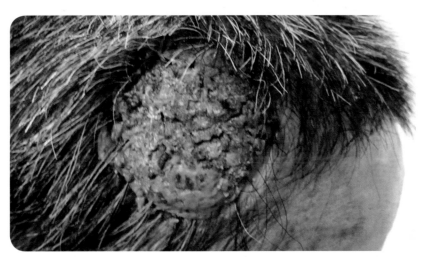

图 14-4-1 增生型天疱疮皮肤科检查所见

【辅助检查】血常规:嗜酸性粒细胞百分比 6.81%,嗜酸性粒细胞计数 0.54×10^9/L;尿液分析未见异常;肝肾功能正常;皮损处真菌直接镜检及培养阴性。

【组织病理】(头皮)表皮角化过度,见较多圆形孢子,表皮假上皮瘤样增生,见多处嗜酸性粒细胞、中性粒细胞小脓肿;真皮浅层较多中性粒细胞、嗜酸性粒细胞、浆细胞浸润(图 14-4-2)。直接免疫荧光:表皮细胞间 IgG 弱阳性网状沉积(图 14-4-3),C3、IgA、IgM 阴性。间接免疫荧光:抗表皮细胞间物质抗体 1:10 阴性。

【诊断】增生型天疱疮。

【治疗】口服泼尼松,每次 40mg,每日 1 次;口服硫唑嘌呤,每次 50mg,每日 3 次。3 周后自觉好转,患者间断停药,2 个月后复诊,皮损缩小,脓痂消失。

【病例特点】①头皮增生性损害 1 年;②无水疱、大疱,无黏膜物害;③血常规示嗜酸性粒细胞百分比及嗜酸性粒细胞计数均偏高;④组织病理示表皮假上皮瘤样增生,见多处嗜酸性粒细胞、中性粒细胞小脓肿,真皮浅层较多嗜酸性粒细胞等浸润;⑤直接免疫荧光示表皮细胞间 IgG 弱阳性网状沉积。

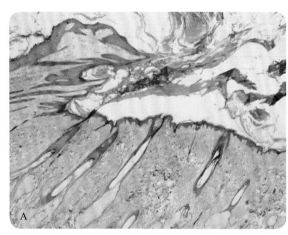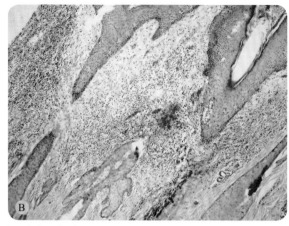

图 14-4-2　增生型天疱疮组织病理

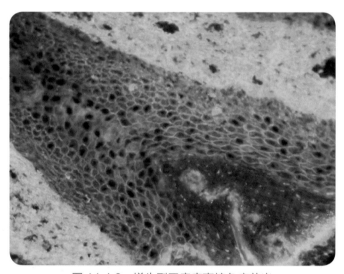

图 14-4-3　增生型天疱疮直接免疫荧光

二、讨论

增生型天疱疮是天疱疮中少见的一型,发病率占天疱疮的 1%~2%。根据临床表现又分为 Neumann 型和 Hallopeau 型。前者早期表现与寻常型天疱疮一致,出现松弛的水疱、大疱及糜烂,糜烂愈合后形成疣状增生。后者临床表现相对较轻,早期损害是脓疱,然后迅速变为增生性斑块,一般不出现大疱。增生型天疱疮的组织病理除与寻常型天疱疮一致的基底层上表皮松解外,其表皮的高度增生和表皮内嗜酸性粒细胞脓肿是特征性改变,与 Neumann 型相比,Hallopeau 型表皮增生和嗜酸性粒细胞脓肿更加突出。本例患者具有典型的临床及组织病理改变,故应属于 Hallopeau 型。增生型天疱疮一般好发于皮肤皱褶部位,如腋下、腹股沟、外阴等,头皮也是好发部位。本例皮损即单发于头部,曾一度误诊为脓癣、脓皮病等。

Hallopeau 型增生型天疱疮较寻常型天疱疮预后好,治疗时糖皮质激素较寻常型天疱疮用量小,减量亦较快。Danopoulou 报道 1 例仅限于头皮的增生型天疱疮,病程 4 个月,棘细胞间为 IgG、C3 沉积。ELISA 试验:抗棘细胞间桥粒芯糖蛋白 3 抗体为 158 阳性(正常<10),抗棘细胞间桥粒芯糖蛋白 1 抗体阴性,单用糖皮质激素不能控制,加用免疫抑制药吗替麦考酚酯治疗 4 个月痊愈。Ichimiya 报道单独应用甲泼尼龙(40mg/d)治疗 1 例增生型天疱疮 2 周无明显疗效,合用阿维 A(10mg/d)后获良效,推测可能与阿维 A 的抗增生、调节角质形成细胞分化及抗炎作用有关。

本例患者给予小剂量糖皮质激素及硫唑嘌呤治疗,但由于治疗过程中患者多次自行停药,用药不规律,导致治疗 2 个月后皮损仍未完全消退,治疗效果欠佳。必要时可尝试加用阿维 A 治疗。

(病例提供　史本青　周桂芝　汪新义)

第五节　疱疹样天疱疮合并银屑病

一、病例

患者男性,71 岁。

【主诉】全身泛发红斑、水疱伴剧痒 1 个月。

【现病史】1 个月前胸部、双下肢出现红斑伴剧痒,到当地医院就诊,用药(治疗药物具体不详)3 天后瘙痒缓解。停药 2 天后红斑突然增多且扩展至颈部、躯干、四肢,并出现水疱,水疱破溃后形成鲜红色糜烂面,渗出明显。

【既往史】有头皮银屑病病史 2 年,长期口服治疗银屑病药物。

【皮肤科检查】头皮散在指甲大小丘疹、斑块,被覆灰白色鳞屑,奥斯皮茨征阳性,束状发(图 14-5-1A)。颈部、胸腹部散在边缘隆起的环形红斑及大小不等的糜烂面(图 14-5-1B),双下肢红斑边缘见绿豆至黄豆大张力水疱,尼科利斯基征阴性(图 14-5-1C),双小腿呈凹陷性水肿。黏膜无异常。

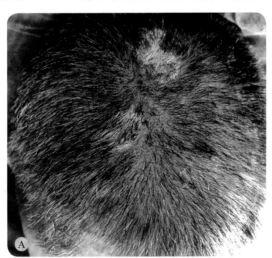

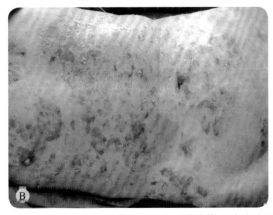
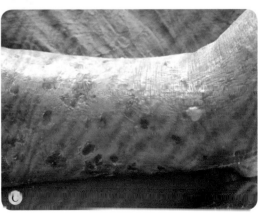

图 14-5-1　疱疹样天疱疮合并寻常性银屑病皮肤科检查所见

【组织病理】(腹部)表皮细胞水肿,较多嗜酸性粒细胞移入,表皮内水疱形成,真皮浅层少许淋巴细胞浸润(图 14-5-2)。直接免疫荧光:表皮细胞间 IgG、C3 网状沉积(图 14-5-3),IgM、IgA 阴性。间接免疫荧光:抗表皮细胞间物质抗体 1:10 阴性。

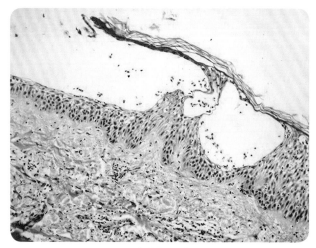
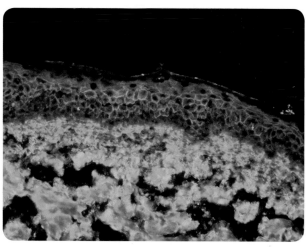

图 14-5-2　疱疹样天疱疮组织病理　　　　图 14-5-3　疱疹样天疱疮直接免疫荧光

【诊断】①疱疹样天疱疮;②寻常性银屑病。

【治疗】根据患者皮损面积、体重等因素拟定糖皮质激素初始量(相当于泼尼松量)为 80mg/d,联合环磷酰胺 0.2g 静脉注射,隔日 1 次。17 天后原有水疱干涸、结痂,无新发水疱,激素缓慢减量至 50mg/d,同时加用氨苯砜 50mg/ 次口服,每日 2 次,环磷酰胺改为口服出院。

【病例特点】①老年发病,瘙痒剧烈;②皮损表现为环状红斑,周边见张力水疱,尼科利斯基征阴性;③既往有头皮银屑病病史 2 年;④组织病理以嗜酸性粒细胞浸润为主。直接免疫荧光:表皮细胞间 IgG、C3 网状沉积。

二、讨论

合并银屑病的自身免疫性疱病,最常见的是大疱性类天疱疮,而疱疹样天疱疮(pemphigus herpetiformis, PH)的报道较为少见。Morita 报道 1 例 PH 继发于银屑病。Sánchez-Palacios 报道可能与银屑病经 UVB 照射有关而继发的 1 例 PH。另有 1 例报道 PH 可能与使用的药物(硫普罗宁)有关。

本例患者银屑病局限于头皮,未接受过光疗,但长期口服和外用多种药物,是否药物诱发了 PH 尚待进一步考证。

两种疾病的治疗原则有冲突。银屑病的治疗不主张系统应用糖皮质激素,而 PH 的治疗糖皮质激素为首选药物。本例患者采用激素及免疫抑制药治疗后,两种疾病同时得到改善,激素减量过程中均无复发。

(病例提供　王广进　亓兴亮　施仲香)

第六节　IgA 天疱疮

一、病例

患者男性,56 岁。

【主诉】全身红斑、水疱、脓疱伴瘙痒 20 天。

【现病史】20天前日晒后于头皮开始出现红斑、水疱,2~3天后蔓延至躯干、四肢。自觉明显瘙痒,以头皮为重。4天前口服依巴斯汀,瘙痒有所减轻,但皮损未见明显消退。

【皮肤科检查】头皮红斑、部分边缘暗红色隆起(图14-6-1A);躯干、四肢散在钱币状红斑(部分红斑边缘为丘疱疹)、豆粒大小丘疹、脓疱、抓痕及糜烂;腋窝豆粒大小脓疱、红斑(图14-6-1B);下唇可见一黄豆粒大小水疱(图14-6-1C);会阴部红斑、脓疱(图14-6-1D)。

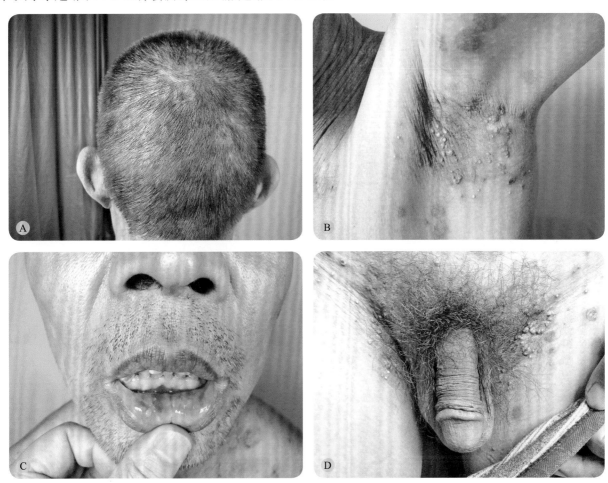

图14-6-1　IgA天疱疮皮肤科检查所见

【组织病理】表皮内脓疱,疱壁坏死,疱内见棘松解细胞,疱周围表皮内中性粒细胞浸润,真皮浅层淋巴样细胞及中性粒细胞浸润(图14-6-2)。直接免疫荧光:表皮细胞间IgA网状沉积(图14-6-3),IgG阴性。

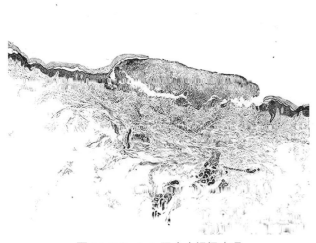

图14-6-2　IgA天疱疮组织病理

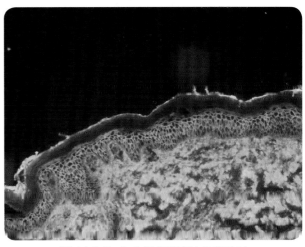

图14-6-3　IgA天疱疮直接免疫荧光

【诊断】IgA 天疱疮。

【治疗】口服氨苯砜,每次 50mg,每日 2 次;外用卤米松乳膏。痊愈。

【病例特点】①中老年男性;②红斑基础上的脓疱、水疱,尼科利斯基征阴性,腋窝等皱褶部位也受累;③组织病理和免疫荧光检查具有特征性表现。

二、讨论

IgA 天疱疮于 1989 年由 Beutner 等正式命名,分两个特殊亚型:角层下脓疱性皮肤病(subcorneal pustular dermatosis,SPD)型和表皮内中性粒细胞性皮肤病(intra epidermal neutrophilic dermatosis,IEN)型,分别又称为 IgA 落叶型天疱疮和 IgA 寻常型天疱疮。两者临床表现基本相似,为红斑或正常皮肤上松弛性水疱或脓疱,脓疱多倾向于融合成环状,中央有结痂或鳞屑,尼科利斯基征一般为阴性。但两者也有细微区别:SPD 型多见于腋下及腹股沟;IEN 型好发于下腹部,躯干、四肢也可广泛分布,掌跖及黏膜累及较少。另外,两者组织病理学检查都显示有表皮内水疱或脓疱形成以及中性粒细胞浸润。SPD 型的水疱或脓疱位于表皮上部角质层下;IEN 型的水疱或脓疱位于表皮下部基底层上方或整个表皮内。除表皮内水疱或脓疱外,还伴有稀疏的表皮松解和大量中性粒细胞浸润。少数患者出现中性粒细胞海绵形成和表皮中性粒细胞微脓肿。

IgA 天疱疮治疗的首选药物是氨苯砜,二线药物是维 A 酸类,而 Wallach 报道的 23 例 IgA 天疱疮中 5 例系统应用中等剂量糖皮质激素[泼尼松 0.5~1.0mg/(kg·d)]、2 例联合应用免疫抑制药,也获得了很好的效果。

(病例提供　史本青)

第七节　糖皮质激素冲击治疗重症寻常型天疱疮

一、病例

病例1

患者男性,48 岁。

【主诉】全身皮肤红斑、水疱、结痂伴疼痛 2 个月。

【现病史】2 个月前于腋窝出现水疱,水疱很快破裂,露出鲜红色糜烂面,伴有大量渗出。皮损逐渐增多并泛发全身,疼痛明显。在当地医院经组织病理检查诊断为天疱疮,给予药物口服及外用治疗(具体用药不详),病情持续加重。

【系统查体】体温 38.2℃,脉搏 85 次/min,呼吸 20 次/min,血压 120/80mmHg。

【皮肤科检查】头面部、胸背部及外阴部大面积、鲜红色糜烂面,部分糜烂面上覆污浊性痂皮(图 14-7-1);臀部糜烂面上覆脓性分泌物;尼科利斯基征阳性。舌尖及舌底部各有一个黄豆大小糜烂面,眼结膜充血,双眼脓性分泌物明显。

【辅助检查】血常规:白细胞计数 $15.13 \times 10^9/L$,中性粒细胞计数 $13.11 \times 10^9/L$;电解质检查:K^+ 5.8mmol/L,Na^+ 130mmol/L,Cl^- 91mmol/L。

【组织病理】(躯干)表皮内棘层水疱,见棘层松解,真皮浅层少许单一核细胞。直接免疫荧光:表皮细胞间 IgG 网状沉积、C3、IgM、IgA 阴性。间接免疫荧光:抗表皮细胞间物质抗体 1:320 阳性。

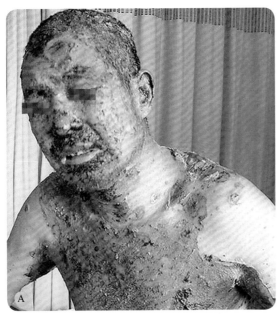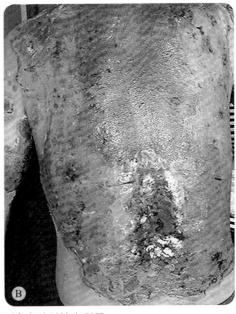

图 14-7-1　寻常型天疱疮（重症）皮肤科检查所见
A. 头面部及胸部；B. 背部。

【诊断】寻常型天疱疮（重症）。

【治疗】根据该患者皮损面积、体重及天疱疮抗体滴度等确定激素初始量（相当于泼尼松量）为100mg/d，联合环磷酰胺 0.4g 静脉注射，隔日 1 次，皮损无好转，遂给予改良糖皮质激素冲击治疗 3 次，分别相当于泼尼松量为 750mg/d、500mg/d、250mg/d，连用 3 天；同时加用人免疫球蛋白 10g/d，连用 4 天。第1 次激素治疗冲击后皮损好转，但仍有少许渗出，4 天后实施第 2 次激素治疗冲击，冲击结束后水疱干涸，无新发皮疹，糜烂面干燥、结痂，尼科利斯基征阴性（图 14-7-2A）。复查天疱疮抗体滴度仍为 1∶320 阳性。糖皮质激素用量降至 120mg/d，维持治疗 2 周。治疗过程中白细胞下降，停用环磷酰胺并加用粒细胞集落刺激因子治疗，白细胞升至正常。同时配合敏感抗生素左氧氟沙星抗感染、纠正电解质紊乱、对抗激素副作用药物等辅助治疗。糖皮质激素逐渐减量至 50mg/d，复查天疱疮抗体滴度 1∶20 阳性，住院 39 天后患者痊愈出院（图 14-7-2B）。

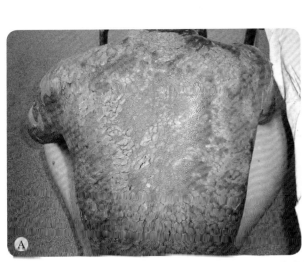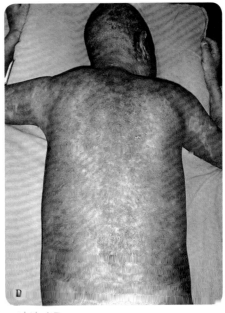

图 14-7-2　寻常型天疱疮（重症）治疗后

【病例特点】①受累面积大,合并系统感染症状;②治疗过程中出现电解质紊乱、白细胞下降等副作用;③常规激素用量效果欠佳,2 次激素糖皮质激素改良冲击治疗配合小剂量静脉注射人免疫球蛋白治疗控制病情。

病例 2

患者男性,32 岁。

【主诉】口腔糜烂、皮肤水疱 2 年,复发 50 天。

【现病史】2 年前口腔出现水疱、糜烂,后双下肢、前胸及后背逐渐出现大小不等的水疱,易破溃糜烂。当地医院临床诊断为天疱疮,给予泼尼松最大量 55mg/d,病情好转后自行减量至完全停药。50 天前病情复发。自发病以来,纳差、睡眠差,大小便正常。

【个人史】吸烟 10 余年,每日 20 支左右;无饮酒史。

【皮肤科检查】双眼睑水肿、糜烂、结痂;胸部散在数片糜烂面;背部大面积鲜红色糜烂面(图 14-7-3),尼科利斯基征阳性;双足底水疱互相融合成大疱;水疱壁薄而松弛,易破溃、糜烂及渗出;口腔黏膜见多处鲜红色糜烂面及白色假膜。

【组织病理】表皮内基底层上水疱,真皮浅层少许单一核细胞。直接免疫荧光:表皮细胞间 IgG 网状沉积,C3、IgM、IgA 均阴性。间接免疫荧光:抗表皮细胞间物质抗体 1∶640 阳性。

【诊断】寻常型天疱疮(重症)。

【治疗】根据患者受累皮损面积、天疱疮抗体滴度、既往治疗史,确定激素初始用量为 180mg/d,联合环磷酰胺 0.4g 静脉注射,隔日 1 次,3 天后病情未控制,予改良激素冲击治疗:750mg/d、500mg/d、250mg/d(连用 3 天),皮损好转,仍有少许渗出,再次冲击结束后病情控制,但复查天疱疮抗体滴度较高(1∶640 阳性)。治疗过程中患者出现酮症酸中毒,给予胰岛素、补液、纠正电解质紊乱,选择敏感抗生素头孢曲松钠抗感染及抗激素副作用药物,对症处理。激素缓慢减量至 50mg/d,复查抗体滴度降至 1∶80 阳性,43 天后痊愈出院(图 14-7-4)。

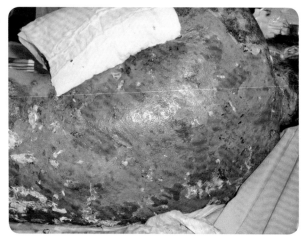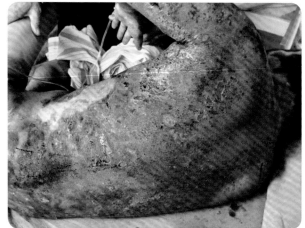

图 14-7-3　寻常型天疱疮(重症)皮肤科检查(背部)所见　　图 14-7-4　寻常型天疱疮(重症)治疗后(背部)
43 天后背部大面积鲜红色糜烂面基本消退。

【病例特点】①诊断明确,病情重;②常规激素用量治疗效果欠佳,2 次激素冲击治疗完全控制病情;③治疗过程中出现酮症酸中毒的激素副作用。

二、讨论

以上 2 例均为重症天疱疮患者,具有皮损面积大、抗体滴度高、病情凶险等特点,常规激素用量不能迅速控制病情,而长期大剂量应用激素会增加激素的副作用,甚至延误病情。Fernandes 等对 71 例天疱疮患者 20 年的临床研究认为,泼尼松用量超过 120mg/d 病死率高。故当泼尼松用量超过 120mg/d 仍未控制病情时,应及时采用激素冲击治疗,迅速控制病情。

激素冲击治疗可缩短病程、减少激素的使用时间、延长病情缓解时间。国外学者常采用甲泼尼龙 1g/d 连用 3~5 天,国内朱学骏采用甲泼尼龙 240~500mg,静脉滴注,每日 1 次,连用 3 天作为冲击治疗。笔者医院查阅中外大量文献,并结合多年临床经验,将冲击疗法予以改良:相当于泼尼松量第 1 天 750mg、第 2 天 500mg、第 3 天 250mg,连用 3 天。同时给予环磷酰胺 2~3mg/(kg·d),静脉注射。该疗法治疗重症天疱疮患者取得较好疗效。激素冲击过程中应严密监测各项生命体征及血糖、电解质等变化,以上 2 例均出现了严重不良反应,另外还应注意免疫抑制药环磷酰胺引起的骨髓抑制等副作用。

静脉注射人免疫球蛋白不仅能中和致病抗体,还能有效控制感染,配合激素及免疫抑制药在治疗大疱性皮肤病中显示了一定的有效性和安全性。但国外学者 Amagai 等进行的一项多中心随机双盲对照研究表明,在激素治疗无效的天疱疮患者中,免疫球蛋白用量为 400mg/(kg·d)的患者比用量为 200mg/(kg·d)的患者效果好。病例 1 由于经济原因,人免疫球蛋白用量为 200mg/(kg·d),同样取得了满意的效果。

(病例提供　张迪展　王广进　单晓峰)

第八节　副肿瘤性天疱疮

一、病例

患者男性,21 岁。

【主诉】口腔水疱、糜烂 1 年半。泛发全身半年,加重 1 个月。

【现病史】1 年半前口腔糜烂,自觉疼痛。外院取口腔黏膜行组织病理检查诊断为天疱疮,口服泼尼松,每次 40mg,每日 1 次。20 天后病情基本控制,后逐渐停药。半年前躯干出现皮损并逐渐增多累及全身。再次服用泼尼松每日 40mg,病情仍能缓解,减量至每日 10mg 后停药。1 个月前皮损突然复发,伴反复发热,体温波动于 38~39℃。

【体格检查】体温 38℃,脉搏 120 次 /min,呼吸 24 次 /min,血压 130/75mmHg。消瘦,痛苦面容。

【皮肤科检查】双眼结膜充血明显,睑缘红肿、结痂,口唇及鼻周有血性渗出物及血痂(图 14-8-1A);阴茎头糜烂、渗出;胸腹部散在暗褐色斑片及痂皮,未见水疱;双手、足增殖性斑块,其上糜烂、血性渗出物及结痂(图 14-8-1B)。

【辅助检查】血常规:白细胞计数 3.78×10^9/L,红细胞计数 3.33×10^{12}/L,血红蛋白 96g/L,红细胞压积 28.90%,中性粒细胞百分比 79.91%,淋巴细胞百分比 11.12%;肝、肾功能及电解质正常。

影像学检查:①B 超。肝、胆、胰、脾未见异常;右肾旁腹膜后区域探及稍低回声肿块,最大横截面 3.97cm×6.00cm,边界尚清晰,内回声不均匀,见点片状高回声及钙化。②彩色多普勒血流成像。显示粗壮的树枝状血管供应,动静脉频谱。腹膜后占位,符合卡斯尔曼病。③CT。右侧肾旁腹膜后区见一 4.0cm×7.0cm×13.0cm 大小的膨胀性柱状软组织团块,上端起于十二指肠水平段下方,下端止于盆腔底端。肿块密度欠均匀,边界不清,与周围肠管及下腔静脉分界不清,内可见树枝状钙化。CT 强化呈现动脉期不均匀明显强化,强化特征呈现快进快出的特点,动脉期强化明显,静脉期不明显,下腔静脉及右肾静脉受压移位。腹主动脉旁见肿大淋巴结。

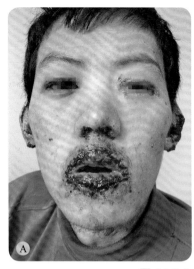
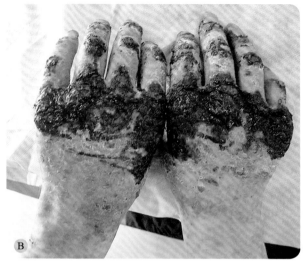

图 14-8-1 副肿瘤性天疱疮皮肤科检查所见

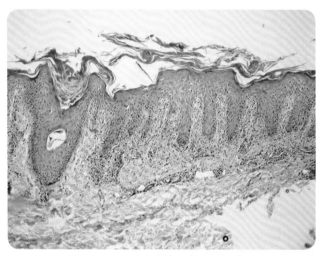

图 14-8-2 副肿瘤性天疱疮组织病理

【组织病理】(躯干)表皮轻度角化过度、角化不全、棘层增厚,细胞间水肿,单一核细胞及嗜酸性粒细胞移入,见角化不良细胞,基底细胞液化变性;真皮乳头及浅层血管周围嗜酸性粒细胞浸润、淋巴细胞浸润(图 14-8-2)。DIF:IgG、IgM 网状沉积于棘细胞间,C3 线状沉积于基底膜带。间接免疫荧光(indirect immunofluorescence,IIF):(猴食管)抗表皮细胞间物质抗体 1∶2 560 阳性(图 14-8-3A),(鼠膀胱)抗表皮细胞间物质抗体阳性(图 14-8-3B)。

【诊断】①副肿瘤性天疱疮;②卡斯尔曼病。

【治疗】口服泼尼松,每次 60mg,每日 1 次;0.1% 依沙吖啶溶液湿敷等对症处理。联系综合医院手术切除肿瘤。

【病例特点】①眼、口腔、生殖器等黏膜部位疼痛性糜烂、溃疡、结痂,躯干、掌跖处皮损多形性,迁延不愈;②糖皮质激素治疗疗效不佳,伴有发热、贫血、消瘦,无呼吸系统症状;③辅助检查发现腹膜后占位;④组织病理及免疫组织病理符合副肿瘤性天疱疮。

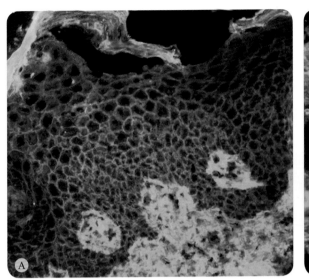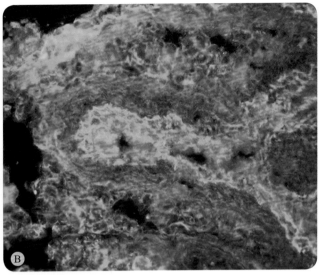

图 14-8-3　副肿瘤性天疱疮间接免疫荧光

二、讨论

副肿瘤性天疱疮是由 Anhalt 于 1990 年首先描述的一个特殊类型的天疱疮,与肿瘤伴发,临床、组织病理均有特征性表现。Anhalt 的 5 条诊断标准:①疼痛性黏膜糜烂和多形性皮损,包括丘疹、水疱和糜烂,累及躯干、四肢和掌跖,伴有隐匿性或明确的新生物;②组织学表现为表皮内棘层松解,角质形成细胞坏死和交界性空泡变性;③ DIF 示 IgG 和补体沉积于棘细胞、补体呈颗粒 - 线状沉积于基底膜;④血清自身抗体结合于皮肤和黏膜,除单层柱状上皮外,尚结合于移行上皮。⑤免疫沉淀试验:患者血清有与 250kD、230kD、190kD、170kD 抗原相结合的抗体。

主要标准:①多形性黏膜皮肤损害;②内脏肿瘤;③典型血清免疫沉淀试验可见相关抗原的免疫复合物。

次要标准:①大鼠膀胱做底物的 IIF 阳性;②损害周围组织 DIF 示表皮细胞间和基底膜带有 IgG 沉积;③至少一个受累部位活检示棘层松解性改变。

符合以上 3 条主要标准或 2 条主要标准加至少 2 条次要标准即可确诊。

副肿瘤性天疱疮属重症皮肤病,伴发恶性肿瘤者预后较差,病死率高,一旦明确肿瘤的部位及初步性质,即行手术切除。Anhalt 等报道 33 例患者,30 例死于并发症或于治疗后 1 个月至 2 年死亡。2003 年 Nikolskaia 等总结了伴卡斯尔曼病的 28 例副肿瘤性天疱疮患者,其中 22 例死亡。

该病例符合多形性黏膜皮肤损害、内脏肿瘤 2 条主要诊断标准及 DIF、IIF2 条次要标准,故诊断明确。因白细胞低于正常,该病例未使用免疫抑制药,仅给予中等量糖皮质激素治疗,肿瘤切除术后抗体滴度明显下降,经电话随访,皮疹逐渐干燥、结痂。

(病例提供　吴　梅)

第九节　仅表现为口腔黏膜损害的寻常型天疱疮

一、病例

患者女性,62 岁。

【主诉】口唇溃疡糜烂 3 年,口腔溃疡 1 年来诊。

【现病史】3 年前下唇出现丘疹,水疱渐融合成片,破溃形成溃疡及增生性斑块。在当地医院曾多次按唇炎给予泼尼松、复合维生素 B 等治疗,皮损一度改善。但停药后复发,近 1 年来病情加重,口腔内时有溃疡。

【皮肤科检查】下唇部溃疡糜烂,轻度增生,表面湿润,上覆黄色脓痂(图 14-9-1),双侧颊黏膜有两处玉米粒大溃疡,未见水疱。面部、躯干、四肢均未见水疱。

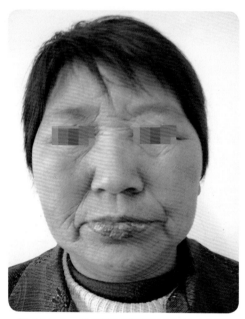

图 14-9-1　寻常型天疱疮皮肤科检查所见
下唇部溃疡糜烂,轻度增生,表面湿润,上覆黄色脓痂。

【组织病理】表皮增生,基底层上裂隙,棘细胞松解,中性粒细胞移入表皮上部,较多浆细胞淋巴样细胞浸润(图 14-9-2)。直接免疫荧光:表皮细胞间 IgG 呈网状沉积,C3、IgM 阴性(图 14-9-3)。间接免疫荧光:抗表皮细胞间物质抗体 1:40 阳性。

【诊断】寻常型天疱疮。

【治疗】口服泼尼松,每次 40mg,每日 1 次;口服硫唑嘌呤,每次 50mg,每日 2 次;对症支持治疗。

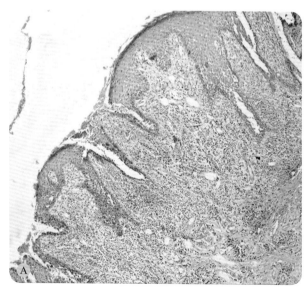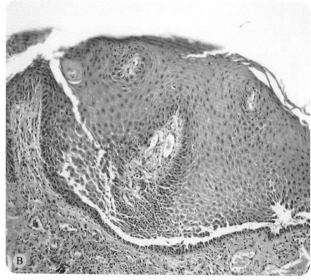

图 14-9-2　寻常型天疱疮组织病理

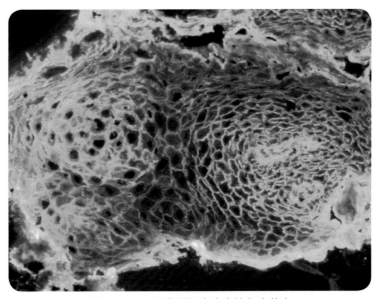

图 14-9-3　寻常型天疱疮直接免疫荧光

二、讨论

在天疱疮的 4 种临床类型中,寻常型天疱疮(pemphigus vulgaris,PV)与口腔黏膜的关系最为密切,约 70% 的患者口腔黏膜为其初发部位,90% 的患者病程中可出现口腔黏膜损害,50% 的患者终生只累及口腔黏膜。这主要是因为 PV 的靶抗原以桥粒芯糖蛋白 3 为主,此抗原主要存在于黏膜,从而导致 PV 患者的口腔损害,其临床表现仅以口唇及口腔黏膜疼痛性糜烂为特点。临床需要与阿弗他溃疡、扁平苔藓、贝赫切特综合征、多形红斑和红斑狼疮等口腔损害相鉴别,组织病理及免疫组织病理检查对上述疾病的鉴别有重要意义。

仅累及口腔黏膜的天疱疮多以中小剂量糖皮质激素联合免疫抑制药门诊治疗即可,必要时配合激素局部封闭。本例患者给予泼尼松 40mg 联合硫唑嘌呤,1 周后皮损明显改善,用药 2 周激素逐渐减量直至停用,患者皮损痊愈,随访无复发。

(病例提供　张艳芳　周桂芝)

第十节　儿童获得性大疱性表皮松解症

一、病例

患儿男性,5 岁。

【主诉】全身红斑、水疱 1 个月,加重 3 天。

【现病史】1 个月前无明显诱因于面部出现红斑、水疱,并逐渐扩散至全身,伴瘙痒。外院治疗无效。3 天前病情加重。

【既往史】既往有癫痫病史 2 个月,服用苯巴比妥等药物至今。

【家族史】否认类似疾病史。

【皮肤科检查】面部、躯干及四肢散在红斑、糜烂面(图 14-10-1A),以双手掌及双足底皮损较重,为对称分布的红斑及厚壁小疱,疱液澄清,疱壁厚,不易破溃(图 14-10-1B)。尼科利斯基征阴性。口腔黏膜糜烂、溃疡。

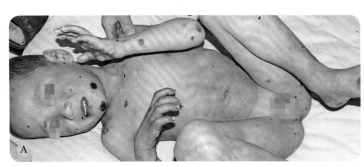
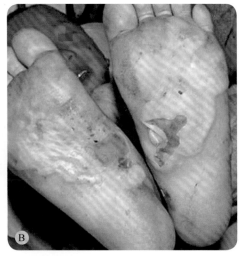

图 14-10-1　儿童获得性大疱性表皮松解症皮肤科检查所见

【辅助检查】免疫印迹：患者血清中的抗体与真皮侧分子量为 290kD 的蛋白条带结合。

【组织病理】表皮下水疱，真皮浅层少量中性粒细胞、嗜酸性粒细胞浸润（图 14-10-2）。直接免疫荧光：表皮基底膜 IgG、C3 线状沉积（图 14-10-3），IgM 弱阳性线状沉积，IgA 极弱阳性。间接免疫荧光：循环抗体 1∶160 阳性。盐裂间接免疫荧光：循环抗体 IgG 沉积在真皮侧（图 14-10-4）。

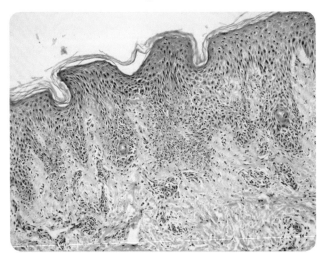

图 14-10-2　儿童获得性大疱性表皮松解症组织病理

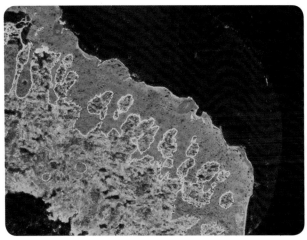
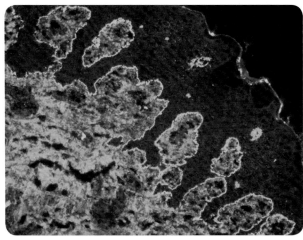

图 14-10-3　儿童获得性大疱性表皮松解症直接免疫荧光

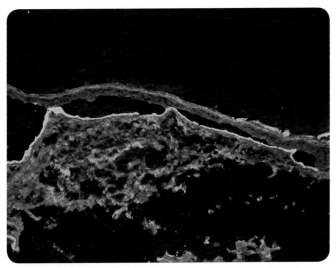

图 14-10-4　儿童获得性大疱性表皮松解症间接免疫荧光

【诊断】获得性大疱性表皮松解症。

【治疗】口服泼尼松,每次 20mg,每日 1 次;口服氨苯砜,每次 25mg,每日 1 次。2 周后病情明显缓解。

【病例特点】①患者少儿发病;②发病部位以手、足等摩擦部位为著;③无家族史;④组织病理:表皮下疱;直接免疫荧光:表皮基底膜 IgG、C3 线状沉积;盐裂间接免疫荧光:循环抗体 IgG 沉积在真皮侧;⑤免疫印迹检查:结合真皮侧浸出抗原为 290kD 的蛋白条带。

二、讨论

本病多见于成年人,儿童和老年人也可发病。临床分两种类型:①经典型,好发于肢端等易受摩擦和受压部位,特征是皮肤脆性增加,轻微外伤即可引起水疱和大疱,继而发生糜烂、结痂、脱屑、瘢痕、萎缩、粟丘疹和甲萎缩。②炎症型,临床表现类似大疱性类天疱疮(bullous pemphigoid,BP)、良性黏膜类天疱疮(benign mucosal pemphigoid,BMP)、线状 IgA 大疱性皮肤病(linear IgA bullous dermatosis,LABD),口腔黏膜常受累,个别累及眼结膜。儿童大疱性表皮松解症少见。

Callot-Mellot 等回顾了 14 例儿童大疱性表皮松解症,5 例临床表现类似 LABD,5 例类似 BP,4 例为经典型。11 例伴黏膜损害,尽管黏膜损害常见而且严重,但儿童大疱性表皮松解症的预后和疗效比成人好。

本例患儿临床表现典型,结合组织病理、免疫组织病理学特点,以及免疫印迹检测到分子量为 290kD 的蛋白条带,诊断明确。治疗给予糖皮质激素联合氨苯砜,效果满意,与文献报道相符。

(病例提供　吴卫志　王　娜)

第十一节　获得性大疱性表皮松解症合并寻常性银屑病

一、病例

患者男性,59 岁。

【主诉】全身鳞屑性斑块 30 年,泛发水疱、大疱 10 天。

【现病史】30 年前全身出现鳞屑性斑,冬重夏轻,在多家医院诊断为银屑病,反复发作。10 天前外涂自煎中药后全身出现水疱、大疱。

【既往史】1 年前因结肠息肉行手术切除。

【皮肤科检查】头面部、躯干、双上肢及双下肢近端泛发鲜红色斑片及大小不等水疱,疱壁紧张,不易破溃,疱液澄清,尼科利斯基征阴性(图 14-11-1A);尤以双足为著(图 14-11-1B)。双小腿对称分布鳞屑性斑块,奥斯皮茨征阳性(图 14-11-1C)。

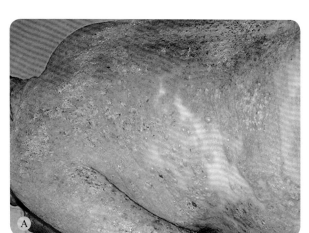
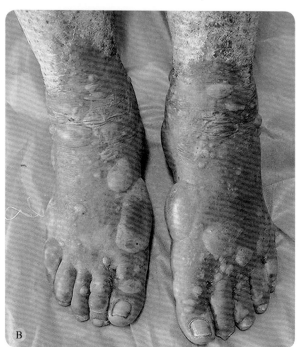
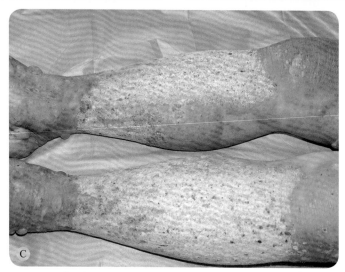

图 14-11-1 获得性大疱性表皮松解症合并寻常性银屑病皮肤科检查所见
A. 躯干;B. 双足;C. 双小腿。

【辅助检查】血常规、肝肾功能、电解质、B 超及心电图等均无明显异常。免疫印迹:患者血清中的抗体与真皮侧分子量为 290kD 的蛋白结合。

【组织病理】表皮下疱,真皮浅层中性粒细胞、少许嗜酸性粒细胞浸润(图 14-11-2)。直接免疫荧光:表皮基底膜 IgG、C3 线状沉积,IgM、IgA 弱阳性线状沉积(图 14-11-3)。盐裂间接免疫荧光:IgG 沉积在真皮侧。

【诊断】①获得性大疱性表皮松解症;②寻常性银屑病。

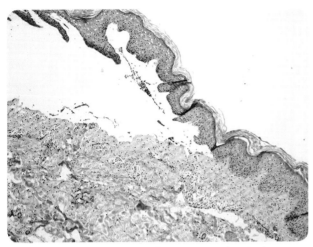

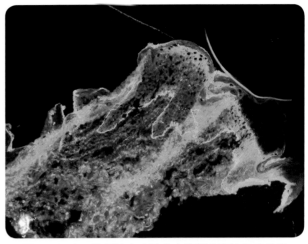

图 14-11-2　获得性大疱性表皮松解症组织病理　　　　图 14-11-3　获得性大疱性表皮松解症直接免疫荧光

【治疗】系统给予糖皮质激素及环磷酰胺治疗,激素初始用量(相当于泼尼松量)为 120mg/d,联合环磷酰胺 0.2g 静脉注射,隔日 1 次。3 天后病情不能控制,激素量增至 180mg/d,连用 3 天,仍有大量新发水疱,遂给予改良糖皮质激素冲击治疗(第 1~3 天剂量分别为 750mg/d、500mg/d、250mg/d),病情得到控制,原有糜烂面干燥、结痂,无新发水疱,病情控制后激素逐渐减量,住院 28 天,出院时激素用量减至 50mg/d,环磷酰胺减至 50mg,每日 3 次。

二、讨论

获得性大疱性表皮松解症(epidermolysis bullosa acquisita,EBA)的临床特征与大疱性类天疱疮相似,抗 P200 类天疱疮及抗 180 类天疱疮抗体均沉积在基底膜真皮侧,鉴别尚需免疫印迹试验。据文献报道,约半数的抗 P200 类天疱疮患者合并寻常性银屑病。国外学者 Hoshina 曾于 2007 年报道 1 例 EBA 合并寻常性银屑病的病例,经临床表现、组织病理、免疫组织病理及免疫印迹等多种依据确诊,并提出两者与免疫因素的相关性。

检索数据库发现,1971 年至今的文献未发现有其他 EBA 合并寻常性银屑病的报道,大疱性类天疱疮合并寻常性银屑病有数篇报道,但大疱性类天疱疮的诊断尚缺乏免疫印迹的进一步证实。

本例患者盐裂间接免疫荧光显示 IgG 抗体沉积在真皮侧,为进一步明确诊断,经免疫印迹检测抗原分子量为 290kD,排除抗 P200 类天疱疮,诊断为 EBA 合并寻常性银屑病。

(病例提供　吴卫志　亓兴亮　王　娜)

第十二节　以面部蝶形红斑为首发症状的大疱性类天疱疮

一、病例

患者男性,76 岁。

【主诉】全身皮肤红斑、水疱伴瘙痒 1 年。

【现病史】1 年前头面部出现红斑、水疱伴瘙痒,逐渐泛发至躯干、四肢,曾在当地医院诊断为红斑狼疮、增殖性天疱疮等,给予口服泼尼松每日 15mg、雷公藤片每日 36µg 等药物治疗,效果欠佳,皮损反复发作。

自患病以来,无口腔黏膜溃疡、光敏感、关节痛、化脓性感染史。

【皮肤科检查】面部、躯干、四肢散在水肿性红斑,其上有少量结痂,部分红斑上可见淡黄色厚壁张力水疱、大疱,疱液清,少数混浊,尼科利斯基征阴性。面部皮疹分布于鼻背、双眼睑、颊部,类似蝶形分布,并可见中央萎缩的色素减退或色素沉着斑(图14-12-1A)。四肢散在豆大的淡褐色结节,双踝部水肿、渗出(图14-12-1B)。未见黏膜损害。

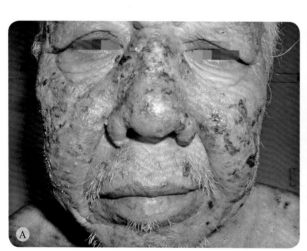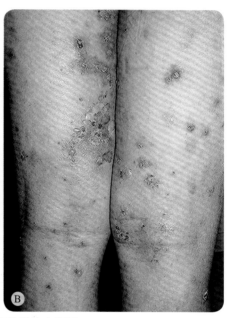

图 14-12-1　大疱性类天疱疮皮肤科检查所见

【辅助检查】ANA 阴性,抗 ENA 抗体仅 Sm 阳性;血常规:淋巴细胞百分比 17.1%,嗜酸性粒细胞百分比 6.6%;尿常规无明显异常;ESR 20mm/h。

【组织病理】表皮下水疱,真皮浅层血管周围淋巴细胞、嗜酸性粒细胞浸润(图14-12-2)。直接免疫荧光:表皮基底膜 IgG、C3 线状沉积,IgM、IgA 弱阳性线状沉积(图14-12-3)。间接免疫荧光:抗基底膜带 IgG 抗体 1:640 阳性。盐裂间接免疫荧光:IgG 循环抗体沉积于盐裂皮肤的表皮侧。

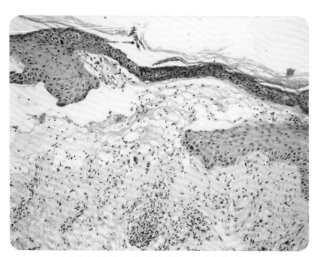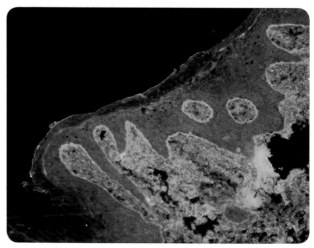

图 14-12-2　大疱性类天疱疮组织病理　　图 14-12-3　大疱性类天疱疮直接免疫荧光

【诊断】大疱性类天疱疮。

【治疗】静脉滴注地塞米松 15mg,每日 1 次;静脉注射环磷酰胺 0.3g,隔日 1 次。2 周后病情控制,水疱消退。地塞米松逐渐减量,改为口服泼尼松 40mg,每日 1 次,出院。

【病例特点】①老年患者;②以头面部蝶形红斑为首发症状,容易误诊为红斑狼疮等其他皮肤病;③组织病理和免疫组织病理呈典型大疱性类天疱疮改变。

二、讨论

大疱性类天疱疮是由抗 BP180 NC16A 抗体引起的获得性自身免疫性大疱病,多见于 60 岁以上老年人,80 岁以上老年人发病率更高。典型皮损为发生于红斑或正常皮肤的张力水疱和大疱,疱液清澈,也可呈血性。皮损可遍布全身,以下腹部、腋下、腹股沟和四肢屈侧多见。10%~35% 的患者可有黏膜损害。自觉瘙痒明显。早起可表现为红斑、风团样皮损,甚至类似多形红斑。单纯根据临床表现,全身性类天疱疮可分为大疱性、小疱性、多形性、儿童性、红皮病性。

本例患者以面部蝶形红斑为首发症状,较为少见。需要与大疱性红斑狼疮鉴别。后者除符合美国风湿病学会制订的系统性红斑狼疮诊断标准外,组织病理检查还有表皮下疱、真皮乳头部以中性粒细胞为主的炎症细胞浸润,可形成微脓肿。

(病例提供 史本青)

第十三节 以环形红斑为主要表现的大疱性类天疱疮

一、病例

患者男性,62 岁。

【主诉】躯干、四肢皮肤红斑、水疱 11 个月,加重 6 天。

【现病史】11 个月前躯干、四肢皮肤出现紧张性小水疱,自觉有灼痛。在当地医院诊断为多形红斑,给予地塞米松 10mg,静脉滴注,每日 1 次,3 天后水疱干涸,减量至 5mg,每日 1 次,治疗 25 天后停药。停药 2 天后水疱复发,间断口服地塞米松(每日最多至 6mg)、火把花根片、四环素、氨苯砜等,病情控制不佳。6 天前病情明显加重。

【既往史】冠心病病史 8 年,半年前曾患急性心肌梗死。

【皮肤科检查】面部以双眼为中心各有一环形暗红斑,表面有少许痂皮;项部、躯干两侧、腹部、下肢大片环形红斑,红斑边缘有小水疱,疱液少,稍混浊,边界清楚,红斑中央有脱屑(图 14-13-1)。尼科利斯基征阴性。口腔颊黏膜可见少许浅表糜烂面。

【组织病理】表皮下水疱,真皮乳头较多中性粒细胞。直接免疫荧光:表皮基底膜 C3、IgG 弱阳性线状沉积,IgM、IgA 阴性。

【诊断】大疱性类天疱疮。

【治疗】入院后给予甲泼尼龙静脉注射,每次 80mg,每日 1 次;静脉注射环磷酰胺,每次 0.2g,隔日 1 次。10 天后皮损完全变干,出现脱屑、色素沉着(图 14-13-2)。糖皮质激素逐渐减量。

【病例特点】①老年男性;②皮损主要表现为环形红斑,边缘有散在小水疱;③组织病理及免疫组织病理符合大疱性类天疱疮。

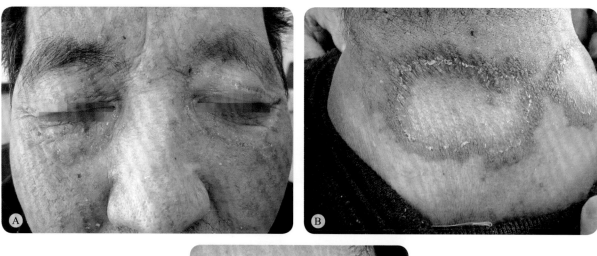

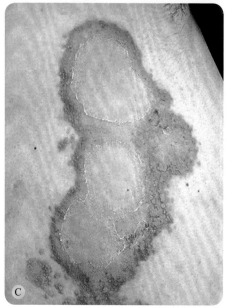

图 14-13-1　大疱性类天疱疮皮肤科检查所见
A. 面部；B. 项部；C. 躯干。

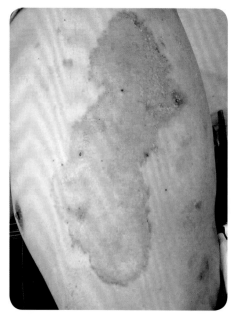

图 14-13-2　大疱性类天疱疮治疗后

二、讨论

大疱性类天疱疮典型临床表现为外观正常或红斑基础上的水疱、大疱,尼科利斯基征阴性,但是皮损具有多形性,容易误诊。类天疱疮可分为全身性和局限性,全身性类天疱疮又可分为大疱性类天疱疮、小疱性类天疱疮、多形性类天疱疮、儿童性类天疱疮、红皮病性类天疱疮。局限性类天疱疮分为局限性胫前类天疱疮、结节性类天疱疮、增生性类天疱疮、发汗不良性类天疱疮等。

本例患者皮疹与环形红斑、体癣类似,应进行鉴别。

(病例提供　杨宝琦　亓兴亮)

第十四节　雷公藤、四环素、烟酰胺联合治疗大疱性类天疱疮

一、病例

病例 1

患者女性,72 岁。

【主诉】双侧腕部、足踝、左乳房皮肤红斑、水疱伴瘙痒 40 天。

【现病史】40 天前双腕部、双足踝及左乳房出现红斑,继而之上出现黄豆大小水疱,个别水疱破溃后出现糜烂面,较易愈合,形成结痂。自觉瘙痒、疼痛。曾在外院诊断为湿疹,给予口服抗组胺药治疗,效果不佳。

【皮肤科检查】双腕部、双足踝及左乳房皮肤红斑,其上有黄豆大小水疱,疱液透明或呈血性,疱壁紧张,尼科利斯基征阴性(图 14-14-1)。个别水疱破溃后形成鲜红色浅表糜烂面,部分表面结痂。黏膜未见异常。

【组织病理】(上肢)表皮下水疱,疱中可见中性粒细胞和嗜酸性粒细胞浸润(图 14-14-2)。直接免疫荧光:基底膜带 IgG 呈线状沉积(图 14-14-3),IgA、IgM、C3 阴性。盐裂间接免疫荧光:IgG 沉积在盐裂正常皮肤的表皮侧(图 14-14-4)。

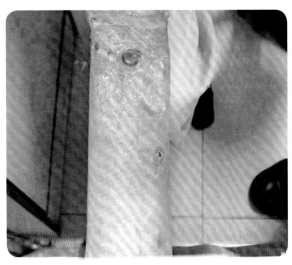

图 14-14 1　大疱性类天疱疮皮肤科检查所见

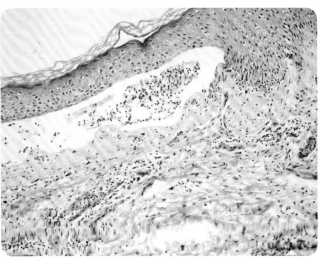

图 14-14-2　大疱性类天疱疮组织病理

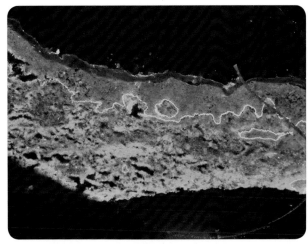
图 14-14-3 大疱性类天疱疮直接免疫荧光

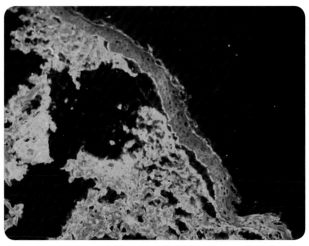
图 14-14-4 大疱性类天疱疮盐裂间接免疫荧光

【诊断】大疱性类天疱疮。

【治疗】给予口服雷公藤片,每次 24μg,每日 3 次;口服氨苯砜,每次 50mg,每日 2 次;口服烟酰胺片,每次 500mg,每日 3 次;口服四环素,每次 0.5g,每日 4 次。2 周后皮损消退。

病例 2

患者男性,63 岁。

【主诉】全身皮肤泛发红斑 1 个月,水疱、大疱 10 天。

【现病史】1 个月前躯干四肢出现暗红色斑片,轻度瘙痒,曾在外院诊断为过敏性皮炎,给予中药治疗,效果不佳。10 天前红斑基础上出现水疱、大疱,瘙痒加重,逐渐增多。

【既往史】有先天性心脏病病史、阑尾切除术手术史。

【皮肤科检查】颈部、躯干、四肢、手足背部米粒至黄豆大小的水疱,疱壁紧张,尼科利斯基征阴性,部分水疱破溃后结痂(图 14-14-5)。毛发、黏膜未见异常。

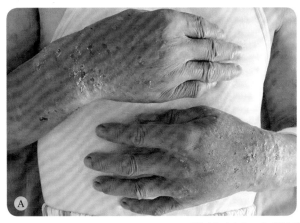
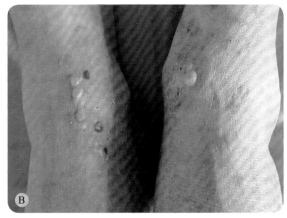
图 14-14-5 大疱性类天疱疮皮肤科检查
A. 双手背;B. 双足。

【组织病理】表皮下水疱,疱内嗜酸性粒细胞,真皮浅层较多嗜酸性粒细胞浸润。直接免疫荧光:表皮基底膜 C3 阳性,IgG、IgM、IgA 弱阳性线状沉积。间接免疫荧光:抗基底膜带 IgG 抗体 1:10 阴性。盐裂间接免疫荧光:C3 沉积在盐裂正常皮肤的表皮侧。

【诊断】大疱性类天疱疮。

【治疗】给予口服雷公藤片,每次 24μg,每日 3 次;口服烟酰胺片,每次 500mg,每日 3 次;口服四环素,每次0.5g,每日4次。10天后所有水疱干涸结痂(图14-14-6)。

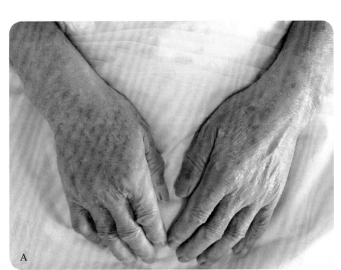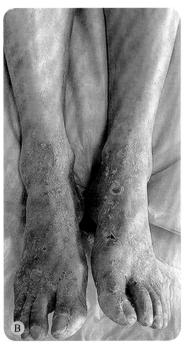

图 14-14-6 大疱性类天疱疮治疗后
A. 双手背;B. 双足。

二、讨论

大疱性类天疱疮(BP)主要发生于老年人,对BP的治疗近年来倾向于选择低毒性、耐受性好的疗法,许多学者尝试非糖皮质激素药物,这类药物有氨苯砜、烟酰胺、四环素、来氟米特等。1986年Berk等首先报道应用四环素与烟酰胺联合治疗轻症BP取得成功。此后,又有陆续报道,且不良反应少见。1994年Fivenson等进行了一项随机、开放性试验比较了烟酰胺和四环素与泼尼松组治疗BP的疗效,结果两组的疗效比较没有统计学差异,而烟酰胺和四环素联合组的不良反应明显少于泼尼松组。烟酰胺和四环素联合组的有效性与皮损数量无相关性,不仅对局限性BP有效,对重症同样有效。四环素可以用其衍生物如米诺环素代替,陈喜雪等用米诺环素联合烟酰胺治疗25例大疱性类天疱疮取得较好的疗效。其机制尚不明确,有研究认为与这两类药物抑制嗜酸性粒细胞及中性粒细胞向病灶部位趋化、抑制肥大细胞脱颗粒及粒细胞释放蛋白水解酶等抗炎症作用有关。新近袁艳霞等研究认为四环素可能通过抑制BP IgG诱导角质形成细胞分泌白介素-8,在治疗BP中发挥抗炎作用。雷公藤具有显著的抗炎和免疫抑制作用,增加了疗效。

该组病例采用雷公藤、烟酰胺、四环素治疗,10天至2周后取得较好的疗效,验证了文献报道。

(病例提供 张福仁 于长平 潘付堂 周桂芝)

第十五节 糖皮质激素冲击治疗重症大疱性类天疱疮

一、病例

患者男性,51岁。

【主诉】全身皮肤红斑、水疱2个月,加重10天。

【现病史】2个月前腹部出现红斑、丘疹,轻度瘙痒。在当地诊所治疗(不详)有效,停药后复发,皮损扩散,躯干、四肢出现针头大小水疱。10天前,全身泛发红斑,水疱增多增大,瘙痒剧烈。

【既往史】10年前患脉管炎,已治愈。

【皮肤科检查】面、颈、躯干、四肢皮肤广泛分布暗红色斑,表面散在黄豆至鸡蛋大的水疱、大疱,疱液清,尼科利斯基征阴性(图14-15-1)。部分红斑表面见糜烂面。口腔黏膜无水疱、糜烂。

【组织病理】表皮下水疱,水疱内嗜酸性粒细胞,真皮浅层散在淋巴细胞、嗜酸性粒细胞浸润。直接免疫荧光:表皮基底膜IgG、C3线状沉积,IgM、IgA弱阳性线状沉积。间接免疫荧光:抗基底膜带IgG抗体1:160阳性。盐裂间接免疫荧光:IgG、C3线状沉积在表皮侧(图14-15-2),IgA在真表皮未分离处阴性,在分离处表皮侧阳性,IgM阴性。

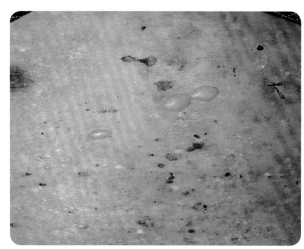

图14-15-1 大疱性类天疱疮(重症)皮肤科检查所见

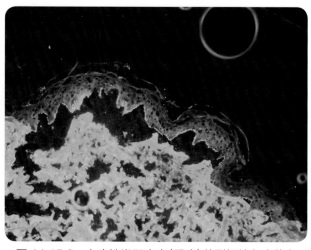

图14-15-2 大疱性类天疱疮(重症)盐裂间接免疫荧光

【诊断】大疱性类天疱疮(重症)。

【治疗经过】入院后给予糖皮质激素联合免疫抑制药治疗,进行相关检查排除了内脏及血液系统肿瘤。激素初始量为甲泼尼龙80mg/d;硫唑嘌呤每次0.5g,每日2次。3天后原有水疱部分干涸,但是前额、口周、肩部、腹部等部位不断有新发水疱,将甲泼尼龙用量加至120mg/d。6天后口周、股内侧、左腋窝仍有新发水疱,背部新发红斑,瘙痒明显。第7天开始行第1次改良糖皮质激素冲击治疗:第1天甲泼尼龙750mg,第2天甲泼尼龙500mg,第3天甲泼尼龙250mg。期间严密监测病情并预防不良反应。冲击第3天时,原有水疱小部分干涸,躯干、左小腿仍有新发水肿性红斑及水疱。冲击治疗结束后糖皮质激素改为地塞米松22.5mg/d(相当于泼尼松量150mg/d)。停用硫唑嘌呤,改用环磷酰胺0.4g静脉注射,隔日1次。第14天全身继续出现新的红斑、水疱,进行第2次改良糖皮质激素冲击治疗。入院第20天进行第3次激素冲击治疗。改用地塞米松后新发水疱逐渐减少,但每日还有数个至数十个新发水疱出现,使糖皮质激素不能顺利减量。因白细胞有减少趋势,将环磷酰胺减为0.2g静脉注射,隔日1次。入院第32天给予第4次激素冲击治疗,此次合用人免疫球蛋白10g/d,共3天。之后皮疹明显好转,无新发水疱出现,原皮

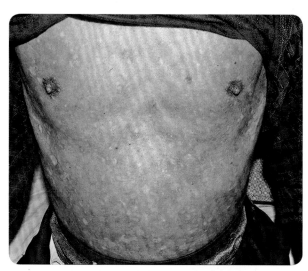

图14-15-3 大疱性类天疱疮治疗后
经4次激素冲击治疗32天后病情得到控制,
原红斑、水疱消退。

损遗留色素沉着斑(图 14-15-3)。糖皮质激素逐渐减量后出院。整个治疗过程中患者血压、血糖、电解质、便隐血均正常,曾经出现肝功能异常、白细胞一过性降低的趋势,给予对症治疗,未影响继续治疗。

【病例特点】①中年患者;②皮损累及全身,主要表现为大片暗红斑基础上的水疱、大疱;③普通组织病理、免疫组织病理检查结果确诊为大疱性类天疱疮;④对治疗抵抗,进行 4 次糖皮质激素冲击治疗方能控制病情。

二、讨论

重症大疱性类天疱疮的治疗与天疱疮类似,以糖皮质激素联合免疫抑制药为主。对于常规剂量无法控制病情者,可以采用糖皮质激素冲击治疗、大剂量人免疫球蛋白静脉滴注、血浆置换等方法,同时要排除体内存在肿瘤的可能。传统的冲击疗法是甲泼尼龙 1g/d,连用 3~5 天,可能会引起高血压、高血糖、电解质紊乱、精神症状,甚至猝死等不良反应,因此许多学者进行了改良,Kaur 等采用地塞米松—环磷酰胺冲击疗法(DCP 法)治疗 45 例寻常型天疱疮、5 例落叶型天疱疮,静脉滴注地塞米松 136mg/d,每月连用 3 天;第 1 天加用环磷酰胺 500mg,冲击间期口服环磷酰胺,每日 50mg,研究者认为此疗法效果显著,皮损可很快愈合,且无糖皮质激素副作用,可治愈病情顽固的患者。Pasricha 等应用 DCP 法,12 年中治疗 300 例天疱疮患者,完成的 227 例中,190 例(80%)停用所有药物完全缓解,其中 48 例已经停药 5 年以上,75 例缓解 2~5 年,67 例缓解不足 2 年,最长缓解期已经 9 年,仅 13 例有轻微症状,有 37 例仍在治疗中。他们认为 DCP 法具有经济、方便、不良反应少的优点。

本例患者系重症大疱性类天疱疮,在糖皮质激素用量达到相当于泼尼松量 150mg/d 时仍然不能控制病情,笔者采用改良的糖皮质激素冲击治疗,相当于泼尼松量分别为 750mg/d、500mg/d、250mg/d,连用 3 天为 1 次治疗,1 周之后重复,共冲击 4 次。由于比传统冲击疗法剂量小,未出现严重的副作用。糖皮质激素冲击治疗期间要注意检测血压、血糖、电解质、血尿常规、消化道出血、心电图等,出现不良反应时及时处理。

另外有文献报道 1 例对糖皮质激素治疗抵抗的妊娠疱疹患者经利妥昔单抗治疗后获得长期缓解,对于不能进行激素冲击治疗的大疱性类天疱疮可以试用。

(病例提供　杨宝琦　刘　荣)

第十六节　糖皮质激素冲击联合静脉注射人免疫球蛋白治疗重症大疱性类天疱疮

一、病例

患者男性,69 岁。

【主诉】口腔黏膜糜烂 1 年,皮肤水疱 8 个月,加重 1 个月。

【现病史】1 年前口腔颊黏膜出现糜烂,呈点状,曾在当地医院口腔科诊断为扁平苔藓,治疗有效(具体药物不详)。8 个月前躯干、四肢出现黄豆大小的水疱,近 1 个月来皮损逐渐增多,躯干、四肢出现大量红斑、水疱,自觉瘙痒、疼痛。

【皮肤科检查】躯干、四肢泛发性分布暗红色水肿性斑,表面覆有黄豆至鸽卵大小的水疱,疱壁紧张,尼科利斯基征阴性,部分水疱破裂、结痂,以胸部、双下肢屈侧最为严重(图 14-16-1)。口腔内双侧颊黏膜可见片状糜烂面。

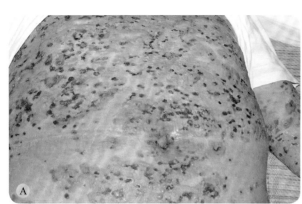
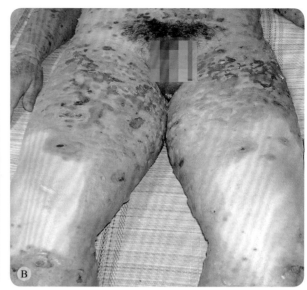

图 14-16-1　大疱性类天疱疮皮肤科检查所见
A. 躯干；B. 下肢。

【组织病理】表皮下水疱，真皮浅层嗜酸性粒细胞浸润。直接免疫荧光：表皮基底膜 IgG、C3、IgA、IgM 均呈线状沉积。盐裂直接免疫荧光：IgG 沉积于患者正常盐裂皮肤的表皮侧（图 14-16-2）。间接免疫荧光：抗基底膜带 IgG 抗体 1∶160 阳性。

【诊断】大疱性类天疱疮。

【治疗】给予高蛋白、低糖、低盐饮食，系统应用糖皮质激素和免疫抑制药，辅助应用制酸药物、钙剂、抗生素，补充电解质，外用 0.1% 依沙吖啶溶液湿敷。糖皮质激素初始量相当于泼尼松量 120mg/d；环磷酰胺 0.4g，静脉注射，隔日 1 次。3 天后仍有水疱不断出现，糖皮质激素加量至相当于泼尼松量 180mg/d，同时应用大剂量人免疫球蛋白 25g/d 静脉滴注，连用 3 天，仍有新发水疱。第 7 天开始糖皮质激素冲击治疗 3 天，相当于泼尼松量分别为 750mg/d、500mg/d、250mg/d，后糖皮质激素用量改为相当于泼尼松量 150mg/d，仍有新发水疱。第 16 天进行第 2 次糖皮质激素冲击治疗，病情得到控制（图 14-16-3）。第 2 次冲击治疗后糖皮质激素用量减为相当于泼尼松量 100mg/d，之后糖皮质激素逐渐减量，第 32 天，减为口服泼尼松 40mg/d，患者出院。住院期间环磷酰胺累计用量为 6.0g。

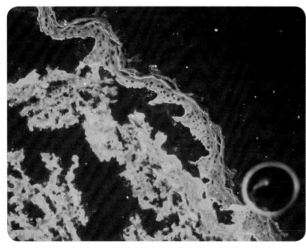

图 14-16-2　大疱性类天疱疮盐裂直接免疫荧光

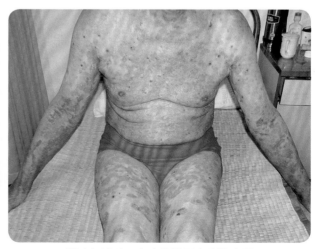

图 14-16-3　大疱性类天疱疮治疗后

【病例特点】①老年患者；②口腔黏膜糜烂 1 年，皮肤水疱 8 个月，加重 1 个月；③皮损累及躯干、四肢和黏膜，以大片暗红斑基础上的水疱、大疱为主；④病情危重，2 次糖皮质激素冲击治疗方可控制病情；⑤早期应用大剂量人免疫球蛋白为控制病情奠定了基础。

二、讨论

对于重症大疱性类天疱疮患者，经大剂量糖皮质激素未能控制病情，尽快加大激素治疗，仍未控制的，最好在入院 1 周内决定是否使用糖皮质激素冲击治疗，可尽早有效控制病情，亦利于后期的糖皮质激素减量，减少长期较大量激素使用的不良反应。静脉注射用人免疫球蛋白(human immunoglobulin for intravenous injection,IVIG)可因免疫球蛋白中的抗独特型抗体具有特异的抗原结合功能，从而有效中和致病抗体，使单核吞噬细胞系统清除自身抗体过程加快，与特异性 B 细胞受体结合，使受体功能下调，抗体合成减少。Jolles 总结了 IVIG 治疗 19 例大疱性和结节性类天疱疮患者的情况，在获得明显疗效的 12 例患者中，8 例单用 IVIG 有效时间在 2 周之上，大部分患者经过 2 周至 14 个月的治疗获得长期缓解，并可减少其他治疗药物的剂量。7 例无效者中，4 例是单一 IVIG 治疗。IVIG 的效果在 3 天内往往不很显著，其效用有滞后现象。

本例系高龄老年患者，黏膜、皮肤均有大面积受累，糖皮质激素加量至相当于泼尼松量 180mg/d 时仍然不能很快控制病情，在进行激素冲击治疗的同时加以大剂量 IVIG 治疗，取得较好的疗效。

（病例提供　王广进　亓兴亮）

第十七节　扁平苔藓样类天疱疮

一、病例

患者男性，36 岁。

【主诉】四肢皮肤紫红色丘疹伴瘙痒 2 个月，起水疱半个月。

【现病史】2 个月前四肢出现瘙痒性丘疹，曾在当地给予外用药物治疗，效果不佳。近半个月双手背、下肢出现水疱。

【皮肤科检查】四肢、背部广泛分布紫红色扁平丘疹，部分融合成片，上覆少许鳞屑。前臂、手背、下肢在红斑基础上及正常皮肤上散在分布米粒至黄豆粒大小不等的水疱，疱壁紧张，疱液清，尼科利斯基征阴性(图 14-17-1)。头皮、口腔黏膜及躯干部未见异常。

【组织病理】(紫红色丘疹)表皮角化过度，颗粒层、棘层增厚，基底细胞液化变性，淋巴细胞浸润(图 14-17-2)。(水疱)表皮下水疱，真皮浅层淋巴细胞、嗜酸性粒细胞浸润(图 14-17-3)。水疱周围正常皮肤直接免疫荧光：表皮基底膜 C3 阳性(图 14-17-4),IgM、IgA、IgG 弱阳性线状沉积。

【诊断】扁平苔藓样类天疱疮。

【治疗】口服泼尼松，25mg/d；口服阿维 A，30mg/d；外用复方曲安奈德乳膏。2 周后水疱消退。

【病例特点】①中年男性；②四肢皮肤紫红色扁平斑丘疹、瘙痒 2 个月，起水疱半个月；③红斑基础上及正常皮肤上出现厚壁水疱，尼科利斯基征阴性；④组织病理：符合扁平苔藓特点及表皮下疱；⑤免疫组织病理：表皮基底膜 C3 阳性、IgG 弱阳性线状沉积。

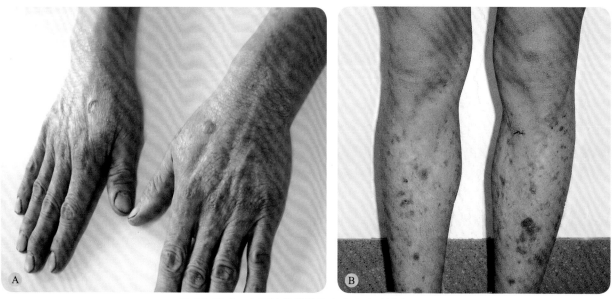

图 14-17-1　扁平苔藓样类天疱疮皮肤科检查所见
A. 手背；B. 下肢。

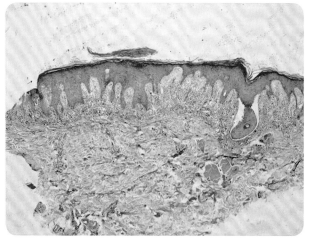

图 14-17-2　扁平苔藓样类天疱疮组织病理（紫红色丘疹）

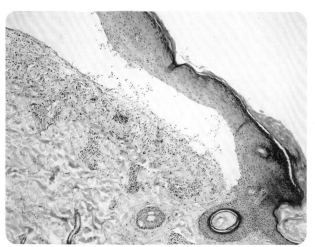

图 14-17-3　扁平苔藓样类天疱疮组织病理（水疱）

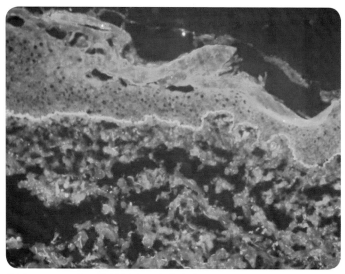

图 14-17-4　扁平苔藓样类天疱疮水疱周围正常皮肤直接免疫荧光

二、讨论

扁平苔藓样类天疱疮(lichen planus pemphigoid,LPP)是扁平苔藓(lichen planus,LP)的一种特殊类型,兼有扁平苔藓及大疱性类天疱疮(BP)的特征。有学者认为 LPP 是 BP 的变异型,LPP 的抗原与 BP 相同,即 BP180(XⅦ胶原、BPAg2),其表位位于 C 端非胶原区 NC16A。但是也有学者认为 LPP 和 BP 是两种不同的疾病。LPP 多于成年期发病,大部分病因不明,少数报道与 PUVA、药物有关。表位扩散可能参与了其发病机制,在 LP 中淋巴细胞侵入表皮的基底膜区,导致膜区内隐蔽抗原的释放,诱发自身抗体形成,从而形成表皮下大疱。其皮损特点是皮损好发于四肢,可累及黏膜。水疱可发生在扁平苔藓的皮损或正常皮肤上。水疱透明,疱壁紧张,尼科利斯基征阴性。红斑部位组织病理显示典型 LP 的特征即表皮角化过度、颗粒层增厚、基底细胞空泡变或液化变性、真皮浅层淋巴细胞带状浸润,可有色素沉着;水疱部位皮肤显示表皮下水疱,疱内可见单核细胞及嗜酸性粒细胞,真皮浅层细胞周围可见中度致密淋巴细胞、组织细胞和嗜酸性粒细胞浸润,免疫组织病理 LPP 丘疹、水疱和外观正常的皮肤直接免疫荧光显示基底膜有 IgG、C3 呈线状沉积,间接免疫荧光 50% 病例血清中可检测抗基底膜带自身抗体。

该病需要与大疱性扁平苔藓鉴别,后者水疱多发生在扁平苔藓皮损上。组织病理显示同一区域既有基底细胞液化变性,又有表皮下水疱形成。直接免疫荧光发现基底膜处无免疫球蛋白和 C3 线状沉积,间接免疫荧光检测抗基膜抗体阴性。LPP 用糖皮质激素治疗效果明显,一般用中等剂量泼尼松 30~40mg/d 即可控制症状,通常水疱先消退,随后 LP 皮损消退。灰黄霉素、四环素、烟酰胺等对部分病例有效。本例患者具有扁平苔藓和大疱性类天疱疮的表现,组织病理符合扁平苔藓和大疱性类天疱疮,表皮基底膜 C3 线状沉积,可确诊为 LPP。

(病例提供　张艳芳　杨宝琦)

第十八节　结节性类天疱疮

一、病例

患者女性,33 岁。

【主诉】躯干、四肢皮肤丘疹、结节伴瘙痒 1 年。

【现病史】1 年前昆虫叮咬后双上肢发生粟粒至玉米大小丘疹,逐渐累及全身,丘疹增大为结节,瘙痒,曾在当地医院诊为湿疹、痒疹等,口服抗组胺药、外用糖皮质激素等治疗,无明显效果。半年前上肢曾发生黄豆大小的水疱,治疗后消失。近日腰部偶起风团,很快消退。

【皮肤科检查】躯干、四肢除胸部和腘窝外,密集分布暗褐色黄豆至花生大小的丘疹、结节,表面可见抓痕、结痂,周围轻度色素沉着(图 14-18-1)。

【组织病理】结节性皮损表现为角化过度、棘层肥厚,真皮乳头及浅层见炎症细胞浸润(图 14-18-2)。直接免疫荧光:基底膜带 IgG 线状沉积(图 14-18-3),IgA、IgM、C3 阴性。

【辅助检查】血常规示嗜酸性粒细胞百分比 9.0%。

【诊断】结节性类天疱疮。

【治疗】口服泼尼松,每次 30mg,每日 1 次;口服沙利度胺,每次 50mg,每日 2 次;口服酮替芬,每次 1mg,每晚 1 次;外用曲安奈德益康唑乳膏,每日 2 次。2 周后大部分皮损消退。

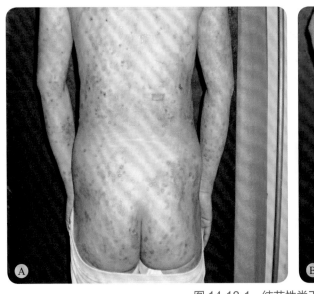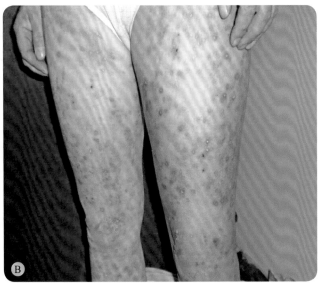

图 14-18-1　结节性类天疱疮皮肤科检查所见
A.背部、臀部、四肢；B.下肢。

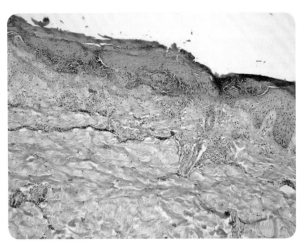

图 14-18-2　结节性类天疱疮组织病理

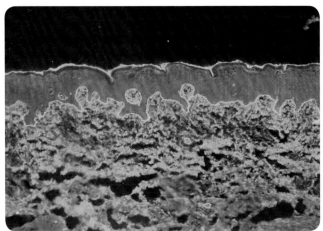

图 14-18-3　结节性类天疱疮直接免疫荧光

　　【病例特点】①青年女性；②蚊虫叮咬后诱发，皮损类似结节性痒疹；③组织病理：结节性皮损表现为角化过度、棘层肥厚，真皮乳头及浅层见炎症细胞浸润；④直接免疫荧光：基底膜带 IgG 呈带状沉积；⑤小剂量糖皮质激素联合沙利度胺治疗有效。

二、讨论

　　结节性类天疱疮（pemphigoid nodularis）是类天疱疮的罕见类型，具有结节性痒疹和大疱性类天疱疮的双重特征。该病 1979 年由 Provost 等首先报道，1981 年由 Yung 等正式命名。多见于 60 岁以上的老年人，呈慢性病程，男女均可发病，皮损好发于躯干和四肢，形态与结节性痒疹类似，一般不累及黏膜。多数患者有过水疱、大疱，水疱发生在正常皮肤上，疱壁紧张，尼科利斯基征阴性，水疱愈后出现结节。也有水疱与丘疹、结节性损害同时发生，或水疱发生在丘疹、结节性损害之后。取水疱皮损做组织病理检查可见表皮下水疱，水疱周围正常皮肤直接及间接免疫荧光检查显示大疱性类天疱疮的特征。取结节处的皮损进行组织病理检查与结节性痒疹相符合。研究认为，患者血清中的抗体可与 180kD（BP180）、220kD、230kD（BP230）等大小的蛋白结合。近来有学者报道其致病性表位位于 BP180 胞外非胶原区 NC16A。

本病临床上应与结节性痒疹、良性黏膜类天疱疮进行鉴别。结节性痒疹常见于成年妇女,皮损为疣状结节性损害,分布于四肢以小腿伸侧为多,结节处组织病理可见表皮角化过度、棘层肥厚,表皮嵴不规则地向真皮增生形成假性上皮瘤状,真皮内显示非特异性炎症浸润;良性黏膜类天疱疮主要侵犯黏膜,尤其眼结合膜,水疱消退后留下永久性瘢痕。本例患者眼结合膜及其他黏膜部位无损害,水疱愈后无瘢痕形成。

治疗以糖皮质激素联合免疫抑制药为主。有报道沙利度胺联合小剂量糖皮质激素治疗有效,本病例验证了两者联用的疗效。

(病例提供　张艳芳　刘　红)

第十九节　具有抗Ⅶ型胶原抗体的儿童大疱性类天疱疮

一、病例

患儿女性,5岁。

【主诉】全身皮肤红斑、水疱伴瘙痒3个月,加重4天。

【现病史】3个月前口腔黏膜出现红斑、水疱,之后头皮、双腋窝、臀部、四肢等处皮肤出现水疱、破溃,在当地诊为脓疱疮,给予莫匹罗星等治疗,效果不佳。2个月前在外院行组织病理检查示表皮下水疱,在笔者医院行直接免疫荧光检测示IgG、C3在基底膜呈线状沉积,以大疱性类天疱疮(BP)给予口服泼尼松30mg/d,氯雷他定5mg/d,水疱逐渐减少。1个月前病情复发,来笔者医院行盐裂间接免疫荧光检查示IgG沉积于表、真皮双侧,抗体滴度1:10。给予氨苯砜25mg,每日2次口服,泼尼松30mg/d口服,水疱逐渐消退,1周前停用氨苯砜,泼尼松减量为25mg/d。4天前面部又出现小水疱。近3个月患儿体重明显增加。

【皮肤科检查】体重25kg,肥胖体形。双面颊散在数个红斑基础上黄豆大小的水疱(图14-19-1),壁薄,尼科利斯基征阴性,疱液稍混浊。下唇内侧见一绿豆大的水疱。双腋下、躯干、双下肢散在暗红斑及色素沉着斑,前胸、两肩胛间为色素减退斑,表面少许鳞屑。

【辅助检查】免疫印迹:血清抗表皮抗原230kD阳性,BP180弱阳性(图14-19-2A),抗真皮侧290kD抗原阳性(图14-19-2B),条带位置与鼠抗人Ⅶ型胶原蛋白单克隆抗体LH7.2(Sigma)相一致。

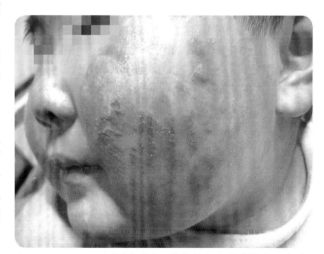

图14-19-1　具有抗Ⅶ型胶原抗体的儿童大疱性类天疱疮皮肤科检查所见

【组织病理】表皮下裂隙形成,真皮浅层少许单一核细胞浸润。直接免疫荧光:表皮基底膜带IgG、C3线状沉积,IgM、C3弱阳性沉积。盐裂间接免疫荧光:IgG沉积在表皮侧和真皮侧(图14-19-3)。

【诊断】具有抗Ⅶ型胶原抗体的大疱性类天疱疮。

【治疗】入院后给予泼尼松25mg/d及氨苯砜75mg/d口服,4天后仍有零星新发水疱,将泼尼松剂量增至35mg/d,12天后未见新发水疱,激素逐渐减量至25mg/d。治疗20天后原有水疱干涸、结痂(图14-19-4)。

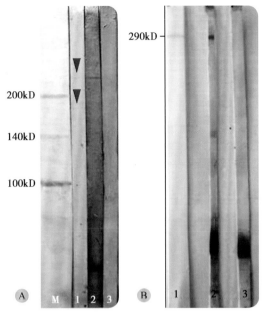

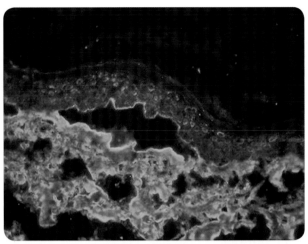

图 14-19-2 具有抗Ⅶ型胶原抗体的儿童
大疱性类天疱疮免疫印迹

图 14-19-3 具有抗Ⅶ型胶原抗体的儿童大疱性类天疱疮
盐裂间接免疫荧光

【病例特点】①儿童女性；②发病部位广泛，以小水疱为主，黏膜受累；③表皮下疱，基底膜带 IgG、C3 线状沉积；④ IgG 沉积在盐裂皮肤的表皮侧和真皮侧；⑤免疫印迹：患儿血清既与表皮侧 180kD 的抗原结合，又与真皮侧 290kD 的抗原结合；⑥对泼尼松、氨苯砜治疗反应良好。

二、讨论

大疱性类天疱疮（BP）和获得性大疱性表皮松解症（EBA）虽然在临床表现、组织病理和 DIF 方面相似，但两者血清中产生针对完全不同的皮肤基底膜带抗原的特异性抗体，前者的特异性抗原为半桥粒结构成分中的 BP230 和 BP180，后者的特异性抗原为相对分子量为 290kD 的Ⅶ型胶原蛋白。因此，通过免疫印迹（immunoblot，IB）检测患者血清中抗体所针对特异性皮肤基底膜带抗原可对两者进行鉴别。

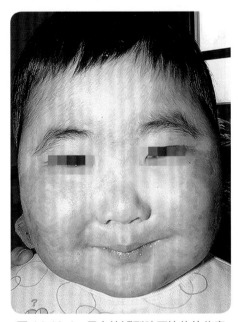

图 14-19-4 具有抗Ⅶ型胶原抗体的儿童
大疱性类天疱疮治疗 20 天后

BP 有合并银屑病、天疱疮等其他疾病的报道，而 BP 合并 EBA 的病例较罕见。通过检索文献，仅有 2 例 BP 合并 EBA 的报道。1996 年 Kawachi 等报道了 1 例 16 个月女婴，全身皮肤反复发生张力水疱 2 周，盐裂间接免疫荧光检测发现 IgG 沉积于真皮侧，IB 检测结果示患儿血清中抗体不仅与真皮侧 290kD 抗原反应，同时也与 BP180 NC16a 重组蛋白反应，由此报道首例 BP 合并 EBA 病例。2004 年 Fairley 报道 1 例男性患者，62 岁，患病之初组织病理示表皮下疱，DIF 示 C3 在皮肤基底膜线状沉积，IIF 阴性，随访 9 年中逐渐出现摩擦性水疱，愈后遗留萎缩性瘢痕等 EBA 的特征性表现，经酶联免疫吸附试验（enzyme linked immunosorbent assay，ELISA）和 IB 检测证实，起病之初的患者血清仅有针对重组的 BP180 NC16a 蛋白片段反应的 IgG_1，在发病 3 年之后血清中出现抗Ⅶ型胶原蛋白 NC1 区的 IgG_2，并且随着时间的延长，反应越来越明显，同时针对 BP180 NC16a 的 IgG_1 逐渐转变为 IgG_4，患者所有血清盐裂 IIF 均阴性。

本例患者盐裂 IIF、IB 均具备 BP 合并 EBA 的血清学特征,临床表现与 BP 类似,对小剂量糖皮质激素和氨苯砜治疗有效,患儿愈后并未有粟丘疹、萎缩性瘢痕等 EBA 的特征性改变,可能与患儿病程较短有关。

除了上述 3 例 BP 同时合并 EBA 的病例外,亦有 EBA 继发于 BP 的报道,即患者先患有 BP,经过治疗,治愈若干时间后出现 EBA。2007 年 Wallet 等曾报道 1 例 75 岁的老年女性患者,该患者初诊时表现为皮肤的红斑水疱,组织病理和 DIF 均表现为 BP 的特点,盐裂 IIF 示 IgG 沉积于表皮侧,IB 检测发现 BP180 和 BP230 呈阳性反应,真皮抗原阴性,因此确诊为 BP。在经过 1 年糖皮质激素联合硫唑嘌呤治疗后病情得到控制,但在数月后复发,再次检测 IB 发现患者血清 290kD 真皮抗原阳性,而表皮抗原阴性,并且皮损愈合后留下散在分布的粟丘疹,由此,作者认为该患者由 BP 转变为 EBA。

上述两种疾病的重叠和混合现象,可能与自身免疫性疾病中的表位扩展有关。

(病例提供　杨宝琦)

第二十节　具有抗Ⅶ型胶原抗体的妊娠疱疹

一、病例

患者女性,22 岁。

【主诉】全身红斑、水疱、结痂半年,加重 3 天。

【现病史】半年前妊娠约 24 周时口腔、躯干、四肢出现少许黄豆大小的水疱,自觉轻度瘙痒。3 个月前足月剖宫产下一健康男婴。2 个月前病情加重,水疱增多,在当地服用中药(不详)治疗有效,水疱数量减少,此后病情反复发作。3 天前受凉后出现高热、咽痛,出现大量水疱。

患者为初产妇,男婴出生时面部及阴茎有 3 个绿豆大小的水疱,未做特殊处理,3 天后自愈。

【皮肤科检查】面部、躯干、四肢皮肤弥散性分布暗红色斑、水疱,水疱约绿豆至樱桃大小,疱壁紧张,疱液清,部分混浊成脓性,尼科利斯基征阴性,水疱大部分已经破裂,可见糜烂或黄黑色结痂(图 14-20-1)。口腔内软腭、牙龈、舌体及下唇可见糜烂面。

【辅助检查】免疫印迹:表皮提取物检测发现患者血清抗 BP230 抗体阳性;抗真皮提取物 290kD 抗体阳性(图 14-20-2),其条带位置与鼠抗人Ⅶ型胶原蛋白单克隆抗体 LH7.2 相一致。

酶联免疫吸附试验:BP180 NC16a ELISA 阳性。

【组织病理】(躯干部)表皮下水疱,真皮乳头少许核尘(图 14-20-3)。直接免疫荧光:表皮基底膜 IgG 线状沉积(图 14-20-4),C3 弱阳性、IgA、IgM 均阴性。盐裂皮肤直接免疫荧光:IgG 沉积于表皮侧(图 14-20-5)。入院 14 天后盐裂皮肤间接免疫荧光:IgG 沉积于真皮侧(图 14-20-6),抗体滴度 1:10。

【诊断】妊娠疱疹。

【治疗】以糖皮质激素联合免疫抑制药治疗为主,配合抗生素及支持治疗。初始量地塞米松 15mg/d,环磷酰胺 0.2g 静脉注射,隔日 1 次;但是每日仍有少量新发水疱,4 天后地塞米松剂量增加到 22.5mg/d;入院 2 周仍不断有新发水疱出现。行 3 天糖皮质激素冲击治疗:相当于泼尼松量分别为 750mg/d、500mg/d、250mg/d,严密监测和预防不良反应。结束后原有水疱基本干涸,未再有新发水疱(图 14-20-7)。糖皮质激素改为相当于泼尼松量 120mg/d,逐渐减量。因黏膜皮损愈合较慢,住院期间 2 次给予复方倍他米松 1ml 和 2% 利多卡因 1ml 按 1:1 的比例在舌体、颊黏膜等部位多点注射。注射部位糜烂面愈合较好。共住院 32 天,环磷酰胺累积量 3.2g,出院时糖皮质激素改为口服泼尼松 40mg/d。

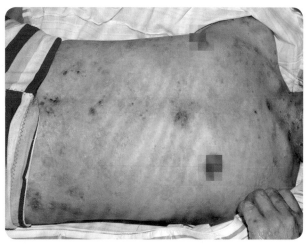

图 14-20-1 具有抗四型胶原抗体的妊娠疱疹皮肤科检查所见

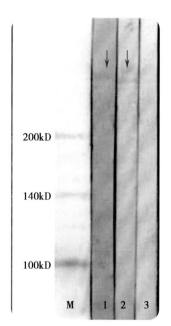

图 14-20-2 妊娠疱疹免疫印迹

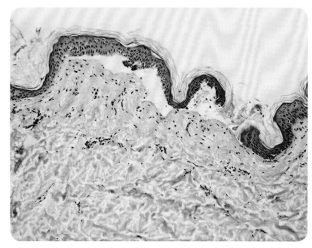

图 14-20-3 具有抗四型胶原抗体的妊娠疱疹组织病理

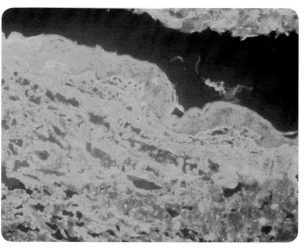

图 14-20-4 具有抗四型胶原抗体的
妊娠疱疹直接免疫荧光

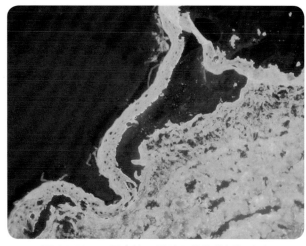

图 14-20-5 具有抗四型胶原抗体的妊娠疱疹
盐裂皮肤直接免疫荧光

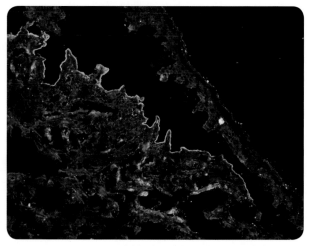

图 14-20-6 具有抗四型胶原抗体的妊娠疱疹
入院 14 天后盐裂皮肤间接免疫荧光

【病例特点】 ①青年女性,妊娠后期发病,产后 1 个月病情加重;②普通组织病理、直接免疫荧光支持妊娠疱疹的诊断,但是 2 次盐裂免疫荧光检查结果不一致;③免疫印迹抗 BP230 抗体阳性,抗 290kD 抗体阳性;④病情较重,糖皮质激素冲击治疗控制病情。

二、讨论

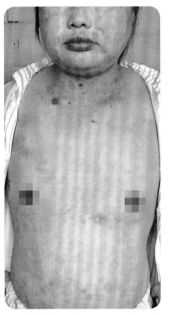

图 14-20-7　妊娠疱疹治疗后

妊娠疱疹(herpes gestationis)又称为妊娠类天疱疮(pemphigoid gestationis,PG),最早由 Milton 于 1872 年报道。该病发生于妊娠期妇女,主要于妊娠中晚期发病,表现为躯干或全身的瘙痒性丘疹、红斑、疱疹和水疱,偶有妊娠早期发病的报道。在分娩后症状可自行消退,但也有部分患者迁延不愈。PG 的免疫组织病理与 BP、EBA 等表皮下自身免疫性大疱病类似,DIF 检测几乎所有患者 C3 沉积于基底膜带,仅有约 25% 的患者为 IgG 沉积;患者血清盐裂 IIF 检测显示 IgG 沉积于表皮侧;IB 检测发现大部分妊娠疱疹患者血清中的 IgG 所针对特异性基底膜带抗原为 BP180,少部分可同时合并 BP230,也有单独 BP230 阳性的报道。除此之外,尚有表皮抗原 200kD 的报道。EBA 虽与妊娠疱疹同为表皮下自身免疫性大疱病,但有特异性基底膜带抗原——相对分子量为 290kD 的Ⅶ型胶原蛋白,可与之鉴别,因而两者均为各自独立的疾病。

目前尚未有 PG 患者血清中同时出现 BP230 和真皮抗原 290kD 抗体的报道。本例患者于妊娠晚期发病,产后加重,在入院时该患者盐裂 DIF 仅有表皮侧 IgG 沉积,但在住院 11 天后收集血清进行盐裂 IIF 检测,发现 IgG 沉积于真皮侧,IB 检测发现表皮和真皮抗原均出现阳性条带,并且表皮抗原检测发现 BP230 阳性,而 BP180 阴性,同时真皮抗原 290kD 阳性。该例 PG 患者的血清中特异性抗体并非 BP180 抗体,而是 BP230 抗体,同时出现真皮侧 290kD 抗体。

妊娠疱疹可合并其他自身免疫系列疾病,主要以格雷夫斯病较为常见,而妊娠疱疹合并其他自身免疫性大疱病的报道较少见。产生上述特殊现象的原因可能与抗原表位扩展有关。自身免疫性表皮下大疱病中的表位扩展现象可能存在于病程较长的病例中,因此对待反复发作、迁延不愈的患者应该注意及时复查血清中的抗体,同时表位扩展现象对自身免疫性表皮下大疱病的病程、预后等的影响有待进一步研究。

(病例提供　吴　梅　杜东红)

第二十一节　线状 IgA 大疱性皮肤病

一、病例

病例 1

患者女性,18 岁。

【主诉】 面、躯干、上肢皮肤水疱伴瘙痒 2 年,加重 1 周。

【现病史】2年前下颌部起粟粒大水疱,瘙痒明显,逐渐融合成黄豆大。很快累及面部、耳郭,水疱易破裂,疱液清,未予治疗。约1个月后水疱消退,遗留色素斑。之后背部、肩部、上臂反复出现红斑、水疱,可以自行缓解,缓解期约1周。1个月前来笔者医院就诊,当时水疱很少,且只有粟粒大小,诊为湿疹,外用糖皮质激素治疗。近1周水疱增多。

【既往史】既往体健,平常无腹泻病史。

【皮肤科检查】躯干、四肢散在或群集的红斑、水疱、结痂,水疱粟粒至黄豆大,疱壁紧张,疱液清,尼科利斯基征阴性,其间散在水疱愈后遗留的色素沉着斑、色素减退斑(图14-21-1)。黏膜、毛发、指甲正常。

【组织病理】表皮下水疱,真皮中性粒细胞浸润(图14-21-2)。直接免疫荧光:基底膜带IgA线状沉积(图14-21-3),IgM、IgG、C3阴性。

【诊断】线状IgA大疱性皮肤病。

【治疗】口服氨苯砜,每次50mg,每日2次。10天后皮损消退。

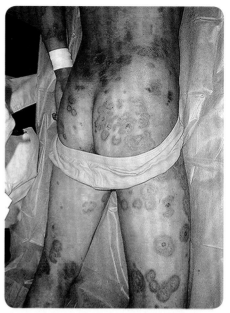

图 14-21-1　线状 IgA 大疱性皮肤病皮肤科检查(臀部、下肢)所见

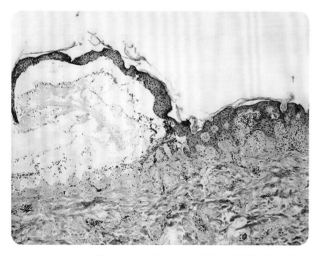

图 14-21-2　线状 IgA 大疱性皮肤病组织病理(臀部、下肢)

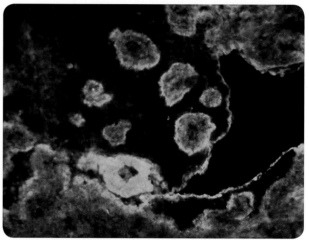

图 14-21-3　线状 IgA 大疱性皮肤病直接免疫荧光(臀部、下肢)

【病例特点】①青年女性,面、躯干、上肢皮肤水疱伴痒2年;②以小水疱为主要特点,具有自限性;③表皮下水疱,基底膜带IgA线状沉积;④对氨苯砜的治疗反应良好。

病例2

患者男性,20岁。

【主诉】躯干、四肢皮肤红斑、水疱2个月。

【现病史】2个月前躯干、四肢出现红斑,不痒,未治疗。50天前出现水疱,当地诊所按带状疱疹给予阿昔洛韦、青霉素、地塞米松等治疗,水疱曾经消退,之后复发。

【皮肤科检查】躯干、四肢、颈部红斑,表面有水疱,水疱排列成圆形,疱壁紧张,尼科利斯基征阴性,黏膜未受累,浅表淋巴结未触及肿大(图14-21-4)。

【组织病理】表皮下水疱,真皮乳头中性粒细胞、嗜酸性粒细胞浸润(图14-21-5)。直接免疫荧光:表皮基底膜IgA线状沉积(图14-21-6),IgG、C3、IgM弱阳性线状沉积。间接免疫荧光:表皮基底膜、表皮细胞间IgA、IgG均1:10阴性。

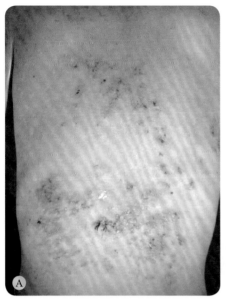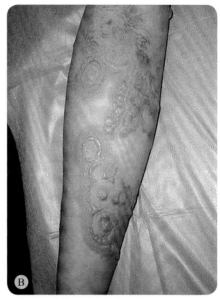

图 14-21-4　线状 IgA 大疱性皮肤病皮肤科检查(躯干、上肢)所见
A. 躯干；B. 上肢。

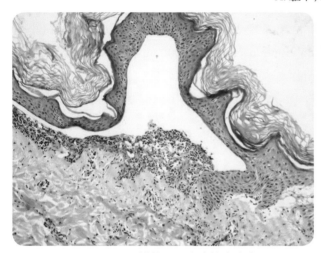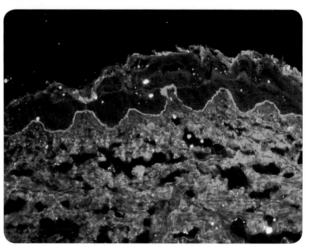

图 14-21-5　线状 IgA 大疱性皮肤病
组织病理(躯干、上肢)

图 14-21-6　线状 IgA 大疱性皮肤病直接
免疫荧光(躯干、上肢)

【诊断】线状 IgA 大疱性皮肤病。

【治疗】口服泼尼松,每次 30mg,每日 1 次。第 6 天后水疱
完全干涸(图 14-21-7)。

【病例特点】①青年男性；②躯干、四肢皮肤环形、多环形红
斑、水疱 2 个月,瘙痒不明显；③表皮下水疱,基底膜带 IgA 线状
沉积；④对糖皮质激素的治疗反应良好。

二、讨论

线状 IgA 大疱性皮肤病(LABD)是一种少见的以 DIF 检查
见基底膜带线状 IgA 抗体连续沉积为特征的自身免疫性表皮下
大疱病,分为成人型和儿童型。本病可发生于任何年龄,以 < 5 岁
的儿童和 > 60 岁的老年人多见。病因不清楚,部分可能与药物有
关,其中万古霉素是一种最常见的诱发本病的药物,其他药物如

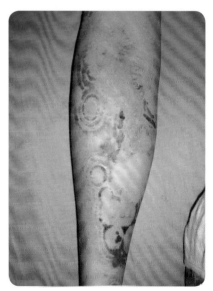

图 14-21-7　线状 IgA 大疱性皮肤病治疗后

青霉素、氨苄西林、头孢孟多、利福平、复方磺胺甲噁唑、非甾体抗炎药等也可引起本病,也有报道与感染、肿瘤等有关。患者容易并发其他自身免疫性疾病,尤其是淋巴组织增生性疾病,如霍奇金淋巴瘤、B 细胞淋巴瘤等。

研究发现,LAD97(LAD2,97kD)、LAD-1(120kD)抗原为其主要的靶抗原,进一步研究认为 LAD97 抗原为 LAD-1 抗原的分解产物。LAD-1 抗原本身是大疱性类天疱疮抗原 2(BP180)胞外区域的一部分,LAD97、LAD-1 是在有关酶的作用下从 BP180 流脱下来的。IgA 抗体主要沉积于表皮侧,少数可沉积于真皮侧或双侧。免疫电镜发现,IgA 抗体可沉积于半桥粒、透明板、致密板或锚纤维,前两者与盐裂皮肤 IIF 检查中抗体沉积于表皮侧一致,后两者与真皮侧一致。

LABD 的临床表现具有异质性,可类似其他大疱病,如靶样红斑、荨麻疹样风团、水疱、大疱,有的皮损类似大疱性类天疱疮或疱疹样皮炎,也可类似多形红斑、史 - 约综合征、中毒性表皮松解症等。LABD 的诊断根据临床表现、DIF 结果可以确诊,但需要与大疱性类天疱疮和疱疹样皮炎鉴别。疱疹样皮炎可发现 IgA 呈颗粒状沉积于真皮乳头部。LABD 的 DIF 偶然可发现其他免疫球蛋白 IgG、IgM 和 C3 在基底膜带沉积,而大疱性类天疱疮通常是 IgG 伴有 C3 在基底膜带沉积。如果发现 IgG、IgA 均呈线状沉积于基底膜带,可根据荧光强度结合临床表现、其他免疫学特征进行鉴别。极少数患者存在 LABD 合并大疱性类天疱疮的可能性。

治疗首选氨苯砜。治疗前需先排除 HLA-1301 阳性和葡萄糖 -6- 磷酸脱氢酶缺乏。治疗宜从小剂量开始,儿童 2mg/(kg·d),成人 25mg/d,渐加至儿童 25~50mg/d,成人 100~200mg/d,以减少不良反应的发生。也可应用柳氮磺吡啶。中小剂量糖皮质激素治疗对大部分患者有较好的疗效。其他药物,如吗替麦考酚酯、四环素和烟酰胺联合治疗、红霉素、秋水仙碱、大剂量人免疫球蛋白静脉注射均可根据病情选用。

本节病例均是青壮年,以小水疱为主要临床特点,普通组织病理和免疫组织病理符合 LABD,分别以氨苯砜和泼尼松治疗,均取得较好的疗效。

（病例提供　张法义　周盛基）

第二十二节　疱疹样皮炎

一、病例

病例1

患者女性,19 岁。

【主诉】躯干四肢皮肤小水疱、瘙痒 5 年。

【现病史】5 年前皮肤出现少量小水疱,绿豆至黄豆大小,自觉瘙痒,躯干、四肢均可发生,经过 1 周左右时间水疱可以自行消退,但是反复发作。在当地以过敏治疗(用药不详),效果不佳。

【既往史】无麸胶敏感性肠病病史,平时无腹泻。

【皮肤科检查】胸、肩、背、臀部散在绿豆至黄豆大小的小水疱,疱壁紧张、疱液清澈,背部水疱簇集成片(图 14-22-1),可见明显抓痕、结痂。黏膜未见异常。

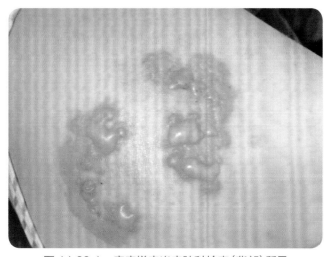

图 14-22-1　疱疹样皮炎皮肤科检查(背部)所见

【组织病理】表皮下水疱,真皮乳头中性粒细胞小脓肿,真皮浅层单一核细胞浸润(图 14-22-2)。直接免疫荧光:表皮基底膜 IgA、C3 颗粒状沉积(图 14-22-3),部分真皮乳头 IgA 颗粒状沉积,IgG、IgM 阴性。

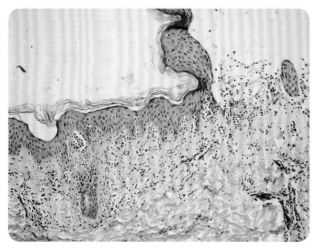

图 14-22-2　疱疹样皮炎组织病理

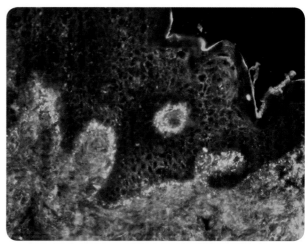

图 14-22-3　疱疹样皮炎直接免疫荧光

【诊断】疱疹样皮炎。

【治疗】口服氨苯砜,每次 50mg,每日 2 次。10 天后皮损消退。

【病例特点】①青年女性;②躯干、四肢反复起瘙痒性水疱 5 年;③表皮下水疱,真皮乳头中性粒细胞小脓肿;④表皮基底膜和真皮乳头 IgA 颗粒状沉积;⑤氨苯砜治疗效果佳。

病例2

患者女性,61 岁。

【主诉】头皮、腰周丘疹、红斑、水疱伴瘙痒 9 个月。

【现病史】9 个月前头皮、腰周出现红斑、丘疹,偶有水疱,后累及四肢,自觉瘙痒,在当地按照过敏治疗(用药不详),效果欠佳,皮损反复发作。6 个月前在笔者医院第 1 次就诊时诊断为湿疹,给予左西替利嗪 5mg/d 口服、3% 硼酸溶液湿敷,外用复方曲安奈德乳膏,治疗 1 个月后病情明显减轻,但很快复发。

【既往史】无麸胶敏感性肠病病史,平时无腹泻。

【皮肤科检查】双肘关节、双下肢以膝关节为中心、腰周、臀部皮肤散在红斑、丘疹,少量绿豆至黄豆大小的小水疱,有明显抓痕、结痂(图 14-22-4)。黏膜未见异常。

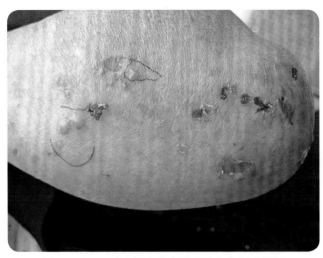

图 14-22-4　疱疹样皮炎皮肤科检查(肘部)所见

【组织病理】表皮增厚,部分区域浅表溃疡,真皮内水疱形成,真皮乳头见中性粒细胞小脓肿,表皮真皮之间裂隙形成,真皮浅层散在嗜酸性粒细胞、淋巴细胞浸润。直接免疫荧光:真皮乳头 IgA 颗粒状沉积,IgG、C3、IgM 阴性。

【诊断】疱疹样皮炎。

【治疗】口服雷公藤片,每次 24μg,每日 3 次;口服四环素,每次 0.5g,每日 4 次;口服泼尼松,每次 15mg,每日 1 次。2 周后皮损基本消退。

【病例特点】①老年女性,头皮、肘、膝、腰周丘疹、红斑、水疱、渗出 9 个月;②表皮真皮之间裂隙形成,真皮乳头中性粒细胞小脓肿;③真皮乳头 IgA 颗粒状沉积;④对雷公藤、小剂量糖皮质激素治疗反应佳。

二、讨论

疱疹样皮炎是一种慢性复发性水疱性皮肤病,1884 年由 Louis Duhring 首次报道。该病在白种人中多见,黄种人罕见。1976—1985 年新加坡报道 6 例,1977—1999 年日本报道 34 例,2012 年我院总结了 22 例中国疱疹样皮炎患者的临床特征,男女比例为 2.1∶1,平均年龄 44 岁,多数患者存在延迟诊断的现象。几乎所有患者均伴有麦胶敏感性肠病,但是仅部分患者有胃肠道症状。该病的发生与 HLA-DQ2、DQ8 显著相关。

疱疹样皮炎多发于青壮年患者,好发部位包括肘、膝、腹股沟、股内侧、臀部等。皮疹对称性分布,常呈多形性。水疱大小不等,常簇集分布,周围绕有红晕,疱壁紧张,尼科利斯基征阴性,很少累及黏膜。患者伴发淋巴瘤、甲状腺、恶性贫血等疾病的概率增高。以猴食管黏膜为底物,采用直接免疫荧光可发现患者血清中的抗肌内膜抗体,采用 ELISA 可检测到患者血清中的组织型转谷氨酰胺酶,最近研究认为表皮型转谷氨酰胺酶是疱疹样皮炎患者的主要抗原。该病诊断标准:①皮损为多形性,好发于肘、膝、臀和股内侧,剧痒;②组织病理示表皮下水疱,以水疱周围真皮乳头中性粒细胞为主的小脓肿;③直接免疫荧光示真皮乳头颗粒状 IgA 沉积或基底膜带 IgA 颗粒状沉积;④抗肌内膜抗体或抗转谷氨酰胺酶抗体阳性。

该病治疗首选氨苯砜,糖皮质激素、四环素、磺胺类药物亦有效。患者需要终身禁食含有麦胶的食物。

(病例提供　于修路　张艳芳　周桂芝)

第二十三节　角层下脓疱性皮肤病

一、病例

患者女性,43 岁。

【主诉】躯干部、颈部皮肤红斑、脓疱半个月。

【现病史】半个月前左腋下出现粟粒大小红色斤疹、脓疱,瘙痒,随后躯干、颈部也出现类似症状,逐渐增加并融合成片。曾到当地医院就诊,诊断为疱疹样皮炎,给予沙利度胺、烟酰胺等治疗无效。

【皮肤科检查】肩颈部、双腋下、乳房下、胸背部红斑,其上较多粟粒至黄豆大脓疱,疱壁薄、松弛,部分融合成脓湖,尼科利斯基征阴性,部分已结痂,口腔黏膜未见异常(图 14-23-1)。

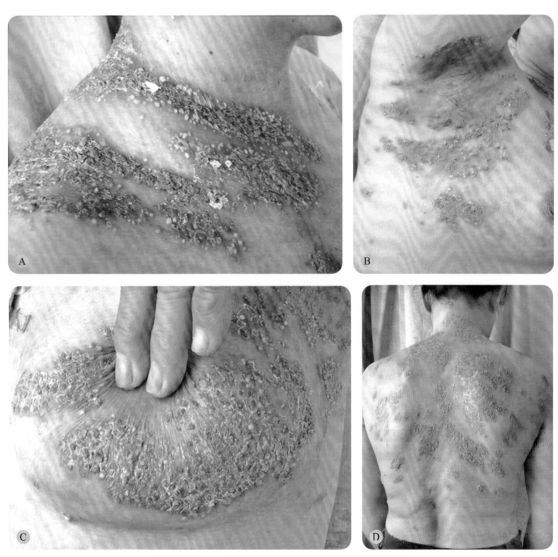

图 14-23-1　角层下脓疱性皮肤病皮肤科检查所见
A.肩颈部；B.腋下；C.乳房下；D.背部。

【组织病理】表皮内棘层上脓疱,疱内见较多中性粒细胞及棘松解细胞,真皮浅层散在单一核细胞浸润(图14-23-2)。DIF:表皮细胞间及基底膜C3、IgG、IgM、IgA均阴性。

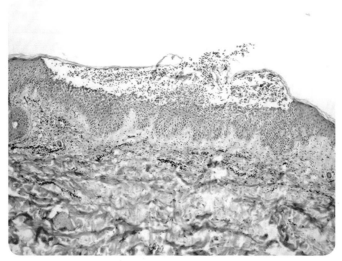

图14-23-2　角层下脓疱性皮肤病组织病理

【诊断】角层下脓疱性皮肤病。

【治疗】口服阿维A,30mg/d。2周后病情减轻,脓疱减少。

【病例特点】①中年女性;②左腋下、躯干、颈部出现粟粒大小红色丘疹,逐渐成为脓疱,伴瘙痒,皮疹逐渐增多并融合成片;③组织病理变化:表皮内棘层上脓疱,疱内见较多中性粒细胞及棘松解细胞,真皮浅层散在单一核细胞浸润,免疫组织病理阴性;④阿维A治疗有效。

二、讨论

角层下脓疱性皮肤病(subcorneal pustular dermatosis,SCPD)首先由Sneddon和Wilkinson于1956年描述和命名,又称为Sneddon-Wilkinson病。该病比较少见,是一种慢性复发性脓疱性皮肤病,病因不清。其特点是中年妇女多见,为浅表小脓疱或在红斑基础上发生小水疱,很快发展成脓疱,疱壁松弛,向周围扩展成环形、多环形,好发于腹部、腋下、腹股沟等皱褶部位,呈周期性发作,没有全身症状。也有少数报道皮损可发生于掌跖。脓疱培养物细菌生长。组织病理的突出特征是角层下中性粒细胞聚集,可能与某些趋化因子,如TNF-α在表皮上部浓度增高有关。某些病例可伴有坏疽性脓皮病、单克隆丙球蛋白病、多发性骨髓瘤等。也有病例合并内科肿瘤、慢性淋巴细胞白血病、胸腺瘤、肺癌等。该病的诊断要点:①好发于中年妇女,偶见于儿童;②皮损好发于腋下、乳房下、腹股沟、躯干和四肢近端屈侧,面部和黏膜不受累;③皮损形态为针头至绿豆大小的表浅松弛呈卵圆形的小脓疱,疱内上部液体澄清,下部混浊呈半月状,早期脓疱周围有红晕,皮损排列呈环状,或匐行性分布,有轻微瘙痒;④皮损呈周期性发作,间隔数日或数周;⑤病程缓慢,迁延数年至数十年。该病需要与泛发性脓疱性银屑病、急性泛发性发疹性脓疱病、疱疹样脓疱病、IgA天疱疮等鉴别。

角层下脓疱性皮肤病目前尚无有效的治疗方法,氨苯砜、糖皮质激素、维A酸类PUVA、窄波UVB等常用于治疗该病。也有报道他骨化醇软膏、酮康唑、阿奇霉素、四环素、维生素E、英夫利昔单抗、阿达木单抗等治疗有效。

(病例提供　杜东红　王昌媛)

第二十四节　暂时性棘层松解性皮肤病

一、病例

患者女性,23 岁。

【主诉】颈部、前胸丘疹伴瘙痒 3 个月。

【现病史】3 个月前发热 2 天后颈部、胸部出现小丘疹伴有明显瘙痒,逐渐扩散到躯干。在当地医院诊断为毛囊角化病,给予阿维 A 30mg/d 口服,疗效不理想。

【皮肤科检查】颈部、胸部泛发粟粒大小的浅红色或正常肤色斑丘疹、丘疹,部分和皮纹方向一致,有点状结痂、少许脱屑、色素沉着(图 14-24-1)。

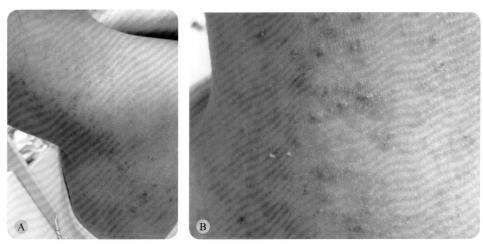

图 14-24-1　暂时性棘层松解性皮肤病皮肤科检查所见

【组织病理】(胸部)轻度角化过度、角化不全,渗出结痂,棘层内水疱形成,见棘松解细胞,真皮浅层血管周围单一核细胞浸润(图 14-24-2)。

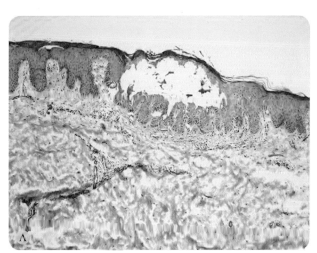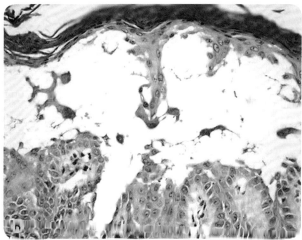

图 14-24-2　暂时性棘层松解性皮肤病组织病理

【诊断】暂时性棘层松解性皮肤病。

【治疗】继续口服阿维A,30mg/d。

【病例特点】①青年女性;②皮损主要见于颈部、胸部;③组织病理见棘层内水疱形成或裂隙、棘细胞松解。

二、讨论

暂时性棘层松解性皮肤病(transient acantholytic dermatosis,TAD),又称Grover病,是一种原发性、获得性、自限性棘层松解性皮肤病,由Grover于1970年首次报道。该病病因不明,可能与紫外线照射、环境潮湿、长期卧床、感染、药物等有关。好发于中老年人,偶见儿童,白种人最多见,黑种人很少见。发病年龄多在40岁以上,男女患病之比为3∶1,病程多为暂时性,皮损有多种形态,表现为1~3mm的红斑、红褐色或肉色丘疹、水疱和湿疹样斑块。自觉瘙痒明显,多数日晒后加重。好发于锁骨附近、颈部、躯干,也可见于腹部、面部、耳郭及四肢等。TAD的组织病理改变可分5种类型:①毛囊角化病样表现;②家族性良性天疱疮样表现;③寻常型天疱疮样表现;④落叶型天疱疮样表现;⑤棘层松解海绵水肿样表现。少数患者有嗜酸性粒细胞升高和血清IgE升高。

本患者为青年女性,由发热诱发,临床表现和组织病理改变均符合TAD。

该病需要与毛囊角化病、大疱疮、慢性家族性良性天疱疮、复发性线状棘层松解性皮肤病等鉴别。

治疗:避免剧烈运动及各种刺激,口服异维A酸20~40mg/d,连用4个月左右。中小剂量糖皮质激素可以明显缓解瘙痒症状。也可试用甲氨蝶呤。有学者报道外用卡泊三醇治疗有效。

(病例提供　于修路　于美玲)

第一节　X 连锁隐性遗传性鱼鳞病

一、病例

患儿男性,9 岁。

【主诉】全身皮肤干燥性斑片、鳞屑 9 年。

【现病史】患者出生后 1 个月全身除掌跖外出现黑褐色鱼鳞状斑片,上附褐色固着性鳞屑,自发病以来病情变化不明显。

【家族史】患者的两个伯伯有同样病变,详见家系图(图 15-1-1)。

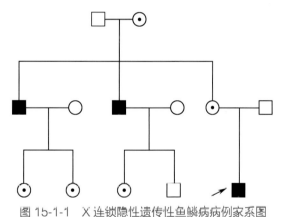

图 15-1-1　X 连锁隐性遗传性鱼鳞病病例家系图
■代表男性患者,⊙代表携带者,箭头指向先证者
(此病例为该患儿)。

【皮肤科检查】全身皮肤干燥、粗糙,面、颈部两侧以及躯干、四肢较厚黑褐色鱼鳞样鳞屑,以双下肢较重,背部较胸腹部轻(图 15-1-2)。掌跖部未见受累(图 15-1-3)。

【诊断】X 连锁隐性遗传性鱼鳞病。

【治疗】外用尿素乳膏;与患者父母沟通必要时口服阿维 A。

【病例特点】①出生后不久发病;②有家族史,家族中患者均为男性;③皮疹为较厚黑褐色鱼鳞样、固着鳞屑。

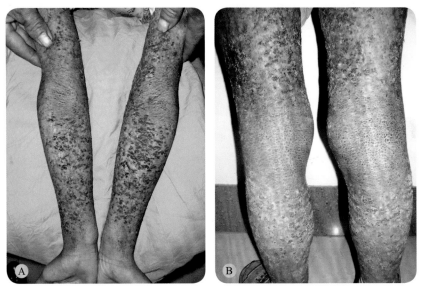

图 15-1-2 X 连锁隐性遗传性鱼鳞病皮肤科检查所见

A. 上肢；B. 下肢。

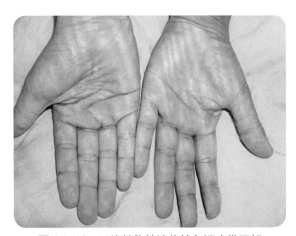

图 15-1-3 X 连锁隐性遗传性鱼鳞病掌跖部

二、讨论

从临床特征和家系图分析,该家系符合 X 连锁隐性遗传性鱼鳞病(X-linked recessive ichthyosis,XRI)。XLI 是一组以四肢伸侧或全身皮肤发生形如鱼鳞状或蛇皮状角质增生为特征的遗传性皮肤病。家族中男性发病,出生时或出生不久发病。除掌跖部外全身均可累及,皮损以黑褐色较厚的鱼鳞样鳞屑为表现,给人以肮脏感。少数患者伴有其他复杂症状,如先天性性腺发育不良和先天性生殖腺发育不良,伴嗅觉丧失(卡尔曼综合征)、精神发育迟缓、眼白化病、角膜混浊、神经系统发育异常(如眼球震颤、斜视)等。该病 1863 年由 Sedgwick 最早报道。1978 年 Shapiro 阐述了 X 连锁的类固醇硫酸酯酶(steroid sulfatase,STS)缺陷与 XLI 的内在关系,1981 年 Müller 等通过缺失位点的分析最终将 STS 定位于 Xp22.3。1987 年 Ballabio 等克隆到 *STS* cDNA 并对该基因进行了全面分析。人们发现 85%~90% 的患者存在 *STS* 基因全缺失。只有 10% 为部分缺失和点突变。STS 是广泛分布于哺乳动物组织中的一种微粒体酶,它的缺陷将不能水解胆固醇硫酸盐,从而导致角质层细胞持久性黏着,干扰了角质层正常脱屑过程,表现出特有的皮肤病变。

(病例提供 张艳芳)

第二节 大疱性先天性鱼鳞病样红皮症

一、病例

病例1

患者男性,43岁。

【主诉】自幼皮肤干燥、发红、脱屑、瘙痒,并掌跖角化过度。

【现病史】生后6个月左手环指起水疱,渐增大至指套样。自行破裂后双侧肘关节、膝关节、腰部、脚部皮肤出现对称性分布的红斑,伴脱屑。之后每年春天上述部位出现水疱。口腔及食管黏膜未曾受累,出汗正常。

【家族史】家族中无类似患者。父母非近亲婚配。

【皮肤科检查】躯干、四肢皮肤干燥、红斑、鳞屑,中央附着,边缘翘起(图15-2-1A)。腋窝、臀部、肘部等部位红斑基础上的淡黄色疣状皮损,与皮肤黏着不易剥脱(图15-2-1B)。掌跖角化,呈淡黄色,手背、足背皮肤异常粗厚,如皮革状(图15-2-1C)。毛发、指甲无异常。

【组织病理】(下肢)表皮显著角化过度,少许角化不全,颗粒层增厚,棘层增生,细胞间水肿,灶性棘层松解。真皮浅层血管周围少许单一核细胞浸润(图15-2-2)。符合大疱性先天性鱼鳞病样红皮症。

【诊断】大疱性先天性鱼鳞病样红皮症。

【治疗】口服阿维A,每次30mg,每日1次;外用尿素乳膏。

【病例特点】①出生后不久发病;②首发皮损为水疱,随着年龄的增长逐渐演变为干燥性红斑;③皱褶和非皱褶部位疣状皮损伴鳞屑,伴掌跖角化过度;④冬重夏轻,反复发作;⑤组织病理符合鱼鳞病。

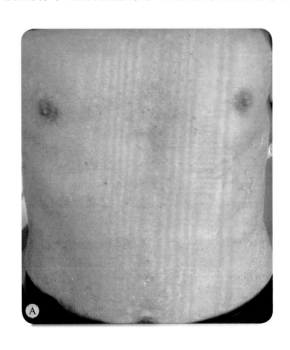

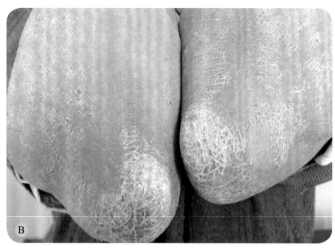
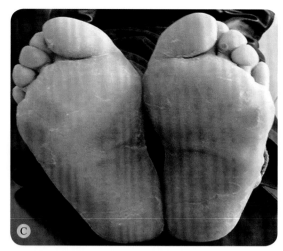

图 15-2-1　大疱性先天性鱼鳞病样红皮症皮肤科检查所见

A. 躯干；B. 肘部；C. 跖部。

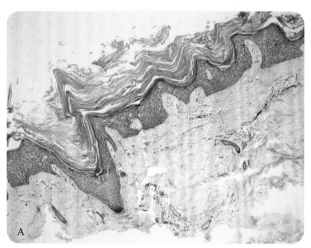
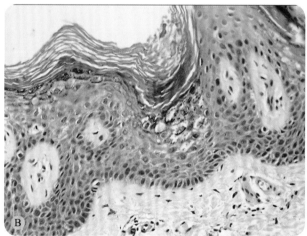

图 15-2-2　大疱性先天性鱼鳞病样红皮症组织病理

病例 2

患者男性，10 岁。

【主诉】全身皮肤潮红、鳞屑伴水疱 10 年。

【现病史】出生不久臀部出现水疱，之后全身反复起水疱，2 个月时逐渐出现鳞屑和皮肤潮红。冬重夏轻。全身瘙痒，无汗。

【家族史】家族中无类似患者。父母非近亲婚配。

【皮肤科检查】全身皮肤除颜面外弥漫性潮红、干燥及脱屑，有灰褐色或正常肤色的鳞屑或鳞片附着，部分呈疣状，触之易脱落（图 15-2-3）。部分较大的水疱已破溃，暴露出鲜红或暗红色的疱底，触之疼痛。掌跖部角化明显，足背部皮肤明显增厚。

【组织病理】(腰部) 表皮显著角化过度，少许角化不全，颗粒层增厚，棘层增生、松解。真皮浅层血管周围少许单一核细胞浸润（图 15-2-4）。符合大疱性先天性鱼鳞病样红皮症。

【诊断】大疱性先天性鱼鳞病样红皮症。

【治疗】外用 0.1% 迪维霜及尿素乳膏。

【病例特点】①出生后不久发病；②皮疹泛发全身，为水疱、潮红和鳞屑；③冬重夏轻；④典型的组织病理特点。

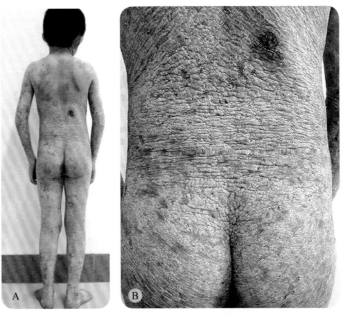

图 15-2-3　大疱性先天性鱼鳞病样红皮症皮肤科检查所见
A. 全身皮肤；B. 臀部、腰部肥厚性鳞屑，部分呈疣状。

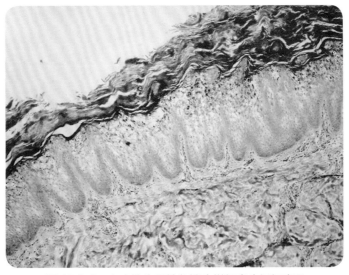

图 15-2-4　大疱性先天性鱼鳞病样红皮症组织病理

二、讨论

　　大疱性先天性鱼鳞病样红皮症（bullous congenital ichthyosiform erythroderma，BCIE）是鱼鳞病中较为罕见的一型，呈常染色体显性遗传，发病率为（0.33~1）/10 万。临床上以四肢屈侧及皱褶部位棕褐色厚的或疣状鳞屑及松弛性大疱为特点，掌跖受累可影响功能，严重者手足呈爪形。遗传学的连锁分析、基因突变和转基因小鼠研究都表明 BCIE 是由编码基底层以上的角蛋白基因 1（*K1*）和 10（*K10*）突变引起的；1992 年 Rothnagel 发现一 BCIE 家系患者存在角蛋白 *K10* 基因点突变，又报道有的家系存在 *K1* 基因点突变。*K10* 的 1A 区第 156 位密码子是一个热点。此位的精氨酸可被组氨酸、半胱氨酸、亮氨酸、脯氨酸或丝氨酸取代（R156H/C/I/S）。BCIE 又可分为两种类型：*K1* 突变引起的伴发有掌跖角化过度、*K10* 突变引起的多无掌跖角化过度。治疗可以试用口服维 A 酸类药物。

（病例提供　张福仁　张迪展）

第三节　多发性家族性毛发上皮瘤

一、病例

患者女性,22岁。

【主诉】面部丘疹15年。

【现病史】15年前鼻根部出现一粟粒大肤色丘疹,渐在鼻两侧、额头、上唇等处出现多个类似丘疹和结节,无明显自觉症状。颈部、前胸、后背未见皮疹。患病以来无癫痫、抽搐等病史,反应好,智力正常。

【家族史】父母非近亲婚配,患者于7岁时发病,其3个姐姐中有2人14~15岁时面部出现相似皮损,但数目较少,1个弟弟正常。患者父亲为独生子,发病较晚,于20岁左右鼻周和上唇出现肤色丘疹,数目较患者少,无粟丘疹皮损。患者祖父母未见有类似皮损出现。家族中无癫痫发作病史。

【皮肤科检查】面部对称分布于鼻唇沟、上唇、鼻根、鼻翼两侧等部位的正常肤色的粟粒至绿豆大小丘疹或结节,呈半球形,质韧,有透明感,部分丘疹表面有粟丘疹(图15-3-1)。

【组织病理】表皮大致正常。真皮内可见多个形状不规则的由基底样细胞构成的细胞团索,嗜碱性,边缘细胞排列成栅栏状,肿瘤细胞与表皮不相连,团块与周围组织间无收缩间隙,并见幼稚的毛囊结构和角质囊肿(图15-3-2)。

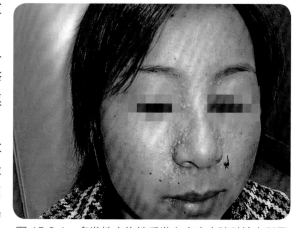

图15-3-1　多发性家族性毛发上皮瘤皮肤科检查所见

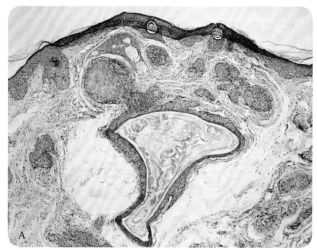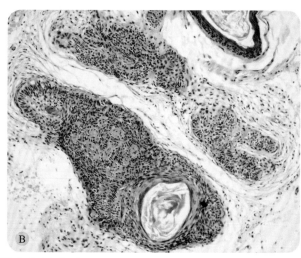

图15-3-2　多发性毛发上皮瘤组织病理

【诊断】多发性家族性毛发上皮瘤。

【病例特点】①面部典型皮疹;②有家族史;③组织病理明确诊断。

二、讨论

毛发上皮瘤又称囊性腺样上皮瘤，临床上有两种类型，即多发性及孤立性。多发性家族性毛发上皮瘤（multiple familial trichoepithelioma，MFT）是一种少见的皮肤附属器良性肿瘤，为常染色体显性遗传，好发于女性，常自幼年发病。临床特征为沿鼻唇沟对称分布的多个半球形丘疹，呈正常肤色，坚实透明，有时可见毛细血管扩张。现已证实多发性家族性毛发上皮瘤的基因定位于染色体 16q12-16q13 的 *CYLDI* 基因，其不同形式的突变将会导致圆柱瘤或多发性家族性毛发上皮瘤等疾病。*CYLDI* 基因是一种肿瘤抑制基因，其编码的蛋白是一种去泛素化酶，该蛋白的缺陷使 NK-κB 信号途径失去调节，导致表皮附属器组织过度增生，形成肿瘤。本病的治疗对单发者可以手术切除，但多发者尚无满意治疗方法，较小损害可以试用电干燥或电凝治疗。

（病例提供　于美玲）

第四节　汗孔角化病合并寻常性银屑病

一、病例

患者男性，35 岁。

【**主诉**】面部、躯干色素斑 30 年，泛发鳞屑性丘疹 10 天。

【**现病史**】30 年前面部出现褐色色素斑，逐渐增多，累及躯干部，夏天加重，偶感瘙痒。10 天前因上呼吸道感染，患者躯干部、四肢出现绿豆大小的鳞屑性丘疹，伴有瘙痒。

【**家族史**】母亲和一个胞姐、胞弟均有类似皮疹，否认银屑病家族史。

【**皮肤科检查**】面部、躯干、四肢圆形褐色斑片，边缘堤状隆起，中心部分皮肤光滑萎缩，以面部和躯干最多，其间散在绿豆大小的红色丘疹，表面白色鳞屑，奥斯皮茨征阳性（图 15-4-1）。

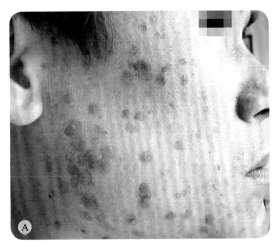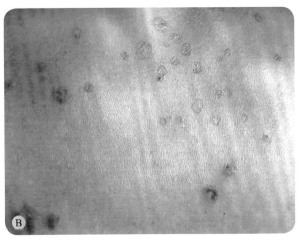

图 15-4-1　汗孔角化病皮肤科检查所见
A. 面部；B. 胸部。

【**诊断**】①汗孔角化病；②寻常性银屑病。

【治疗】口服阿维A,每次30mg,每日1次。

【病例特点】①面部、躯干圆形褐色斑片,边缘堤状隆起;②有汗孔角化病家族史;③点滴状银屑病史10天。

二、讨论

汗孔角化病(porokeratosis,PK)是由Mibelli于1893年提出的一种少见的慢性皮肤病,之后各种类型汗孔角化病相继报道。1986年Chemesky等将汗孔角化病分为6型:①经典汗孔角化病,为Mibelli型,发病早,皮损可见于全身皮肤和黏膜等处;②播散性浅表光线性汗孔角化病,一般在16岁以后发病,30~40岁接近完全外显,多个小的浅表性皮损见于暴露区;③掌跖合并播散性汗孔角化病,10余岁或20岁左右发病,手掌及足底可见许多皮损,在全身各处,包括暴露部位及非暴露部位均可出现小的浅表性皮损;④点状掌跖汗孔角化病,点状的角化的环状或螺线状斑,仅发生在手掌和足底,无离心性扩大现象;⑤线状或条纹状汗孔角化病,Rahbari等认为是汗孔角化病的变异型,线状或条纹状汗孔角化病在早期是作为条状囊痣样汗孔角化病描述的,其皮损可见于四肢,儿童期发病,类似线状疣状表皮痣;⑥分散性足底汗孔角化病:可能是"足底鸡眼",因为分散性足底汗孔角化病无家族史,仅出现在成年人足底的压迫区域,皮损中央有一个大的单一的"鸡眼板"。

本病病因除遗传因素外,免疫抑制、紫外线、感染、外伤等都是加重病情的诱发因素。目前治疗方法包括外用糖皮质激素等,以及冷冻和系统应用阿维A等对症治疗。汗孔角化病合并银屑病国内已有报道。

(病例提供 史本青 单晓峰)

第五节 先天性甲肥厚

一、病例

患者男性,16岁。

【主诉】双侧指(趾)甲增厚16年,伴掌跖角化。

【现病史】出生时双手足指(趾)甲为黄色,甲板逐渐增厚。趾甲周围出现角化过度性黄色鳞屑,有裂隙,伴疼痛。2岁后掌跖局部渐增厚,但是无水疱出现。6岁后双肘、双膝、骶尾部皮肤干燥,出现绿豆大小丘疹,不能自行消退。

【家族史】父母非近亲结婚,家族中无类似病史。

【皮肤科检查】双侧指(趾)甲楔形增厚,掌跖点、片状角化过度,双侧肘、膝、骶尾部粟粒大小角化性丘疹(图15-5-1)。头无畸形,牙齿和口腔黏膜无异常。

【诊断】先天性甲肥厚。

【病例特点】①自幼发病;②双侧指(趾)甲楔形增厚;③掌跖角化过度;④掌跖未出现水疱。

二、讨论

先天性甲肥厚(pachyonychia congenita,PC)由Jadasshon及Lewandowsky于1906年首先报道。本病系常染色体显性遗传,发病无性别差异,临床表现为出生时或出生后不久所有指(趾)甲开始肥厚,伴

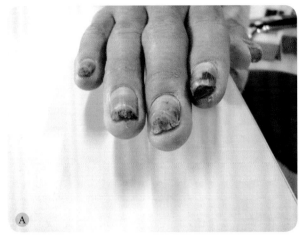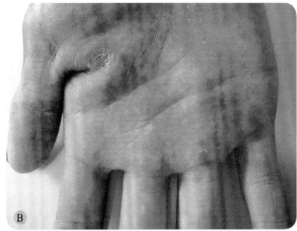
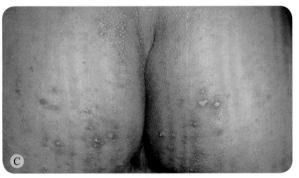

图 15-5-1 先天性甲肥厚皮肤科检查所见
A.指甲；B.手掌；C.骶尾部。

有外胚叶发育不良缺陷症状。目前多数学者将 PC 分为两型，PC-Ⅰ型和 PC-Ⅱ型。PC-Ⅰ型即 Jadasshon-Lewandowsky 综合征，PC-Ⅱ型即 Jackson-LaMer 综合征，它们共同的临床特征为厚甲、掌跖角化、多汗、毛囊角化，但各自还有其特征性表现。PC-Ⅰ型的特征性表现为口腔黏膜白斑，偶可伴掌跖水疱。PC-Ⅱ型的特征性表现为多发性脂囊瘤和表皮囊肿，无口腔黏膜白斑，还有乳齿、毛发异常、声音嘶哑、口角干燥及多发性汗腺炎等外胚叶发育不良症状。近来研究认为，PC-Ⅰ型主要由角蛋白 *K6a/K16* 基因突变所致，突变均位于 *K6a/K16* 的 1A 起始端或 2B 末端，其中大部分是错义突变，小部分是插入或缺失突变，PC-Ⅱ型主要由角蛋白 *K6b/K17* 基因突变所致。本例患者在出生时就发生指(趾)甲增厚，伴有掌跖角化等特征，没有多发性脂囊瘤和表皮囊肿，因此诊断为 PC-Ⅰ型。

(病例提供 王广进)

第六节 Marle Unna 遗传性稀毛症

一、病例

患者男性，32 岁。

【主诉】毛发稀疏 32 年。

【现病史】出生时毛发正常，5 个月大时头发、眉毛开始弥漫性脱落，头发渐稀疏，青春期出现稀疏的胡须、腋毛、阴毛。曾到多家医院和诊所就诊治疗，无明显疗效。

【家族史】家族中3代7人有类似疾病。

【体格检查】牙齿、指甲无异常，出汗、身体发育、智力正常。

【皮肤科检查】头发稀疏、腋毛和双下肢体毛稀疏，现存毛发发质较硬，有细小弯曲，脱发区头皮光滑发亮，无瘢痕及萎缩（图15-6-1）。

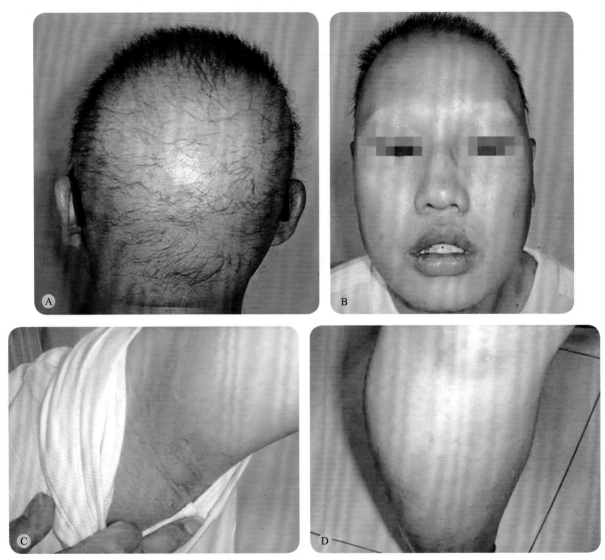

图15-6-1　Marie Unna遗传性稀毛症皮肤科检查所见

【诊断】Marie Unna遗传性稀毛症。

【病例特点】①先天性少毛；②眉毛脱落，残留发粗糙、卷曲；③有家族史。

二、讨论

Marie Unna遗传性稀毛症（Marie Unna hereditary hypotrichosis，MUHH）是一种罕见的遗传性皮肤病，1925年由Marie Unna首次描述。本病的特征为卷曲型毛发营养不良，头皮、眉毛、睫毛和体毛等毛发稀少，学龄前出现症状，病情逐渐进展。青春期无第二性征，毛发生长或稀疏。大多数患者于青春期头发慢性进行性脱落，甚至发展为全秃。大多数患者头皮正常，部分患者伴有瘢痕。由于本例患者不存在甲、黏膜和汗腺等的异常，可以排除先天性外胚叶发育不良。

1999 年 van Steensel 等对荷兰和英国 2 个 Marie Unna 遗传性稀毛症家系进行全基因组扫描,首次将该病的致病基因定位于 8p21 上的 D8S258 和 D8S298 之间的 2.4cm 区域。之后各国学者分别通过对比利时、英国、法国、德国等不同家系的研究,均定位于 8p21 不同区域之间。国内林国书等用 18 个覆盖 8p21 的多态性微卫星标记对家系 1 进行基因分型和连锁分析,将易感基因定位于 D8S282 和 D8S1839 之间,该区域与以往报道的定位区域在 D8S282 和 D8S298 之间重叠,这将致病基因的范围缩小到 1.1cm,约 380kb。HR 基因是与毛发的生长发育密切相关的基因,近期有文献报道 Marie Unna 遗传性稀毛症患者在 *HR* 基因的 5′ 端抑制上游开放读码框的一段区域发现突变位点。

(病例提供 赵天恩)

第七节 类脂质蛋白沉积症

一、病例

患者男性,19 岁。

【主诉】声音嘶哑 18 年,双侧眼睑串珠样丘疹 15 年。

【现病史】18 年前出现声音嘶哑,严重时失声。15 年前睑缘出现数枚针尖大肤色丘疹,不痛不痒,无流泪、流脓、视力下降等症状,皮损渐增至粟粒大,并蔓延至整个上下睑缘。同时发现患者舌背处散在绿豆粒大小丘疹,无自觉症状。智力正常。

【家族史】父母非近亲结婚,家族中无类似疾病患者。

【皮肤科检查】双侧上眼睑密集的黄白色串珠样丘疹,半透明,触之较硬(图 15-7-1)。舌面散在绿豆大的丘疹,舌体增大,系带增粗,舌不能完全伸出。面部散在少数痤疮萎缩性瘢痕,胸背部有大片烫伤后的萎缩性瘢痕。毛发、牙齿、指甲无明显异常。

【辅助检查】颅脑 CT 示无钙化灶。

【组织病理】表皮萎缩,真皮内胶原纤维均一化变(图 15-7-2)。PAS:真皮乳头阳性物质沉积(图 15-7-3)。

【诊断】类脂质蛋白沉积症。

【病例特点】①幼年发病;②声音嘶哑最先出现;③典型皮疹:双侧眼睑串珠样丘疹;④颅脑 CT 无异常。

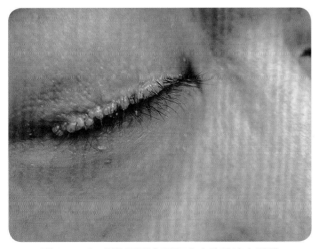

图 15-7-1 类脂质蛋白沉积症皮肤科检查所见

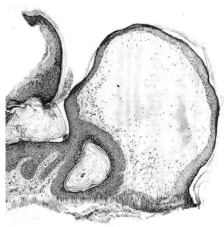

图 15-7-2 类脂质蛋白沉积症组织病理

235

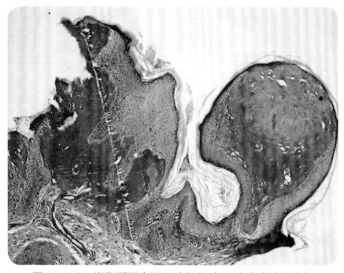

图 15-7-3 类脂质蛋白沉积症组织病理过碘酸希夫染色

二、讨论

类脂质蛋白沉积症(lipoid proteinosis,LP)是一种罕见的常染色体隐性遗传性皮肤病,以无定形嗜伊红透明物质沉积于皮肤、黏膜、脑组织及其他内脏器官为特征。透明样物质最早沉积在喉部,患儿出生后不久即发生声音嘶哑,病情逐渐进展,并伴随终身。随后在声带、咽部、舌、软腭、扁桃体出现黄白色浸润斑或结节,严重时发生舌活动受限、吞咽及呼吸困难。典型皮损为眼睑串珠样丘疹。面部及其他部位有蜡样或疣状丘疹,可伴皮肤色泽加深,尤其在摩擦部位。儿童期患者皮肤脆弱,轻微外伤可产生水疱、破溃,导致痤疮样瘢痕或脱发。部分患者因颞叶或海马的钙化灶而产生癫痫等一系列神经精神症状。

尽管在 1969 年 Gordon 等就发现 LP 为常染色体隐性遗传病,其病因一直未得到明确。直到 2002 年,Hamada 等通过对不同国家的 6 个 LP 家系进行基因连锁分析,首先将本病定位于染色体 1q21 的一段 2~3cm 的范围内,并进一步证明致病基因为 *ECM1* 基因。*ECM1* 基因表达一种分泌糖蛋白,目前其功能并不十分明确,可能与表皮细胞分化、真表皮连接、血管内皮细胞增生及骨的形成等有关。迄今国内报道 10 个家系,公开发表 LP 患者中已经发现的致病性突变位点有 25 个。笔者单位曾于 2005 年在 1 例 LP 家系中检测到新的突变位点,先证者为遗传复合体。

本病目前尚无特效疗法,大多数预后良好。显微喉镜术、声带切开、皮肤磨削术及二氧化碳激光等技术可改善喉部及皮肤症状。国内外有报道口服阿维 A 酯、二甲基亚砜、糖皮质激素、青霉胺及皮损内注射肝素等治疗有效的病例。

(病例提供 张福仁 周桂芝 王昌媛)

第八节 神经纤维瘤病伴嗜酸性粒细胞增多性皮炎

一、病例

患者男性,53 岁。

【**主诉**】皮肤咖啡斑、肿块 50 年,全身瘙痒 2 年。

【现病史】50 年前躯干部出现数个咖啡斑,后出现大小不等的皮肤肿块,无自觉症状,未予治疗。智力正常,无癫痫史。2 年前全身泛发红斑丘疹伴剧烈瘙痒,于当地医院诊断为瘙痒症,血常规检查嗜酸性粒细胞 $1.68 \times 10^9/L$,先后给予地塞米松静脉滴注及依巴斯汀、复方甘草酸苷治疗,疗效不佳。

【家族史】家族中无类似病史。

【体格检查】未见明显异常,全身浅表淋巴结未触及肿大。

【皮肤科检查】全身多发的皮肤肿块,大小不一,触之有囊样感,散在咖啡斑数个,全身散在红斑、丘疹和抓痕(图 15-8-1)。

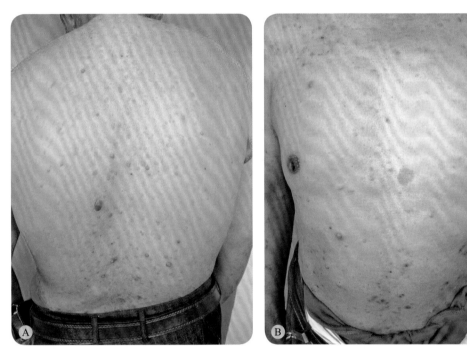

图 15-8-1　神经纤维瘤病伴嗜酸性粒细胞增多性皮炎皮肤科检查所见
A. 背部; B. 胸腹部。

【辅助检查】血常规:白细胞计数 $10.49 \times 10^9/L$,嗜酸性粒细胞百分比 18.11%,嗜酸性粒细胞计数 $1.9 \times 10^9/L$。

【诊断】神经纤维瘤病伴嗜酸性粒细胞增多性皮炎。

【治疗】口服泼尼松,每次 30mg,每日 1 次。

【病例特点】①自幼皮肤肿块、咖啡斑;②近 2 年全身皮肤瘙痒;③外周血嗜酸性粒细胞绝对值持续升高 $>1.5 \times 10^9/L$。

二、讨论

神经纤维瘤病(neurofibromatosis,NF)是一种主要由常染色体显性遗传引起的疾病,包括多种基因病变。NF 可分为 Ⅰ 型、Ⅱ 型和神经鞘膜瘤病 3 种。神经纤维瘤病 Ⅰ 型(neurofibromatosis type Ⅰ,NF Ⅰ)是神经系统常见的常染色体显性遗传病,临床表现为多发牛奶咖啡斑、雀斑、虹膜错构瘤、骨骼畸形、认知功能障碍,甚至伴发危及生命的多发神经纤维瘤和其他肿瘤,约占整个 NF 的 90%。现已证实 NF Ⅰ 患者神经纤维瘤的形成与 NF1 基因突变有关。NF1 基因于 1990 年被克隆出来,定位于 17q11.2,其全长约 350kb,包含 60 个外显子,可以转录形成 11~13kb 的 mRNA,编码 2 818 个氨基酸蛋白,称为神经纤维蛋白。NF Ⅰ 发病率为 1/3 000~1/2 500,可累及全身任何器官,其并发症多种多样。

嗜酸性粒细胞增多性皮炎(hypereosinophilic dermatitis,HED)指病因不明,外周血和骨髓嗜酸性粒细胞长期持续增多,血嗜酸性粒细胞绝对值>1 500/μl,持续 6 个月以上,排除其他病因而明确的嗜酸性粒细胞增多,仅累及皮肤,未累及其他器官的一组疾病。该病例符合嗜酸性粒细胞增多性皮炎的诊断标准。国内报道 NF Ⅰ合并白癜风的病例,尚未有合并嗜酸性粒细胞增多性皮炎的报道。

（病例提供　施仲香）

第十六章 丘疹鳞屑性皮肤病

第一节 以甲受累为首发症状的银屑病

一、病例

患者男性,39岁。

【主诉】甲损害3个月,头皮脱屑半个月。

【现病史】3个月前左手环指甲板出现高低不平、增厚、光泽消失,其后逐渐发展至其余指(趾)甲。半个月前头皮出现淡红色斑片、脱屑,伴瘙痒。

【皮肤科检查】手足20个甲板增厚,可见横沟、纵嵴,光泽消失,呈污黄色,甲板损坏以前端为著,如虫蚀状,甲半月处可见点状凹(图16-1-1)。头皮可见淡红色斑片、脱屑,轻度束状发,奥斯皮茨征阳性。

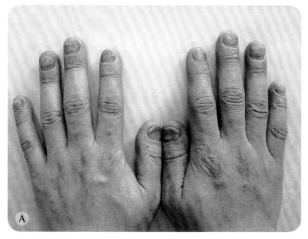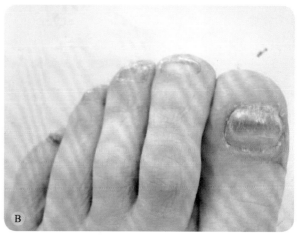

图 16-1-1 以甲受累为首发症状的银屑病皮肤科检查所见
A. 指甲;B. 趾甲。

【辅助检查】真菌检查:指/趾甲真菌检查阴性。

【诊断】寻常性银屑病。

【治疗】口服阿维A,10mg/d;用松馏油洗剂洗头;头皮外用曲安奈德樟脑搽剂。

【病例特点】①先有指甲变形，出现病变；②后出现典型的银屑病皮损。

二、讨论

据报道仅局限于甲的银屑病占银屑病患者的 1%~5%。合并其他皮肤、关节等损害的甲银屑病文献报道不一，Schissel 等报道 50% 的银屑病患者有甲改变。

Tham 等也发现甲改变受病情严重程度、病期、发病部位及类型等因素影响。病情中度至重度、病期 5 年以上、伴头皮银屑病或甲襞银屑病或关节型银屑病患者更易发生甲改变。

甲银屑病最常见的改变是甲顶针样变（67.5%）和甲分离（67.2%），其次是甲营养不良（35%），再次是甲下角化过度（24.7%）、甲变色（18.4%）、甲脱落（2.8%）、脓疱（1.3%）。

甲银屑病的组织病理与寻常性银屑病基本相同，临床上甲银屑病需与甲真菌病鉴别，由于患银屑病后易被真菌感染，不应忽视甲银屑病合并真菌感染的问题。

（病例提供　张福仁）

第二节　大疱性扁平苔藓

一、病例

患者女性，37 岁。

【主诉】躯干、四肢紫色扁平丘疹 2 个月，水疱 1 个月。

【现病史】2 个月前双下肢出现紫色扁平丘疹，渐泛发至躯干、四肢。近 1 个月来双下肢、双足背扁平丘疹上出现水疱，曾在当地医院按湿疹、过敏等诊治无效。

【皮肤科检查】面部散在紫红色扁平丘疹，躯干、臀部、四肢、双足背密集分布的紫红色斑块、丘疹，双侧内踝部见一豆粒大水疱（图 16-2-1）。双唇淡紫色斑片，口腔黏膜见白色网状细纹。头部无脱发，指（趾）甲无异常。

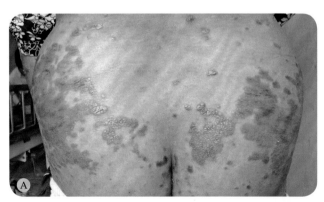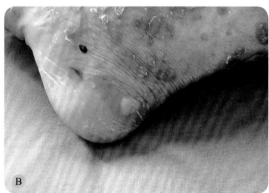

图 16-2-1　大疱性扁平苔藓皮肤科检查所见
A. 臀部；B. 足部。

【组织病理】表皮角化过度，颗粒层楔形增厚，棘层增厚，基底层液化变性，表皮下水疱形成，真皮浅层淋巴细胞带状浸润（图 16-2-2）。直接免疫荧光：IgG、IgA、IgM、C3 均阴性。

【诊断】大疱性扁平苔藓。

【治疗】口服阿维 A,20mg/d;外用 0.1% 维 A 酸乳膏。3 周后皮损好转(图 16-2-3)。

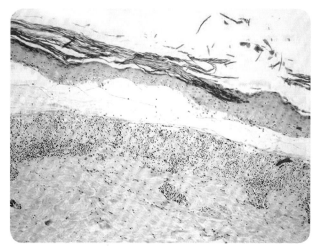
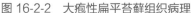

图 16-2-2　大疱性扁平苔藓组织病理

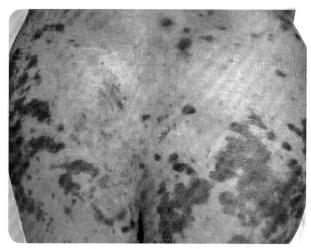

图 16-2-3　大疱性扁平苔藓治疗后

【病例特点】①中年女性,病史 2 个月;②皮疹:泛发紫色的丘疹、斑块、水疱;③组织病理符合大疱性扁平苔藓。

二、讨论

大疱性扁平苔藓是扁平苔藓的一种少见类型,主要表现为典型的紫红色扁平丘疹上出现水疱、大疱,本病于 1892 年由 Kaposi 首先描述。组织病理有典型的扁平苔藓改变,如角化过度,颗粒层、棘层增厚,基底细胞液化变性,真皮上部可见淋巴细胞为主的浸润带。

本病主要与类天疱疮样扁平苔藓进行鉴别。一般认为,前者的水疱、大疱只发生于扁平苔藓的皮损之上,是基底细胞严重液化变性导致真皮、表皮分离产生裂隙,从而形成水疱和大疱,基底膜带无自身抗体。后者的水疱、大疱可以发生于皮损及正常皮肤之上,免疫组织病理检查可见基底膜带有线状的免疫球蛋白沉积。

大疱性扁平苔藓的治疗无特殊性,轻症患者可外用糖皮质激素,急性且严重的患者可以系统应用糖皮质激素、维 A 酸等药物。本例患者给予阿维 A 20mg/d,配合外用维 A 酸类药物,获得了良效。

(病例提供　于长平　颜潇潇)

▌第三节　肥厚性扁平苔藓

一、病例

患者女性,57 岁。

【主诉】左颊部暗紫红色斑块 1 年半,双下肢紫红色斑块 1 年。

【现病史】1 年半前左颊部出现暗紫红色斑块,无不适。1 年前双下肢也出现类似皮疹,伴疼痛、瘙痒。曾在当地多家医院就诊,诊断为湿疹、扁平苔藓等,治疗无明显效果。

【**皮肤科检查**】左颊部见 2cm×3cm 暗紫红色斑块,双下肢多发性大小不一紫红色扁平丘疹、斑块,约黄豆至核桃大小,表面覆有少量白色黏着性鳞屑,浸润肥厚明显,质硬(图 16-3-1)。

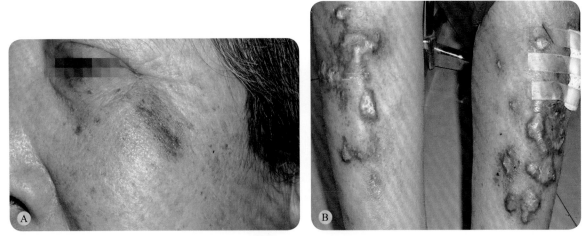

图 16-3-1 肥厚性扁平苔藓皮肤科检查所见
A. 左颊部;B. 双下肢。

【**组织病理**】表皮角化过度,颗粒层楔形增厚,棘层不规则增厚,基底细胞液化变性,真皮浅层淋巴细胞带状浸润(图 16-3-2)。

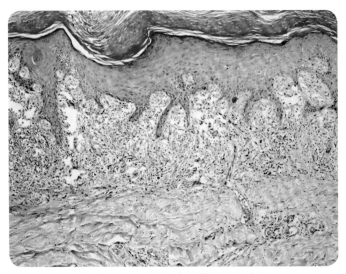

图 16-3-2 肥厚性扁平苔藓组织病理

【**诊断**】肥厚性扁平苔藓。

【**治疗**】口服阿维 A,每次 30mg,每日 1 次。1 个月后瘙痒消失、皮损浸润减轻。

【**病例特点**】①老年发病,病情缓慢;②皮损为肥厚性暗紫红色斑块;③组织病理符合肥厚性扁平苔藓。

二、讨论

肥厚性扁平苔藓,又称疣状扁平苔藓,占扁平苔藓的 6%~10%,且 38% 为家族性扁平苔藓,好发于胫部前方。组织病理示炎症浸润带较典型的扁平苔藓为轻,但是由于反复搔抓或摩擦,皮损处表皮常明显增生。组织像既有典型扁平苔藓的特点,又有慢性单纯性苔藓的改变。需与神经性皮炎、疣状红斑狼疮等鉴别。

肥厚性扁平苔藓有可能发展为角化棘皮瘤、疣状癌及鳞状细胞癌。文献报道 50 例扁平苔藓患者发生癌变,约有 62% 发生于肥厚性扁平苔藓,从诊断为扁平苔藓到出现肿瘤的时间平均为 12 年。发生肿瘤的原因尚不清楚,可能与免疫力、遗传因素和外界因素的刺激有一定关系。

可采用抗组胺药、镇静止痒剂、糖皮质激素、维 A 酸、光化学疗法、激光等治疗。

(病例提供　田洪青)

第四节　儿童急性苔藓痘疮样糠疹

一、病例

患儿男性,11 岁。

【主诉】全身红斑丘疹 1 个半月。

【现病史】1 个半月前面、颈、躯干部出现红斑、丘疹,皮损逐渐增多,偶有瘙痒,在当地医院诊断为过敏性皮炎,给予抗过敏药物治疗,无明显疗效。20 天前累及四肢,10 天前掌跖部出现水疱,4 天前开始出现发热。

【体格检查】颈旁淋巴结花生粒大,压痛明显。

【皮肤科检查】躯干、四肢散发红斑、丘疹、水疱,部分皮损中央坏死结痂,部分痂皮脱落后呈现脐凹样改变(图 16-4-1)。

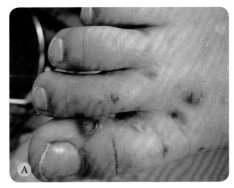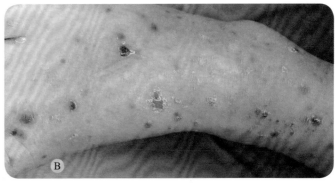

图 16-4-1　儿童急性苔藓痘疮样糠疹皮肤科检查所见
A. 踇趾背部;B. 足背、踝关节处。

【辅助检查】血常规:白细胞计数 12.5×10^9/L。梅毒检查阴性。疥虫检查阴性。

【组织病理】表皮坏死,棘层增厚,真皮浅层单一核细胞浸润(图 16-4-2)。

【诊断】急性苔藓痘疮样糠疹。

【治疗】口服雷公藤片,每次 24μg,每日 3 次;口服氨苯砜,每次 50mg,每日 2 次;口服罗红霉素,每次 150mg,每日 2 次;外用地奈德乳膏。16 天后皮损大部分消退,3 个月后随访未见复发。

【病例特点】①幼年发病;②皮损为多发性红斑丘疹,皮损中央坏死,见脐凹样改变;③组织病理符合急性苔藓痘疮样糠疹。

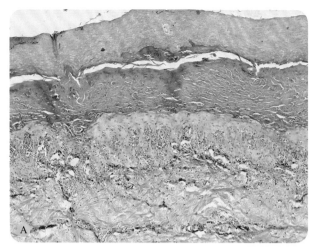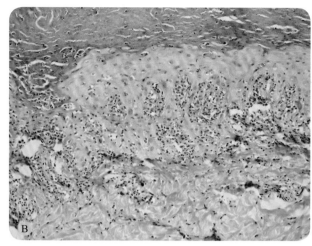

图 16-4-2　儿童急性苔藓痘疮样糠疹组织病理

二、讨论

急性苔藓痘疮样糠疹，又称痘疮样型副银屑病，多见于男性，与成人相比儿童患者更易复发，皮损更加广泛，容易出现色素异常。学龄前为一个发病高峰，常在秋冬季节发病。

病因尚不清楚，可能与 EB 病毒、人巨细胞病毒、人类免疫缺陷病毒、鼠弓形体感染等有关，多认为是对某种感染原的超敏反应，但尚未能分离到任何感染性病原体。预后良好，病程多具自限性，经数周至数月后能自行消退，亦有数年不愈或转化成滴状副银屑病及大斑块副银屑病的报道。本病的发生机制倾向于由某种感染灶引起的一种免疫复合物疾病。有学者发现在本病皮损中有 T 细胞克隆，认为本病可能为一种皮肤克隆性 T 淋巴细胞增生性疾病。

组织病理特点为真皮浅层及深层楔形淋巴细胞浸润、基底细胞液化变性、表皮细胞间及细胞内水肿、角化不全、真皮乳头及表皮内可见数量不等的红细胞外渗。

目前主张一线治疗为口服抗生素、外用糖皮质激素或免疫调节剂；二线的治疗措施为 UVB 或 PUVA 治疗；三线治疗药物有甲氨蝶呤、维 A 酸类、氨苯砜和坏孢素，对重症病例几种药物可以混合使用。

（病例提供　王广进　亓兴亮）

第五节　播散性复发性漏斗部毛囊炎

一、病例

患儿男性，13 岁。

【主诉】全身泛发粟粒大小丘疹 4 年，加重半年。

【现病史】4 年前出现似"鸡皮疙瘩"样皮疹，皮疹泛发于全身，以躯干及四肢近心端为重，近半年来皮疹增多明显，偶有瘙痒。曾经在多家医院被诊断为光泽苔藓，毛周角化，0.1% 维 A 酸乳膏外用无效。

【皮肤科检查】躯干、四肢泛发以毛囊为中心的坚实性丘疹，多角形或半球形，1~2mm 大小，正常肤色，丘疹顶部无脓头，基底无炎症，表面光滑，互不融合，似鸡皮疙瘩，触之有如光滑鹅卵石样感觉(图 16-5-1)。

【组织病理】毛囊漏斗部海绵水肿,较多炎症细胞浸润,其上表皮海绵水肿,少许单一核细胞移入(图16-5-2)。

【诊断】播散性复发性漏斗部毛囊炎。

【治疗】口服阿维A,每次20mg,每日1次;外用曲安奈德乳膏。

【病例特点】①幼年发病;②皮损为毛囊一致的角化性丘疹;③组织病理符合漏斗部毛囊炎。

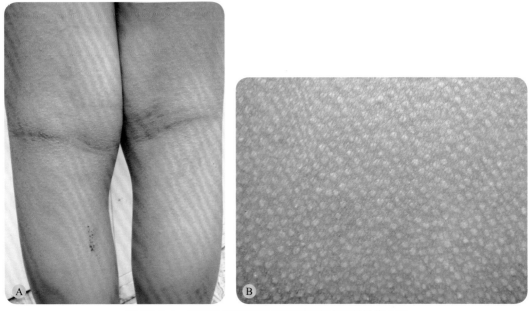

图 16-5-1　播散性复发性漏斗部毛囊炎皮肤科检查所见

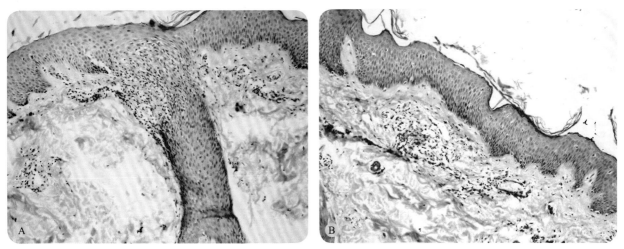

图 16-5-2　播散性复发性漏斗部毛囊炎组织病理

二、讨论

播散性复发性漏斗部毛囊炎(disseminated and recurrent infundibular folliculitis,DRIF)作为一种独立的疾病于1968年由Hitch和Lurid首先提出,因几乎均见于黑种人青年,曾一度被认为本病只有黑种人发病。1970年Peck报道了1例白种人女青年患者。1985年那氏唐等首次在我国报道了8例患者,说明此病的发病不只限于黑种人。

DRIF根据临床表现及组织病理特点诊断不难,但要与小棘苔藓、毛发苔藓、维生素A缺乏症、光泽苔藓、瘰疬性苔藓、毛发红糠疹及毛囊扁平苔藓等皮肤病鉴别。治疗方面无特效疗法,1979 年 Owen 用口服维生素 A 治疗 6 例 DRIF,其中 5 例显效。以后有学者用维生素 A 联合维生素 E 治疗本病,也取得一定疗效。随着新一代维 A 酸类药物的问世及临床广泛应用,也有系统应用维 A 酸治疗 DRIF 3 个月取得成功的报道。

(病例提供　汪新义)

第六节　透明细胞棘皮瘤合并银屑病

一、病例

患者男性,50 岁。

【主诉】皮肤鳞屑性丘疹、斑块 20 年,下肢结节 3 年。

【现病史】20 年前头皮出现鳞屑性红色丘疹、斑块,曾在多家医院诊断为银屑病,使用多种治疗方法,病情反复发作,冬重夏轻。3 年前下肢出现褐色结节,银屑病皮损消退时结节仍然持续存在。

【皮肤科检查】躯干四肢泛发性红色丘疹斑块,表面有白色鳞屑,奥斯皮茨征阳性,下肢见花生米大小结节,褐色,质硬,表面无鳞屑(图 16-6-1)。

【组织病理】(下肢)表皮角化过度,轻度角化不全,棘层显著增生,细胞体积增大,胞质嗜伊红性增强。真皮浅层少许单一核细胞浸润(图 16-6-2)。PAS 示棘细胞增生区胞质内糖原颗粒增多。符合透明细胞棘皮瘤。

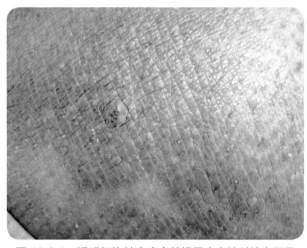

图 16-6-1　透明细胞棘皮瘤合并银屑病皮肤科检查所见

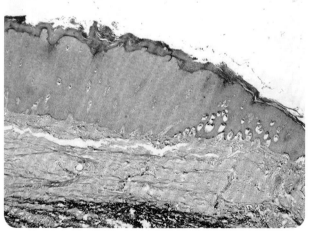

图 16-6-2　透明细胞棘皮瘤合并银屑病组织病理

【诊断】①透明细胞棘皮瘤;②银屑病。

【病例特点】①老年男性,银屑病 20 年;②下肢结节 3 年,银屑病皮损消退后下肢结节持续存在;③组织病理示棘层增厚,由大而浅染的透明细胞组成,PAS 示透明细胞内有大量糖原沉积。

二、讨论

透明细胞棘皮瘤,又称 Degos 棘皮病,多发于中年人,80% 的患者年龄超过 50 岁,足部多见。一般为

1 个结节,红色或褐色,界限清楚,最大直径达 2cm。多数皮损无症状,少数有瘙痒感,皮损多发生于下肢,平均病程 3~4 年。临床上常常被误诊为皮肤纤维瘤、斯皮次痣、恶性黑色素瘤、脂溢性角化病等。

组织病理检查可见肥厚的棘层由大而浅染的透明细胞组成,与周边的正常表皮分界明显,其中可见中性粒细胞移入,偶可形成中性粒细胞小脓肿,PAS 示透明细胞内有大量糖原沉积。一般采取手术治疗。

(病例提供 施仲香 吴 梅)

第七节 面部萎缩性毛发角化病

一、病例

患儿男性,11 岁。

【主诉】双眉之间密集红色丘疹 10 年。

【现病史】10 年前双眉之间出现密集红色丘疹,在当地医院诊为先天性痣细胞痣,8 年前眉部、双耳前出现同样的皮损,未治疗。因患儿自幼饮食差,比同龄人明显矮小。

【体格检查】身高 135cm,体重 26kg,其余无明显异常。

【皮肤科检查】眉部、眉间及双耳前见网状红斑及细小的角质性毛囊性丘疹,眉毛略稀少(图 16-7-1),四肢伸侧有多数类似皮损。

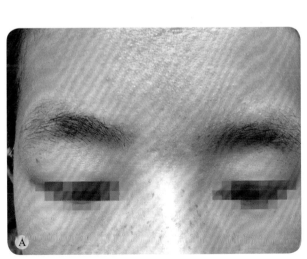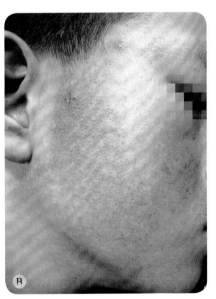

图 16-7-1 面部萎缩性毛发角化病皮肤科检查所见
A. 眉部、眉间;B. 耳前。

【组织病理】(耳前)表皮轻度细胞间水肿,毛囊漏斗扩大,充满角化性物质,毛囊结构减少,毛囊呈退行性改变,真皮浅层血管周围轻度淋巴细胞浸润(图 16-7-2)。

【诊断】面部萎缩性毛发角化病。

【病例特点】①出生后不久发病;②皮损为毛囊性角化性丘疹,见毛发减少;③皮肤组织病理见毛囊结构减少,毛囊呈退行性改变。

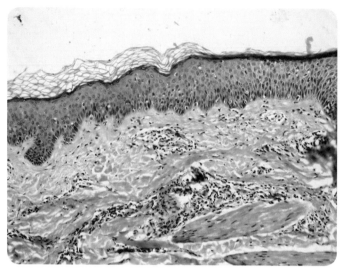

图 16-7-2　面部萎缩性毛发角化病组织病理

二、讨论

毛发角化病是常见的皮肤病,患病率可达 50%。面部萎缩性毛发角化病是毛发角化病的一种特殊表现型,主要表现在眉部、面颊部位的红色毛囊性丘疹,伴随着毛发的逐渐脱失,是一种特发性、遗传性皮肤病,它们的共同特点是先有毛囊角化性丘疹、程度不一的炎症反应,随后发生萎缩性瘢痕。

本病多于出生后几个月内发病,眉部外 1/3 可以见到红色、小的毛囊角化性丘疹,可以发展到面颊部和额部。本病通常在青春期停止发展,有多数报道显示本病为常染色体显性遗传,伴不完全外显率。本病尚无特效疗法,有报道应用异维 A 酸治疗可阻止疾病的进一步发展,获得良效,也有使用润滑剂、外用糖皮质激素、维 A 酸类药物减轻疾病炎症反应的报道。

（病例提供　裴振环　单晓峰）

第八节　硬化萎缩性苔藓

一、病例

病例1

患者男性,58 岁。

【主诉】包皮、阴茎头浅色斑 1 年,糜烂 1 个月。

【现病史】1 年前阴茎出现浅色斑,无异常感觉,未做治疗。半年前患者发现局部皮肤变薄,发生萎缩,近 1 个月出现糜烂渗出,伴有瘙痒。

【皮肤科检查】包皮环状萎缩,冠状沟处见瓷白色斑片,质硬,局部糜烂,表面有少量黏液性分泌物（图 16-8-1）。皮损质软,无压痛。

【组织病理】表皮角化过度,棘细胞层萎缩,表皮突变平,表皮下裂隙,基底细胞液化变性,真皮浅层毛细血管扩张、胶原纤维水肿均质化（图 16-8-2）。符合硬化萎缩性苔藓。

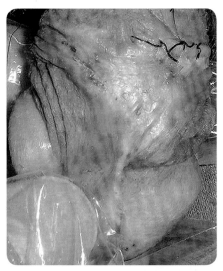
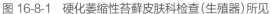

图 16-8-1　硬化萎缩性苔藓皮肤科检查(生殖器)所见

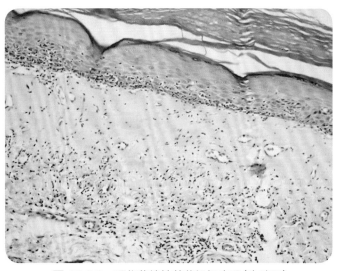

图 16-8-2　硬化萎缩性苔藓组织病理(生殖器)

【辅助检查】TPPA 阴性,TRUST 阴性,HIV 抗体阴性。

【诊断】硬化萎缩性苔藓。

【病例特点】①老年男性,包皮过长;②包皮及冠状沟处皮肤萎缩、局部糜烂;③有瓷白色硬化性斑片;④组织病理符合硬化萎缩性苔藓。

病例 2

患者男性,49 岁。

【主诉】全身皮肤散发硬化白斑 10 年。

【现病史】10 年前双前臂屈侧出现白色丘疹、斑块,后扩展至全身,腹部皮损更为明显,表面出现皱缩,触之较硬,经诊断为硬皮病,药物治疗疗效差。

【皮肤科检查】躯干、四肢散在大小不一白色斑片,皮肤表面萎缩,白斑周围见毛细血管扩张性红斑(图 16-8-3)。

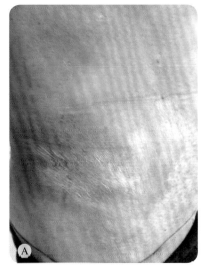
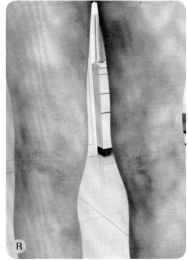

图 16-8-3　硬化萎缩性苔藓皮肤科检查所见
A.躯干;B.下肢。

【组织病理】表皮角化过度、全层萎缩,表皮突变平,基底细胞液化变性,真皮胶原纤维水肿均质化(图16-8-4)。符合硬化萎缩性苔藓。

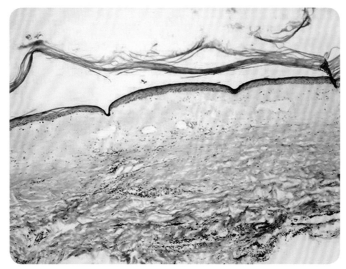

图 16-8-4　硬化萎缩性苔藓组织病理

【诊断】硬化萎缩性苔藓。

【病例特点】①中年男性;②皮损为白色斑块,表面皱缩;③组织病理符合硬化萎缩性苔藓。

二、讨论

硬化萎缩性苔藓,又称硬化性苔藓,病因未明,女性多见。临床上常见部位为外阴部,女性表现为女阴干枯,男性表现为闭塞性阴茎头炎,瘙痒明显。外阴以外部位皮损一般无明显痒感。

表现为群集性瓷白色的丘疹和斑块,表面有黑头粉刺样毛囊性角质栓,四周绕以红晕,丘疹开始为绿豆大,圆形、卵圆形或不规则形,边界清楚,有光泽,紧密排列而不融合。后期皮损呈羊皮纸样萎缩,且可融合成界限清楚的白色硬化性斑块。晚期皮损萎缩成为略微凹陷的色素减退斑,也有皮损自行消退后不留痕迹。

本病可以自愈,尤其儿童和年轻女性,其中约50%的幼女可以自愈。本病尚无特效治疗方法,可应用维A酸、糖皮质激素等药物及物理治疗。

(病例提供　李中伟　施仲香)

第九节　关节病性银屑病

一、病例

病例1

患者男性,39岁。

【主诉】全身皮肤鳞屑性红斑12年,手关节痛11年。

【现病史】12年前下肢出现红色丘疹，上覆银白色鳞屑，瘙痒，躯干、上肢、头皮等陆续出现类似皮损，并融合成片，当地医院诊为银屑病，给予银屑灵等中成药及糖皮质激素类外用药物，好转，反复发作。11年前双手部分远端指间关节出现肿胀、疼痛、活动受限，当地医院诊为风湿病，给予解热镇痛药物间断口服，服药期间关节疼痛减轻，但其他远端指间关节相继受累，病情严重时红肿、疼痛，且无法完全伸展，渐活动受限。

【皮肤科检查】头皮、躯干、四肢散发数十个绿豆至手掌大小的红色丘疹、斑块，上覆银白色鳞屑，奥斯皮茨征阳性。双手远端指间关节红肿、畸形、活动受限（图16-9-1）。

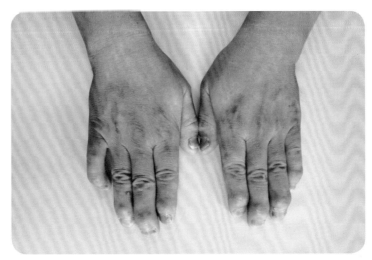

图 16-9-1　关节病性银屑病皮肤科检查（双手）所见

【辅助检查】血、尿常规正常，ESR 45mm/h，类风湿因子阴性。

影像学检查：关节超声示双手多个远端指间关节囊扩张，内可见低回声，低回声内血流信号丰富，可见骨质侵蚀破坏（图16-9-2）。X线片示双手远端指间关节间隙变窄，关节两端骨质见多发小囊状透光区（图16-9-3）。

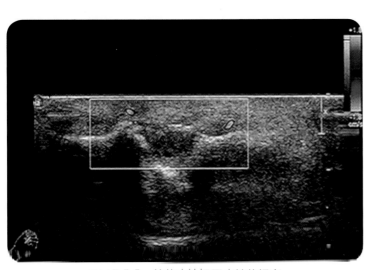

图 16-9-2　关节病性银屑病关节超声

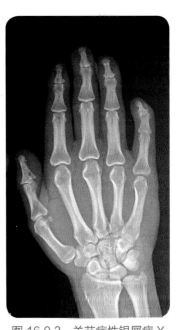

图 16-9-3　关节病性银屑病 X 线片（右手）

【诊断】关节病性银屑病(远端指间关节炎型)

【治疗】静脉滴注甲氨蝶呤,每次 15mg,每周 1 次;口服双氯芬酸,每次 25mg,每日 3 次;口服雷公藤片,每次 24μg,每日 3 次。2 周后复诊关节疼痛明显减轻。

病例 2

患者女性,22 岁。

【主诉】双肘皮疹 5 个月,指(趾)甲周红斑伴疼痛 1 个月。

【现病史】5 个月前双前臂伸侧、双胫前皮肤发疹,并渐增多,在笔者医院诊断为银屑病,经治疗皮损渐消退,留色素沉着斑。4 个月前左手环指甲周出现肿胀、脓疱,甲增厚、变色、碎裂、表面粗糙,皮损及甲真菌检查阴性,诊断为掌跖脓疱病,经治疗皮损消退,但指甲损害无改变。1 个月前部分指(趾)甲出现甲下及甲周红斑、脓疱伴疼痛。

【皮肤科检查】颈部、躯干、四肢散在分布大小不等的褐色斑片。指甲、趾甲甲板增厚、色黄,有纵脊、碎裂及部分甲剥离,甲周红斑、压痛(图 16-9-4)。

【辅助检查】类风湿因子阴性,ESR 36mm/h。病甲真菌检查阴性。

影像学检查:双手足 X 线片可见左手示指、中指、环指远端软组织肿胀,远端指骨可见小的绒毛状骨膜反应及骨质破坏(图 16-9-5),右足部分趾末端趾骨内侧缘可见骨膜炎及小的骨质侵蚀。

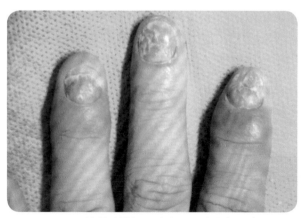

图 16-9-4　关节病性银屑病皮肤科检查(指甲)所见

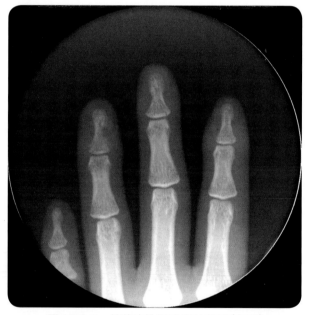

图 16-9-5　关节病性银屑病 X 线片(左手)

【诊断】关节病性银屑病(银屑病性甲 - 皮肤肥厚 - 骨膜炎综合征,即 POPP 综合征)。

【治疗】口服双氯芬酸钠,每次 25mg,每日 3 次;口服雷公藤片,每次 24μg,每日 3 次。1 个月后复诊皮损及指痛均减轻。

病例 3

患者男性,60 岁。

【主诉】四肢皮疹 15 年,关节痛 3 年,右肘囊肿 1 个月。

【现病史】15 年前头皮、双肘、双膝部出现鳞屑性红斑及丘疹,于当地医院诊断为银屑病,服用中药后皮损消失,反复发作。3 年前右足第 5 趾远端趾间关节及左手第 2~5 指近端指间出现关节疼痛、肿胀伴双肘伸侧鳞屑性红斑,在当地医院诊断为关节病性银屑病,给予中药治疗,关节肿痛渐消退,皮损亦见减少。11 个月前双手环指近端指间关节疼痛、肿胀,9 个月前双膝、双踝关节肿痛伴行走困难,4 个月前右肘关节疼痛,1 个月前无明显诱因右肘关节伸侧出现囊肿。

【皮肤科检查】四肢伸侧可见散在分布的丘疹、红斑,上附鳞屑,奥斯皮茨征阳性;额部头发呈束状;指(趾)甲未见异常;手、足小关节肿胀、触痛;双侧膝关节肿胀(图 16-9-6),无压痛;右肘关节压痛、伸侧尺骨鹰嘴外上方可见约 4cm×4cm 的圆形肿物,质软、无压痛。

【辅助检查】血常规正常,类风湿因子阴性,ESR 12mm/h。

影像学检查:高频超声见右肘关节伸侧鹰嘴黏液囊囊腔明显扩大,约 4.05cm×4.02cm×0.81cm,其内可见液性暗区伴细密高回声光点,囊壁增厚。彩色多普勒显示增厚的囊壁上探测到多发点状及条状红蓝色血流信号(图 16-9-7)。双膝关节高频超声显示髌上囊囊腔明显扩大,其内可见液性暗区,囊壁增厚。彩色多普勒显示增厚的囊壁见

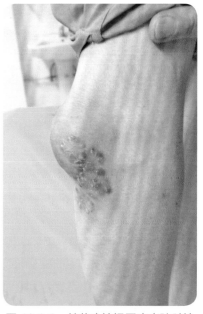

图 16-9-6　关节病性银屑病皮肤科检查(膝部)所见

多发点状及条状血流信号。右肘关节 X 线片示右侧尺骨鹰嘴肱三头肌肌腱附着处周围骨质可见多发囊状透光区,边界不清;双膝关节 X 线片示双侧髌韧带胫骨结节附着处周围骨质可见多发囊状透光区,边界不清;双手 X 线片示多发关节炎症。

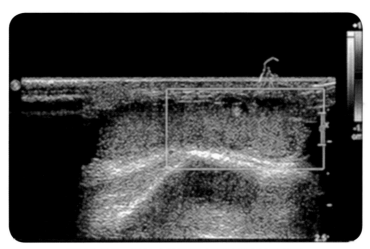

图 16-9-7　关节病性银屑病高频超声检查所见

【诊断】关节病性银屑病(对称性多关节炎型伴黏液囊炎)

【治疗】口服双氯芬酸钠,每次 25mg,每日 3 次;口服雷公藤多苷,每次 20mg,每日 3 次。

【病例特点】①关节病性银屑病伴银屑病皮损及关节炎症,关节受累一般晚发于皮损,少数患者在皮肤病变之前出现关节损害;②该病可累及脊柱及各外周关节,其中以手足远端指间关节受累最为常见,POPP 综合征、黏液囊炎、颞颌关节受累相对少见;③该病患者通常类风湿因子阴性,ESR、C 反应蛋白增高。

二、讨论

关节病性银屑病(psoriasis arthropathica,PsA)是一种伴有炎症性关节病变的银屑病类型,叫累及关节

周围的多种组织如滑膜、肌腱、韧带及关节内的骨质等而导致其多样化的临床特征。全球范围内 PsA 占银屑病的 5%~40%。1973 年 Moll 和 Wright 将 PsA 分为 5 种类型：①不对称性少关节炎型，关节受累数少于 4 个；②远端指间关节炎型，仅累及手足的远端指间关节；③残毁性关节炎型，受累跖骨、掌骨或指骨出现严重的骨溶解，指节有"套叠"现象及短缩畸形，可发生强直；④对称性多关节炎型，至少 4 个关节受累，以近端指间关节受累多见，与类风湿关节炎临床表现类似；⑤脊柱型，临床上与强直性脊柱炎类似，可伴外周关节炎。但 PsA 的临床类型并非一成不变，随着病情进展或缓解，不同类型可相互转换。此外，该诊断标准并未包括外周附着点炎、POPP 综合征、滑膜炎 - 痤疮 - 脓疱病 - 骨肥厚 - 骨髓炎（synovitis-acne-pustulosis-hyperostosis-osteomyelitis，SAPHO）综合征等。

多数 PsA 患者的关节受累在皮损后发生，文献报道 15%~20% 的 PsA 患者在皮肤病变之前有关节受累。该病可累及全身各大小关节，以手足远端指间关节受累最为常见，病例 1 就是经典的远端指间关节炎型 PsA。文献报道 5%~40% 的 PsA 患者伴中轴受累，包括脊柱、胸壁及颞颌关节等，前胸壁受累常见于伴脓疱性银屑病的 SAPHO 综合征。POPP 综合征相对少见，该病是以银屑病性甲营养不良伴末端指（趾）骨周围软组织肿胀、骨膜反应和骨质侵蚀为特征的临床综合征，如病例 3。黏液囊是位于关节、肌腱周围封闭的结缔组织囊，囊壁内衬滑膜组织。国外文献报道的 2 例 PsA 黏液囊炎分别表现为跟腱黏液囊炎和鹰嘴黏液囊炎，本例患者表现为鹰嘴黏液囊炎伴髌上囊炎，高频超声对其诊断具有重要价值。

总之，PsA 是一种可致畸残的慢性疾病，早期、及时、有效的治疗对于改善预后、提高患者生活质量有重要意义。

（病例提供　张福仁　田洪青　杨　青　屈丽娜　施仲香）

第十七章 色素性皮肤病

第一节 暴晒后诱发白癜风

一、病例

患者男性,60岁。

【主诉】全身曝光部位白斑1月余。

【现病史】1个月前烈日下骑自行车约1小时,回家后发现暴露部位出现丘疹、水疱,2~3天后丘疹、水疱自行消退,原来部位出现色素脱失斑,并逐渐增多,部分融合。

【皮肤科检查】面部、头皮、胸、背、四肢暴露部位散在大小不一,形态各异的色素脱失斑,表面光滑,边缘锐利,部分融合(图17-1-1)。

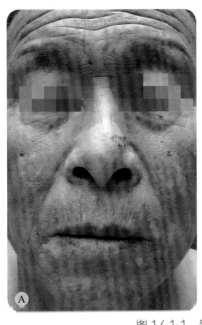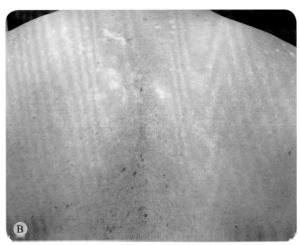

图1/-1-1 暴晒后诱发白癜风皮肤科检查所见
A.面部;B.背部。

【诊断】白癜风。

【治疗】口服泼尼松,每次 20mg,每日 1 次;外用他克莫司软膏。

【病例特点】①曝光部位的典型皮损;②患者有暴晒的明确诱因。

二、讨论

白癜风为常见的原因不明的色素减少性皮肤病。该病有很多诱发因素,如:①物理因素,包括外伤、烧伤、放射线(放疗)等;②化学因素,包括化学试剂、药物(咪喹莫特、他扎罗汀等)等;③医源性,如骨髓移植等。日光中含有紫外线,在黑色素代谢中紫外线能够激发酪氨酸酶的活性,促进黑色素的合成,因此适度日光照射对白癜风有一定的治疗效果。但是过度的日光照射,日光中的短波紫外线容易引起皮肤炎症,诱导黑素细胞受损,失去产生黑色素的能力,从而导致白癜风。

(病例提供　张福仁)

第二节　对称性进行性白斑

一、病例

患者男性,16 岁。

【主诉】面部、上肢白色斑点 10 年。

【现病史】10 年前内眦出现白色斑点,逐渐累及额部、颈部,米粒大小,边缘清晰,2 年前双上肢出现类似皮损。皮损冬季减轻,无自觉症状。

【家族史】患者母亲前臂有类似皮损。

【皮肤科检查】面部、颈部及双上肢散在大小不一、形态各异的色素脱失斑,表面光滑,边界清楚(图 17-2-1)。皮损真菌直接镜检阴性。

【诊断】对称性进行性白斑。

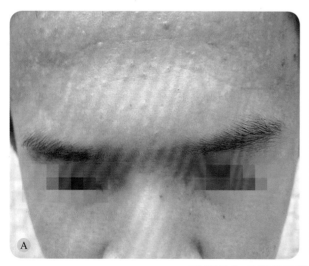
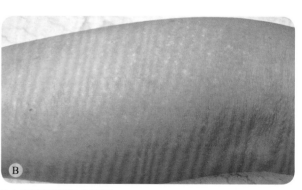

图 17-2-1　对称性进行性白斑皮肤科检查所见

A.面部;B.上肢。

【治疗】未予治疗。

【病例特点】①幼年发病；②曝光部位散在、孤立、不融合、边缘清晰的色素脱失斑；③有家族史。

二、讨论

本病多发生于暴露部位，如面部、四肢，也可发生于非暴露部位（肤色较深者），其皮损表现为乳白色斑，散在分布，形态不规则，边缘锐利，组织病理表现为黑素细胞数目减少及黑色素减少，或伴有表皮萎缩及表皮突变平，激光扫描共聚焦显微镜下可观察到皮损较周围正常皮肤色素减退或缺失，表皮突变平。本病可能与日晒和遗传相关。

治疗：发生于曝光部位的建议避光，无有效治疗。非曝光部位可以尝试紫外线照射治疗。

（病例提供　陈树民　杨宝琦）

第三节　斑驳病

一、病例

患儿男性，5岁。

【主诉】全身皮肤散发白斑5年。

【现病史】自出生后头顶、额、躯干、四肢有白斑及咖啡色斑。随年龄增长无变化，无自觉症状。

【皮肤科检查】头顶、额中线部位不规则形白斑，合并白发，尖部向后；上肢、胸腹部大片白斑，其中间可见岛屿状正常色素区；后背及下肢散见大小不等的咖啡色斑（图17-3-1）。

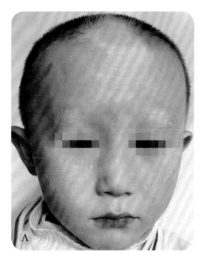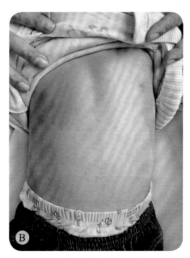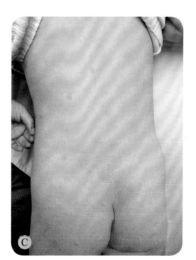

图 17-3-1　斑驳病皮肤科检查所见
A.头顶、额中线部；B.胸腹部；C.背腰臀部。

【诊断】斑驳病。

【治疗】未予治疗。

【病例特点】①出生时额、躯干、上肢白斑；②典型白色额发，背、下肢伴有咖啡斑，手足皮肤正常；③无家族史。

二、讨论

斑驳病(piebaldism)又称图案状白皮病,是一种少见的常染色体显性遗传病,累及黑色素母细胞的分化。

出生即有不规则形状的白斑,80%~90% 的患者有白色额发,位于中线,呈三角形或菱形,对称,尖部向后或向前伸展。其余白斑好发于胸腹及四肢,白斑中可见岛屿状正常色素区。但手足、背部皮损通常表现正常。

该病组织病理表现为白斑皮肤无色素,激光扫描共聚焦显微镜实时成像可观察到本病皮损较周围正常皮肤色素缺失。临床上需与白癜风相鉴别。

无有效治疗方法。

(病例提供 张法义)

第四节 遗传性泛发性色素异常症

一、病例

患者男性,30 岁。

【主诉】全身色素异常 30 年。

【现病史】出生后数月全身皮肤出现色素沉着及色素减退斑,逐渐增多,无自觉症状,否认与日晒有关,无长期服药史及化学品接触史。

【家族史】家族中 5 例类似患者,父母非近亲婚配,详见家系图(图 17-4-1)。

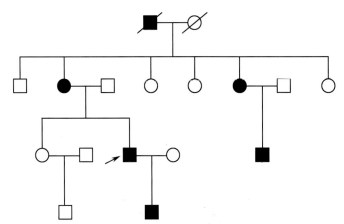

图 17-4-1 遗传性泛发性色素异常症病例家系图
□代表男性;○代表女性;■代表男性类似患者;●代表女性类似患者;
/代表身故;箭头指向先证者。

【皮肤科检查】全身泛发深浅不一的色素斑,在色素沉着中可杂有形状不规则的色素减退斑(图 17-4-2)。

【组织病理】(背部)切片一端表皮黑色素减少,一端黑色素增加,见黑素细胞,真皮浅层少许单一核细胞浸润(图 17-4-3)。符合色素异常性皮肤病。

【诊断】遗传性泛发性色素异常症。

【病例特点】①出生后数月全身出现明显色素沉着及色素减退斑；②有家族史；③皮疹累及全身皮肤。

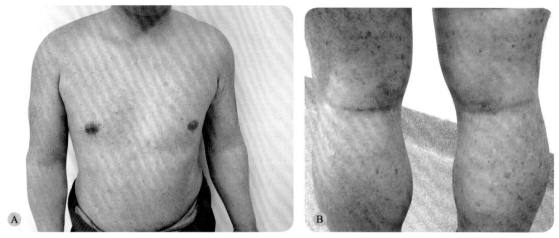

图 17-4-2　遗传性泛发性色素异常症皮肤科检查所见
A.胸腹部；B.下肢。

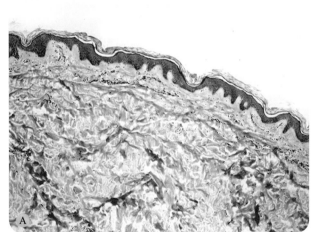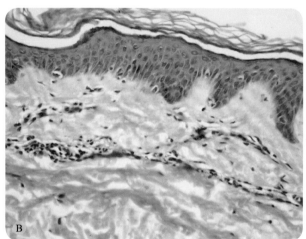

图 17-4-3　遗传性泛发性色素异常症组织病理

二、讨论

遗传性色素异常症是一组伴有较小的、不规则形状的色素沉着和色素减退斑的疾病，目前主要包括两类皮肤病：① Ichikawa 和 Higara 于 1933 年首先报道累及全身的遗传性泛发性色素异常症；② Toyama 于 1929 年首先报道主要累及肢端的肢端色素异常症。

遗传性泛发性色素异常症的典型皮损为全身泛发色素沉着和色素减退斑相互夹杂。色素沉着斑为淡褐色至深褐色不等、大小不一、形状不规则，散在、密集或成簇分布、边界清楚并间以同等大小的色素减退斑，甚至色素脱失斑，皮损可融合成网状。本病多幼年发病，无自觉症状，局部无萎缩、炎症、苔藓化及毛细血管扩张，偶伴有其他先天性缺陷或异常，如耳聋、眼白化病、癫痫等。组织病理特点为色素沉着区表皮基底细胞，甚至棘细胞黑色素增加，并可继发色素失调；色素减退区黑色素明显减少甚至缺如。

（病例提供　杨宝琦　刘　红）

第五节　色素失调症

一、病例

患儿女性,9个月。

【主诉】全身皮肤色素斑9个月。

【现病史】出生后全身即出现线状或片状红斑,后出现水疱,结痂脱落后出现形状各异的色素斑和疣状损害,历时2~3个月。

【家族史】家族中无类似患者。父母非近亲婚配。

【体格检查】发育正常,反应灵敏,牙齿及毛发无异常。

【皮肤科检查】躯干、四肢散发涡轮状或喷泉样色素沉着斑,四肢部分色素斑呈疣状(图17-5-1),两侧腹股沟部位见多个粟粒大小的丘疹,表面透明。

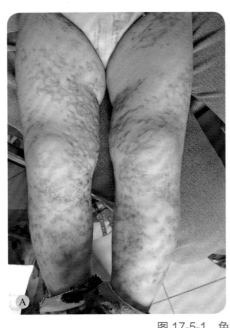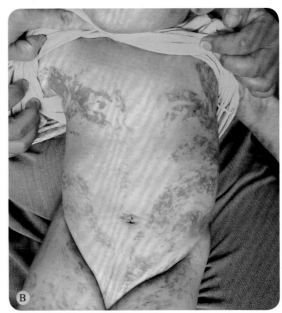

图 17-5-1　色素失调症皮肤科检查所见
A.下肢;B.躯干。

【诊断】色素失调症。

【病例特点】①出生即发病;②红斑及水疱为首发表现;③涡轮状或喷泉样色素沉着斑伴疣状损害。

二、讨论

色素失调症是一种少见的X连锁显性遗传性疾病,由Xq28染色体突变引起。X染色体异常的男婴病情严重而多死于宫内,因此临床上主要以女婴多见,也有男婴色素失调症的报道。近来研究表明,位于Xq28染色体的核因子-κB关键调节基因(NF-κB essential modulator,NEMO)或IKK基因突变被认为是引起该病的主要原因。

皮肤损害一般分3期:第1期为红斑、水疱期。出生时即有或生后不久出现波及躯干和四肢的红斑、水疱,水疱成行排列,疱液清亮,持续数天至 2 个月。第 2 期为疣状增殖期,即在红斑、水疱的相同部位出现线状或带状的疣状斑块或结节,皮损通常在 1 岁左右消失,也可持续多年。第 3 期为色素沉着期,此期为全身泛发的色素沉着斑,可呈树枝状、泼溅状、涡轮状和条带状等特殊的形状,并沿 Blaschko 线分布,此期可持续多年。临床上也可见 3 期重叠或仅有第 3 期的临床表现。除皮损外,70%~80% 的患者可出现皮肤外损害,多累及牙齿、中枢神经系统、眼及骨骼,临床上多表现为无牙或钉形牙、癫痫、智力障碍、动作迟缓、斜视、白内障、视网膜剥离、蓝色巩膜、颅骨变形、脊柱裂以及畸形足等。部分患者有血清 IgE 升高及外周血嗜酸性粒细胞增多。色素失调症的皮肤损害无须治疗,常在 2 岁以后逐渐消退,至成年期除有一些原有的并发症外,几乎无任何不适。

(病例提供 杜东红)

第六节 太田痣合并白癜风

一、病例

患者男性,18 岁。

【主诉】面部青褐色斑 18 年,伴白斑 2 年。

【现病史】出生后左侧眼周及额部褐青色斑,2 年前面中部及耳前出现对称性白斑。

【皮肤科检查】左侧眼周青及额面褐青色斑,面部、耳前对称白斑(图 17-6-1)。

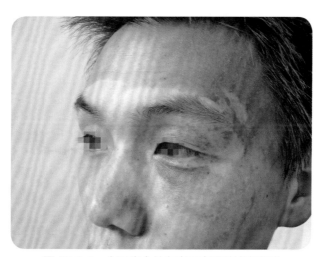

图 17-6-1 太田痣合并白癜风皮肤科检查所见

【诊断】①太田痣;②白癜风。

【病例特点】①出生后出现褐青色斑;②2 年前出现白斑。

二、讨论

太田痣的发病机制目前普遍认为是在胚胎发育时色素细胞异常出现在真皮皮肤中,属于一种先天性皮肤病,主要皮损表现在面部。组织病理示真皮中可见黑素细胞分布于纤维细胞之间,并且随着年龄增加而加重。白癜风为色素脱失性皮肤病,组织病理表现为表皮明显黑素细胞及黑素颗粒消失。本例为同一患者出现了黑色素增多和黑色素减少两种疾病,是否有关联目前尚无定论。

(病例提供 吴 梅)

第七节 爆炸性粉粒沉着症

一、病例

病例 1

患者男性,25 岁。

【主诉】面部色斑 4 年余。

【现病史】4 年前作为管道气焊施工,高压锅炉渣喷于面部之后出现蓝黑色色素沉着,部分融合成片,以睑裂周围部为重。

【皮肤科检查】面部泛发蓝黑色点状斑,部分融合成片,尤以睑裂周围为重(图 17-7-1)。

【诊断】爆炸性粉粒沉着症。

【病例特点】①明确外伤史;②面部尤以睑裂周围泛发蓝黑色点状斑,部分融合成片。

病例 2

患者男性,48 岁,矿工。

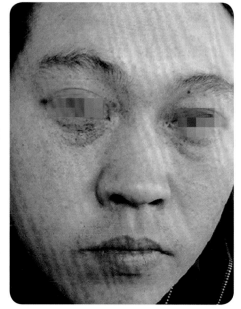

图 17-7-1 爆炸性粉粒沉着症皮肤科检查
(面部)所见

【主诉】头、面部及上肢色斑 10 年余。

【现病史】10 年前矿井施工时,爆炸物飞溅喷于身体暴露部位后出现蓝黑色色素沉着,部分融合成片。

【皮肤科检查】头面部、耳郭、颈部及上肢泛发蓝黑色点状斑,部分融合成片(图 17-7-2)。

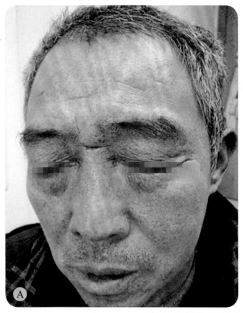
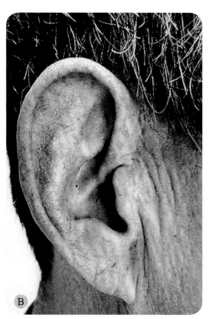

图 17-7-2 爆炸性粉粒沉着症皮肤科检查(头部)所见
A. 头面部;B. 耳郭。

【诊断】爆炸性粉粒沉着症。

【病例特点】①明确外伤史；②头面部、颈部以及上肢泛发蓝黑色点状斑，部分融合成片。

二、讨论

爆炸性粉粒沉着症（accidental tattoos）是由于意外事故，致使有些有色粉粒进入皮肤，形成播散性色素沉着。常见于采煤工人，因瓦斯爆炸大量粉尘飞溅，在暴露部位表现为黑色、蓝黑色丘疹或斑点，密集呈线状、片状分布。有时因交通意外、基建爆破时泥沙随破损伤口进入皮肤，在受损部位也可形成针尖至粟粒大小黑色或黑黄色丘疹或斑点，甚至可形成硅肉芽肿，激光扫描共聚焦显微镜下可观察到皮损真皮内高折光的色素颗粒。本病因有明确外伤史，诊断不难。

治疗：Q开关激光治疗，694nm、755nm、1 064nm等多个波长已被证实对爆炸性粉粒沉着症有效。

（病例提供　施仲香　张迪展）

第八节　屈曲部网状着色异常

一、病例

患者女性，44 岁。

【主诉】面颈部、腋窝等部位色素斑 30 年。

【现病史】30 年前面颈部、腋窝、四肢等部位出现色素沉着，逐渐加重。无自觉症状，无明显季节性。

【家族史】家族中有多位类似患者，父母非近亲婚配。

【皮肤科检查】额部、颈部、胸部、双侧腋窝、四肢末端等部位弥漫网状色素沉着，间有褐色斑丘疹（图17-8-1）。

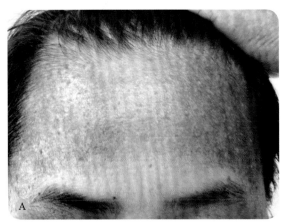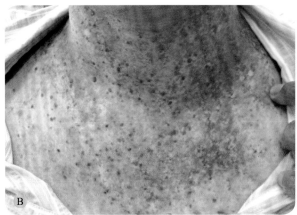

图 17-8-1　屈曲部网状着色异常皮肤科检查所见

A. 额部；B. 颈胸部。

【组织病理】表皮角化过度，表皮突向下延伸，基底层黑素颗粒增加，黑素细胞不增加。真皮浅层单核细胞浸润及黑素颗粒。

【诊断】屈曲部网状着色异常。

【病例特点】①屈侧为主的网状色素沉着;②家族有类似患者。

二、讨论

屈曲部网状着色异常是一种罕见的成人发病的色素异常,也称为 Dowling-Degos 病或黑点病、皱褶部网状色素异常症。

典型损害可累及腋窝、乳房下皱褶和股间皱褶,于 20~30 岁发病,进展缓慢。表现为深棕色平滑的网状斑,表皮不增厚,无黑棘皮病天鹅绒样的皱纹。口周围通常有色素沉着性凹陷。偶见粉刺样或囊肿损害。

对于无肥胖和内脏恶性肿瘤的患者,如怀疑有黑棘皮病时,应与本病进行鉴别。本病无确切治疗方法,部分患者可尝试激光治疗。

(病例提供　施仲香　周桂芝)

第十八章　角化性皮肤病

第一节　穿通性毛囊炎合并寻常性银屑病

一、病例

患者男性,46 岁。

【主诉】躯干、四肢红色丘疹 1 个月。

【现病史】1 个月前躯干、四肢出现红色丘疹,自觉瘙痒,自行应用偏方外洗后效果欠佳,且皮疹增多,逐渐泛发至全身。

【既往史】银屑病病史 30 年,春秋季节复发或加重。

【皮肤科检查】四肢、腹部密集分布的绿豆大小红色毛囊性丘疹,中心有白色角栓,丘疹间见红色鳞屑性斑块,奥斯皮茨征阳性(图 18-1-1)。

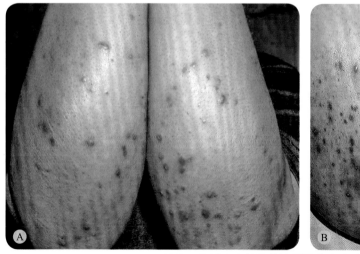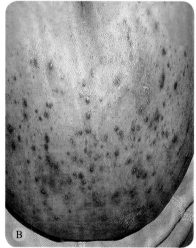

图 18-1-1　穿通性毛囊炎合并寻常性银屑病皮肤科检查所见
A. 下肢;B. 腹部。

【辅助检查】背部皮损处糠秕孢子菌阴性。

【组织病理】毛囊口扩张,内填角化不全性角栓,并含有苏木紫碎片和卷曲的毛发(图18-1-2)。

【诊断】①穿通性毛囊炎;②寻常性银屑病。

【治疗】口服阿维A,30mg/d;外用维A酸软膏。

【病例特点】①中年男性;②腹部、四肢密集分布的绿豆大小红色毛囊性丘疹,中心有白色角栓,丘疹间见红色鳞屑性斑块,奥斯皮茨征阳性;③组织病理:毛囊口扩张,内填角化不全性角栓,并含有苏木紫碎片和卷曲的毛发。

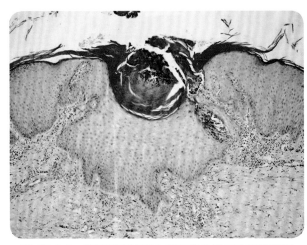

图18-1-2　穿通性毛囊炎合并寻常性银屑病组织病理

二、讨论

经典的穿通性皮肤病有4种:匐行性穿通性弹力纤维病(elastosis perforans serpiginosa,EPS)、反应性穿通性胶原病(reactive perforating collagenosis,RPC)、穿通性毛囊炎(perforating folliculitis,PF)和基勒病(Kyrle disease,KD)。共同特征是经表皮排出某些真皮内成分,组织学特点各不相同。

发病机制不明,一般认为与糖尿病、慢性肾脏病有关。近年来有报道可合并原发性硬化性胆管炎、高血压、动脉粥样硬化、黑棘皮病、银屑病等疾病。Saray等于2006年分析了22例穿通性皮肤病,其中EPS 1例,RPC 8例,PF 3例,KD 10例。22例中19例伴有一种系统性疾病,3例PF分别有肝炎、糖尿病病史。

穿通现象一般认为是在真皮上部的许多物质首先刺激表皮增生,并逐渐被增生的表皮包围,随着角质形成细胞分化成熟,向表皮移动,最终被排出。患者银屑病病史30年,长期药物治疗后发生PF。Gilaberte等于2006年报道1例服用英夫利西单抗和依那西普后皮肤出现穿通性毛囊炎的患者。Patterson等在1982年报道1例银屑病合并穿通性毛囊炎患者,外用维A酸软膏有效。

(病例提供　史本青　颜潇潇)

第二节　基勒病

一、病例

病例1

患者男性,75岁。

【主诉】头颈部丘疹伴痒6个月。

【现病史】6个月前头皮出现红色丘疹,伴瘙痒。外用曲安奈德益康唑乳膏、卤米松软膏等药物,皮疹逐渐消退,瘙痒减轻。2个月前项部及胸部出现类似皮疹,伴瘙痒,继续应用上述药物治疗无效,皮疹逐渐增多。

【既往史】患糖尿病20年,左眼青光眼病史3年,右眼白内障,3年前行白内障切除术。

【皮肤科检查】头皮、项部及胸部大小不一的棕红色毛囊角栓性丘疹,部分丘疹融合呈斑块状(图18-2-1A),丘疹中央有灰黑色角质(图18-2-1B),去除角质可见窝状凹陷(图18-2-1C)。

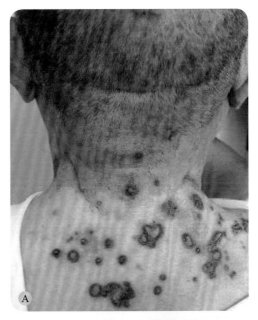

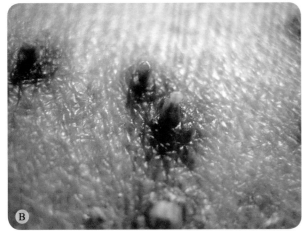

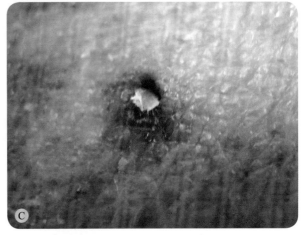

图 18-2-1 基勒病皮肤科检查(项部)所见

【组织病理】表皮角化过度及较多嗜碱性物质位于表皮内陷部位。表皮内陷部位与真皮相通,真皮浅层血管扩张,血管及毛囊周围单一核细胞浸润(图 18-2-2)。

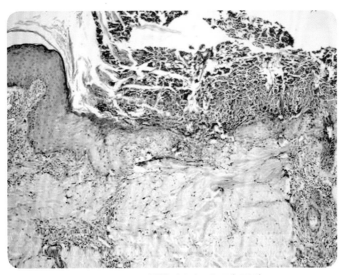

图 18-2-2 基勒病组织病理(项部)

【诊断】基勒病。

【治疗】口服阿维 A,每次 10mg,每日 3 次;外用 0.1% 维 A 酸乳膏。半个月后皮疹部分消退,治疗 3 个月皮疹基本消退。

病例 2

患者女性,32 岁。

【主诉】全身皮肤丘疹、瘙痒 4 年,加重 1 个月。

【现病史】4 年前颈部、躯干、四肢出现红色丘疹,伴瘙痒,渐增多。1 个月前皮疹增多。

【皮肤科检查】颈部、躯干、四肢散在绿豆大小的角化性丘疹(图 18-2-3A),中央黑色角栓,周围红斑(图 18-2-3B),角栓剥离后见火山口样凹陷。

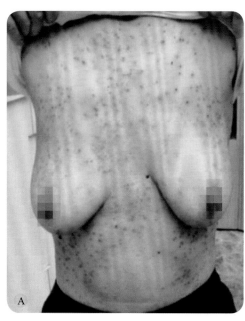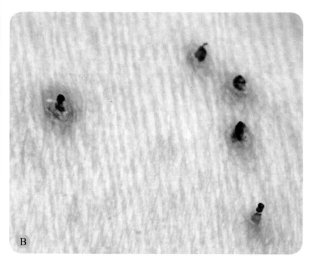

图 18-2-3　基勒病皮肤科检查(胸腹部)所见

【组织病理】表皮凹陷,内充以角化性物质及嗜碱性颗粒,凹陷底部见穿通区,真皮浅层少许变性胶原组织,血管周围轻度单一核细胞浸润(图 18-2-4)。

【诊断】基勒病。

【治疗】口服阿维 A,每次 10mg,每日 3 次;外用 0.1% 维 A 酸乳膏。1 个月后复诊皮疹完全消退。

【病例特点】①中老年发病;②皮疹为散在绿豆大小的毛囊角化性丘疹,中央黑色角栓,周围红斑,角栓剥离后见火山口样凹陷;③组织病理:表皮凹陷,内充以角化性物质及嗜碱性颗粒,凹陷底部见穿通区,真皮浅层少许变性胶原组织;④阿维 A 治疗有效。

二、讨论

基勒病于 1916 年由 Kyrle 以真皮穿通性毛囊与副毛囊角化过度病(hyperkeratosis folliculari et parafollicularis in cutem penetrans)命名首先报道。本病以 30~50 岁中老年人多见。通常见于糖尿病、慢性肾衰竭患者。

皮损好发于下肢、上肢,头颈部相对少见。皮损初起为针头大的角化性丘疹,逐渐增大形成棕红色或棕褐色丘疹、结节或斑块,皮损中央有一角栓,移除角栓后可遗留小的坑状凹陷。

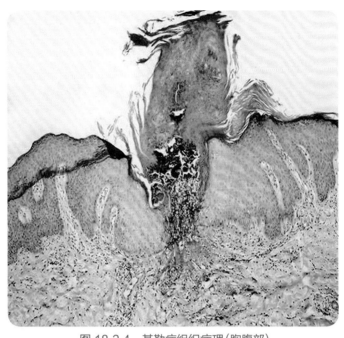

图 18-2-4　基勒病组织病理（胸腹部）

组织病理可见表皮角化过度,表皮内出现凹陷管道,内有角质栓穿通到皮肤表面,凹陷的管道内可见炎症碎屑、嗜碱性胶原纤维,管道基底真皮部可见肉芽肿性炎症反应。

本病应与其他穿通性皮肤病,如穿通性毛囊炎、反应性穿通性胶原病、匐行性穿通性弹力纤维病鉴别。

治疗可试服维 A 酸和维生素 E。局部外用 0.1% 维 A 酸乳膏或角质剥脱剂(如 10% 水杨酸软膏)可改善皮损症状。对巨大损害可行手术切除或用电灼、激光、冷冻疗法去除。上述 2 例患者均口服阿维 A,外用维 A 酸乳膏,疗效较好。

（病例提供　施仲香　裴振环）

第三节　汗孔角化病继发皮肤淀粉样变

一、病例

患者男性,60 岁。

【主诉】四肢及臀部皮肤丘疹、结节 20 年。

【现病史】20 年前手背、胫前、足背、臀部出现丘疹、结节,曾在当地医院组织病理诊断为慢性红斑狼疮,未治疗。后出现瘙痒。

【家族史】家族中无类似患者。

【皮肤科检查】双手背、下肢、足背、臀部散在疣状结节,边界清楚,表面角化过度,覆有少许鳞屑,部分边缘呈堤状隆起,中心有轻度萎缩(图 18-3-1)。

【组织病理】表皮角化过度,表面有充满角蛋白的凹陷,其内见角化不全柱(图 18-3-2),结晶紫染色呈阳性。

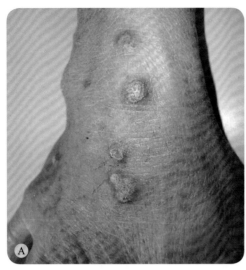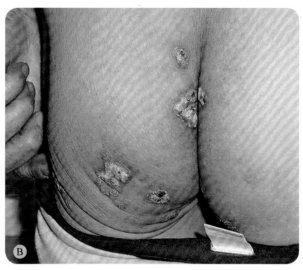

图 18-3-1 汗孔角化病继发性皮肤淀粉样变皮肤科检查所见
A. 手背；B. 臀部。

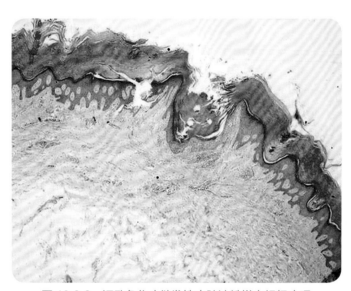

图 18-3-2 汗孔角化病继发性皮肤淀粉样变组织病理

【诊断】①汗孔角化病；②继发性皮肤淀粉样变。

【治疗】口服阿维 A，每次 30mg，每日 1 次；每晚外用维 A 酸软膏。

【病例特点】①老年男性；②双手背、下肢、臀部、足背散在疣状结节，边界清楚，表面角化过度，覆有少许鳞屑，部分皮疹边缘呈堤状隆起，中央轻度低平，伴剧痒；③组织病理：表皮角化过度，表面有充满角蛋白的凹陷，其内见角化不全柱，结晶紫染色阳性。

二、讨论

汗孔角化病由 Mibelli 于 1893 年首先报道并命名。Mibelli 认为本病的损害是由于汗孔部角化障碍所致，因此命名为汗孔角化病。本病是一种较少见的慢性进行性常染色体显性遗传性皮肤病，多无自觉症状。本例患者近来出现瘙痒，结晶紫染色证实有淀粉样蛋白沉积，最终诊断为汗孔角化病合并淀粉样变。汗孔角化病和皮肤淀粉样变两者并发较为少见。本患者汗孔角化病 20 年，期间搔抓等慢性刺激导致角质形成细胞损伤,损伤的表皮细胞脱落到真皮乳头层,被吞噬细胞吞噬,最终形成淀粉样蛋白,出现皮肤淀粉样变。

(病例提供　王广进　吴 梅)

第四节　变异性红斑角化病

一、病例

病例 1

患儿女性,13 岁。

【**主诉**】全身皮肤红棕色斑片 6 年。

【**现病史**】6 年前腋下、腹股沟、肘部起红斑,渐扩展全身,皮损在冬季自行消退,春天复发。

【**家族史**】家族中无类似患者。

【**皮肤科检查**】颈部、胸背部与腋下、四肢、臀部、腹股沟见红棕色角化过度性斑片,覆细碎鳞屑,边界清楚(图 18-4-1)。

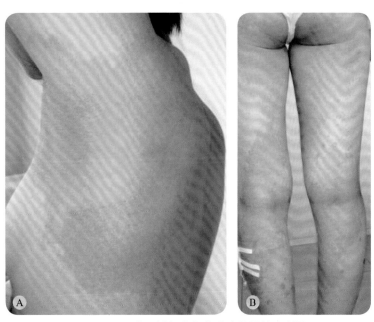

图 18-4-1　变异性红斑角化病皮肤科检查所见
A. 胸背部与腋下;B. 下肢。

【**组织病理**】表皮角化过度伴灶状角化不全,棘层轻度乳头瘤样增生,真皮浅层少量单一核细胞浸润(图 18-4-2)。

【**诊断**】变异性红斑角化病。

【**治疗**】口服维生素 A 及维生素 E;外用维胺酯维 E 乳膏。

【**病例特点**】①患儿女性,发病 6 年;②病情春季复发,冬季缓解;③皮损为红棕色角化过度性斑片,覆细碎鳞屑,边界清楚;④组织病理符合变异性红斑角化病。

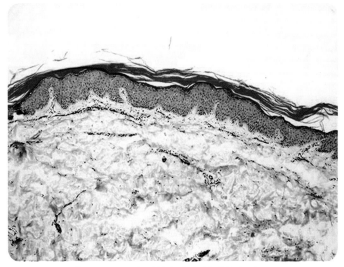

图 18-4-2　变异性红斑角化病组织病理

病例 2

患儿女性,10 岁。

【主诉】全身皮肤泛发红色斑片 9 年余。

【现病史】出生后 3 个月时面部出现红色斑片,面积逐渐增大至臀部、四肢,夏季皮损略有缩小。

【家族史】患者胞弟有类似病史。

【皮肤科检查】面部、四肢、臀部见红棕色角化过度性斑片,边界清楚,覆细碎鳞屑(图 18-4-3)。

【辅助检查】反射式激光扫描共聚焦显微镜检查可见(上肢)表皮增厚,至 130μm 折光性即明显降低,组织结构不清。

【组织病理】表皮角化过度,乳头瘤样增生,颗粒层、棘层增厚,真皮血管周围少许单一核细胞浸润(图 18-4-4)。

【诊断】变异性红斑角化病。

【治疗】外用维胺酯维生素 E 乳膏。

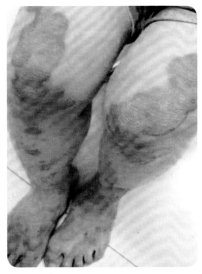

图 18-4-3　变异性红斑角化病皮肤科检查(下肢)所见

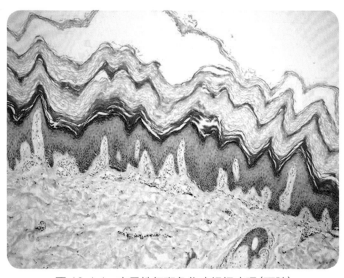

图 18-4-4　变异性红斑角化病组织病理(下肢)

【病例特点】①自幼发病；②皮损夏轻冬重；③面部、四肢、臀部红棕色角化过度性斑片，边界清楚，覆细碎鳞屑；④有家族史；⑤组织病理符合变异性红斑角化病。

二、讨论

变异性红斑角化病又称可变性图形红斑角化病、对称性进行性先天性红斑角化病、进行性红斑角化病和 Mendes da Costa 综合征，由 Mendes da Costa 于 1925 年首次报道。

该病是一种少见的鱼鳞病样皮肤病，多属常染色体显性遗传，隐性遗传最近也有报道。本节 2 例患者中有 1 例无明显家族史，可能为隐性遗传。变异性红斑角化病的致病基因现已定位于 1p34-p35，此段还包括 *GJB3*，为基因的种系突变。该病常于出生后或 1 岁内发病。面部、臀部、四肢伸侧为好发部位。临床分两型：第 1 型是分布对称、散在、形态奇特的红斑，其大小、形状、数量和位置可在数小时或数天内不断变化；第 2 型是在正常皮肤上或红斑基础上出现边界清楚、红棕色、角化过度的斑片。本节 2 例患者均属第 1 型。本病常因气候或情绪变化可在数小时、数日或数周有大小和形态改变，冬季加重，夏季减轻，部分病例表现相反，如病例 1。

本病组织病理为非特异性变化，表皮角化过度和角化不全，颗粒层正常，棘层肥厚，真皮乳头延长，真皮有轻度水肿和非特异性炎症细胞浸润。

变异性红斑角化病尚无特效疗法，口服异维 A 酸、阿维 A 等有效。Graham-B Rown 报道了 1 例 9 岁变异性红斑角化病的女性患者应用阿维 A(20mg/d)治疗 1 个月后皮损消失。但应注意长期服用维 A 酸类引起骨骺提前闭合，影响儿童患者生长发育的可能。

（病例提供 于长平 张迪展）

第五节 慢性苔藓样角化病

一、病例

病例 1

患者男性，70 岁。

【主诉】全身皮肤泛发紫红色斑块伴瘙痒 6 个月。

【现病史】6 个月前躯干出现紫红色角化性丘疹，后泛发全身，部分皮损融合成斑块，以四肢皮损较多，自觉瘙痒。

【皮肤科检查】口唇、躯干、四肢泛发大小不一紫红色丘疹、斑块，浸润肥厚明显，表面有少许黏着性鳞屑（图 18-5-1）。

【组织病理】角化过度伴角化不全，棘层肥厚及局部萎缩并存，基底细胞液化变性，真皮浅层有带状炎症细胞浸润，浸润细胞为淋巴细胞、组织细胞和浆细胞（图 18-5-2）。

【诊断】慢性苔藓样角化病。

【治疗】口服阿维 A，10mg/d；外用维 A 酸乳膏。2 个月后部分皮疹消退。

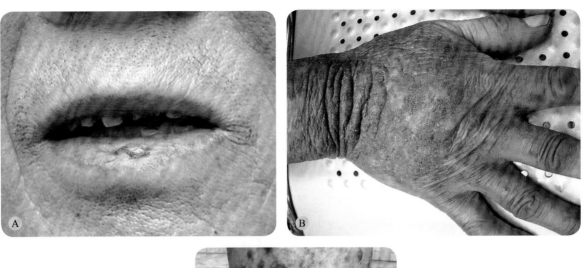

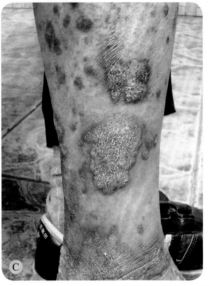

图 18-5-1 慢性苔藓样角化病皮肤科检查所见
A. 口唇；B. 手背；C. 下肢。

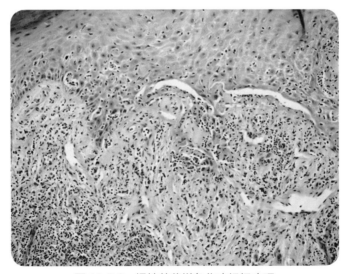

图 18-5-2 慢性苔藓样角化病组织病理

病例2

患者男性,58岁。

【主诉】双侧手背扁平丘疹3个月,伴轻痒。

【现病史】3个月前双侧手背出现紫红色丘疹,后逐渐增大,部分融合成斑块,伴轻痒。

【皮肤科检查】双侧手背见黄豆或大米大小紫红色扁平丘疹,未融合,其上覆有厚的黏着性鳞屑,手掌、指甲、口腔黏膜未见异常(图18-5-3)。

【组织病理】角化过度伴角化不全,棘层肥厚,基底细胞液化变性,真皮浅层有带状炎症细胞浸润,浸润细胞为淋巴细胞、组织细胞和浆细胞(图18-5-4)。

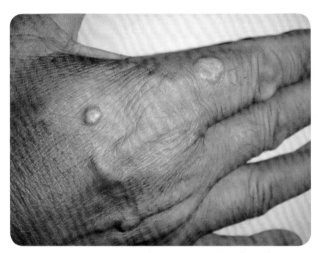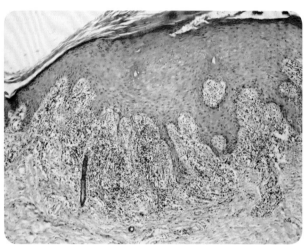

图18-5-3 慢性苔藓样角化病皮肤科检查(手部)所见　　图18-5-4 慢性苔藓样角化病组织病理(手部)

【诊断】慢性苔藓样角化病。

【治疗】口服阿维A,10mg/d;外用维A酸乳膏。3个月后病情减轻。

【病例特点】①老年男性;②皮损特点为紫红色扁平丘疹、斑块,上覆厚的黏着性鳞屑;③组织病理符合慢性苔藓样角化病。

二、讨论

慢性苔藓样角化病由Kaposi于1895年首先报道,是一种罕见的慢性角化性皮肤病,1972年Margolis等将其命名为"慢性苔藓样角化病"。

发病机制尚不清楚。多见于20~50岁,偶见于儿童。皮损好发于四肢和臀部。皮损形态可类似多种皮肤病,如疣状二期梅毒疹、扁平苔藓、红斑狼疮、银屑病、急性苔藓痘疮样糠疹和蕈样肉芽肿等,典型皮损为紫红色苔藓样角化性丘疹、斑块或结节,呈线状和网状分布。皮损多无明显自觉症状,但少数患者可有剧烈瘙痒。

组织病理:角化过度伴角化不全、棘层肥厚及局部萎缩并存,基底细胞液化变性,真皮浅层有带状炎症细胞浸润,浸润细胞为淋巴细胞、组织细胞和浆细胞。

本病应与以下疾病鉴别:①扁平苔藓,皮损多散在分布,常有瘙痒,糖皮质激素疗效较好,扁平苔藓常累及甲和口腔黏膜,组织病理无角化不全。②扁平苔藓样角化病,皮损常单发,组织病理真皮常见弹性纤维变性。

治疗较困难。可试用维A酸及PUVA。有报道用左旋咪唑120mg/d,共3周,再120mg隔日1次,共4个月获显效;Avermacte等报道1例患者口服阿维A 0.5mg/(kg·d)有效。

(病例提供　裴振环　张艳芳　单晓峰)

第六节　毛囊角化病

一、病例

患者女性,24 岁。

【主诉】颈部、乳房间、双腋下丘疹 1 年。

【现病史】1 年前乳房间出现细小、坚实、褐色的小丘疹,后蔓延至颈部和双腋下,去除后丘疹顶端暴露出漏斗状小凹,丘疹逐渐融合成片,皮损夏季加重。

【家族史】家族中无类似患者。

【皮肤科检查】颈前、乳房间、双腋下灰褐色毛囊性丘疹,针尖到米粒大小,部分融合成片状,边界清楚(图 18-6-1)。甲及口腔无累及。

【组织病理】角化过度伴角化不全,可见圆体及谷粒细胞,真皮乳头不规则向上增生,毛囊周围及真皮浅层见单一核细胞浸润(图 18-6-2)。

【诊断】毛囊角化病。

【治疗】口服阿维 A,30mg/d;外用维胺酯维生素 E 乳膏及硅油乳膏。2 个月后症状减轻。

【病例特点】①青年女性;②颈前、乳房间、双腋下见灰褐色毛囊性丘疹,针尖到米粒大小,部分融合成片状,边界清楚;③组织病理符合毛囊角化病。

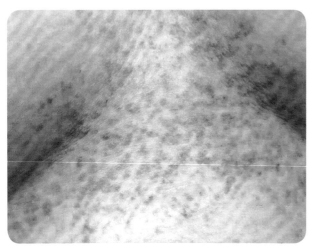

图 18-6-1　毛囊角化病皮肤科检查所见

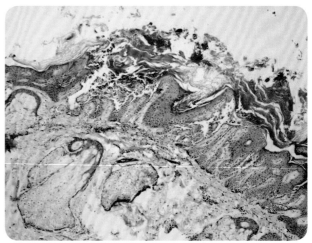

图 18-6-2　毛囊角化病组织病理

二、讨论

毛囊角化病又称 Darier 病(Darier disease,DD),是一种少见的以表皮细胞角化不良为基本病变的皮肤病,1889 年由 White 首次描述,同年 3 月 Darier 也报道 1 例。

本病为一种常染色体显性遗传性皮肤病,目前认为该病为位于染色体 12q23-12 q24.1 的 *ATP2A2* 基因突变所致,*ATP2A2* 基因内多个不同突变都可引起毛囊角化病表型,本病可发生于任何种族,男女发病率无明显差异,常在 1~20 岁发病,好发于曝光部位。皮损主要分布于脂溢性区域。毛囊角化病的特征性组织病理改变为：①特殊形态的角化不良，形成圆体和谷粒；②基底层上棘层松解，致形成基底层上裂隙和隐窝；③被覆有单层基底细胞的乳头，即"绒毛"向上不规则增生，进入隐窝和裂隙内；④可有乳头瘤样增生、棘层肥厚和角化过度，真皮呈慢性炎症性浸润。

　　本例患者发病于脂溢部位，皮损典型，组织病理明确，诊断毛囊角化病无疑。

　　根据本例患者发病部位和皮损，应与家族性良性天疱疮相鉴别，后者亦好发于颈、腋窝等皱褶部位，组织病理可以鉴别。

　　本病尚无满意疗法，应注意避光。口服维生素 A 或维 A 酸类药物或氯喹等，外用维 A 酸药膏或糖皮质激素类药膏或有一定疗效。

（病例提供　施仲香）

第十九章　萎缩性皮肤病

由于萎缩性皮肤病病种较少,本章只介绍斑状萎缩病例。

一、病例

患儿男性,11 岁。

【主诉】躯干散在白斑 2 个月。

【现病史】2 个月前胸背部出现数个白斑,无不适感。

【皮肤科检查】胸、背部散在分布的白斑,直径 0.5~1.0cm,边界清,稍高出皮面,质稍软(图 19-0-1)。

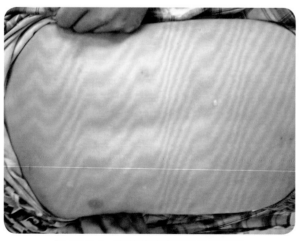

图 19-0-1　斑状萎缩皮肤科检查所见

【组织病理】表皮及真皮萎缩,真皮周围管性淋巴细胞浸润,胶原纤维变性(图 19-0-2)。弹性纤维染色示弹性纤维消失(图 19-0-3)。

【诊断】斑状萎缩。

【治疗】未予治疗。

二、讨论

斑状萎缩于 1892 年首先由 Jadassohn 报道,男女患者之比约为 1∶3,好发于 20~30 岁女性,很少发生于青少年或老年。病因不清。临床分为原发性斑状萎缩和继发性斑状萎缩两型。根据萎缩发生之前皮肤有无炎症反应,可分为 Jadasshon-Pellizari 型和 Schweninger-Buzzi 型。

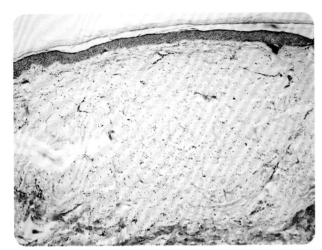

图 19-0-2　斑状萎缩组织病理

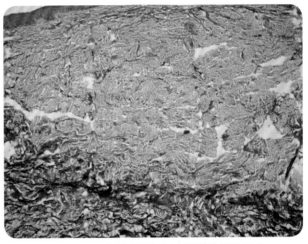

图 19-0-3　斑状萎缩组织病理弹性纤维染色

应与以下疾病鉴别:萎缩性瘢痕、硬化萎缩性苔藓、盘状红斑狼疮、硬斑病。

本病治疗较为困难,部分患者早期病变应用抗生素可以获得较好疗效。Braun 等用秋水仙碱治疗原发性斑状萎缩,病情可得到明显控制,但停药后仍有复发。Shahin Aghaei 等用液氮冷冻治疗本病 1 例,发现早期皮损可部分改善,对萎缩斑效果不佳。

(病例提供　于修路)

第二十章 皮肤肿瘤

第一节 泛发性鲍恩病

一、病例

患者男性,69岁。

【主诉】面、躯干、上肢皮疹5年。

【现病史】5年前自面部出现一褐色皮疹,略高于皮面,无明显自觉症状,后皮疹渐增多、扩大,躯干、上肢亦出现类似皮疹,部分皮疹出现破溃渗出。在当地医院行2次组织病理检查,均提示鲍恩病。肌内注射平阳霉素20余天,渗出减少,但皮疹未见消退,3年前激光治疗2处皮损,均复发。自诉经常日晒,无明显消瘦、乏力。

【个人史】无砷接触史。

【皮肤科检查】全身浅表淋巴结未触及肿大。面、颈、胸、背及双上肢广泛分布直径0.5~3.0cm暗红色及褐色丘疹、斑块,以胸、背为著,部分皮疹表面结痂,不易剥除(图20-1-1)。

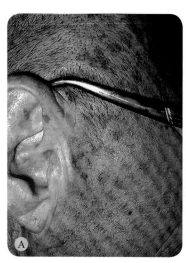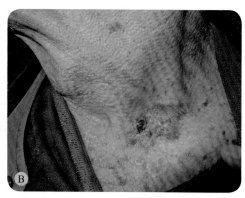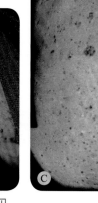

图20-1-1 泛发性鲍恩病皮肤科检查所见
A.面部;B.颈部;C.背部。

【组织病理】表皮角化过度,角化不全,棘层肥厚,见角化不良细胞,细胞核深染、固缩,真皮浅层散在单一核细胞浸润(图 20-1-2)。

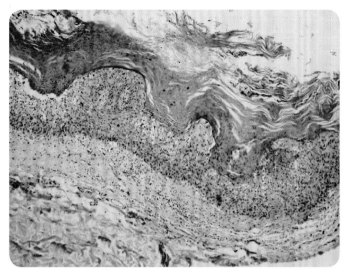

图 20-1-2　泛发性鲍恩病组织病理

【诊断】泛发性鲍恩病。

【治疗】光动力疗法;外用咪喹莫特。

【病例特点】①病程较长,5 年病史;②皮损广泛,面、胸、背及双上肢均受累;③无砷接触史;④组织病理符合鲍恩病。

二、讨论

鲍恩病曾长期被误认为是一种癌前期病变,后来认识到此病虽然可长期限于表皮内,但其本质为真性癌变,是一种表皮内鳞状细胞癌。本病的病因是多因素的,包括紫外线照射、接触砷剂、病毒感染、外界刺激、遗传。皮损单一或多发,缓慢生长,持续不退,散在,形状不规则,直径数毫米至数厘米不等,病变上有鳞屑或结痂。临床表现与银屑病或皮炎相似,但糖皮质激素治疗无效。大部分病例通常长期处于原位癌状态,3%~5% 的病例可出现侵袭性生长,发展为鳞状细胞癌,并出现远处转移。组织病理应与光线性角化病、砷角化病以及佩吉特病鉴别。目前的治疗主要是外科手术切除。近年 Mohn 显微外科技术得到了广泛应用,其他有效的治疗方法包括光动力疗法(photodynamic therapy,PDT),外用咪喹莫特、5- 氟尿嘧啶等。

(病例提供　张法义)

第二节　泛发性疣状痣

一、病例

患者女性,30 岁。

【主诉】躯干、四肢褐色皮疹 30 年。

【现病史】出生20天时发现躯干、四肢褐色增生物，随身体增长成比例增大，数量未见增长，未曾出现过水疱，无自觉症状，未予治疗。

【家族史】家族中无类似疾病患者。

【皮肤科检查】躯干四肢广泛分布的条索状、带状、斑片状褐色至棕黑色疣状皮损，肘、膝、臀等摩擦部位皮损厚且色深（图20-2-1）。

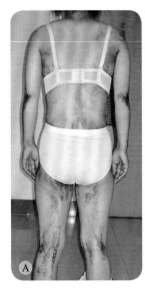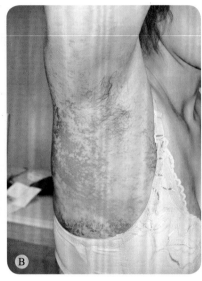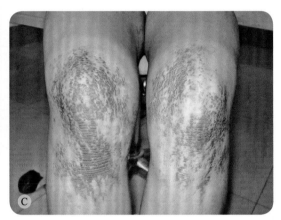

图20-2-1　泛发性疣状痣皮肤科检查所见
A. 躯干四肢；B. 腋下；C. 膝部。

【组织病理】表皮角化过度，棘层肥厚呈乳头瘤样增生，可见灶性表皮松解性角化过度（图20-2-2）。

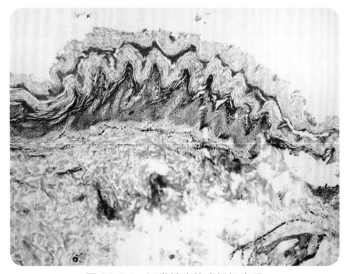

图20-2-2　泛发性疣状痣组织病理

【诊断】泛发性疣状痣。

【治疗】建议手术切除。

【病例特点】①出生后即出现；②随身体增长成比例增大；③皮损分布广泛；④组织病理符合疣状痣特点。

二、讨论

疣状痣又称表皮痣、线状表皮痣等,因表皮细胞发育过度而引起表皮局限性发育异常,通常幼年发病,男女均可发生。临床根据其形态可分 3 型:局限型、炎症型和泛发型。泛发型偶尔可并发其他先天性畸形和中枢系统疾病(如癫痫)而称为表皮痣综合征。该病在发病早期疣状增生不明显时需与线状扁平苔藓、扁平疣、线状银屑病等鉴别。该病目前在治疗方面较为棘手,小面积可用二氧化碳激光、手术切除等方法治疗。药物治疗方面,近来有应用阿维 A 等治疗疣状痣的相关研究,维 A 酸类药物对异常增生性疾病、慢性炎症性皮肤病等都有良好疗效。

(病例提供 田仁明)

第三节 巨大角化棘皮瘤

一、病例

患者男性,69 岁。

【主诉】右侧胫前肿物、瘙痒 30 年,加重并疼痛半年。

【现病史】30 年前右下肢胫前中部出现一米粒大小的肿物,初起时为淡红色,自觉瘙痒,搔抓后肿物分泌出黄色脓性液体,之后逐渐增大至花生米大小。半年前肿物向周围扩展至鸡蛋大小,呈菜花状,伴脓性渗出和脓痂,自觉下肢阵发性疼痛并放射至腹股沟。

【皮肤科检查】右下肢胫前可见 10cm×6cm 大小的菜花样肿物,基底为淡红色,表面黄色结痂,粗糙角化,边缘清楚,其下方 2 个花生米大小的类似的肿物,肿物周围大面积色素减退(图 20-3-1)。

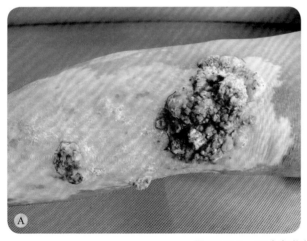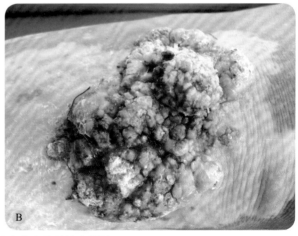

图 20-3-1 巨大角化棘皮瘤皮肤科检查所见

【组织病理】表皮增生,表皮突不规则向真皮内延伸,基底部表皮向上与向下延伸,真皮内单一核细胞浸润(图 20-3-2)。

【诊断】巨大角化棘皮瘤。

【治疗】肿瘤切除术,游离皮片移植术。

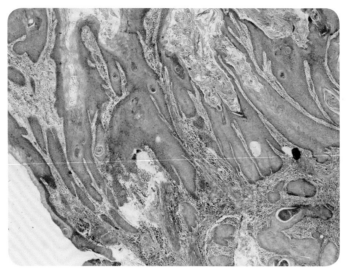

图 20-3-2　巨大角化棘皮瘤组织病理

【病例特点】①老年男性,病史达 30 年;②无诱因发病,渐扩展,自觉疼痛;③皮损巨大;④组织病理符合角化棘皮瘤。

二、讨论

角化棘皮瘤(keratoacanthoma,KA)是一种特殊的假性皮肤癌,常表现为面部类似鳞状细胞癌的孤立结节。其独特的表现为生长迅速,有自愈的可能。主要累及曝光部位,特别是面部中央、鼻、颊和眼周,其次为手腕背侧,口唇也常见,其他毛发部位也可发生。KA 的发展过程分为 3 期,即早期或增生期、成熟期或增生完成期、消退期。可能角化棘皮瘤和鳞状细胞癌是一个谱系内的 2 种疾病,也许角化棘皮瘤可作为病谱中的最良性一端,中间是侵袭性较强的疾病,最末端是鳞状细胞癌,病变的进展可能与基因、环境和免疫因素有关。角化棘皮瘤转变为鳞状细胞癌较为少见,据报道应用化疗或免疫抑制药的本病患者癌变率明显增高。单发型 KA 一般采用外科局部切除,预后良好。不过一旦对损害的潜在生物学行为有疑问时,应当像对待鳞状细胞癌那样彻底切除。多发型和斑疹型需做全身性化疗,预后一般亦较好。单发型 KA 可自愈,或经治疗后一般只留下少许瘢痕;多发型 KA 可终生相继发生,常引起明显的瘢痕。注射糖皮质激素或 5- 氟尿嘧啶治疗都能消除皮损,留下的瘢痕比自行消失时小。也有用阿维 A 口服治疗多发型 KA 后痊愈的报道。

(病例提供　田仁明　杨宝琦)

第四节　木村病

一、病例

患者女性,52 岁。

【主诉】颈部结节进行性增大 2 年。

【现病史】2 年前颈部起一红色黄豆大结节,自觉瘙痒,未正规治疗,后结节逐渐增大。

【家族史】家族中无类似病患者。

【皮肤科检查】颈部偏左侧见一 1.5cm×3.0cm 不规则淡红色结节,触硬,无触痛,表面光滑,无破溃(图 20-4-1)。

【组织病理】淋巴滤泡增生,滤泡间血管增生,较多嗜酸性粒细胞浸润,有嗜酸性粒细胞小脓肿形成(图 20-4-2)。

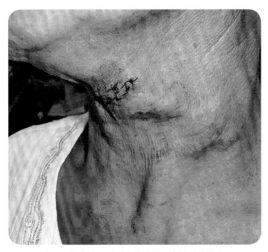

图 20-4-1 木村病皮肤科检查所见

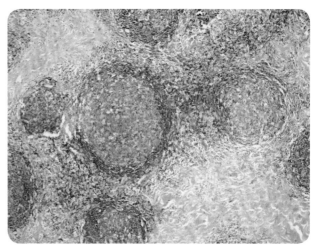

图 20-4-2 木村病组织病理

【诊断】木村病。

【治疗】手术切除。

【病例特点】①中年女性,病史 2 年;②颈部红色黄豆大结节,渐增大;③组织病理符合木村病。

二、讨论

木村病(Kimura disease,KD)首先由金显宅等于 1937 年以"嗜酸性粒细胞增多性淋巴肉芽肿"之名报道,故本病又名金氏病。1948 年日本的 Kimura(木村)做了较为详细的描述,1959 年 Lizuka 直接将其命名为"木村病"并得以广泛使用。该病是一种原因不明的少见的以血管病变和细胞浸润为主要组织病理变化的慢性进行性炎症性疾病。目前大多数学者认为此病属于特异性变态反应的组织增生性反应。本病常侵犯皮下的软组织并形成肿块,好发于头颈部及四肢,半数以上患者还同时侵犯淋巴结及其他部位,如口腔、腋窝、腹股沟、躯干等。外周血嗜酸性粒细胞增多(10%~70%)及血清免疫球蛋白检查 IgE 增高(800~3 500g/ml)为本病较具特征的实验室检查结果。

确诊依赖组织病理检查。组织病理学特征为:①病变组织中炎症细胞增生和浸润,包括广泛的淋巴滤泡样结构形成,大量嗜酸性粒细胞浸润于淋巴滤泡间区,滤泡溶解,嗜酸性微脓肿形成为其特征性表现;②血管病变主要为毛细血管增生反应,不涉及肌样血管。KD 要与局部炎症及新生物鉴别,如结核、淋巴瘤、嗜酸性肉芽肿、上皮样血管瘤等,但主要应与上皮样血管瘤相鉴别。起初认为 KD、上皮样血管瘤为同一疾病,因组织学很相似,均有嗜酸性粒细胞灶状浸润,可形成嗜酸性脓肿、淋巴组织及小血管增生,直到1992 年 Chun 等将两种疾病做了临床和组织学比较,认为两者是性质完全不同的疾病。上皮样血管瘤的血管病变表现为血管母细胞增生、分化,形成新生幼稚血管,血管内皮细胞较大,呈上皮样改变,常呈墓碑状突入宫腔,而 KD 无此改变。但也有两种疾病同时存在的个案报道。

KD 为良性病变,预后良好,但较易复发。目前针对本病的治疗包括手术切除、糖皮质激素治疗、化疗、局部放疗。手术治疗难以彻底切除,术后易复发。糖皮质激素治疗是目前较常用的治疗手段,几乎所有的病例报道均采用了此种疗法,对局部软组织及淋巴结的缩小疗效是显著的,但减量过程中病情易反复,且长期使用副作用较大。本病对放疗敏感,放疗是国内外公认的首选疗法,有效率达 90% 以上。分子靶向治疗可能为 KD 的治疗开辟另一条道路。

（病例提供　张迪展　杨宝琦）

第五节　多发性皮肤平滑肌瘤

一、病例

患者男性,63 岁。

【主诉】胸、背密集小结节 40 余年,伴疼痛 3 年。

【现病史】40 年前胸背部发生米粒大小丘疹,无明显不适,渐增多增大。近 3 年来疼痛明显,影响睡眠。1 年前在当地县医院诊断为纤维瘤。

【既往史】胃炎病史 2 年。

【家族史】其妹右下腹和下肢有条状高出皮面的暗红色斑。

【皮肤科检查】右胸、右肩胛部密集分布蚕豆至花生大小数个红色结节,腰腹部散在蚕豆大小结节,质坚硬,压痛明显(图 20-5-1)。

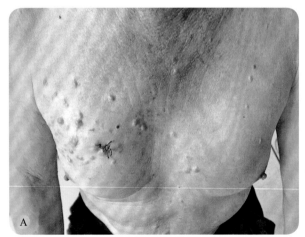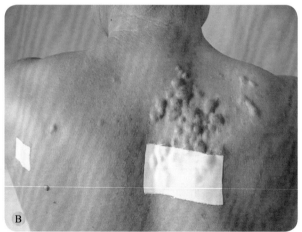

图 20-5-1　多发性皮肤平滑肌瘤皮肤科检查所见
A. 右胸部;B. 右肩胛部。

【组织病理】表皮萎缩,真皮中下层可见有平滑肌束组成的瘤体,瘤细胞呈梭形,胞质丰富,胞核两端钝圆,瘤细胞形态一致,无不典型性(图 20-5-2)。VG 染色示肿瘤团块由大量黄染平滑肌细胞组成(图 20-5-3)。

【诊断】多发性皮肤平滑肌瘤。

【治疗】对症处理及手术切除。

【病例特点】①青年发病,病史 40 年;②皮疹多发;③有家族史;④组织病理见平滑肌束组成的瘤体。

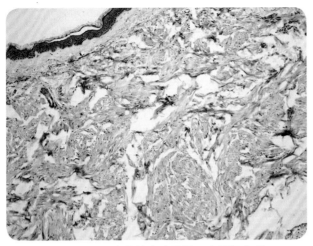

图 20-5-2 多发性皮肤平滑肌瘤组织病理

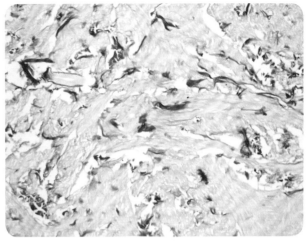

图 20-5-3 多发性皮肤平滑肌瘤组织病理 VG 染色

二、讨论

皮肤平滑肌瘤是皮肤平滑肌细胞形成的良性肿瘤,根据其起源可分为毛发平滑肌瘤、血管平滑肌瘤、肉膜平滑肌瘤 3 种类型。3 种类型均表现为大小不等的丘疹、结节,伴有阵发性疼痛,尤其在寒冷或压迫等刺激下易诱发。毛发平滑肌瘤起源于立毛肌,可单发亦可多发,多发者结节较表浅,多高出皮面,呈淡红色、深红色或褐红色等,常群集出现,并可融合成斑块。血管平滑肌瘤起源于真皮深部或皮下组织的血管壁平滑肌,多单发,结节深在,表面常为正常肤色。肉膜平滑肌瘤起源于皮下肉膜肌平滑肌细胞,仅发生于阴囊、大阴唇、乳头、乳晕处,多单发,结节深在,表面常为正常肤色。

3 种类型皮肤平滑肌瘤的组织病理均显示肿瘤是由相互交织的平滑肌束构成,瘤细胞类似正常的平滑肌细胞,平滑肌束间常杂有胶原纤维,可采用 VG 染色或 Mallory 染色将其区分。血管平滑肌瘤含有大血管,多为静脉,管壁肌层增厚,管腔可呈星芒状。因此,皮肤平滑肌瘤的诊断及分型需结合临床表现及组织病理检查结果确定。

单发性损害可行手术治疗,若切除不彻底可复发。放射治疗及其他物理治疗无效。患者往往因疼痛而受折磨,尤其寒冷季节更甚。钙通道阻滞剂能直接松弛平滑肌,从而缓解疼痛。有报道用硝苯地平每次 10mg,每日 3 次,可缓解疼痛及烧灼感。多发性损害难以全部切除。近年来,Gravvanis 等运用外科手段对多发性皮肤平滑肌瘤进行全切除术并人工皮肤重建取得了满意效果。

(病例提供 于修路)

第六节 斑点状簇集性色素痣

一、病例

患者女性,19 岁。

【主诉】腹部自出生起簇集性黑色皮疹。

【现病史】出生后即在右下腹部出现黑色斑片,当时并不高起,随着年龄的增长,黑斑逐渐增大,且缓慢成高出于皮面的小丘疹,部分丘疹表面长出毛发。

【皮肤科检查】腹部见 15cm×7cm 大小的皮损,由多个与毛囊一致的黑褐色丘疹组合而成,丘疹排列紧密,之间多有正常皮肤,少数丘疹有融合现象,大部分丘疹有毛发穿过,丘疹的中间凹陷,呈脐凹样(图 20-6-1)。

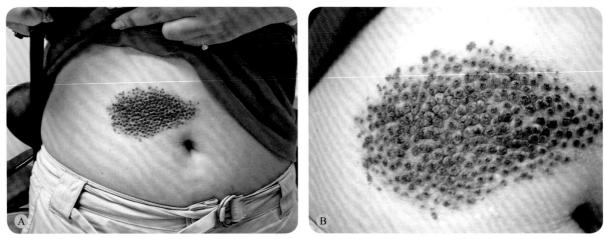

图 20-6-1　斑点状簇集性色素痣皮肤科检查所见

【组织病理】表皮轻度角化过度,表皮突伸长,真皮中上可见痣细胞团,痣细胞分化良好,真皮浅层血管周围见淋巴细胞、组织细胞和噬黑素细胞浸润,呈皮内痣表现(图 20-6-2)。

【诊断】斑点状簇集性色素痣。

【治疗】手术切除。

【病例特点】①青年女性,出生不久即发病;②皮损随身体发育增长而扩大;③组织病理呈皮内痣表现。

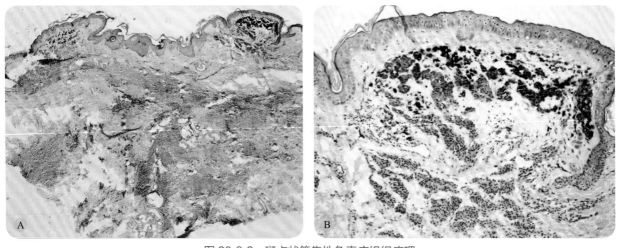

图 20-6-2　斑点状簇集性色素痣组织病理

二、讨论

斑点状簇集性色素痣是先天性色素痣的一种特殊类型。Elder 等指出,本病临床表现为密集排列的黑色至褐色丘疹,组织学表现为皮内痣,以小汗腺为中心或以毛囊为中心。如果是以小汗腺为中心,则每个小汗管被痣细胞紧密包绕,而毛囊稍被累及。如果以毛囊为中心,则见痣细胞环绕着毛囊。Morishima 等认为,本病痣细胞增生与皮肤附属器,尤其是汗腺导管密切相关,认为以汗腺为中心的痣细胞起源于汗管壁的成痣细胞。临床应注意与斑痣、黑头粉刺痣及色素性毛表皮痣鉴别。本病恶变率低,多无须特殊处理,影响美观者可择期手术切除。

（病例提供 田洪青 单晓峰）

第七节 真皮导管瘤

一、病例

患者男性,54 岁。

【主诉】右上肢增生物 6 年。

【现病史】6 年前外伤后右上肢出现丘疹,渐增大,偶感瘙痒。近 2 年结节破溃,挤出豆渣样物质。曾在当地医院诊断为基底细胞癌,未治疗。

【既往史】支气管哮喘病史 40 年,慢性肝炎病史 30 年。

【皮肤科检查】右上肢肘部见一坚实结节,红色、边界不清,表面破溃,覆着少许黄痂,周边见手术后瘢痕(图 20-7-1)。

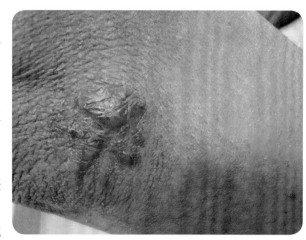

图 20-7-1 真皮导管瘤皮肤科检查所见

【组织病理】真皮内有大小不一分叶状肿瘤细胞团块及条索,大部分肿瘤团块不与表皮相连,瘤细胞大小及形态一致,无异形,部分瘤体内可见导管结构及囊腔(图 20-7-2)。

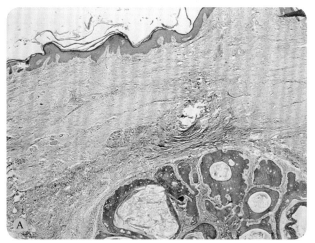
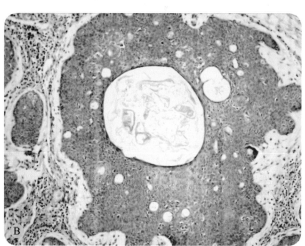

图 20-7-2 真皮导管瘤组织病理

【诊断】真皮导管瘤。

【治疗】手术切除。

【病例特点】(1)老年男性;(2)右上肢孤立增生结节;(3)曾误诊为基底细胞癌;(4)组织病理:表皮无改变,真皮深部可见分叶状肿瘤组织。

二、讨论

真皮导管瘤(dermal duct tumor,DDT)是一种源于小汗腺分泌部导管的良性肿瘤,于1956年由Goldman等首先报道。本病好发于中年人,男女发病率无明显差异。多发生于掌跖部,少数发生于颈部、胸部和口鼻部。皮损多为孤立的小结节,逐渐扩大,直径数毫米至2cm,质地硬,隆起,常有蒂,表面多不对称或呈分叶状,红色或肤色,偶有破溃或伴有结痂。本例患者有明显外伤史,新生物较大,时有破溃出血,易误诊为化脓性肉芽肿,但从皮损组织病理改变易与其区分。真皮导管瘤表皮内有成片向真皮延展、边界清楚的瘤细胞团,呈宽大的瘤细胞索,互相吻合,肿瘤组织中可见管腔样结构,瘤细胞较正常鳞状细胞小,呈立方形或圆形,胞核圆,深嗜碱性,胞质淡染;化脓性肉芽肿表现为肿瘤由大量毛细血管构成。本病在组织病理学方面还需与鳞状细胞癌相鉴别,后者表现为鳞状细胞团向真皮内增生,瘤细胞主要由正常及间变的鳞状细胞构成,具有角化倾向,可见角珠或角化不良细胞。

(病例提供 张福仁)

第八节 多发性脂囊瘤

一、病例

患者女性,23岁。

【主诉】头面、躯干丘疹结节20余年。

【现病史】出生后头面部、躯干即有较多黄色的丘疹,随着年龄的增长,皮损渐渐增大增多,无自觉症状。

【皮肤科检查】头面、躯干见较多粟粒至花生米大小的黄色丘疹、结节,触之中等硬度,活动度好,无压痛(图20-8-1)。

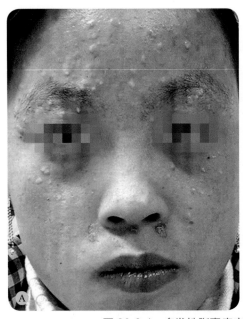
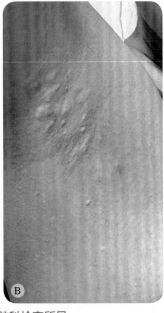

图20-8-1 多发性脂囊瘤皮肤科检查所见
A.面部;B.腋下。

【组织病理】囊壁薄,囊腔内面嗜酸性角质层呈锯齿状,不规则突向管腔(图 20-8-2)。

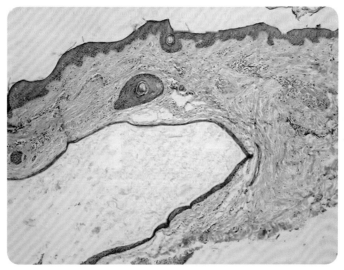

图 20-8-2　多发性脂囊瘤组织病理

【诊断】多发性脂囊瘤。

【治疗】手术切除。

【病例特点】①自幼发病,病史 20 余年;②随着年龄的增长,皮损渐渐增大增多;③无自觉症状。

二、讨论

多发性脂囊瘤又名多发性皮脂腺囊肿,是一种常染色体显性遗传性皮肤病,由 KRT17 基因突变所致,雄激素和环境因素亦可能参与多发性脂囊瘤的发病,临床特征为多发性肤色或淡黄色囊性损害,男女患病率无明显差异。囊肿破溃时可挤出油脂样物质,有些尚见排出短小毛发,一般无不适症状。囊肿可因外伤或自发破裂而继发感染,继而形成脓肿而遗留瘢痕,称化脓性多发性脂囊瘤。好发于青春期,随着年龄增长皮损逐渐增多变大。皮损多见于躯干及四肢近端。多发性脂囊瘤的囊壁由复层鳞状上皮构成,无颗粒层,囊壁内表面呈波浪状,囊壁内及其周围含有皮质腺腺泡或萎缩的皮脂腺成分,囊腔内偶见碎片状的毳毛毛干。本病与发疹性毳毛囊肿的临床特征相似,包括发病年龄、部位、皮损形态特点以及遗传模式等。其与多发性脂囊瘤组织病理表现最主要的鉴别点是多发性脂囊瘤的囊壁中含有皮脂腺腺体组织。治疗可试用维 A 酸。也有学者采用口服维 A 酸治疗,发现对化脓性多发性脂囊瘤效果良好,但对非炎症性囊肿的疗效不明显。另外可选择二氧化碳激光、冷冻、手术。

(病例提供　张法义　单晓峰)

第九节　毛囊皮脂腺囊性错构瘤

一、病例

病例1

患者男性,17 岁。

【主诉】右侧颈部皮疹 4 年。

【现病史】4 年前右侧颈部出现密集的肤色丘疹,无自觉症状。皮损渐增多,但局限于右颈部。未曾治疗。

【皮肤科检查】右侧颈部群集分布的肤色粟粒至绿豆大小毛囊性丘疹,部分表面见白头及黑头,可挤出白色皮脂样物质;部分基底触之稍硬,其内触及结节;少许丘疹中央可有较长毛发穿过(图 20-9-1)。

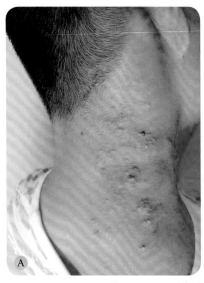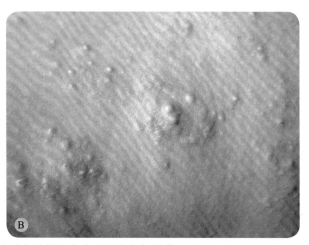

图 20-9-1　毛囊皮脂腺囊性错构瘤皮肤科检查(颈部)所见

【组织病理】表皮毛囊口扩大,内含角化性物质,真皮浅层毛细血管增生,周围轻度单一核细胞浸润,真皮中层见脂肪细胞(图 20-9-2)。

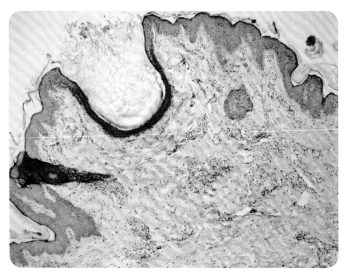

图 20-9-2　毛囊皮脂腺囊性错构瘤组织病理(颈部)

【诊断】毛囊皮脂腺囊性错构瘤。

【治疗】手术治疗。

【病例特点】①青年男性;②病史 4 年,渐加重,无自觉症状;③皮损位于右侧颈项部,群集分布;④组织病理诊断明确。

病例 2

患者女性,37 岁。

【主诉】鼻部斑块 16 年。

【现病史】16 年前鼻梁右侧出现小结节,渐向上下发展,呈表面凹凸不平的斑块,偶有痒感。未经治疗。

【皮肤科检查】右侧鼻梁处可见形态不规则丘疹、斑块,质韧,其表面凹凸不平,有渗出(图 20-9-3)。

【组织病理】真皮内可见大量皮脂腺结构(图 20-9-4)。PAS 未见孢子和菌丝。

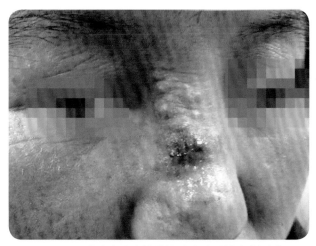
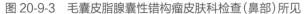

图 20-9-3 毛囊皮脂腺囊性错构瘤皮肤科检查(鼻部)所见

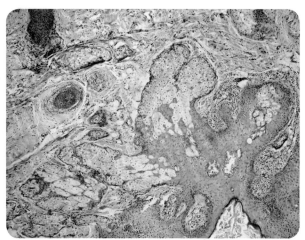

图 20-9-4 毛囊皮脂腺囊性错构瘤组织病理(鼻部)

【诊断】毛囊皮脂腺囊性错构瘤。

【治疗】电离子治疗。

【病例特点】①中年女性;②病史 16 年,偶有痒感;③皮损位于鼻梁右侧,为凹凸不平斑块;④组织病理诊断明确。

二、讨论

毛囊皮脂腺囊性错构瘤由 Kimura 等于 1991 年首次描述,是一种以毛囊、皮脂腺组织和间质胶原增生为主的错构瘤。本病可发于任何年龄,皮损多好发于面中线及头皮部,直径为 0.5~1.5cm,一般小于 2.5cm。本病通常无任何自觉症状。皮疹表现为肤色丘疹、结节,大小不一,表面明显小凹陷,充满角质物,部分凹陷内有一根或多根毛发穿过,质地韧或硬。临床表现多样,易误诊为皮内痣、皮脂腺增生、浅表性皮肤脂肪瘤痣等。本病的组织病理变化局限于真皮层,表现为真皮内毛囊漏斗部扩张、畸形,并与增生的皮脂腺组织相连,在毛囊皮脂腺周围有增生硬化的胶原,胶原间可见裂隙,真皮内散在成熟脂肪组织,类似浅表性皮肤脂肪瘤痣的组织病理改变。

(病例提供 王广进 杜东红)

第十节　鲜红斑痣

一、病例

患者女性,45 岁。

【主诉】左面部红斑 45 年,渐增大。

【现病史】出生时面部豆粒大小红色斑片,无自觉症状。随年龄增长,红斑渐增大、变厚,颜色渐变暗。3 年前皮损处麻木感。

【皮肤科检查】左眼上、下眼睑内侧、内眦、左鼻梁、面颊及鼻唇沟可见一边界不规则的暗红色斑片,局部稍有凸起(图 20-10-1)。无鳞屑、结痂。

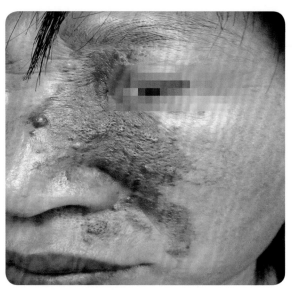

图 20-10-1　鲜红斑痣皮肤科检查所见

【辅助检查】血管彩超见左眼睑外下方皮内及皮下见无回声区,彩色多普勒血流成像显示内部充满血流信号(图 20-10-2),提示为血管瘤。

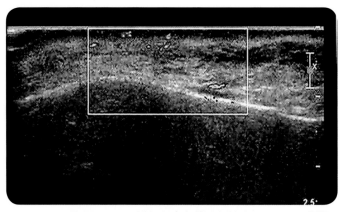

图 20-10-2　鲜红斑痣血管彩超检查所见

【诊断】鲜红斑痣。

【病例特点】①中年女性,出生后即发病;②皮损位于面部,随年龄增长扩展;③呈暗红色斑片;④超声检查辅助诊断。

二、讨论

鲜红斑痣(nevus flammeus)又称毛细血管扩张痣、葡萄酒样痣,为毛细血管扩张、增多引起。先天性毛细血管畸形常在出生时或出生后不久出现,随年龄增长而增大,成年期停止扩大,不易消退。外伤后可发生获得性鲜红斑痣,罕见。多发生于头面部和四肢,可累及口腔黏膜。临床表现为淡红或暗红色斑片,边界清楚,压之退色。表面可有小结节状增生,一般无自觉症状。

组织病理表现为真皮上中部群集扩张的毛细血管及成熟的内皮细胞。周围有排列疏松的胶原纤维,管腔内充满红细胞。

超声检查具有诊断价值,可见瘤体的衬里及腔内液性回声,静脉频谱是区分其他血管病变的有力依据,可看到肿瘤的浸润深度,其缺点是不能显示立体解剖外形及与邻近组织的清晰界面。

本病的鉴别诊断:①毛细血管瘤(草莓状血管瘤),为半球形丘疹,压之不退色,7岁前自行消退;②海绵状血管瘤,为隆起性皮下肿块,质软。

鲜红斑痣目前较为理想的治疗方法是脉冲染料激光,疗效好且安全,但需要多次治疗,部分可能复发。

(病例提供 施仲香)

第十一节 小汗腺血管瘤样错构瘤

一、病例

患儿男性,17个月。

【主诉】左股部紫红色斑块、结节伴局部多汗15个月。

【现病史】出生后2个月,家长发现左股部后外侧黄豆大紫红色结节,逐渐扩大成斑块,皮损局部多汗,皮温增高,碰触皮损后患儿哭闹。皮损随患儿生长缓慢扩大。曾在多家医院诊为血管瘤,未予治疗。

【个人史】患儿为足月顺产,父母非近亲结婚,否认遗传病史。

【体格检查】患儿发育良好,各系统检查无明显异常。

【皮肤科检查】左股后外侧紫红色斑块,约10.0cm×8.5cm,明显高出皮面,形状不规则,边界清楚,其上散在颜色略深的绿豆至枣大的丘疹、结节,表面潮湿多汗、毳毛增多呈浅褐色,触诊中等硬度,碰触时患儿哭闹(图20-11-1)。

【组织病理】表皮轻度增厚,其基底层色素增加,真皮中深层汗腺数量增多,汗腺周围胶原纤维间毛细血管增生,伴黏蛋白沉积(图20-11-2)。

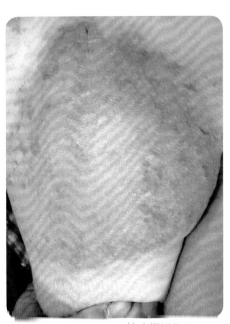

图20-11-1 小汗腺血管瘤样错构瘤皮肤科检查所见

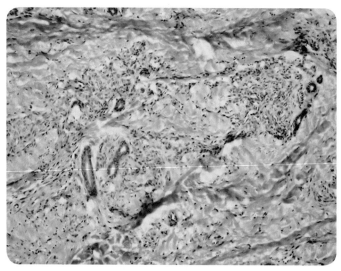

图 20-11-2 小汗腺血管瘤样错构瘤组织病理

【诊断】小汗腺血管瘤样错构瘤。

【病例特点】①出生后 2 个月发病;②股部紫红色斑块、结节伴局部多汗,随发育逐渐扩大;③触诊表面潮湿多汗,碰触时患儿哭闹;④组织病理诊断明确。

二、讨论

小汗腺血管瘤样错构瘤是一种少见的皮肤良性肿瘤,由 Lotzbeck 于 1859 年首先报道。临床表现为肤色至紫罗兰色的丘疹、结节或斑块,易误诊为血管瘤。皮损好发于四肢末端,多为单发,常伴有局部多汗及触痛。组织病理以真皮深层的成熟小汗腺和薄壁血管增生为特征。本例患儿皮损位于下肢近端,且为多发性皮损,较为特殊。治疗以手术切除为主,因本例患儿年龄较小,未予治疗,仍在随访中。

(病例提供 吴卫志)

第十二节 血管球瘤

一、病例

病例 1

患者女性,46 岁。

【主诉】右拇指指甲下结节伴疼痛 6 年,加重 3 年。

【现病史】6 年前右拇指指甲下出现一结节,伴疼痛。近 3 年结节渐增大,疼痛加重,疼痛呈自发性或触痛。

【皮肤科检查】右拇指指甲下可见一结节,压痛明显(图 20-12-1A)。拔甲后见红色肿物,约 0.5cm × 0.5cm 大小(图 20-12-1B)。

【组织病理】真皮内见纤维组织包绕的瘤组织,瘤组织内见血管腔,腔内壁衬以一层扁平内皮细胞,周围绕以多层核大、圆形、均一的血管球细胞,符合血管球瘤(图 20-12-2)。

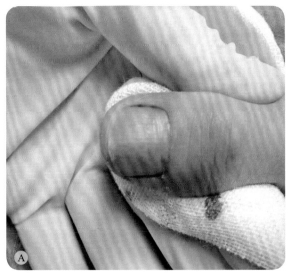
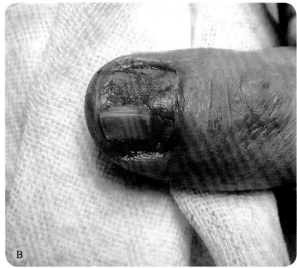

图 20-12-1　血管球瘤皮肤科检查(右拇指)所见

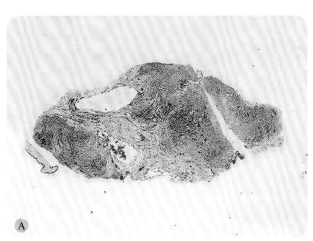
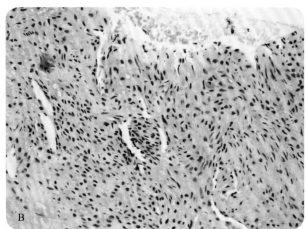

图 20-12-2　血管球瘤组织病理(右拇指)

【诊断】血管球瘤。

【治疗】手术切除后患处底部及周围电离子烧灼。

【病例特点】①中年女性;②病史 6 年,疼痛明显;③皮损位于拇指指甲下,拔甲后为一红色肿物;
④组织病理诊断明确。

病例 2

患者男性,32 岁。

【主诉】右环指指甲下结节伴疼痛 7 年。

【现病史】7 年前右手环指指甲下出现　结节,疼痛明显,疼痛为自发性或触痛,逐渐增大。

【皮肤科检查】右环指指甲下及甲周可及一局限性隆起的结节,有剧烈的压痛(图 20-12-3)。

【组织病理】符合血管球瘤。

【诊断】血管球瘤。

【病例特点】①青年男性;②病史 7 年,疼痛明显;

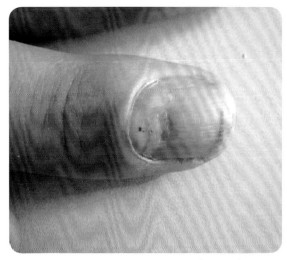

图 20-12-3　血管球瘤皮肤科检查(右环指)所见

③皮损位于环指指甲下,隆起结节;④组织病理诊断明确。

病例3

患者男性,52 岁。

【主诉】左上背部丘疹伴疼痛 4 个月。

【现病史】4 个月前左上背部出现一丘疹,伴疼痛,疼痛呈自发性或接触性,性质剧烈,可向左下肢放射。

【皮肤科检查】左上背部一绿豆大的丘疹,呈淡红色,压之剧烈疼痛(图 20-12-4)。

【组织病理】表皮大致正常,真皮内见纤维组织包绕的瘤组织,瘤组织内见较大的血管腔,腔内壁衬以一层扁平内皮细胞,周围绕以多层核大、圆形、均一的血管球细胞,符合血管球瘤(图 20-12-5)。

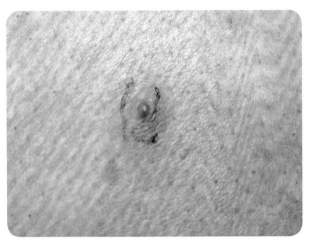

图 20-12-4　血管球瘤皮肤科检查(背部)所见

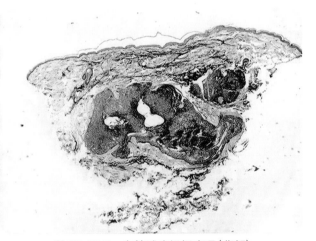

图 20-12-5　血管球瘤组织病理(背部)

【诊断】血管球瘤。

【病例特点】①中年男性;②病史 4 个月,疼痛明显;③皮损位于左上背部,为一红色丘疹;④组织病理诊断明确。

二、讨论

血管球瘤是一种血管性错构瘤,Masson 于 1924 年首次报道。由于血管球瘤多是动、静脉吻合体 - 血管球体转化而来,故多发生于肢体末端。

血管球瘤有单发型和多发型。

1. **单发型**　好发于四肢,指甲下约占 75%。临床表现为紫红色、直径数毫米的结节。疼痛,多为阵发性,可自发疼痛,疼痛在冷环境、外伤时明显。疼痛定位准确、多局限,严重者向其他部位放射。组织病理示单发型血管球瘤位于真皮或皮下组织内。周围有界限清楚的纤维组织包绕,瘤内含有数量不等的狭窄的血管腔。腔内为单层扁平细长的内皮细胞,周围绕以多层血管球细胞。血管球细胞的胞质呈弱嗜伊红性。核大而淡染,圆形或卵圆形,形态基本一致,类似上皮样细胞。可见血管球细胞从血管壁向肿瘤的纤维组织间质扩展,由网状纤维包绕。间质中有许多散在的成纤维细胞、肥大细胞和丰富的无髓神经纤维,还可发生黏液变性或透明变性。

2. **多发型**　较罕见,发病年龄较小,有学者认为与遗传有关,数个乃至数十个,疼痛可有可无。又可分为局限型与泛发型。①局限型:可在身体的某一部位发生数个结节,多数侵犯下肢,有些发生于上肢、躯干及面部。皮损与单发型表现相同,可在筋膜下或侵犯其下方骨骼。可伴有多汗、皮温升高、血压增高,患肢骨发育障碍。②泛发型:皮损广泛散在于体表,可多达数百个,部分群集,但甲下很少。肿瘤可痛或不痛。有些患者可两型肿瘤同时具备。皮损为正常肤色或蓝红色扁平丘疹或圆顶状损害,直径数毫米至数厘米,压之可完全或不完全退色。其肿瘤的位置一般较深,可在皮下或筋膜下甚至累及骨骼,还可累及口腔和内脏。也有并发畸胎瘤者。

多发型血管球瘤的组织病理的表现:局限型大多同单发型血管球瘤;泛发型位于真皮深层或皮下组织,无结缔组织包膜,血管丰富,故也称为球状血管瘤,血管腔有单层扁平内皮细胞,但周围仅有1~3层血管球细胞,甚至部分血管壁周围无血管球细胞。

单发型可类似蓝痣、皮肤纤维瘤、甲下黑素瘤;多发型应与平滑肌瘤、神经瘤等鉴别。

手术切除病灶是本病现在唯一彻底有效的治疗方法,彻底切除后较少复发。极少数患者有恶变倾向,Bray曾报道过1例由胃部血管球瘤发生转移至头皮的病例。

(病例提供　卢宪梅　汪新义)

第十三节　基底细胞癌

一、病例

病例1

患者女性,53岁。

【主诉】左侧腋下线状斑块、反复破溃5年。

【现病史】5年前左腋下出现一条索状斑块,稍有痒感。每年夏季破溃,外用抗生素药膏后可缓解,反复发作。

【体格检查】左腋下未触及淋巴结肿大。

【皮肤科检查】左侧腋窝可见一条索状黑褐色斑块,其走向与皮纹一致,长约2.5cm,中心有一浅溃疡(图20-13-1)。

【组织病理】真皮内瘤细胞巢排列成实质团块,如地图状,其周边细胞呈柱形排列成栅栏状,中央部的细胞呈多边形、卵圆形或梭形,胞质少,核深染,排列紊乱,边界清楚,与表皮相连(图20-13-2)。

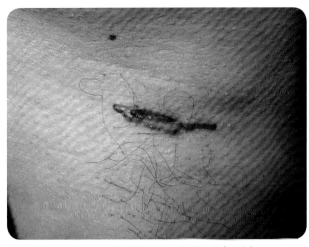

图20-13-1　基底细胞癌皮肤科检查(腋窝)所见

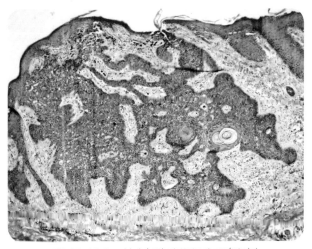

图20-13-2　基底细胞癌组织病理(腋窝)

【诊断】基底细胞癌。

【治疗】外科手术切除。

【病例特点】①中老年女性；②皮损部位较特殊，位于左腋下，呈条索状黑褐色斑块，走向与皮纹一致，中心有一浅溃疡；③组织病理符合基底细胞癌。

病例2

患者男性，60岁。

【主诉】全身褐色丘疹20年，无自觉症状。

【现病史】20年前在躯干部出现小的褐色丘疹，渐增多。1年前因下腹部部分皮损破溃伴渗出，在外院行组织病理检查，诊为基底细胞癌，手术切除。

【皮肤科检查】面、躯干、双下肢散在分布的黄豆大小褐色丘疹，略高出皮面（图20-13-3A），表面光滑半透明，伴有浅表毛细血管扩张，部分皮疹边缘呈线状隆起（图20-13-3B）。

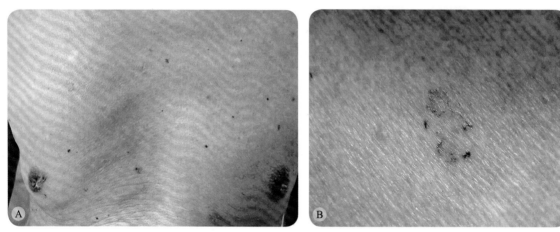

图20-13-3　多发性基底细胞癌皮肤科检查所见

【组织病理】瘤细胞团伸入真皮与表皮相连，呈浸润性生长，瘤细胞核大深染，排列紊乱，外周瘤细胞呈栅状排列，瘤组织与间质之间可见收缩间隙（图20-13-4）。

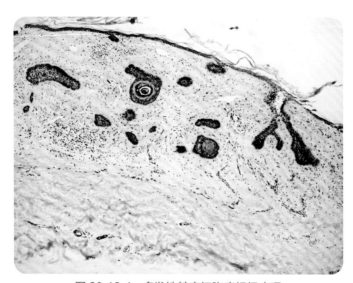

图20-13-4　多发性基底细胞癌组织病理

【诊断】多发性基底细胞癌。

【治疗】放射治疗。

【病例特点】①老年男性,病史较长;②皮损多发,呈播散性分布;③组织病理符合基底细胞癌。

病例3

患者女性,45岁。

【主诉】额顶发际内皮肤粗糙伴痒10年。

【现病史】10年前于额顶发髻内出现一黄豆大的丘疹,搔抓后有液体渗出并结痂。之后皮损面积逐渐扩大,5年前增至约2cm²大小。近两年皮损面积迅速增大,曾自行外用药物,症状稍有好转,但一直未愈。3个月前皮损面积增大。

【皮肤科检查】左侧额顶发际处可见5cm×4cm的斑片,轻度浸润,边界清楚,表面粗糙,上覆结痂,有黑褐色色素沉着,未见溃疡(图20-13-5)。

【既往史】于1999年做过尿道口囊肿切除术,现已痊愈。

【组织病理】瘤细胞团伸入真皮与表皮相连,瘤细胞核大深染,排列紊乱,外周瘤细胞呈栅状排列,瘤组织与间质之间可见收缩间隙(图20-13-6)。

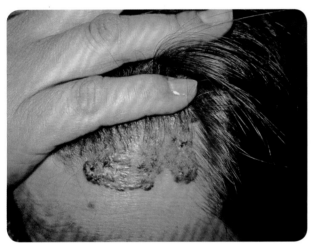

图20-13-5 基底细胞癌皮肤科检查(额顶部)所见

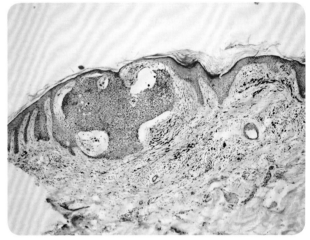

图20-13-6 基底细胞癌组织病理(额顶部)

【诊断】基底细胞癌。

【治疗】病灶切除加滑动皮瓣移位修复术。

【病例特点】①中年女性;②皮损为额部发际线处斑片,轻度浸润,边界清楚,表面粗糙,上覆结痂;③组织病理符合基底细胞癌。

二、讨论

基底细胞癌(basal cell carcinoma,BCC)又称基底细胞上皮瘤(basal cell epithelioma),由Jacob于1827年首先描述,但到1902年才由Krompecher将其与其他上皮性肿瘤明确区分。本病是一种向表皮或附属器特别是毛囊分化的低度恶性肿瘤,主要由间质依赖性多潜能基底样细胞组成。紫外线照射、HPV感染、P53和PTCH基因突变等与其发病密切相关。

基底细胞癌多发生在老年人,儿童少见,发生于儿童者可能有易感基因存在,好发于身体暴露部位,尤其是面、颈部。生长缓慢,极少转移。尽管BCC很少转移,但其恶性性质仍可致局部组织破坏、毁容,其至死亡,故病因预防非常重要。

BCC 基本损害为针头至绿豆大、半球形、蜡样或半透明结节,表现形态多种多样。临床主要分为结节型、色素型、硬斑病型、浅表型和纤维上皮瘤型等,结节型最为常见。

BCC 组织病理表现具有特征性,可见癌细胞呈梭形,核大深染,无细胞间桥,呈浸润性生长。瘤细胞团位于真皮内,与表皮相连。瘤细胞似表皮基底细胞,但细胞核大,卵形或长形,胞质相对少,细胞境界不清,细胞间无细胞间桥,周边细胞呈栅状排列,境界清楚。瘤细胞的核大小、形态及染色均颇一致,无间变瘤团,周围结缔组织增生,围绕瘤团排列成平行束,其中有许多幼稚成纤维细胞并可见黏蛋白变性。由于黏蛋白在标本固定与脱水过程中发生收缩,因而瘤团周围出现裂隙。此虽为人工现象,但为本病的典型表现而有助于与其他肿瘤鉴别。免疫组织化学检查基底细胞癌细胞角蛋白染色阳性。α2 和 β1 整合素染色亦呈阳性,但细胞间黏附分子 1、白细胞功能抗原 1a 和血管细胞黏附分子 1 阴性。有时肿瘤细胞 HLA-DR 抗原阳性。大多数肿瘤细胞 P53 蛋白表达阳性。

根据临床表现、组织病理特点及免疫组织化学特性不难诊断。当基底细胞癌有典型特征时,如结节超过数毫米时容易识别,可根据临床表现做出诊断。本病应与鳞状细胞癌、鲍恩病、佩吉特病、日光角化病及脂溢性角化病等鉴别。

基底细胞癌的理想疗法是切除或切除植皮。不能手术的患者可进行 X 线放射治疗、电灼、冷冻、激光刮术及不同浓度 5- 氟尿嘧啶(5-FU)软膏等局部治疗。

(病例提供 王广进 王 娜)

第十四节 皮肤囊肿

一、病例

病例 1

患者男性,48 岁。

【主诉】肛周白色丘疹并瘙痒 1 年。

【现病史】1 年前肛周出现白色丘疹,有时瘙痒。皮损逐渐增多、增大,自觉局部异物感。否认肛交史和局部外伤史。

【皮肤科检查】肛门周围见数十个粟粒至绿豆大小,圆形、隆起的淡黄色结节,质地较硬,部分皮疹顶端可见小的开口(图 20-14-1)。外生殖器未见异常。

【组织病理】真皮内囊肿结构,囊壁为表皮样上皮,伴有颗粒层,囊内容物为板层状角化物(图 20-14-2)。

【诊断】肛周多发性表皮样囊肿。

【治疗】未予治疗,必要时手术切除。

【病例特点】①中年男性;②肛周多发丘疹 1 年,伴瘙痒和异物感;③组织病理诊断明确。

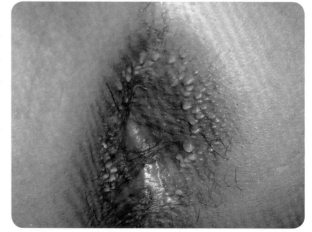

图 20-14-1 肛周多发性表皮样囊肿皮肤科检查所见

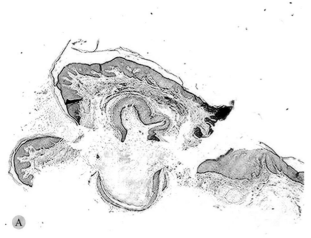
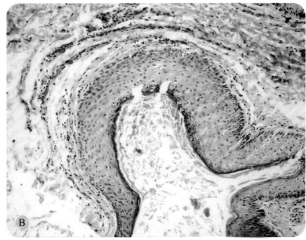

图 20-14-2 肛周多发性表皮样囊肿组织病理

病例 2

患者女性,42 岁。

【主诉】手指丘疹 6 个月。

【现病史】6 个月前在右手示指出现丘疹,不痛不痒,皮疹逐渐增大,可自行变小,但很快又充盈复发。

【皮肤科检查】右手示指见花生米大小半球状囊肿,囊肿呈半透明状,触之有弹性(图 20-14-3)。

【组织病理】表皮角层下黏液样物质沉积,无囊壁(图 20-14-4)。阿尔辛蓝染色:见蓝色物质沉积。

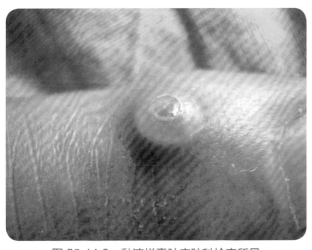
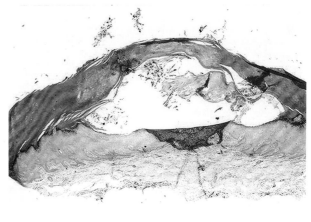

图 20-14-3 黏液样囊肿皮肤科检查所见 图 20-14-4 黏液样囊肿组织病理

【诊断】黏液样囊肿。

【治疗】外科切除。

【病例特点】①中年女性;②病史 6 个月,皮疹渐增大;③皮损位于手指,单发;④组织病理诊断明确。

病例 3

患者女性,30 岁。

【主诉】左面颊部皮下结节 9 年。

【现病史】9年前无明显诱因于左面颊部起红色丘疹,不痛不痒。后皮损逐渐扩大为皮下结节,进展缓慢。3年前皮损始高起皮面,可挤出干酪样内容物。曾在外院外用药物治疗无效。

【皮肤科检查】左面颊部见一高出皮面的皮下结节,浅褐色,5cm×6cm大小,质硬,表面有散在丘疹,毳毛变粗变长(图20-14-5)。

【组织病理】真皮内囊肿样结构,囊壁为复层鳞状上皮,与皮脂腺结构相连,囊内容物为角质物(图20-14-6)。

【诊断】皮样囊肿。

【治疗】未予治疗,必要时手术切除。

【病例特点】①青年女性;②皮下结节9年,无自觉症状;③皮损位于面颊部,毳毛变粗变长;④组织病理诊断明确。

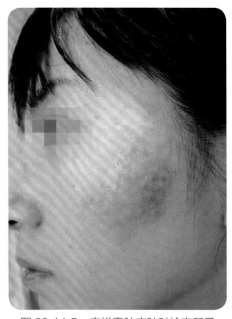

图20-14-5 皮样囊肿皮肤科检查所见

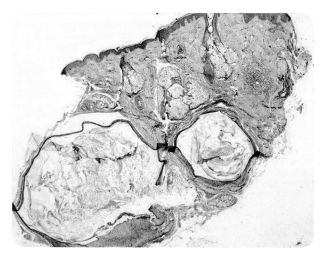

图20-14-6 皮样囊肿组织病理

病例4

患者男性,16岁。

【主诉】尿道口肿物3年。

【现病史】3年前于尿道口与包皮系带之间见一粟粒大小淡红色囊性肿物,呈圆形,无其余不适,未治疗,渐增大。

【皮肤科检查】尿道口与包皮系带之间可见绿豆大小球形囊状物,淡黄色,表面光滑,质韧,内容物呈半透明状,局部无炎症反应(图20-14-7)。外生殖器发育正常。

【组织病理】真皮内囊肿结构,囊壁为一至多层假复层柱状上皮,囊内为无定形物(图20-14-8)。

【诊断】阴茎中线囊肿。

【治疗】手术切除。

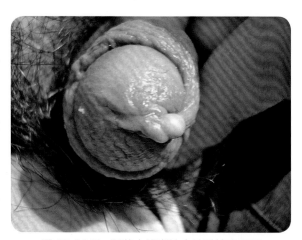

图20-14-7 阴茎中线囊肿皮肤科检查所见

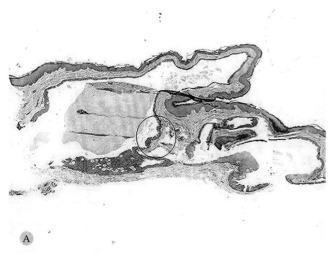
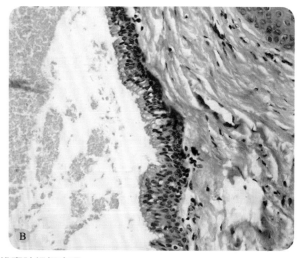

图 20-14-8 阴茎中线囊肿组织病理
圆圈中显示为真皮内囊肿样结构,即囊壁为复层鳞状上皮组织。

【病例特点】①青年男性;②病史 3 年,无自觉症状;③皮损位于尿道口与包皮系带之间,单发;④组织病理诊断明确。

二、讨论

表皮样囊肿(角质囊肿)好发于青年和儿童。常见于头、面、颈、躯干和臀部,常为单个或数个,很少多发。表现为圆形隆起的结节。组织病理表现为真皮内囊肿,囊内充满角质,囊壁为复层鳞状上皮,见颗粒层。鉴别诊断:多发性脂囊瘤、脂肪瘤、神经纤维瘤等。

黏液样囊肿,多见于 40~65 岁,女性多见,好发于远端指关节背面,为 0.5~1.0cm 大小的半透明、半球形稍隆起皮面的皮肤色的囊性肿物,无自觉症状,均为单发。组织病理示囊肿紧位于表皮下方,无囊壁,囊腔内含大量透明质酸,其中散布有成纤维细胞。

皮样囊肿属先天性疾病,是错构瘤的一种,是由于偏离原位的皮肤细胞原基所形成的先天性囊肿,常位于皮下,偶见于黏膜下或体内器官。皮样囊肿所在部位较深,不与表层皮肤粘连,质柔而韧,有较大张力,其基底部常与深部组织如筋膜或骨膜等粘连而不可移动,并可因其长期压迫,在局部骨面上形成压迹。发病年龄早,多见于儿童。组织学上本病为毛囊漏斗部 - 皮脂腺导管囊肿,囊肿位于真皮或皮下,囊壁为复层鳞状上皮,部分与毛囊漏斗部上皮相似,部分则与皮脂腺导管上皮相似。囊肿内容物为稀疏排列的角质层,内含毛发,囊肿内容物不发生钙化。治疗方法为手术彻底切除。

阴茎中线囊肿是男性生殖器的一种胚胎发育异常,常见于成年男性。皮损位于阴茎腹侧,最常见于阴茎头,为直径数毫米的单发性囊肿。组织病理改变:有 1~5 层的假复层柱状上皮形成的囊壁,单层细胞可呈纺锤状。有些上皮细胞胞质透明,仅少数细胞可含有黏蛋白,单房性不规则的囊肿与上方表皮不相连。鉴别诊断:衣皮样囊肿、皮脂腺囊肿、阴茎顶泌汗腺囊腺瘤等。手术切除是最佳手段,关键要彻底清除囊膜,以防复发。

(病例提供 田洪青 李中伟 于美玲 于修路)

第十五节 皮脂腺增生

一、病例

患者男性,65 岁。

【主诉】面部黄色丘疹 25 年,加重 5 年。

【现病史】25 年前面颊、前额、眼眶下出现淡黄色或黄色隆起圆形小丘疹,直径 2~3mm,半球状,质软,中央常见一脐状凹陷。5 年前下颌、颈部、前胸出现同样皮损。轻微痒感。

【皮肤科检查】前额、面颊、颈、胸淡黄色或黄色隆起圆形丘疹,直径 2~3mm,半球状,质软,中央常见一脐状凹陷(图 20-15-1)。下颌见同样皮损。

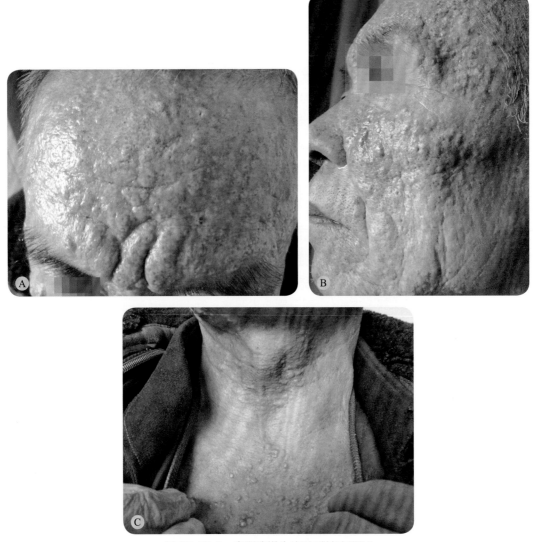

图 20-15-1 皮脂腺增生皮肤科检查所见
A. 前额;B. 面颊部;C. 颈胸部。

【组织病理】真皮浅层见大的皮脂腺导管周围绕有多个成熟的皮脂腺小叶,局部与表皮相连(图20-15-2)。

【诊断】皮脂腺增生。

【病例特点】①老年男性;②病史25年,渐加重,轻微痒感;③皮损位于面部、颈部及前胸,为淡黄色丘疹;④组织病理诊断明确。

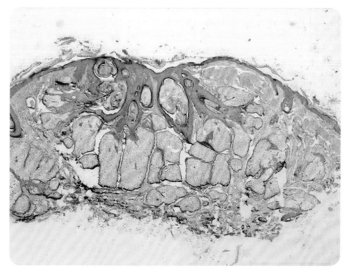

图 20-15-2　皮脂腺增生组织病理

二、讨论

皮脂腺增生(sebaceous hyperplasia)由Grimmer于1963年首先描述,是表皮附属器肿瘤中向皮脂腺分化的一种特殊的错构瘤,病因尚不明确。多发于中老年人的面部,尤其是前额和面颊。表现为孤立或多发的丘疹或结节,中央可见脐状凹陷,肤色或黄色,多不融合,质软。组织病理有一定的特异性,显示为真皮内大量增生分化良好的皮脂腺小叶伴有扩张的皮脂腺导管,小叶外周可有一层或多层芽生细胞。

需要与皮脂腺痣、鼻赘、胶样粟丘疹、表皮囊肿、皮脂腺腺瘤等进行鉴别诊断。个别病例需要与皮脂腺癌、单发性肥大细胞增生病、黄色瘤等鉴别。尽管大多数皮脂腺来源的肿瘤都是良性的,但也应该警惕皮脂腺癌的存在。有研究表明,长期紫外线照射、HPV感染与皮脂腺发生癌变有关。

治疗:冷冻、电灼、化学剥脱、氦氖激光、手术切除等。

(病例提供　张法义　张迪展)

第十六节　阴茎头皮角

一、病例

患者男性,40岁。

【主诉】阴茎头部鳞屑、丘疹7年。

【现病史】7年前因包皮过长行包皮环切术,术后半年阴茎头部出现淡黄色鳞屑伴痒,有时微痛,未予治疗。3年前阴茎头处出现丘疹,淡黄色鳞屑刮除后可以部分脱落,脱落处皮肤凹凸不平似棘刺状,约30天时间后再次生长出厚重鳞屑。否认不洁性接触史。

【皮肤科检查】阴茎头周边米粒大小丘疹,上有淡黄色鳞屑,尿道口周围黏膜轻度萎缩,下方包皮粘连 (图 20-16-1)。基底皮肤正常。奥斯皮茨征阴性。尿道口正常。

【辅助检查】血、尿常规正常,类风湿因子阴性。

【组织病理】表皮圆锥状隆起,高度角化过度伴角化不全,真皮浅层较多炎症细胞浸润。符合皮角 (图 20-16-2)。

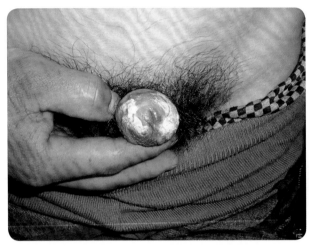

图 20-16-1　阴茎头皮角皮肤科检查所见

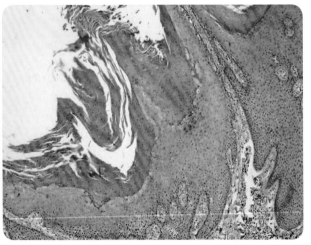

图 20-16-2　阴茎头皮角组织病理

【诊断】阴茎头皮角。

【病例特点】①中年男性;②病史 6 年,包皮环切术后发生;③皮损位于阴茎头,覆厚重鳞屑;④组织病理诊断明确。

二、讨论

皮角为一局限性、锥形角质增生性损害,多在其他疾病的基础上发生。常见的原发病为寻常疣、脂溢性角化病、光线性角化病或早期鳞状细胞癌、角化棘皮瘤、汗孔角化病;还可发生于外毛根鞘瘤、倒置性毛囊角化病、基底细胞瘤、疣状痣、皮脂腺腺瘤、良性血管瘤等。

皮角多发于 40 岁以上,男性多于女性,经常日晒的老年人多见,最常见于面部、头皮、颈、前臂和手背等曝光处,也见于眼睑、躯干、阴茎头等处。损害为单发或多发,为一种可高达 2mm 甚至 25mm 的锥形角质增生性损害,其高度往往大于横径。小如黄豆,大如羊角,常呈圆锥形或圆柱形,有的呈弧形或分支如鹿角状。角突表面光滑或粗糙,基底较宽且硬,呈肤色、淡黄或褐色。病程缓慢,无自觉症状,并发于非肿瘤的皮角部分可以癌变。如在基底部出现潮红、充血、发红伴浸润时,往往考虑为恶变先兆。

组织病理表现为高度角化过度,间有角化不全,表皮呈山峰状隆起,基底部的组织像则视原发病变而定,有时仅见良性表皮增生,但也可见恶变,最常见者类似光线性角化病的病变。

国内报道的 3 例阴茎头处皮角中 2 例有包皮环切术史。文献报道的皮角均呈角状,褐色或淡黄色。此患者皮损未形成角状,可能是反复刮除所致。它的发生可能与包茎、阴茎头部炎症及手术刺激等有关。

阴茎头皮角是一种较为常见的癌前病变,其恶性率高达 30%~35%,而其他部位的皮角恶变率仅为 16%~20%。

外科手术可以较好地治疗皮角,应早期手术切除,也可应用二氧化碳激光治疗皮角。

(病例提供　张法义)

第十七节 脂溢性角化病

一、病例

病例1

患者女性,50岁。

【主诉】全身皮肤丘疹7年,无自觉症状,加重2年。

【现病史】7年前右髂部出现浅白色米粒大的扁平丘疹,触之略硬,渐增大增多,泛发全身。近2年病情进展加快。曾于外院诊为扁平疣,外用喷昔洛韦乳膏治疗无效。

【既往史】面部患有脂溢性角化病10余年,未予治疗。

【皮肤科检查】颈、躯干、四肢散在分布粟粒至黄豆大白色扁平丘疹,表面光滑、无鳞屑,触之韧(图20-17-1)。

【组织病理】表皮轻度角化过度及乳头瘤样增生,轻度棘层增生,基层黑素颗粒减少,真皮浅层血管周围少许单一核细胞浸润(图20-17-2)。

【诊断】浅色脂溢性角化病。

【治疗】二氧化碳激光治疗。

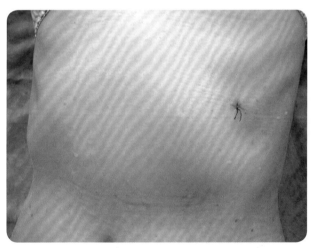

图20-17-1 浅色脂溢性角化病皮肤科检查(躯干)所见

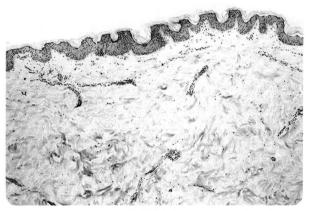

图20-17-2 浅色脂溢性角化病组织病理(躯干)

【病例特点】①中年女性;②病史7年,无自觉症状;③皮损播散分布,为浅白色扁平丘疹;④组织病理诊断明确。

病例2

患者男性,62岁。

【主诉】全身发疹4个月。

【现病史】4个月前额前出现灰褐色扁平丘疹,逐渐增多呈结节,不痛不痒,皮损逐渐泛发全身。

【既往史】高血压和糖尿病病史。

【**皮肤科检查**】颈、躯干、腋窝、下肢密集分布的灰褐色丘疹、结节,绿豆到花生米大小,质硬,表面粗糙,上覆鳞屑,部分有脑回样裂隙(图 20-17-3)。

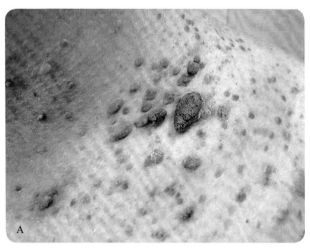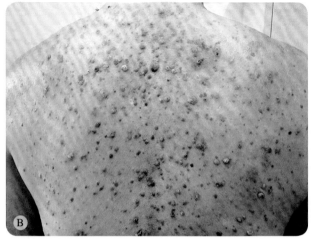

图 20-17-3 脂溢性角化病皮肤科检查所见

A. 上胸部;B. 背部。

【**组织病理**】角化过度,棘层肥厚,乳头瘤样增生(图 20-17-4)。

【**诊断**】脂溢性角化病。

【**治疗**】分批冷冻,建议全身检查排除肿瘤。

【**病例特点**】①老年男性;②病史 3~4 个月,无自觉症状;③皮损播散分布全身,为褐色扁平丘疹;④组织病理诊断明确。

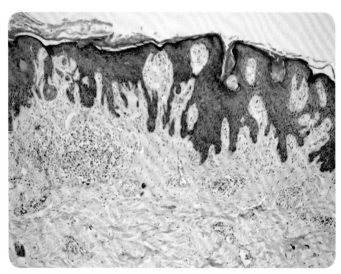

图 20-17-4 脂溢性角化病组织病理

二、讨论

脂溢性角化病(seborrheic keratosis,SK)又称老年疣、脂溢性疣及基底细胞乳头瘤,是表皮和真皮结缔组织共同增生构成的良性肿瘤。

SK 的发病机制尚不明确,有人认为与细胞的凋亡受阻有关。SK 的发生与年龄、日光、病毒感染、细胞凋亡及细胞周期紊乱等均有密切关系。

典型的 SK 不难诊断,但是不典型者容易与黑色素瘤、色素型基底细胞瘤、光线性角化病、鲍恩病及皮内痣等相混淆。

组织病理学上 SK 可以分为 6 型:角化过度型、棘层肥厚型、腺样型或网状型、克隆型、刺激型和黑棘皮瘤病型。

本病一般无须治疗,而仅是美容问题。如有瘙痒或发生炎症,或诊断有问题时,则可手术切除。此外,可用激光、冷冻治疗。

病例 1 为脂溢性角化病的一种异型,常见于老年人,好发于背、颈、胸腹部及上臂,表现为白色角化性丘疹,直径 2~6mm。Leser-Trélat 综合征,系指突发 SK 或至少原有 SK 突然增多和增大,并常与内脏恶性病变有关的一种征象。其发病机制目前尚不明确,可能是由于不同恶性肿瘤产生的某种或某些不明因子刺激所致,或是肿瘤产生的肿瘤因子(如 α 转化生长因子)能够刺激 SK 损害突然增多、增大。

(病例提供 于美玲 田仁明)

第十八节 鳞状细胞癌

一、病例

病例 1

患者男性,67 岁。

【主诉】阴茎头溃疡、结痂,轻度疼痛半年。

【现病史】半年前阴茎头处破溃,渐扩大,表面出现增生结痂,偶有出血,自觉轻微疼痛。否认婚外性行为。

【体格检查】双侧腹股沟淋巴结增大,质硬,活动度尚可。

【皮肤科检查】阴茎头见侵蚀性溃疡及结痂,质硬,表面无分泌物(图 20-18-1)。

【辅助检查】TPPA 阴性,TRUST 阴性,HIV 抗体阴性。

【组织病理】鳞状上皮细胞瘤团块呈浸润性生长,细胞异形明显,符合鳞状细胞癌(图 20-18-2)。

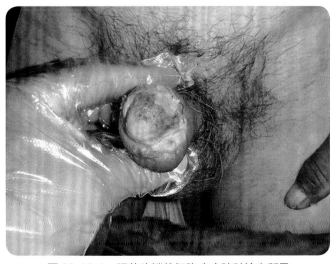

图 20-18-1 阴茎头鳞状细胞癌皮肤科检查所见

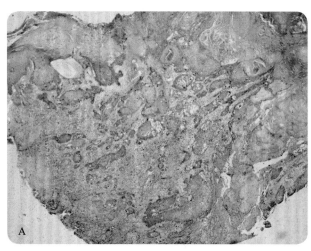
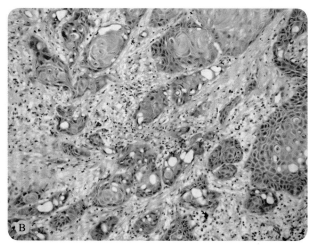

图 20-18-2 阴茎头鳞状细胞癌组织病理

【诊断】阴茎头鳞状细胞癌。

【治疗】手术加化疗。

【病例特点】①老年男性；②阴茎头溃疡、结痂半年；③组织病理诊断明确。

病例 2

患者女性，80 岁。

【主诉】头顶部疼痛性溃疡 4 个月。

【现病史】4 个月前头皮出现一溃疡，渐扩展，伴疼痛。近 10 天来皮疹生长加快，疼痛加剧。

【皮肤科检查】头顶部一 3cm×3cm 肿块，周围高起，中央溃疡（图 20-18-3）。

【组织病理】鳞状上皮细胞癌团块呈浸润性生长，细胞异形明显，符合鳞状细胞癌（图 20-18-4）。

【诊断】鳞状细胞癌。

【治疗】手术切除。

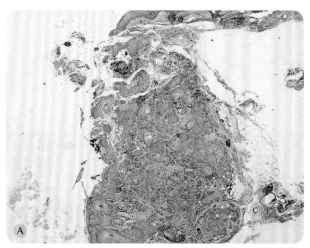

图 20-18-3 鳞状细胞癌皮肤科检查所见

【病例特点】①老年女性；②病史 4 个月，伴疼痛；③皮损位于头皮，溃疡形成；④组织病理诊断明确。

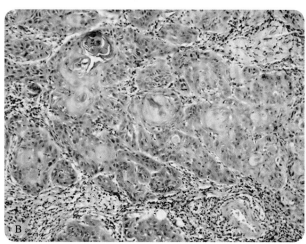

图 20-18-4 鳞状细胞癌组织病理

二、讨论

鳞状细胞癌是表皮或附属器的一种恶性肿瘤,多见于老年人,男性居多,以头面部、下唇黏膜、颈和手背等处较为常见。本病常有溃疡,易发生转移,转移率为 0.5%~5.2%,最常见转移方式是淋巴转移。

鳞状细胞癌的发病可能与下列因素有关:①紫外线,多为 UVB,波长为 290~320mm 的部分;②化学因素,如砷、多环碳氢化合物等可致皮肤鳞状细胞癌;③癌前期病变,如着色性干皮病、放射性皮炎、光线性角化病、黏膜白斑、慢性溃疡等均易致鳞状细胞癌;④瘢痕,如各种创伤性瘢痕,尤其烧伤性瘢痕更易发生鳞状细胞癌。

鳞状细胞癌按临床形态通常分为 2 型。①菜花型:初为浸润型小斑块、小结节或溃疡,之后呈乳头状至菜花样隆起,淡红色,基底较宽,质硬,表面可见毛细血管扩张,伴有鳞屑和结痂,中心区常有钉刺样角质,若将其剥离则底部易出血,此型面部和四肢多见。②深在型:初为淡红色坚硬结节,表面光滑,逐渐增大,中央出现脐凹,周围有新结节形成,破溃后形成火山样溃疡,边缘隆起外翻,质硬,溃疡底面高低不平,创面有污垢坏死组织和脓样分泌物,散发恶臭。病变发展较快并向深层浸润可达颅骨,可有早期区域性淋巴结转移。亦有经血道转移者,但罕见。

鳞状细胞癌一般分化较好,高分化的鳞状细胞癌约占 75%,癌细胞呈乳头状、巢状、条索状或腺样结构,可浸润至真皮层或皮下组织,按癌细胞分化程度分 4 级。Ⅰ级:分化成熟的鳞状细胞癌,具有细胞间桥和癌珠(癌珠为鳞状细胞癌特征性结构,是由同心性排列的角癌细胞组成)。Ⅱ级:以棘细胞为主要成分,并具有明显的异形性,包括癌细胞体增大、核大小不等、染色深浅不一、核分裂多见、癌珠少,且其中央有角化不全。Ⅲ级:细胞分化差,皮表层大部分细胞排列紊乱,细胞体积增大,核大异形明显,核分裂多见,无癌珠,但有个别细胞呈角化不良,病变在表皮内呈辐射状扩展,浸润真皮较晚。Ⅳ级:为未分化型,无棘细胞,无细胞间桥和癌珠,癌细胞呈梭形,核细长染色深,并有坏死和假腺样结构,少数呈鳞状细胞和角化细胞,可作为诊断依据。

鳞状细胞癌应与良性慢性溃疡、结核性溃疡相鉴别,早期与基底细胞癌相似,可以通过组织病理检查确诊。

治疗方案根据病变大小、病期、患者年龄和全身性情况而定,主要是手术治疗和局部放射治疗。

(病例提供 于美玲 李中伟)

第十九节 恶性黑色素瘤

一、病例

患者男性,59 岁。

【主诉】右足跖黑色斑片 10 年,破溃 8 个月,加重半月。

【现病史】10 年前右足跖部出现黑色斑片,逐渐扩大。8 个月前斑片外侧边缘处出现角化性斑块,压痛,院外按"鸡眼"给予外用鸡眼膏后局部糜烂。半个月前糜烂面明显扩大伴有右足趾红肿疼痛。

【皮肤科检查】右足跖部可见一直径约 7cm 黑色斑片,不对称,边界不规则,颜色深浅不一,外侧缘破溃糜烂(图 20-19-1A),第二趾至第四趾红肿,趾间黑斑,压痛(图 20-19-1B)。

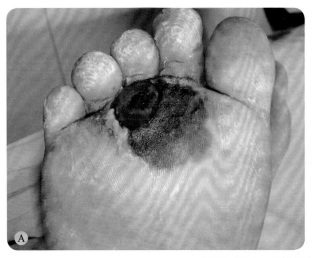
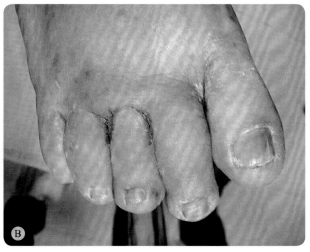

图 20-19-1　恶性黑色素瘤皮肤科检查所见

【辅助检查】足部真菌直接镜检阴性。

【组织病理】(右足底)表皮内黑素细胞成巢状或散在分布,细胞异形,符合恶性黑色素瘤(图 20-19-2)。免疫组化染色:表皮内肿瘤细胞及真皮梭形细胞,S-100 蛋白阳性,HMB45 阳性(图 20-19-3)。

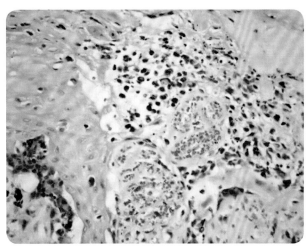
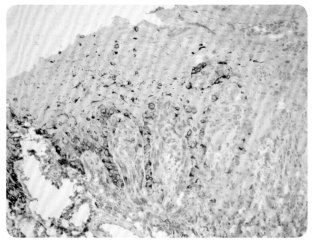

图 20-19-2　恶性黑色素瘤组织病理　　　　　　　　图 20-19-3　恶性黑色素瘤免疫组化染色

【诊断】恶性黑色素瘤。

【病例特点】①中年男性;②病史 10 年,出现破溃 8 个月;③皮损位于肢端,不对称性;④组织病理诊断明确。

二、讨论

恶性黑色素瘤(malignant melanoma)为起源于黑素细胞的恶性肿瘤,多发生于皮肤,其发病为皮肤恶性肿瘤的第 3 位(占 6.8%~20.0%)。

日光照射是危险因素,尤其白种人皮肤日光过度照射以后易患此病。局部外伤刺激也是常见原因,还与色素痣恶变有关,约占 10%。

恶性黑色素瘤分为皮肤原发性恶性黑色素瘤、转移性皮肤恶性黑色素瘤及黏膜恶性黑色素瘤,其中皮肤原发性恶性黑色素瘤又分为恶性雀斑样痣黑色素瘤(lentigo maligna melanoma)、浅表扩散性黑色素瘤(superficial spreading melanoma)、结节性黑色素瘤(nodular melanoma)、肢端雀斑样痣黑色素瘤(acral-lentiginous melanoma)。

恶性黑色素瘤的典型组织病理特征是在真、表皮交界处不典型的黑素细胞增生,且瘤细胞侵犯表皮和真皮。瘤细胞呈双相分化,上皮细胞型与梭形细胞型。细胞核呈显著异形性,核形怪异。还可见单核、双核或多核,常见核分裂象。

对恶性黑色素瘤的组织学诊断,除了确诊、分型外,还应观察其侵袭程度,瘤细胞侵犯越深则预后越差。通常采用 Clork 深度和 Breslow 厚度两个主要参数来表示。

1. **Clork 分级** Ⅰ级:瘤细胞限于表皮内;Ⅱ级:侵入真皮乳头;Ⅲ级:充满真皮乳头;Ⅳ级:侵入真皮网状层;Ⅴ级:侵入皮下脂肪层。从Ⅰ级到Ⅴ级的 5 年存活率依次为 99%、95%、90%、65% 和 25%。

2. **Breslow 厚度** 是用目镜测微器测量肿瘤厚度。肿瘤厚度与患者 5 年存活率的关系为:厚度<0.85mm 为 98%,0.8~1.69mm 为 90%,1.7~3.59mm 为 70%,>3.6mm 为 45%。

所有怀疑的黑色损害以及原有色素痣扩大、颜色加深、发红、出血、破溃的,应整个切除做组织病理检查。当损害有可能导致播散时,不应取活检以防造成早期转移。有条件的最好做冷冻快速切片检查,一旦确诊应广泛切除。

本病有时需与色素性基底细胞癌、斯皮茨痣(良性幼年黑色素瘤)、脂溢性角化病、鳞状细胞癌、化脓性肉芽肿等鉴别。必要时做免疫组化如 S-100 蛋白、HMB45 等进一步确定。

对早期未转移的结节或斑片应手术切除,切除包括皮疹周边范围正常组织 1~3cm,如果是指(趾)恶性黑色素瘤,跨关节截指(趾)术是必要的。已肯定受累的淋巴结应该切除,但预防性淋巴结切除仍有争议。从肢体动脉灌注抗有丝分裂药物治疗肢体恶性黑色素瘤也有一定疗效。发生血行广泛转移者须采用以达卡巴嗪为基础的联合化疗和放射治疗。

(病例提供 周盛基)

第二十节 乳房外佩吉特病

一、病例

病例1

患者男性,76 岁。

【主诉】左侧阴囊红斑瘙痒 10 年,左腋下皮疹 2 年。

【现病史】10 年前于左侧阴囊部出现直径约 1cm 大小斑丘疹,自觉瘙痒,之后皮疹逐渐增大、增厚,搔抓后时有液体渗出,曾在当地按湿疹给予外用糖皮质激素等药物治疗后皮损无好转。2 年前左腋下出现绿豆大小斑块,逐渐增大,伴有瘙痒。

【体格检查】全身浅表淋巴结未触及肿大。

【皮肤科检查】左腋下约 2cm×2cm 红色斑块,表面略粗糙(图 20-20-1A)。左侧阴囊暗红色斑块,表面明显糜烂、渗出(图 20-20-1B)。

【组织病理】(阴囊、腋窝)表皮内肿瘤细胞胞质丰富,腺样分化(图 20-20-2)。免疫组化染色:CKpan

阳性,CK7 阳性,S-100 阴性,HMB-45 阴性(图 20-20-3)。

【诊断】乳房外佩吉特病。

【治疗】外科手术切除。

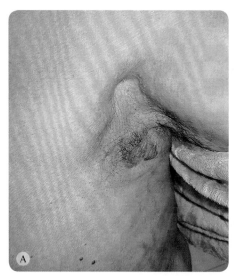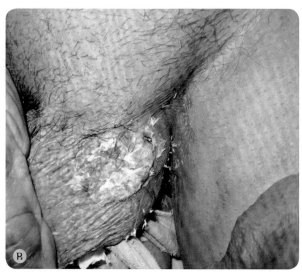

图 20-20-1 乳房外佩吉特病皮肤科检查所见

【病例特点】①老年男性;②病史 10 年,一直按湿疹治疗;③皮损位于阴囊,2 年前左腋下出现皮损;
④组织病理诊断明确。

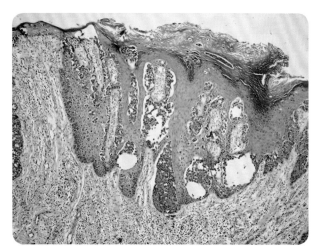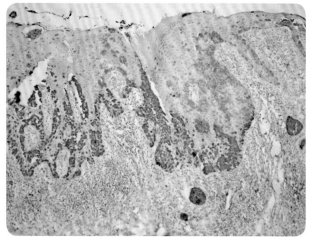

图 20-20-2 乳房外佩吉特病组织病理　　　　　　图 20-20-3 乳房外佩吉特病免疫组化染色

病例2

患者男性,67 岁。

【主诉】阴囊红斑伴瘙痒 20 余年,加重 2 年。

【现病史】20 年前不明原因阴囊处出现一指甲大小红斑。皮损发展缓慢,瘙痒。近几年来先后去过
当地多家医院,均按湿疹治疗,皆无效。2 年前病情明显加剧。

【既往史】高血压病史 3 年。

【体格检查】腹股沟淋巴结无明显肿大。

【皮肤科检查】右侧阴囊、包皮外侧、阴阜区有一直径约 5cm 大小红斑,颜色鲜红,部分糜烂,有渗出,呈湿疹样变(图 20-20-4)。

【辅助检查】血常规、尿常规无异常。

【组织病理】表皮内肿瘤细胞胞质丰富,明显异形,腺样分化。真皮浅层血管扩张,单一核细胞浸润(图 20-20-5)。符合佩吉特病。

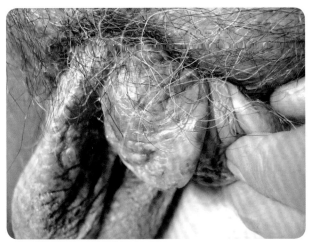 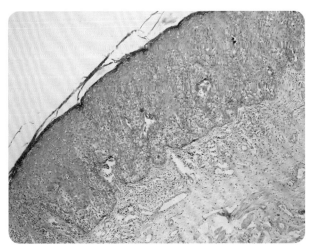

图 20-20-4　乳房外佩吉特病皮肤科检查(会阴部)所见　　图 20-20-5　乳房外佩吉特病组织病理(会阴部)

【诊断】乳房外佩吉特病。

【治疗】手术切除。

【病例特点】①老年男性;②病史 20 年,近 2 年加重;③皮损位于阴囊;④组织病理诊断明确。

二、讨论

乳房外佩吉特病又称乳房外湿疹样癌,是一种较常见的皮肤恶性肿瘤。本病好发于男性,女性少见。常发生于 50 岁以上,病程缓慢,病期半年至十余年。其损害好发于顶泌汗腺分布部位,如阴囊、阴茎、大小阴唇和阴道,少数见于肛周、会阴或腋窝等处。大多为单发,少数多发,同时发生于两个部位者更少见,极少数患者可伴发乳房佩吉特病。病期长的生殖器部位佩吉特病可侵犯宫颈或泌尿道,呈界限清楚的红色斑片,大小不一,边缘狭窄,稍隆起,呈淡褐色,中央潮红、糜烂或渗出,上覆鳞屑或结痂,有时呈疣状、结节状和乳头瘤状,自觉有不同程度的瘙痒,少数有疼痛。

原发性乳房外佩吉特病的起源目前仍有争论,以往认为佩吉特细胞来源于汗腺癌沿导管上皮向表皮蔓延,但发现表皮及附属器的病变为多灶性起源,真皮内浸润来自表皮而非导管及腺体结构。免疫组化结果支持顶泌汗腺起源,推测它可能起源于顶泌汗腺导管开口部细胞,或是表皮内向顶泌汗腺分化的多潜能细胞。

本病的组织病理表现为表皮内有不等量的佩吉特细胞,可见印戒细胞。在表皮附属器,特别是毛囊或外泌汗腺导管的上皮内也能见到佩吉特细胞,并侵犯真皮,这与乳房佩吉特病不同。乳房外佩吉特病的佩吉特细胞含唾液黏蛋白、耐淀粉酶和耐透明质酸酶,故 PAS、阿尔辛蓝(pH 2.5)染色可呈阳性。免疫组化显示佩吉特细胞对癌胚抗原、顶泌汗腺上皮抗原均呈阳性,雌激素受体和孕激素受体阳性者较低,与乳房佩吉特病明显不同。

对 50 岁以上老年人发生在外生殖器部位或肛周长期不愈的湿疹样损害,特别是边界明显者,应提高警惕,活检可以明确诊断。

乳房外佩吉特病对化疗不敏感,对放疗仍有争议,应首选手术切除,可采用莫氏外科技术。若损害较大,累及腹股沟和肛周时需做植皮术。继发性乳房外佩吉特病应对原发病进行相应处理。复发病例可再次手术切除。

（病例提供　张福仁　田仁明）

第二十一节　特殊类型蕈样肉芽肿

一、病例

病例1

患者男性,67 岁。

【主诉】躯干、四肢红斑伴干燥、脱屑 10 年。

【现病史】10 年前右股部发现 $10cm^2$ 大小红斑,之后泛发全身,6 年前出现全身皮肤干燥,脱屑,呈褐色鱼鳞样斑片。

【皮肤科检查】躯干及四肢红斑,大小不等,表面干燥、脱屑,覆褐色鳞屑(图 20-21-1),双侧腹股沟淋巴结肿大,直径约 2cm,质韧,活动度可。

【辅助检查】血常规、尿常规、便常规均未见明显异常;腹部彩超未见明显异常;胸部 X 线片示陈旧性肺结核。

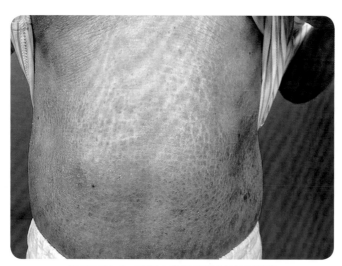

图 20-21-1　蕈样肉芽肿皮肤科检查所见

【组织病理】(右上肢)较多淋巴样细胞移入表皮,真皮浅层较多淋巴细胞及个别嗜酸性粒细胞浸润(图 20-21-2)。免疫组化染色:单一核细胞 CD3、CD45RO 阳性(图 20-21-3);CD20、CD30、CD79a 阴性。

【诊断】蕈样肉芽肿。

【治疗】口服阿维 A 30mg/d;外用氮芥搽剂。

【病例特点】①老年男性;②皮损初期为红斑,后期呈鱼鳞病样改变;③浅表淋巴结肿大;④组织病理符合蕈样肉芽肿;⑤免疫组化染色 CD3、CD45RO 阳性。

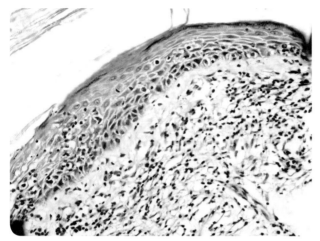
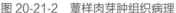

图 20-21-2 蕈样肉芽肿组织病理

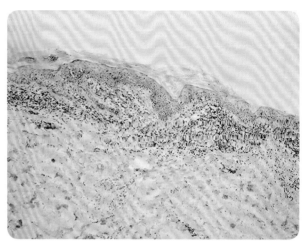

图 20-21-3 蕈样肉芽肿免疫组化染色

病例2

患者女性,32 岁。

【主诉】全身红斑、灰色斑 7 年,散发红色肿块 2 个月。

【现病史】7 年前全身出现红斑、灰色斑,5 年前在当地医院行组织病理检查,诊断为持久性色素异常性红斑。应用甲氨蝶呤、秋水仙碱、糖皮质激素及维 A 酸类等药物治疗效果不佳。2 个月前出现散发红色肿块。

【皮肤科检查】四肢枣大小的红色扁平圆形肿块,表面光滑,触之柔软。其中一个破溃,有触痛。背部多发的浸润性红斑(图 20-21-4)。

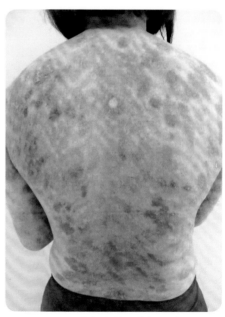

图 20-21-4 蕈样肉芽肿(肿瘤期)皮肤科检查所见

【组织病理】5 年前组织病理:表皮颗粒层稍增厚,基底细胞灶状液化变性,真皮浅层见稀疏淋巴细胞和组织细胞浸润,血管周围较明显,并见黑素细胞及噬黑素细胞散落其间。本次组织病理:表皮内见淋巴样细胞移入,真皮浅层见弥漫而致密的淋巴样细胞,细胞核大、深染,有较多核有丝分裂象。免疫组化染色:CD45RO、CD4、CD8 阳性,CD20、CD79、CD30 阴性。

【诊断】蕈样肉芽肿(肿瘤期)。

【治疗】给予长春新碱、环磷酰胺、表柔比星及泼尼松四联治疗,每个疗程持续 8 天,2 周重复 1 个疗程。第 1 个疗程结束后患者腕部及上肢的结节消退;第 2 个疗程结束后小腿部位肿块消退。原有的持久性色素异常性红斑活动性皮损有所减轻,多变为灰褐色斑或斑片。

【病例特点】①中年女性;②初期皮损为持久性色素异常性红斑,后期发生肿块;③组织病理和免疫组化符合蕈样肉芽肿。

病例3

患者女性,36 岁。

【主诉】全身暗红色斑块伴痒10年,加重2年。

【现病史】10年前全身出现暗红色斑块伴痒,曾长期按湿疹、皮炎治疗有效(具体用药不详),皮损时轻时重。2年来病情加重渐形成斑块。

【皮肤科检查】头皮、双侧腰部、臀部、双下肢、双肘部暗红色浸润性斑块上覆少许鳞屑。双侧腋窝松弛性肿物、下垂,表面见毛细血管扩张、皮肤萎缩、多皱褶(图20-21-5A)。双手掌红斑伴轻度角化、脱屑,边界欠清(图20-21-5B)。浅表淋巴结未触及肿大。

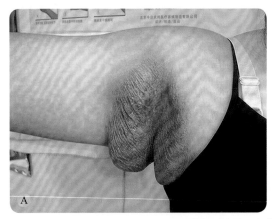
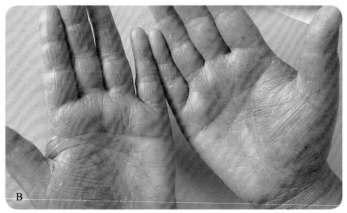

图 20-21-5　肉芽肿性皮肤松弛症皮肤科检查所见

【辅助检查】彩超:肝、胆、胰、脾、双肾、腹膜淋巴结无异常发现,右侧腋窝淋巴结肿大。

【组织病理】表皮萎缩,基底细胞液化变性,少许单一核细胞移入,真皮浅层带状单一核细胞浸润,个别嗜酸性粒细胞及黑素颗粒。有的细胞核大、色深、不规则。弹性纤维染色:真皮浅层弹性纤维消失(图20-21-6)。免疫组化染色:真皮浅层淋巴样细胞CD3、CD45RO阳性,CD20阴性,少数细胞CD79a弱阳性;组织细胞CD68阳性,CD30阴性。

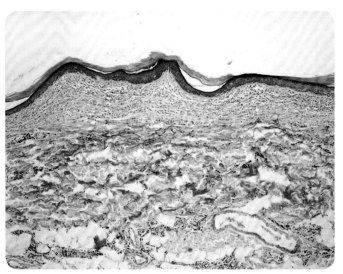

图 20-21-6　肉芽肿性皮肤松弛症组织病理弹性纤维染色

【诊断】肉芽肿性皮肤松弛症。

【治疗】口服阿维A 30mg/d;外用复方氮芥搽剂。40天后大部分皮损消退,松弛性肿物皮损颜色变淡。

【病例特点】①中年女性;②躯干、四肢皮损为浸润性红斑块;③腋窝皮损为松弛性红斑块;④组织病理和免疫组化符合蕈样肉芽肿。

二、讨论

蕈样肉芽肿是一种 T 细胞来源的恶性肿瘤,几乎全部是记忆性 T 辅助细胞。病程呈慢性渐进性,临床可分为 3 期,即红斑期、斑块期和肿瘤期,但 3 期皮损可部分重叠,初期为多种形态的红斑和浸润性损害,晚期逐渐发展成肿瘤,可累及淋巴结、内脏。

蕈样肉芽肿的临床表现:①红斑期,皮疹呈斑片状,非萎缩性斑片常有鳞屑附着,类似银屑病或湿疹、斑块状副银屑病。②斑块期,皮损浸润加深,类似银屑病,可表现为亚急性皮炎,或呈肉芽肿性改变,可以出现痛性浅表性溃疡,常出现淋巴结肿大、无痛、质硬、可推动。③肿瘤期,可于原有斑块或正常皮肤上出现大小不等、形状不一的结节,早期破溃,形成深在性卵圆形溃疡。

肉芽肿性皮肤松弛症是一种非常罕见的皮肤病,是蕈样肉芽肿的变异型,临床以渐进性环形红斑样松弛的皮肤包块为特点,好发于皮肤皱褶部位;组织病理表现 T 淋巴细胞浸润、多核巨细胞性肉芽肿形成和弹性纤维缺失;CD4、CD45RO 阳性。病程进展缓慢,可伴发或继发其他恶性淋巴细胞增殖性疾病。

蕈样肉芽肿的主要组织病理特征:①基底细胞层有单个或小群的淋巴细胞;②淋巴细胞嗜表皮现象,伴有稀疏不均的海绵形成;③表皮内的淋巴细胞较一般炎症性皮肤病中更为多见;④表皮中的淋巴细胞较真皮中的大;⑤角质层和颗粒层中可见淋巴细胞;⑥真皮乳头纤维化伴有散乱排列的胶原素;⑦淋巴细胞有明显的嗜毛囊性或亲汗腺性,特别是伴有毛囊黏蛋白沉积时。蕈样肉芽肿细胞的免疫组化特征是 CD4 阳性而缺乏 CD27 和 CD26 抗原。诊断不清的病例可应用 PCR 技术行 T 细胞受体克隆重排检测。

(病例提供 裴振环 赵天恩 初同胜 张艳芳)

第二十二节 阿维 A 治疗蕈样肉芽肿

一、病例

病例1

患者男性,36 岁。

【主诉】躯干四肢鳞屑性斑片 12 年,加重 1 个月。

【现病史】12 年前躯干、四肢出现鳞屑性红斑伴瘙痒,曾在当地医院诊断为副银屑病,治疗无效。半年前来笔者医院就诊并行组织病理检查示蕈样肉芽肿(红斑期),给予阿维 A 30mg/d 口服,治疗 2 个月,皮损好转,自行停药。1 个月前病情加重。

【皮肤科检查】躯干、四肢鳞屑性红斑,形状及大小不一,无明显浸润,未见明显抓痕,浅表淋巴结未触及肿大(图 20-22-1)。

【组织病理】(臀部)表皮轻度角化不全,棘层增厚,较多单一核细胞移入,细胞核大、色深、不规则,真皮浅层散在轻度单一核细胞浸润。免疫组化染色:表皮内异形细胞 CD3 阳性,CD30 个别阳性,CD45RO、CD20、CD79a 均阴性,CD68 阴性。

【治疗】口服阿维 A 30mg/d;外用盐酸氮芥搽剂。2 周后皮损变薄、浸润减轻,3 个月后皮损处遗留较淡色素沉着。

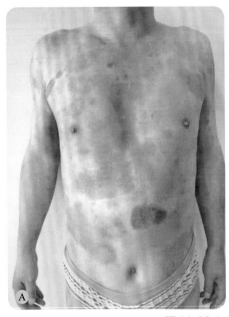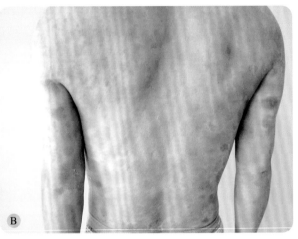

图 20-22-1　蕈样肉芽肿皮肤科检查所见
A. 胸腹部；B. 背部、上肢。

病例 2

患者男性，42 岁。

【主诉】躯干四肢鳞屑性斑片 3 年，头部斑块 3 个月。

【现病史】3 年前躯干四肢出现红斑，伴脱屑，曾在多家医院诊断为湿疹、副银屑病，口服抗组胺药及外用复方曲安奈德乳膏，疗效不佳。3 个月前头部出现红色斑块，自觉瘙痒。

【皮肤科检查】四肢散在分布红色斑片，表面有细碎鳞屑；躯干部位广泛分布红斑，无鳞屑（图 20-22-2）；头面部散在数个红色斑块，高出皮面，表面光滑。全身浅表淋巴结未触及肿大。

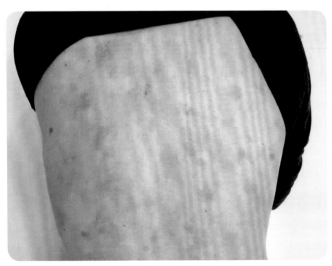

图 20-22-2　蕈样肉芽肿（斑块期）皮肤科检查所见

【组织病理】表皮及真皮内淋巴细胞浸润，可见异形淋巴细胞聚集（Pautrier 脓肿）（图 20-22-3）。免疫组化染色：CD3、CD4、CD30、CD45RO 均阳性（图 20-22-4）。

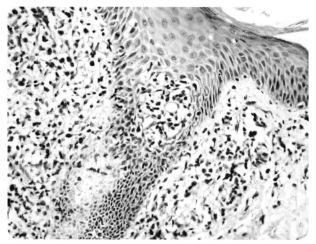
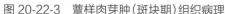

图 20-22-3 蕈样肉芽肿（斑块期）组织病理

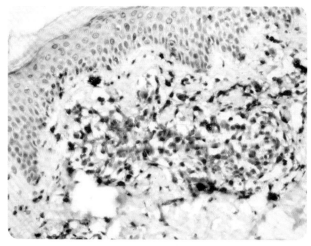

图 20-22-4 蕈样肉芽肿（斑块期）免疫组化
染色可见 CD3 阳性

【诊断】蕈样肉芽肿（斑块期）。

【治疗】口服阿维 A 30mg/d；外用盐酸氮芥搽剂。治疗 2 周后躯干部红斑颜色变浅；头面部斑块浸润减轻。

【病例特点】①中年男性，病史 3 年；②皮损为鳞屑性斑块；③组织病理及免疫组化符合蕈样肉芽肿；④阿维 A 治疗有效。

二、讨论

TNMB 系统评分涉及皮肤（T）、淋巴结（N）、内脏（M）和外周血（B）。皮肤受累情况分级包括受累面积<10%（T_1）、受累面积>10%（T_2）、肿瘤（T_3）和红皮病（T_4）。淋巴结受累情况分为临床和组织病理正常（N_0）、淋巴结可触及但组织病理未证实（N_1）、淋巴结未触及但组织病理证实为蕈样肉芽肿（N_2）、临床组织病理均证实为蕈样肉芽肿（N_3）。内脏和血液受累情况分为未受侵犯（M_0 和 B_0）或受侵犯（M_1 和 B_1）。ⅠA 期为 $T_1N_0M_0$；ⅠB 期为 $T_2N_0M_0$，ⅡA 期为 $T_{1\sim2}N_1M_0$，ⅡB 期为 $T_3N_{0\sim1}M_0$，ⅢA 期为 $T_4N_0M_0$，ⅢB 期为 $T_4N_1M_0$，ⅣA 期为 $T_{1\sim4}N_{2\sim3}M_0$，ⅣB 期为 $T_{1\sim4}N_{0\sim3}M_1$。"B"即外周血病变情况，对疾病的分期无影响。

治疗蕈样肉芽肿ⅠA 期、ⅠB 期、ⅡA 期通常选用糖皮质激素、氮芥或卡莫司汀、1% 倍他洛汀凝胶和 PUVA（或窄谱 UVB）。难治性的ⅡA 期、ⅡB 期患者可采用全身皮肤电子束治疗。单一药物化疗或光化学疗法是Ⅲ期患者的首选。联合使用 α 干扰素、维 A 酸、光置换疗法、γ 干扰素、皮肤靶向 PUVA、司莫司汀及白介素 -2、白介素 -12 和 α 干扰素联合，可能对Ⅳ期及经上述治疗无效的ⅡB 期、Ⅲ期蕈样肉芽肿患者有效。早期患者通常只使用皮肤靶向治疗，晚期患者多使用联合治疗。本节 2 例患者口服阿维 A，外用盐酸氮芥搽剂均取得较好疗效。

（病例提供 潘付堂 王广进）

第二十三节　淋巴管瘤

一、病例

病例1

患儿女性，12岁。

【主诉】左侧肋部水疱3年。

【现病史】3年前左肋部出现水疱，不易破裂。

【皮肤科检查】左肋部簇状分布大小不等、半透明水疱，疱液清，疱壁不易破裂（图20-23-1）。

【组织病理】（左肋部）表皮变薄，见数个淋巴管，腔内有淋巴液，真皮内见单一核细胞（图20-23-2）。

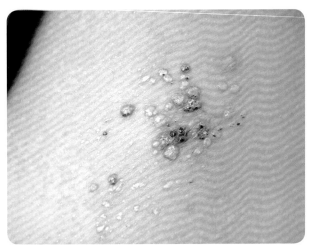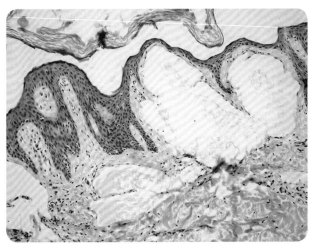

图20-23-1　淋巴管瘤皮肤科检查所见　　　　　图20-23-2　淋巴管瘤组织病理

【诊断】淋巴管瘤。

【治疗】未予治疗。

【病例特点】①少年女性；②无家族史；③组织病理见淋巴管及腔内淋巴液。

病例2

患者女性，21岁。

【主诉】右髋部水疱11年。

【现病史】11年前在右髋部出现散在的水疱，水疱可消退，但反复发作。4年前皮疹经冷冻治疗后局部留有小丘疹，不久再次出现水疱。

【皮肤科检查】右髋部面积约20cm×15cm的环形色素减退斑，其间散在分布大小不等水疱，直径3~5mm，疱液清，疱壁不易破裂（图20-23-3）。

【组织病理】表皮萎缩，角化过度，真皮乳头大囊腔形成，部分腔内见内皮细胞，囊腔周围真皮乳头淋巴管扩张（图20-23-4）。

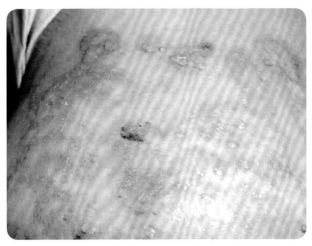
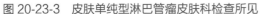

图 20-23-3 皮肤单纯型淋巴管瘤皮肤科检查所见

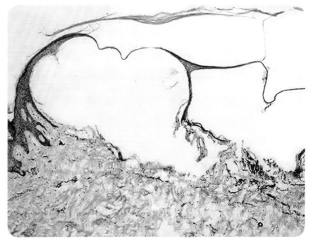

图 20-23-4 皮肤单纯型淋巴管瘤组织病理

【诊断】皮肤单纯型淋巴管瘤。

【治疗】手术切除。

【病例特点】①青年女性；②右髋部水疱 11 年；③组织病理符合皮肤单纯型淋巴管瘤。

二、讨论

淋巴管瘤为获得性淋巴管扩张，常由于手术、化疗、良性疾病、青霉胺、长期外用糖皮质激素等诱发，上面可覆有粟丘疹。淋巴管瘤的类型与病变所在部位的组织结构有关，皮肤及黏膜浅层好发单纯型淋巴管瘤，表现为群集、深在、张力水疱，内容似黏液；疏松的组织内好发囊性淋巴管瘤，如颈部、后腹膜，为多房性、张力性皮下组织肿块；而肢体、唇舌好发海绵状淋巴管瘤，可大可小，为边界不清的肿块或弥漫性肿胀，质软如脂肪瘤。手术完整切除是治疗本病（囊性和海绵状）的首选方案。

（病例提供　张迪展　于美玲　颜潇潇）

第二十四节　淋巴瘤样丘疹病

一、病例

病例 1

患者男性，25 岁。

【主诉】躯干红色丘疹 1 个月。

【现病史】1 个月前躯干出现红色丘疹，无自觉症状，自行外用皮炎平无效，在当地医院诊断为银屑病，应用复方氨肽素、曲安奈德乳膏治疗 20 天，皮疹仍逐渐增多。

【皮肤科检查】背部、腹部见成簇的红色米粒至黄豆大、水肿性丘疹（图 20-24-1A）；丘疹呈红色、水肿性、表面光滑、无鳞屑，部分表面破溃结痂（图 20-24-1B），浅表淋巴结小触及肿大。

【组织病理】(左肋部) 表皮浅溃疡形成、轻度角化过度、角化不全、棘层变薄，基底层液化变性，真皮乳头水肿，较多血管外红细胞，血管扩张充血，皮损真皮浅、中层大量淋巴样细胞浸润，部分细胞核大、胞质淡染,部分胞质深染,可见个别核分裂象(图 20-24-2)。免疫组化染色:皮损中央真皮浅中层淋巴样细胞 CD30 阳性(图 20-24-3),CD3、CD45RO、CD79a、CD20 阴性。

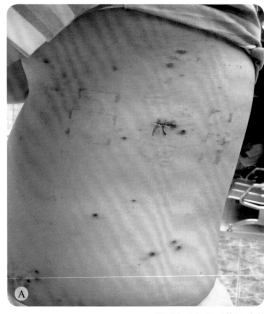
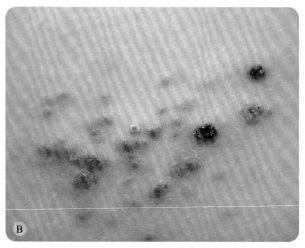

图 20-24-1　淋巴瘤样丘疹病皮肤科检查(腹部)所见

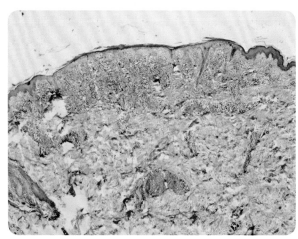
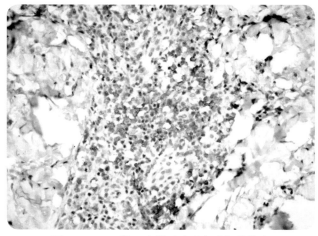

图 20-24-2　淋巴瘤样丘疹病组织病理(腹部)　　　　图 20-24-3　淋巴瘤样丘疹病免疫组化染色

【诊断】淋巴瘤样丘疹病。

【治疗】给予口服泼尼松 30mg/d;口服甲氨蝶呤,每次 15mg,每周 1 次。

【病例特点】①青年男性,病史 1 个月;②曾拟诊为银屑病治疗无效;③组织病理及免疫组化符合淋巴瘤样丘疹病。

病例 2

患者女性,35 岁。

【主诉】全身皮肤散在红色丘疹伴痒 1 个月。

【现病史】1 个月前左下肢股部被蚊虫叮咬,后出现绿豆粒大小的红色丘疹,后渐增大增多,累及面、颈、躯干,自觉轻度瘙痒、乏力。在当地医院行组织病理检查后诊断为类丹毒,应用异烟肼、利福平治疗 1

个月无效。

【皮肤科检查】面、颈、躯干散在绿豆粒至花生米大小的红色丘疹，表面少许鳞屑，部分中央凹陷，坏死结痂（图 20-24-4）。

【组织病理】表皮增厚，细胞间水肿，少量单一核细胞、中性粒细胞移入，真皮乳头水肿，血管扩张充血，真皮内淋巴细胞伴嗜酸性粒细胞、中性粒细胞浸润（图 20-24-5）。免疫组化染色：CD45RO（图 20-24-6）、CD68、CD3、CD30、CD4 阳性，CD20、CD79a 灶性阳性。

【诊断】淋巴瘤样丘疹病。

【治疗】给予口服泼尼松 30mg/d；口服甲氨蝶呤，每次 15mg，每周 1 次；外用复方硝酸咪康唑乳膏。

【病例特点】①中年女性；②皮损表现为丘疹，中心坏死结痂；③组织病理免疫组化符合淋巴瘤样丘疹病。

二、讨论

淋巴瘤样丘疹病可发生于各个年龄，成人多见，原发损害为直径 1cm 的红色丘疹，可发展成丘疱疹、出血、坏死性丘疹，多数典型的损害于 8 周内自愈，较大的损害需要较长时间，组织病理检查确诊。组织学分型：A 型，以大的原始细胞、里-施细胞、较多的嗜酸性粒细胞和中性粒细胞为特征，大细胞 CD30 阳性；B 型，多为脑回状单核小细胞，辅助

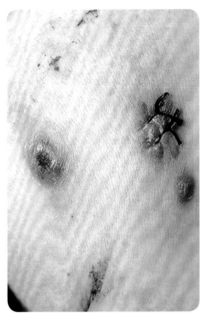

图 20-24-4 淋巴瘤样丘疹病皮肤科检查（臀部）所见

T 细胞标记阳性，可见散在的 CD30 阳性淋巴细胞；C 型，与原发性皮肤大细胞淋巴瘤重叠。本病与急性苔藓痘疮样糠疹、坏死性血管炎类疾病临床表现相似，组织病理易鉴别。可能无须治疗，只有中等程度症状的患者才需治疗，可以外用激素、PUVA，系统用甲氨蝶呤疗效最为可靠，剂量为每周 7.5~15.0mg。

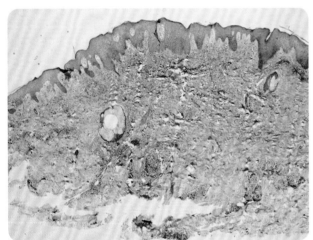

图 20-24-5 淋巴瘤样丘疹病组织病理（臀部）

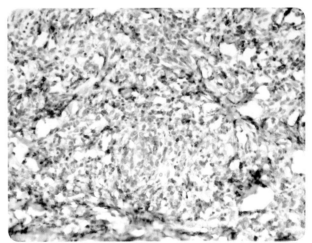

图 20-24-6 淋巴瘤样丘疹病免疫组化染色示 CD45RO 阳性

（病例提供 田洪青 王金良 张艳芳）

第二十五节 唇部假性淋巴瘤

一、病例

患者女性,28 岁。

【主诉】下唇肿胀 3 年。

【现病史】3 年前下唇出现肿胀、粗糙,时有渗出结痂,自觉麻木、疼痛,春夏季加重。

【皮肤科检查】下唇肿胀肥厚、粗糙,局部渗出结痂,边界不清(图 20-25-1)。

【组织病理】表皮细胞间水肿,单一核细胞移入,真皮内大量淋巴细胞浸润,间有少许浆细胞、嗜酸性粒细胞、淋巴滤泡形成,符合假性淋巴瘤(图 20-25-2)。

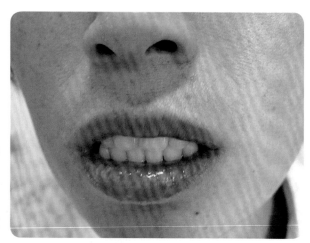

图 20-25-1 假性淋巴瘤(唇部)皮肤科检查所见

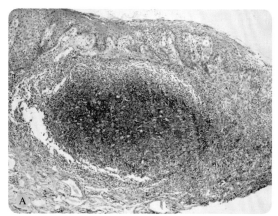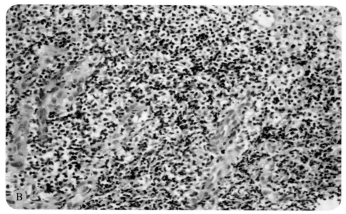

图 20-25-2 假性淋巴瘤(唇部)组织病理

【诊断】假性淋巴瘤(唇部)。

【治疗】复方倍他米松 1ml 局部封闭治疗;口服羟氯喹,每次 0.1g,每日 2 次。

【病例特点】①青年女性;②下唇肿胀 3 年;③自觉疼痛,春夏加重;④组织病理符合假性淋巴瘤。

二、讨论

皮肤假性淋巴瘤是指以皮肤淋巴细胞、巨噬细胞及树突状细胞聚集为特征的一组良性疾病,可能由已知的刺激因素诱发。临床上常分为结节型和弥漫型。组织学表现为完全良性或类似皮肤淋巴瘤,大多数病例为 T 细胞和 B 细胞混合浸润。皮肤淋巴增生表现为一组病谱,皮肤假性淋巴瘤位于病谱的良性端,皮肤淋巴瘤位于恶性端,目前尚不能精确判断哪些病例会进行性发展。

(病例提供 张艳芳 王金良)

第二十六节 种痘水疱病样 T 细胞淋巴瘤

一、病例

病例 1

患儿女性,12 岁。

【主诉】全身水肿性红斑、凹陷性瘢痕 10 年。

【现病史】10 年前发热后全身出现水肿性红斑,多发生于暴露部位,伴疼痛、瘙痒、乏力,日晒后加重,冬轻夏重,愈后留凹陷性瘢痕。

【皮肤科检查】面部散在肤色凹陷性瘢痕,躯干及四肢散在豆粒大硬结,表面坏死结痂及凹陷性瘢痕,以四肢伸侧多见(图 20-26-1)。腋窝、腹股沟淋巴结肿大,轻压痛。

【辅助检查】血常规、尿常规正常;MED 测定:正常范围;血卟啉、尿卟啉皆阴性;心肌酶:谷草转氨酶 137U/L(正常值 0~42U/L),乳酸脱氢酶 684U/L(正

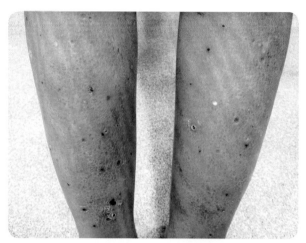

图 20-26-1 种痘水疱病样 T 细胞淋巴瘤皮肤科检查(胫部)所见

常值 119~229U/L),其余项正常;ANA、抗 ENA 抗体、抗 dsDNA 抗体阴性;血清 EB 病毒抗体 IgG 阴性。

【组织病理】真皮大量淋巴样细胞浸润,细胞大小不一,核圆形或卵圆形(图 20-26-2)。免疫组化染色:CD45RO 部分阳性(图 20-26-3)CD20、CD30、CD68、CD79a 阴性。

【诊断】种痘水疱病样 T 细胞淋巴瘤。

【病例特点】①儿童发病;②有发热、乏力症状,伴浅表淋巴结肿大;③皮损多发生于暴露部位;④血清 EB 病毒抗体 IgG 阴性;⑤组织病理符合种痘水疱病样 T 细胞淋巴瘤。

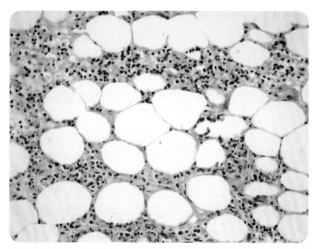

图 20-26-2 种痘水疱病样 T 细胞淋巴瘤组织病理(胫部)

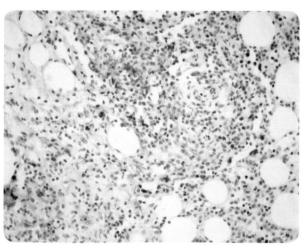

图 20-26-3 种痘水疱病样 T 细胞淋巴瘤免疫组化染色示淋巴样细胞 CD20 阳性

病例 2

患者男性,53 岁。

【主诉】头皮、躯干反复坏死性红斑 2 年。

【现病史】2 年前头皮出现水肿性红斑,逐渐扩大,有痛感,约 1 周后疼痛消失,皮疹中央出现坏死,消退后遗留瘢痕,反复发作,后累及躯干,曾在某医院诊断为毛囊炎,用抗生素治疗无效。20 天前皮损复发。

【皮肤科检查】头皮、胸、背米粒至黄豆大小的水肿性红斑,中央坏死结痂,部分痂下可见脓液(图 20-26-4)。口腔黏膜无异常,浅表淋巴结未触及肿大。

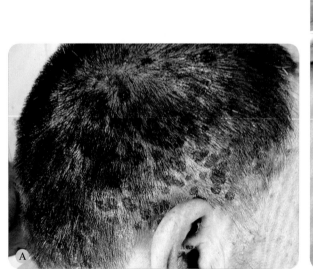
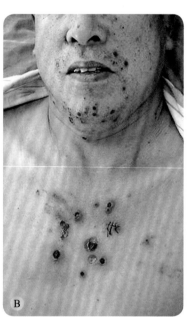

图 20-26-4　种痘水疱病样 T 细胞淋巴瘤皮肤科检查所见
A. 头皮;B. 胸部。

【辅助检查】血常规:白细胞计数 12.87×10^9/L,红细胞计数 5.07×10^{12}/L,血小板计数 336×10^{12}/L;ESR 19mm/h;尿常规、便常规正常。

【组织病理】表皮结痂、渗出,表皮至真皮大量淋巴样细胞浸润,细胞大小不一,核圆形或卵圆形(图 20-26-5)。免疫组化染色:淋巴样细胞 CD20、CD30、CD68 阴性,CD45RO、CD79a 部分细胞阳性,CD3 大部分细胞阳性。

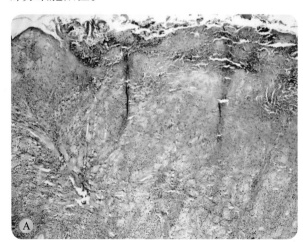
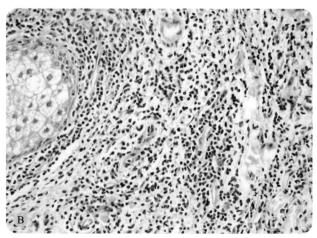

图 20-26-5　种痘水疱病样 T 细胞淋巴瘤组织病理

【**诊断**】种痘水疱病样 T 细胞淋巴瘤。

【**病例特点**】①成年男性；②皮肤反复发作的水肿性红斑，表面坏死结痂；③组织病理及免疫组化均符合。

二、讨论

种痘水疱病样 T 细胞淋巴瘤较为少见，多发生于儿童，主要累及面部和四肢，表现为水肿性红斑、水疱、结痂和坏死，可伴有高热、肝大、脾大等全身症状，与 EB 病毒（Epstein Barr virus，EBV）感染有关。组织病理表现为真皮和皮下组织的血管周围、脂肪小叶内异形 T 淋巴细胞浸润，具有显著的淋巴样细胞嗜血管壁现象。皮损组织基因重排检查有助于该病诊断。与种痘样水疱病的鉴别：典型种痘样水疱病的临床特点为明显自限性，临床表现轻，累及暴露部位，多不伴系统症状；非典型种痘样水疱病的临床特点为皮损重，多伴颜面水肿，组织病理变化类似皮肤 T 细胞淋巴瘤，预后较差，有发展成淋巴瘤的可能。

（病例提供　于修路　周盛基　单晓峰）

第二十一章 非感染性肉芽肿

第一节 泛发性环状肉芽肿

一、病例

患者女性,50岁。

【主诉】右下肢丘疹9个月,泛发全身半年。

【现病史】9个月前右下肢出现多个米粒小的丘疹,半年前面部、躯干、四肢出现类似皮疹,部分发展为环状,轻微瘙痒。

【皮肤科检查】面部、躯干、四肢及手背见米粒至黄豆大小不等的肤色、紫红色斑疹、丘疹,表面光滑,无鳞屑,触之较硬,无压痛,部分皮疹中央稍凹陷,边缘隆起,呈环状(图21-1-1)。

【辅助检查】血常规、血糖均无异常。

【组织病理】表皮基本正常,真皮中上部灶状胶原纤维变性,周围有大量上皮样细胞及淋巴细胞(图21-1-2)。

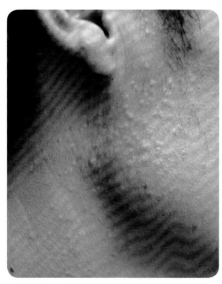

图 21-1-1 泛发性环状肉芽肿皮肤科检查
(面部)所见

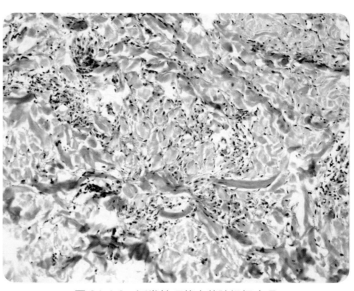

图 21-1-2 泛发性环状肉芽肿组织病理

【诊断】泛发性环状肉芽肿。

【治疗】复方倍他米松 1ml 即刻肌内注射；口服雷公藤多苷，每次 20mg，每日 3 次；口服氨苯砜，每次 50mg，每日 2 次；酮替芬每次 1mg，睡前口服。

二、讨论

泛发性环状肉芽肿（generalized granuloma annulare，GGA）是一种少见的、特殊类型的环状肉芽肿（granuloma annulare，GA）。与局限性环状肉芽肿相比，GGA 更易与多种系统性疾病相伴发，如恶性肿瘤、糖尿病、自身免疫性甲状腺炎及病毒感染性疾病。多见于 30~70 岁的女性，临床表现为泛发性、肤色或淡红色、坚实丘疹或结节，部分排列呈环状。好发于胸腹部、背部和四肢，很少累及掌跖和面部。

组织病理与典型 GA 相似，表现为局灶性胶原纤维变性，周围伴有呈栅栏状排列的上皮样细胞及淋巴细胞。

临床需与结节病、扁平苔藓、类脂质渐进性坏死等疾病鉴别。类脂质渐进性坏死的鉴别关键在于后者坏死病变累及真皮全层，且皮下脂肪亦可受侵，并可见广泛的胶原纤维变性，而环状肉芽肿的主要病变在真皮上部，黏蛋白沉积一般较明显。

GGA 对治疗的反应较差，系统用药可选用糖皮质激素、异维 A 酸、抗疟药、氨苯砜、烟酰胺、碘化钾均有一定疗效。有文献表明应用 α- 干扰素治疗有效。局部可外用糖皮质激素、地蒽酚软膏、过氧化苯甲酰、氟尿嘧啶软膏、皮损内注射糖皮质激素，也可应用电灼或 PUVA 治疗。

（病例提供　吴　梅　史本青）

第二节　阿维 A 治疗穿通性环状肉芽肿

一、病例

患者男性，39 岁。

【主诉】躯干上肢反复丘疹 8 年。

【现病史】8 年前躯干、上肢出现肤色丘疹，3 天后变成红色，逐渐扩大，10 天后中央坏死有黏液物质排出，2 个月后逐渐变成白色萎缩性瘢痕。反复发作，夏季加重。

【皮肤科检查】躯干、上肢多发性红色丘疹、结节，米粒至蚕豆大小，部分表面坏死结痂，散在白色瘢痕（图 21-2-1）。

【组织病理】表皮大致正常，真皮中上部大量组织细胞及淋巴细胞浸润，中央为变性胶原纤维，并穿通至表皮。穿通部表皮变薄，伴角化不全及角质层增厚（图 21-2-2）。

【诊断】穿通性环状肉芽肿。

【治疗】口服阿维 A，每次 30mg，每日 1 次。1 个月后随访，胸背部多数皮疹消退，遗留白色萎缩性瘢痕。

【病例特点】①中年男性；②躯干、上肢皮疹 8 年；③开始为皮肤色小丘疹，2~3 天变成红色，后中央坏死伴黏液物质排出，逐渐变成白色萎缩性瘢痕；④皮疹夏季加重；⑤组织病理符合环状肉芽肿。

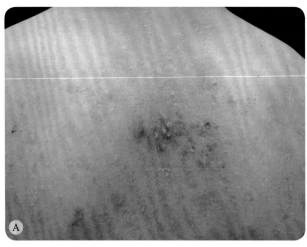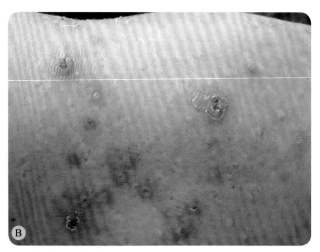

图 21-2-1　穿通性环状肉芽肿皮肤科检查所见
A. 背部；B. 上肢。

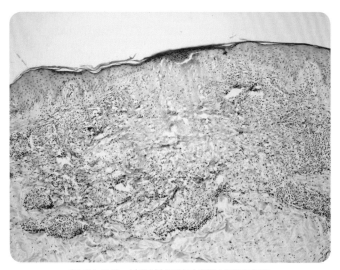

图 21-2-2　穿通性环状肉芽肿组织病理

二、讨论

穿通性环状肉芽肿（perforating granuloma annulare，PGA）是 GA 的特殊类型，1968 年 Mehregan 首先报道了 GA 经上皮排出的病例，1971 年 Owens 等命名为 PGA，该病多见于儿童和年轻人，约占 GA 的 5%。

病因不明，可能与紫外线照射、昆虫叮咬、外伤、病毒感染、甲状腺炎和维生素 D 过量等因素有关。30% 的患者伴有糖尿病，糖尿病可能是本病最重要的病因。

PGA 可发生于身体任何部位，但以四肢伸侧、手背和指背较多见。临床多表现为直径 1~5mm 的肤色或红色小丘疹，密集成片，但不融合，丘疹中央常有一脐凹，表面可有结痂。多无自觉症状，但 Penas 等报道 26% 的患者有瘙痒，21% 的患者有疼痛。泛发性 PGA 病程更长，常出现脓疱性丘疹，并常聚集形成直径 1~4cm 的斑块，皮损消退后局部常遗留瘢痕。临床上 PGA 可分为两型，即多发的小丘疹上有脐凹的称为丘疹穿通型（P 型），有指甲大小的溃疡形成的称为溃疡穿通型（U 型）。

本病最具特征性的组织病理学改变是栅栏状肉芽肿，其中央是由胶原、纤维素和黏液组成的无细胞带，穿通到表皮，伴有淋巴细胞反应。

临床表现及组织病理方面本病应与传染性软疣、穿通性胶原病、匐行性穿通性弹性纤维病、穿通性毛囊炎、皮肤钙质沉着症、穿通性弹性纤维假黄瘤、丘疹坏死性结核疹、恶性萎缩性丘疹病、结节病及穿通性类风湿结节等鉴别。

　　人多无须治疗,皮损可自行消退,但泛发性 PGA 有时治疗较困难。有报道 PGA 用抗结核药、PUVA、异维 A 酸、外用或口服糖皮质激素、氯喹、羟氯喹、氨苯砜、碘化钾、液氮冷冻等治疗有一定效果。本病例应用阿维 A 治疗后收到明显疗效。

(病例提供　吴　梅　周桂芝)

第三节　局限性环状肉芽肿

一、病例

病例1

患者女性,60 岁。

【主诉】双上肢红斑、丘疹 15 年,加重 2 年。

【现病史】15 年前双手背出现丘疹,无明显症状,渐扩大呈环状,近 2 年明显扩大,并延及前臂。

【皮肤科检查】双上肢手背大小不等的环状红斑,边缘高起,质地较硬,表面光滑无鳞屑,无压痛(图 21-3-1)。

【组织病理】表皮轻度萎缩,真皮中部灶状胶原纤维变性,周围大量组织细胞及淋巴细胞浸润(图 21-3-2)。

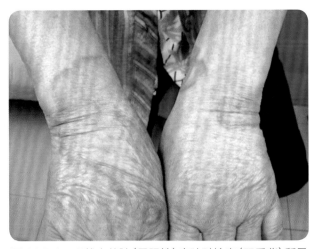

图 21-3-1　环状肉芽肿(局限性)皮肤科检查(双手背)所见

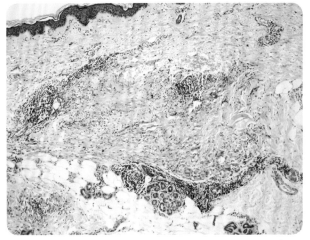

图 21-3-2　环状肉芽肿(局限性)组织病理(双手背)

【诊断】环状肉芽肿(局限性)。

【治疗】口服阿维 A,每次 20mg,每日 1 次;口服雷公藤片,每次 24μg,每日 3 次;外用曲安奈德乳膏。

病例 2

患者女性,23 岁。

【主诉】左手背环状丘疹 2 年。

【现病史】2 年前左手背面出现黄豆大丘疹,无感觉,增大增多,渐呈环状。

【既往史】否认糖尿病及甲状腺功能亢进症等疾病。

【皮肤科检查】左手背 2 片肤色环状斑块,边缘高起,表面光滑,触硬(图 21-3-3)。

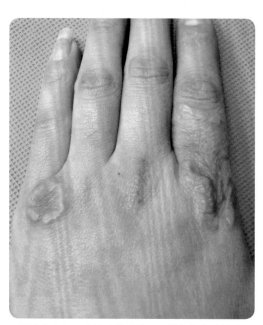

图 21-3-3 环状肉芽肿(局限性)皮肤科检查
(左手背)所见

【组织病理】真皮浅中层见胶原纤维变性、坏死,周围有栅栏状肉芽肿形成。抗酸染色阴性。

【诊断】环状肉芽肿(局限性)。

【治疗】口服阿维 A,每次 30mg,每日 1 次;口服雷公藤片,每次 24μg,每日 3 次;外用曲安奈德乳膏。

病例 3

患者女性,68 岁。

【主诉】躯干及上肢环状红斑、丘疹半年。

【现病史】半年前胸部、腰部及双前臂伸侧出现淡红色丘疹,逐渐发展成环状斑片,中心消退边缘隆起,无自觉症状。

【既往史】高血压病史 10 年。

【皮肤科检查】手背、前臂伸侧、胸部淡红色斑片,呈环状隆起,表面光滑(图 21-3-4)。

【组织病理】表皮大致正常,真皮浅中层片状胶原纤维变性,周围有大量组织细胞及淋巴细胞呈栅栏状浸润(图 21-3-5)。

【诊断】环状肉芽肿。

【治疗】口服阿维 A,每次 20mg,每日 1 次;口服雷公藤片,每次 24μg,每日 3 次;外用曲安奈德乳膏。

【病例特点】①肢体局限部位出现丘疹,渐扩大成边界清楚的环状;②皮损发展缓慢,无自觉症状;③组织病理符合环状肉芽肿。

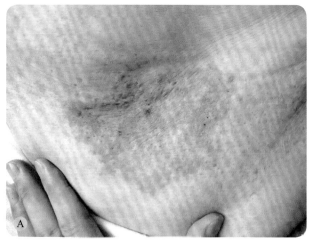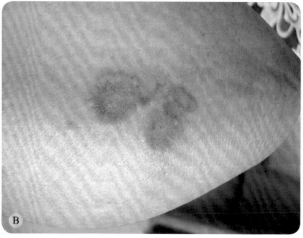

图 21-3-4 环状肉芽肿(局限性)皮肤科检查所见
A.上胸部；B.双前臂伸侧。

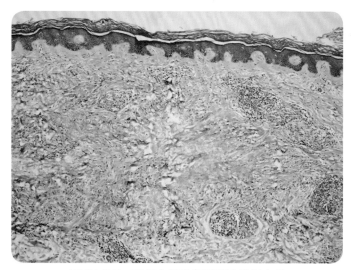

图 21-3-5 环状肉芽肿(局限性)组织病理

二、讨论

环状肉芽肿(GA)是发生于真皮或皮下组织、临床以环状排列的丘疹或结节性损害为特征的慢性皮肤病。Fox 于 1895 年首次报道该病，1902 年由 Crocker 正式命名。

GA 病因不清，可能与结核、虫咬、外伤、日晒、疫苗接种、遗传或病毒感染相关，也常与糖尿病、甲状腺炎及恶性肿瘤等全身性疾病伴发。血管病变致血管闭塞引起局部组织缺血，导致渐进性坏死。组织学证实病变区血管内皮细胞肿胀、管壁增厚，以致管腔闭塞，部分血管基底膜坡璃样变。

GA 多表现为肤色或淡红丘疹或结节，渐发展成环状。可分为局限性、巨大型、穿通性、泛发性和结节性等多种类型。其他较少见的临床类型有毛囊脓疱性皮损、斑片状皮损和线状皮损。

局限性 GA 的组织病理表现同普通 GA。需与结节病、类脂质渐进性坏死、光线性肉芽肿及类风湿结节鉴别。尚无特效疗法，局部治疗可选择冷冻、皮损内注射干扰素、糖皮质激素封包或局部注射曲安奈德。系统治疗可选择维生素 E、光化学疗法、雷公藤、干扰素。有报道口服异维 A 酸、烟酰胺、环孢素、抗疟药，以及用注射针头在皮疹部位划痕疗法也有一定疗效。

（病例提供 田洪青 王广进 施仲香）

第四节　结节性环状肉芽肿

一、病例

病例1

患儿女性,5岁。

【主诉】右手中指丘疹1年。

【现病史】1年前右手中指背侧在叮咬部位出现一个米粒大小丘疹,表面光滑,质硬,渐增多,无自觉症状。

【皮肤科检查】右中指关节粗大,质硬,周围散在肤色丘疹,表面光滑,质硬(图21-4-1)。

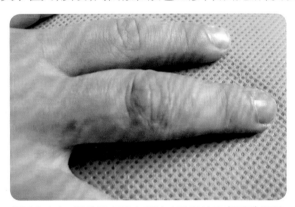

图21-4-1　结节性环状肉芽肿皮肤科检查(手部)所见

【辅助检查】彩超:右中指软组织肿胀。X线片:右手诸构成骨及关节未见明显异常。

【组织病理】表皮基本正常,真皮中下层片状胶原纤维变性,周围伴大量组织样细胞及部分淋巴细胞浸润(图21-4-2)。

【诊断】结节性环状肉芽肿。

【治疗】外用曲安奈德乳膏。

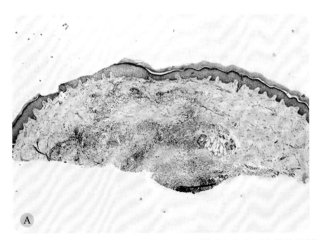
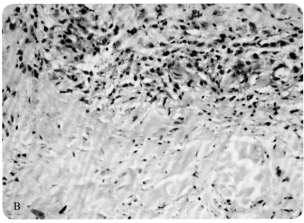

图21-4-2　结节性环状肉芽肿组织病理(手部)

病例2

患者女性,62岁。

【主诉】手足丘疹结节半年,轻痒。

【现病史】半年前右手背、左足背、右侧外踝起红色丘疹、斑丘疹,渐增大、突起形成斑块、结节,轻痒。在当地医院曾多次按湿疹等给予皮炎平治疗无效。

【皮肤科检查】右手背指掌关节处鸭蛋、枣大小的斑块、结节(图21-4-3A);左足背、右侧外踝部紫红色、杏大小的结节斑块(图21-4-3B),表面光滑,无鳞屑,无触压痛。

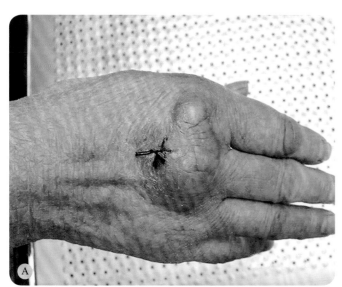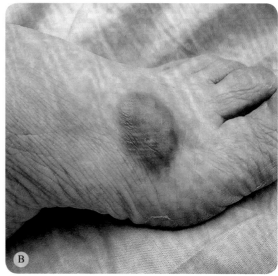

图21-4-3 结节型环状肉芽肿皮肤科检查所见

【组织病理】表皮大致正常,真皮中下部由组织细胞及淋巴细胞组成的栅栏肉芽肿,中央为变性胶原纤维。

【诊断】结节性环状肉芽肿。

【治疗】口服阿维A,每次20mg,每日1次;口服雷公藤片,每次24μg,每日3次;外用曲安奈德乳膏。

【病例特点】①肢端局限分布的丘疹或结节;②皮疹质硬光滑;③组织病理支持为环状肉芽肿。

二、讨论

结节性环状肉芽肿(nodular granuloma annulare,NGA)是环状肉芽肿的一种少见类型,主要见于儿童,男孩多于女孩,成人极为少见。多数患者有外伤史。

皮疹特点是较深在的肤色、淡红色或紫红色的皮肤浸润性结节,质地坚硬,无痛或轻微压痛,好发于下肢、臀部,亦见于头皮和手部。约1/4的患者伴浅表丘疹性皮疹。

需与类脂质渐进性坏死鉴别。在组织病理表现方面两者虽都有栅栏状肉芽肿,但NGA在肉芽肿中央有黏蛋白沉积,类脂质渐进性坏死有纤维蛋白样物质。

NGA的治疗方法有许多,如氯唑、碘化钾、氨苯砜、维A酸、雷公藤等,但疗效不一,也可加用IFN-α抑制剂治疗。

(病例提供 王广进 施仲香)

第五节　光线性肉芽肿

一、病例

病例 1

患者男性，43 岁。

【主诉】双耳后、额部红斑、丘疹 2 年。

【现病史】2 年前双耳后出现红色丘疹、结节，后逐渐扩大为斑块，呈环状，中间色素减退，外缘较正常皮肤高起，光照后加重。半年前额部开始出现类似皮损。

【皮肤科检查】双耳后、额部环状红斑、丘疹，皮损中间色素减退，伴轻度萎缩，边缘略高起（图 21-5-1）。

【组织病理】（耳后）表皮间轻度水肿，真皮浅层、中层组织样细胞及异物巨细胞构成肉芽肿。肉芽肿周围胶原纤维嗜碱性变（图 21-5-2）。弹性纤维染色：肉芽区弹性纤维消失，异物巨细胞内见吞噬的弹性纤维，肉芽肿周围弹性纤维碎裂（图 21-5-3）。

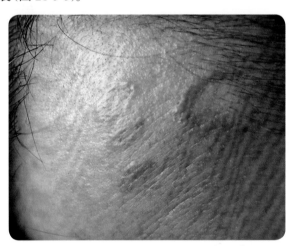

图 21-5-1　光线性肉芽肿皮肤科检查（额部）所见

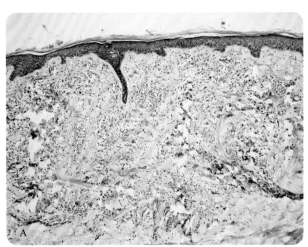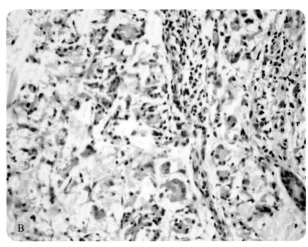

图 21-5-2　光线性肉芽肿组织病理（耳后）

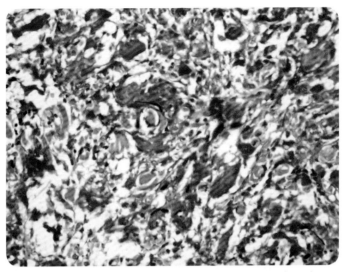

图 21-5-3 光线性肉芽肿组织病理弹性纤维染色(耳后)

【诊断】光线性肉芽肿。

病例 2

患者男性,39 岁。

【主诉】面颈部皮肤丘疹、结节 2 年,加重 1 个月。

【现病史】2 年前面颈部出现丘疹、结节,无自觉症状,外用氯霉素酊剂,口服克拉霉素效果不佳,冬季减轻,日晒后加重。近 1 个月皮疹明显增多。

【皮肤科检查】面部、颈部、耳郭下方散在分布米粒、黄豆至杏仁大小的红色丘疹、斑块,部分中央凹陷,似环形,触之韧(图 21-5-4)。

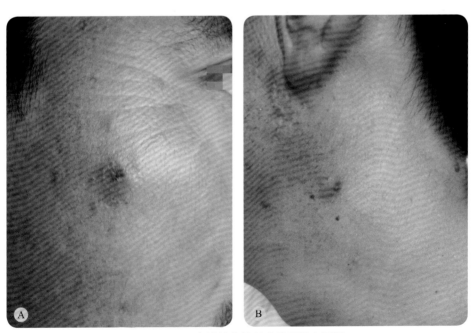

图 21-5-4 光线性肉芽肿皮肤科检查所见
A. 面部;B. 颈部。

【组织病理】表皮变薄,基底层黑色素增加,轻度细胞间水肿,真皮浅层胶原纤维嗜碱性变,血管扩张,周围淋巴样细胞浸润,浅、深层灶性巨细胞、组织细胞浸润(图 21-5-5)。DIF 阴性。弹性纤维染色:皮损中央以及巨细胞部位弹性纤维消失,皮损周围弹性纤维增多、变粗,巨细胞内见弹性纤维碎片(图 21-5-6)。

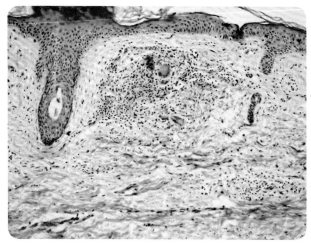

图 21-5-5　光线性肉芽肿组织病理

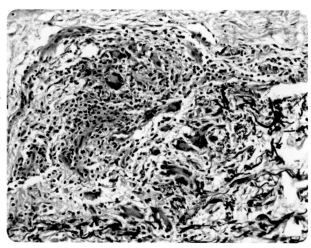

图 21-5-6　光线性肉芽肿组织病理弹性纤维染色

【诊断】光线性肉芽肿。

【病例特点】①中年男性;②曝光部位发生丘疹、结节,渐融合成斑块,伴光敏;③组织病理符合光线性肉芽肿。

二、讨论

光线性肉芽肿(actinic granuloma)是一种由于经常遭受日光暴晒引起的皮肤慢性肉芽肿,由 O'Brien 于 1975 年首次报道。其发病机制可能是由于日晒使弹性纤维变性,机体对变性弹性纤维上的一种弱抗原决定簇产生细胞免疫应答。

该病好发于曝光部位,开始为单个或群集小丘疹,逐渐增多、扩大,形成环状、弧形斑块,边缘呈堤状隆起,中央皮肤正常或轻度萎缩。

组织病理:真皮浅中层可见组织细胞及多核巨细胞组成的肉芽肿,伴胶原纤维嗜碱性变,弹性纤维染色显示炎症细胞浸润区中心弹性纤维消失,边缘弹性纤维变粗、卷曲。在多核巨细胞内常有弹性纤维碎片;抗酸染色可在多核巨细胞内发现星状体。

需与环状肉芽肿及结节病鉴别。

治疗可选用口服羟氯喹、烟酰胺及维生素 B,局部使用糖皮质激素或维 A 酸类药物。

(病例提供　张法义　杨宝琦)

第六节　结节病

一、病例

患者女性,53 岁。

【主诉】面、上肢、背部红斑结节 2 年。

【现病史】 2 年前鼻部出现红斑、结节，渐延及整个面部、上肢、背部，瘙痒。曾在外院行组织病理检查诊为肉芽肿性炎症，未治疗。

【既往史】 高血压病史 10 年，脑栓塞病史半年。

【皮肤科检查】 面部多发红斑、丘疹及结节，部分融合，伴轻度脱屑（图 21-6-1A）；耳前红斑，表面轻度萎缩，有鳞屑（图 21-6-1B）；躯干、四肢散发红斑、结节，部分结痂（图 21-6-1C、D）。

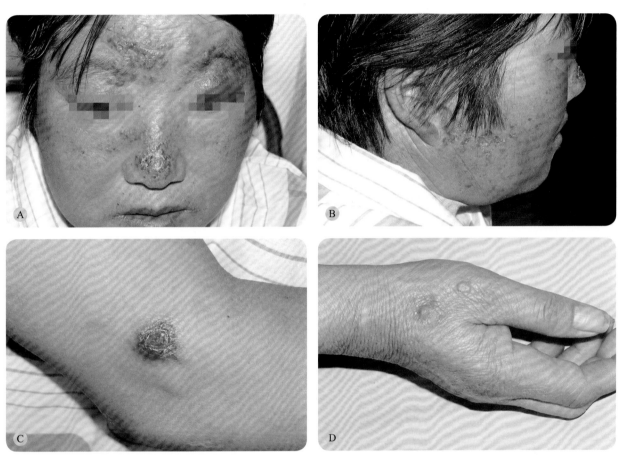

图 21-6-1　结节病皮肤科检查所见

【辅助检查】 空腹血糖 7.6mmol/L，尿糖（++），肝肾功能、血脂正常。PPD 皮肤试验阴性。

胸部正位 X 线片：双肺纹理增多，有网格状影，其间弥漫小结节。心电图：冠状动脉供血不足。

【组织病理】 表皮变薄，真皮内多发上皮细胞肉芽肿，伴多核巨细胞，无干酪性坏死（图 21-6-2）。

【诊断】 结节病。

【治疗】 糖皮质激素（相当于泼尼松量）50mg/d，皮疹好转后缓慢减量；继续口服雷公藤多苷、羟氯喹；同时并用降血压药及降血糖药。1 个月后皮疹逐渐变平，留有暗红色萎缩性斑片（图 21-6-3）。

【病例特点】 ①老年女性；②面部、躯干及上肢多发红斑、结节；③胸部 X 线片示双肺纹理增多，有网格状影，其间弥漫小结节；④组织病理符合结节病。

二、讨论

结节病由 Hutchinson 于 1869 年首先描述，是一种以非干酪样上皮细胞肉芽肿为组织病理学特征的多系统肉芽肿性疾病。多发生于 20~40 岁，女性多于男性。我国人群发病率较低，但近年来有增多趋势。

该病病因不明,可能是由多种因素(感染、化学刺激等)通过免疫学机制引起的一种特殊类型的组织学反应。

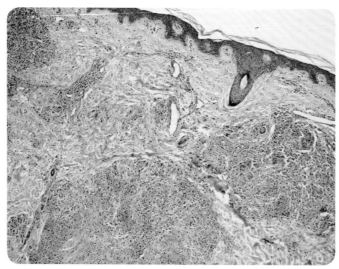

图 21-6-2 结节病组织病理

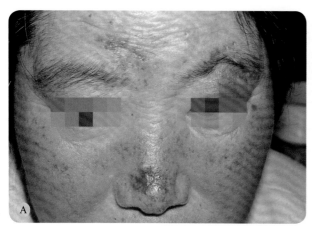 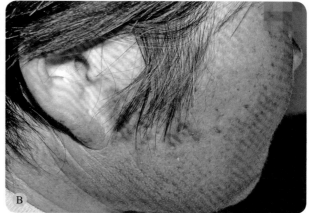

图 21-6-3 结节病治疗后
A. 面部;B. 耳前。

结节病可累及除肾上腺外的任何器官和组织,肺部受累最多,超过 90%。皮肤病变约占 25%。

组织病理:肉芽肿中心由巨噬细胞、上皮样细胞和多核巨细胞组成,大小形态较一致,边界清楚,结节内无干酪样坏死。结节周围有较多淋巴细胞、单核细胞和成纤维细胞包绕。

需与结核、真菌感染、韦格纳肉芽肿病、淋巴瘤、异物肉芽肿等鉴别。

根据胸内或肺内受累程度,结节病在确诊时可进行如下分期。① 0 期:无胸内损害;② Ⅰ 期:单或双侧肺门淋巴结肿大伴或不伴胸内其他区淋巴结肿大,无肺内病变;③ Ⅱ 期:以肺门为主的胸内淋巴结肿大伴肺内病变;④ Ⅲ 期:仅有肺部病变,不伴胸内淋巴结肿大;⑤ Ⅳ 期:两肺广泛间质纤维化。

本病的治疗及预后视系统性损害的有无及严重程度而定,首选糖皮质激素治疗。但对 0 期及 Ⅰ 期轻型病例可暂不用激素治疗,但应定期随访胸部 X 线片、血清血管紧张素转换酶及肺功能。单发于皮肤的结节病应用 10% 碘化钾治疗也可收到良效。半数以上结节病患者预后较好,呈自限性,10%~30% 病情进展,Ⅳ 期结节病预后差,约有 30% 死于呼吸衰竭。

（病例提供 吴卫志 亓兴亮）

第七节　泛发性丘疹型结节病

一、病例

患者男性,50 岁。

【主诉】颈、双上肢出现丘疹 1 个月。

【现病史】1 个月前颈部、双上肢出现红丘疹,渐扩及胸背部,无自觉症状。

【皮肤科检查】颈、双上肢屈侧、胸、背部泛发粟粒、绿豆大小淡红色丘疹,表面略扁平,无脱屑(图 21-7-1)。

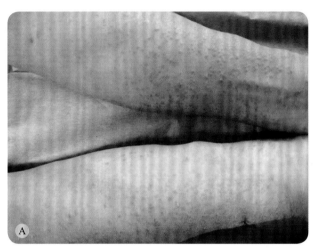
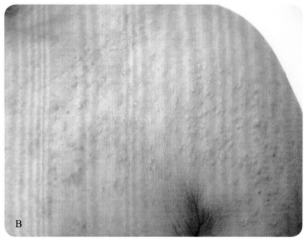

图 21-7-1　泛发性丘疹型结节病皮肤科检查所见
A. 双上肢屈侧; B. 胸部。

【组织病理】(上肢)表皮轻度萎缩,真皮浅、中层上皮细胞肉芽肿,间有淋巴细胞,少许浆细胞及嗜酸性粒细胞浸润,无干酪样坏死(图 21-7-2)。

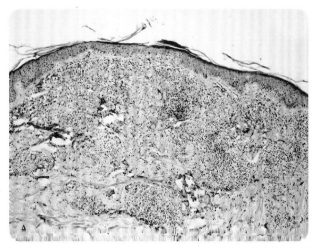
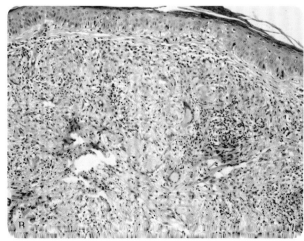

图 21-7-2　泛发性丘疹型结节病组织病理

【辅助检查】胸部 X 线片：胸廓对称，两肺纹理增多紊乱，两肺门影不大，心影大小形态尚可，主动脉迂曲增宽，两膈面光滑，肋膈角锐利。意见：主动脉硬化。

TPPA 阴性，TRUST 阴性；PPD 皮肤试验阳性。

【诊断】泛发性丘疹型结节病。

【治疗】口服羟氯喹，每次 0.2g，每日 2 次。3 周后复诊皮疹明显减轻，皮疹颜色由橘红色变为棕红色、褐红色，部分皮疹消退留褐色斑。

【病例特点】①中老年男性；②躯干上肢密集分布的小红丘疹，粟粒至绿豆大小；③组织病理符合结节病。

二、讨论

结节病皮损表现多种多样，常见的临床类型为结节性红斑型、丘疹型、斑块型、冻疮样狼疮型、皮下结节型等。

丘疹型皮损多见于面、颈部及四肢伸侧，罕见于躯干和黏膜，皮疹特点为半球形小丘疹，隆出皮面 5mm 以下，早期呈橘黄色，后期呈棕红色或紫色，数个至数百个不等。此种类型结节病临床可误诊为泛发性环状肉芽肿、发疹性汗管瘤、毛囊性扁平苔藓、面部播散性粟粒状狼疮等，通过组织病理、胸部 X 线检查、克韦姆试验及血清血管紧张素转换酶等辅助检查可确诊。

不伴有肺内病变的结节病 80% 以上的有自限性，可不用激素治疗，但应定期检查血清血管紧张素转换酶、胸部 X 线片及肺功能。有下列指征者需应用激素治疗：①眼、颜面皮肤及神经系统、心肝脾肾受累或血钙增高；②发热或全身症状重；③有肺内病变的结节病；④肺部广泛纤维化且有明确活动指征。及时应用激素治疗能迅速改善症状，促使炎症吸收，减少纤维化形成，防止病情进展。

(病例提供　王广进)

第八节　面部结节病

一、病例

病例1

患者男性，54 岁。

【主诉】左颊部红斑、结节 30 年。

【现病史】30 年前面颊部外伤后出现丘疹、结节，缓慢增多，夏季可缓解，反复发作，微痒。愈合后留有萎缩性瘢痕，曾在多家医院诊断为真菌感染、湿疹，10 年前行组织病理检查示非特异性炎症。

【皮肤科检查】左侧面颊部群集性暗红色丘疹、结节，质韧，无压痛，中央少许萎缩性瘢痕，轻度脱屑(图 21-8-1)。

【辅助检查】真菌直接镜检及培养阴性。PPD 皮肤试验阴性。胸部 X 线检查无异常。

【组织病理】表皮变薄，真皮中上部多发的上皮细胞肉芽肿，大小较均一，中央无干酪样坏死，周围淋巴细胞浸润(图 21-8-2)。

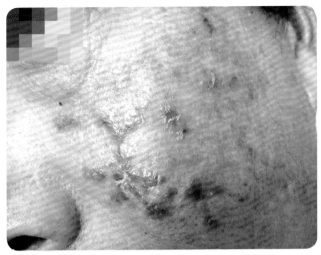

图 21-8-1　结节病皮肤科检查(左颊部)所见

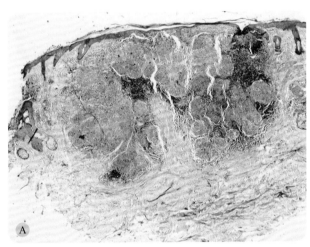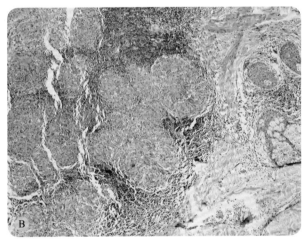

图 21-8-2　结节病组织病理(左颊部)

【诊断】结节病。

病例2

患者女性,44 岁。

【主诉】面部皮疹 30 年。

【现病史】30 年前右面部出现米粒大小的丘疹,无自觉症状。皮损逐渐增大增多,融合呈斑块。曾多次在外院就诊,诊断不明,外用糠酸莫米松乳膏,效果欠佳。

【皮肤科检查】右面部群集性鲜红色结节,大小不一,质地较硬,周边见红色斑片,伴毛细血管扩张(图 21-8-3)。

【辅助检查】胸部 X 线片未见明显异常;PPD 皮肤试验阴性。

【组织病理】(面部)表皮变薄,真皮内上皮样细胞肉芽肿,无干酪样坏死。淋巴细胞散在,见纤维素样变(图 21-8-4)。

【诊断】结节病。

【病例特点】⑴中年患者,发病时间长;②面部单侧暗红色丘疹、结节,无压痛;③组织病理表现为皮细胞肉芽肿。

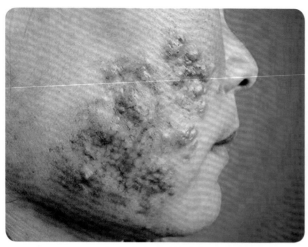

图 21-8-3　结节病皮肤科检查(右面部)所见

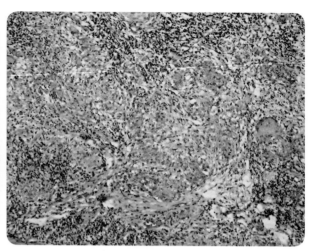

图 21-8-4　结节病组织病理

二、讨论

结节病表现多种多样,但是单纯面部受累的相对少见。

(病例提供　张迪展　于美玲　王广进)

第二十二章 黏膜及黏膜皮肤交界处疾病

第一节 皮脂腺异位症

一、病例

病例1

患者男性,17岁。

【主诉】包皮皮疹1年。

【现病史】1年前在包皮处出现小的丘疹,逐渐增多增大,不伴瘙痒、疼痛等症状,近2个月来丘疹增长较为迅速。

【皮肤科检查】包皮过长,包皮上可见粟粒至绿豆大小的黄白色半球状的丘疹,表面光滑清洁无鳞屑(图22-1-1)。

【组织病理】表皮正常,真皮内见增生的皮脂腺小叶(图22-1-2)。

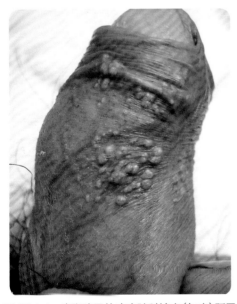

图 22-1-1 皮脂腺异位症皮肤科检查(包皮)所见

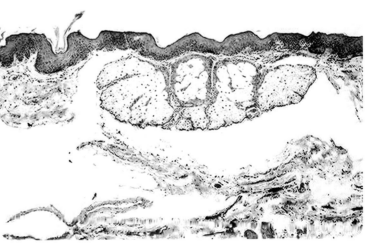

图 22-1-2 皮脂腺异位症组织病理(包皮)

【诊断】皮脂腺异位症。

病例 2

患者男性,23 岁。

【主诉】耳后丘疹、微痒 5 年。

【现病史】5 年前不明原因耳后出现丘疹,粟粒大小,缓慢增多,偶痒。

【皮肤科检查】耳后泛发粟粒大丘疹,黄白色,孤立不融合(图 22-1-3)。

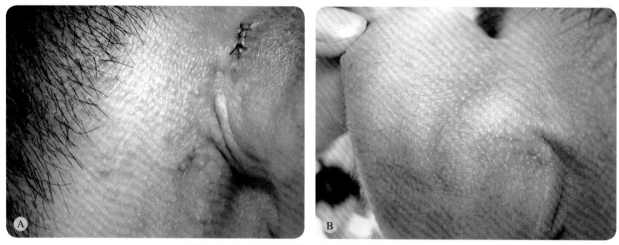

图 22-1-3 皮脂腺异位症皮肤科检查(耳后)所见

【组织病理】真皮大量增生的成熟皮脂腺小叶,小叶包绕皮脂腺导管(图 22-1-4)。

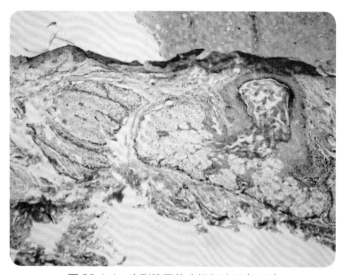

图 22-1-4 皮脂腺异位症组织病理(耳后)

【诊断】皮脂腺异位症。

二、讨论

皮脂腺异位症也称为 Fordyce 病,1896 年由 Fordyce 首次描述。基本病变为皮脂腺发育的生理变异,呈增生性改变。青春期前后出现皮疹,成年期不再发展。男性稍多见,与系统性疾病无明显关系。

此病可能在出生后即已存在,但无临床表现,至青春期受内分泌影响,皮脂腺发育成熟才显示出来。

妊娠、炎症、义齿及牙石刺激可能使本病显现明显。

　　临床表现为针头大小、孤立的、稍高起的、黄白色小丘疹,常成片密集分布。好发于唇部、口腔黏膜、阴茎包皮及女性小阴唇部位,在拉紧皮肤时皮疹更明显。无自觉症状。个别病例发生于耳部或肛周。

　　组织病理表现为成熟的皮脂腺小叶组成,小叶包绕着皮脂腺导管,皮脂腺导管较小,需做连续切片才能发现。

　　需与粟丘疹鉴别,后者多散发,为淡黄或肤色的尖头丘疹,好发于上眼睑,组织病理表现为小的表皮囊肿,内含皮脂样物质。发生于阴部的皮损还应与外阴部汗管瘤、假性湿疣或尖锐湿疣进行鉴别。

　　一般无须治疗,应用激光治疗显示安全有效,能收到很好的美容效果。

(病例提供　吴卫志　单晓峰　裴振环　周桂芝)

第二节　浆细胞性阴茎头炎

一、病例

患者男性,44 岁。

【主诉】尿道口红斑、尿道刺痛 10 年。

【现病史】10 年前尿道口周围出现红斑,缓慢扩大,有时伴尿道刺痛,无排尿不适。

【皮肤科检查】尿道口周围阴茎头部红斑,边界较清楚,有光泽(图 22-2-1)。

【辅助检查】念珠菌检查、TPPA 和 TRUST 均阴性。

【组织病理】表皮轻度棘层增生,真皮浅层带状以浆细胞为主单一核细胞浸润(图 22-2-2)。

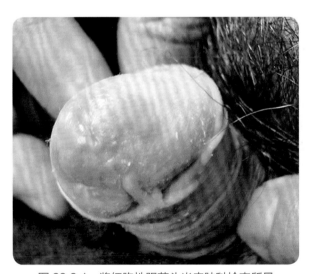
图 22-2-1　浆细胞性阴茎头炎皮肤科检查所见

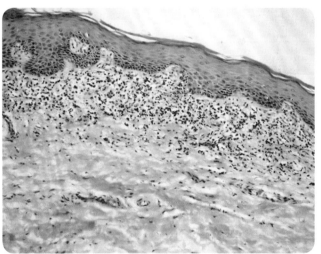
图 22-2-2　浆细胞性阴茎头炎组织病理

【诊断】浆细胞性阴茎头炎。

【治疗】外用糠酸莫米松乳膏。建议行包皮切除术。

【病例特点】①中年男性;②阴茎头红斑 10 余年,边界较清,表面有光泽;③组织病理示真皮浅层带状以浆细胞为主的浸润。

二、讨论

浆细胞性阴茎头炎（balanitis plasma cellularis），又称 Zoon 阴茎头炎，由 Zoon 于 1952 年首先描述，是一种少见的疾病。

可能与局部刺激如包皮过长、包皮垢、创伤、摩擦以及各种感染等因素有关，在非包皮环切术人群中常见。

典型皮损表现为有光泽的光滑红斑，上有鲜红斑点，有时伴糜烂渗血。发生于阴茎头或包皮，多无症状，少数有瘙痒。好发于中老年男性。类似皮损也可发生于唇部或女性外阴。

皮损组织病理表现为真皮上部带状炎症细胞浸润，有多量浆细胞，伴毛细血管扩张及含铁血黄素沉积。组织病理表现为上皮增厚，表皮突下延增宽，正常黏膜上皮被增生的异形上皮细胞代替。

应与增殖性红斑鉴别，后者为发生于阴茎头或包皮的原位癌，多单发，通常表现为边界清楚的红斑，有的稍隆起，边缘质地较硬，表面有光泽。还需与扁平苔藓、寻常性银屑病、二期梅毒及乳房外佩吉特病进行鉴别。

治疗保持局部清洁，避免刺激，切除包皮后大部分患者可治愈且不易复发。糖皮质激素外用可暂时缓解，多不能治愈。外用 1% 吡美莫司或 0.1% 他克莫司软膏可取得满意疗效，但也有文献报道有的病例仅部分有效，也有的病例出现复发，甚至有的患者应用吡美莫司治疗 1 个月后发展为增殖性红斑。

由于部分病例可转变为增殖性红斑，对此病应定期随访，常规治疗无效的有必要再行组织学检查。

（病例提供　郑荣涛　卢宪梅）

第三节　光线性唇炎

一、病例

患者男性，46 岁。

【主诉】下唇干燥、脱屑 6 年。

【现病史】6 年前下唇出现干燥，伴脱屑。夏季重，冬季轻，后逐渐变硬、弹性下降。

【皮肤科检查】下唇干燥，脱屑，轻肿胀，伴散在小糜烂面（图 22-3-1）。

【组织病理】表皮角化过度，角化不全，棘层肥厚，真皮淋巴细胞为主的浸润。

【诊断】光线性唇炎。

【病例特点】①中年男性；②下唇干燥，伴脱屑；③夏重冬轻，渐变硬，弹性下降；④组织病理示慢性皮炎。

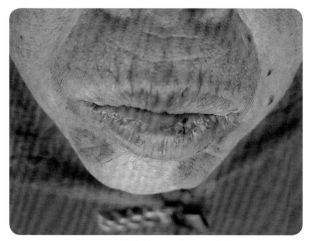

图 22-3-1　光线性唇炎皮肤科检查所见

二、讨论

光线性唇炎是唇部对光线过敏所致的一种湿疹性改变，1923 年由 Ayres 首先报道。好发于下唇，夏季常见。多见于农民、渔民及户外工作者,男性为主。

本病与过度紫外线照射有关,由于日光中有较强的紫外线,常因日光照射诱发或加重。部分患者与机体内卟啉代谢障碍有关,卟啉对紫外线具有高度敏感性,可引起光敏反应。卟啉代谢障碍可由肝脏疾病引起,某些药物也可影响卟啉的代谢而引起光敏感,如磺胺、四环素、氯丙嗪、异烟肼、依沙吖啶等。

光线性唇炎分为急性及慢性两种。前者少见,发作前有强烈日光照射史,表现为唇部急性肿胀,充血,继而糜烂,表面覆有黄棕色血痂,痂下有分泌物聚集,伴不适或刺痛。反复发作者可形成慢性光线性唇炎。后者可在不知不觉中发病,或由急性转变而成,早期以脱屑为主,厚薄不等,鳞屑易撕去,不留溃疡。鳞屑反复形成,渐使唇部增厚、变硬,弹性减退。可进一步形成白色斑块及结节。

需与唇部接触性皮炎、慢性盘状红斑狼疮及扁平苔藓鉴别。由于光线性唇炎是一种癌前期疾病,可发展为鳞状细胞癌,若出现溃疡,应警惕。

本病组织病理呈慢性皮炎表现,表皮细胞呈程度不一的发育不良。浸润细胞以淋巴细胞和组织细胞为主。

预防此病应避免过度日晒,停用可能引起光敏的药物或食物,外用防晒霜。可用糖皮质激素软膏或糖皮质激素局部封闭治疗。也可选用咪喹莫特、激光或手术治疗。也有文献表明应用光动力疗法可收到良效。内服可选用氯喹、复合维生素 B 或烟酰胺。

本病治疗后应定期随访,有文献表明初期治愈的病例在随访过程可出现临床或组织学复发,部分甚至进展为鳞状细胞癌。

(病例提供　田洪青)

第四节　浆细胞性唇炎

一、病例

病例1

患者女性,50 岁。

【主诉】下唇肿胀疼痛 5 年。

【现病史】5 年前下唇出现肿胀,伴疼痛,无季节性。

【皮肤科检查】下唇轻度肿胀,表面覆有少量干燥鳞屑(图 22-4-1)。

【组织病理】(下唇)表皮细胞间水肿,真皮内大量浆细胞及淋巴细胞浸润(图 22-4-2)。

【诊断】浆细胞性唇炎。

【治疗】口服雷公藤片,每次 24μg,每日 3 次。

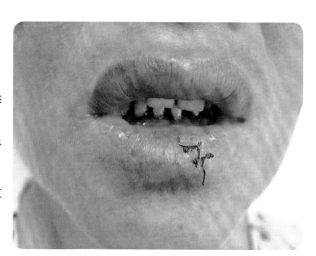

图 22-4-1　浆细胞性唇炎皮肤科检查所见

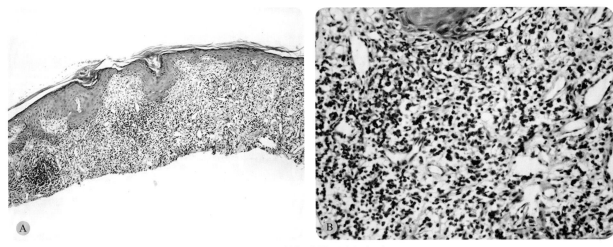

图 22-4-2　浆细胞性唇炎组织病理

病例 2

患者男性,33 岁。

【**主诉**】下唇红肿糜烂 3 年。

【**现病史**】3 年前下唇出现红斑、肿胀,有时出现糜烂。

【**皮肤科检查**】下唇肿胀、糜烂,表面脓性分泌物(图 22-4-3A),4 天后出现结痂(图 22-4-3B)。

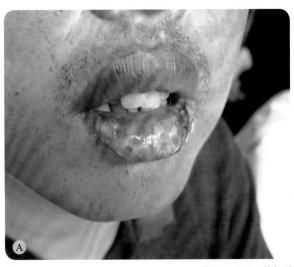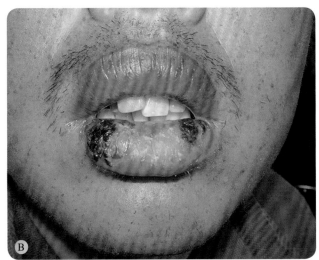

图 22-4-3　浆细胞性唇炎皮肤科检查所见

【**组织病理**】真皮大量浆细胞、淋巴细胞浸润(图 22-4-4)。

【**诊断**】浆细胞性唇炎。

【**病例特点**】①中年患者;②下唇红斑肿胀,慢性病程,反复发作;③组织病理示真皮大量浆细胞及淋巴细胞浸润。

二、讨论

浆细胞性唇炎(plasma cell cheilitis,PCC)是一种良性、特发性、炎症性疾病,由 Luger 于 1966 年首先报道。病因不明,可能与外伤、遗传、激素及自身免疫有关。

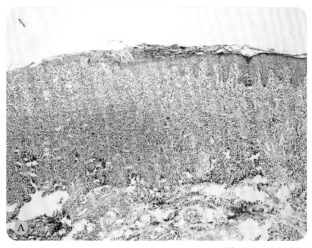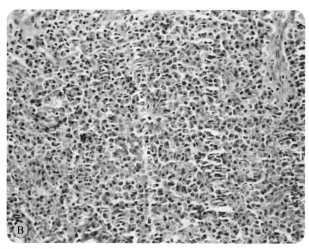

图 22-4-4　浆细胞性唇炎组织病理

　　临床表现为唇部光滑红斑,如涂漆样,也可表现为疼痛或无痛的溃疡或水肿性斑块,可增厚或结痂脱屑。后期可能有萎缩性改变或肥厚,萎缩性病变可在不同部位同时存在。本病好发于下唇,病程慢性,病期较长。除唇部外,颊黏膜、腭部、齿龈、舌部、会厌及喉部也可受累。

　　组织病理学示真皮内浸润细胞以浆细胞为主,呈弥漫或带状。

　　临床上需与唇部盘状红斑狼疮、扁平苔藓、浆细胞瘤、鳞状细胞癌、黏膜白斑病等相鉴别。

　　对此病的治疗可选用雷公藤多苷、沙利度胺口服,强效糖皮质激素制剂外用或局部注射。有文献表明外用他克莫司或吡美莫司有很好效果。对于顽固性皮损,还可根据皮损大小,局部选用放疗、液氮冷冻或手术切除。

（病例提供　王广进　田洪青）

第五节　肉芽肿性唇炎

一、病例

病例 1

患者女性,62 岁。

【主诉】口唇红肿 2 年。

【现病史】2 年前上唇出现红肿、瘙痒。1 年前下唇出现红肿伴麻木,口服中药,效果不佳。

【皮肤科检查】上下唇明显红肿,较干燥,轻脱屑（图 22-5-1）。

【组织病理】表皮变薄,真皮内慢性肉芽肿性炎症细胞浸润;浸润细胞淋巴细胞、浆细胞、上皮样细胞等（图 22-5-2）。

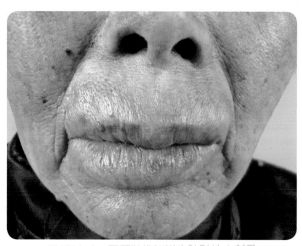

图 22-5-1　肉芽肿性唇炎皮肤科检查所见

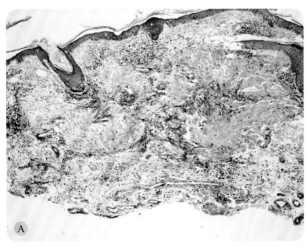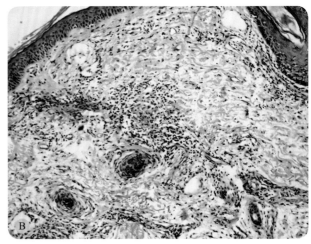

图 22-5-2　肉芽肿性唇炎组织病理

【诊断】肉芽肿性唇炎。

【治疗】外用糠酸莫米松乳膏；口服四环素，每次 500mg，每日 3 次；口服泼尼松，每次 20mg，每日 1 次；口服沙利度胺，每次 25mg，每日 2 次。2 个月后瘙痒明显减轻。

病例 2

患者男性，39 岁。

【主诉】上唇红斑、肿胀半年。

【现病史】半年前上唇出现红斑，伴肿胀感。反复发作，时轻时重。

【皮肤科检查】上唇明显红肿，轻脱屑，触之软，有弹性（图 22-5-3）。

【组织病理】表现基本正常，真皮大量单一核细胞浸润，见上皮样细胞肉芽肿（图 22-5-4）。

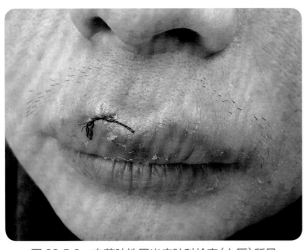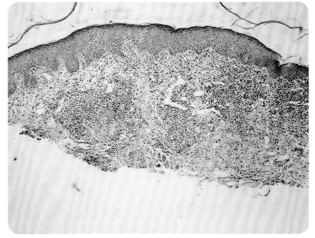

图 22-5-3　肉芽肿性唇炎皮肤科检查（上唇）所见　　　　　图 22-5-4　肉芽肿性唇炎组织病理（上唇）

【诊断】肉芽肿性唇炎。

【病例特点】①唇部红斑、肿胀，时轻时重；②触有弹性；③组织病理为慢性肉芽肿性炎症细胞浸润，以淋巴细胞为主，伴浆细胞、上皮样细胞浸润。

二、讨论

肉芽肿性唇炎（cheilitis granulomatosa）又称 Miescher 唇炎，以唇部反复肥厚肿胀为主要特点。由于本病在组织病理学上与梅克松 - 罗森塔尔综合征（Melkersson-Rosenthal syndrome）相同（表现为巨唇、面瘫、皱襞舌），病变仅局限于唇部，有学者认为本病是梅克松 - 罗森塔尔综合征的不完全型。

病因不清，可能继发于其他疾病，可能与克罗恩病、结核、牙周炎等疾病有关，多在青年及中年发病，一般无创伤及局部感染史。有研究表明肿胀区淋巴回流受损，而治愈后淋巴回流恢复正常。

临床表现为局部突发性弥漫性水肿，肿胀可完全消退，反复发作，局部肿胀，有弹性，压之无凹陷性水肿，可有口唇干燥脱皮，有时潮湿、渗液、结痂。

应与以下疾病鉴别：①浆细胞性唇炎，为非特异性炎症反应，组织病理为浆细胞浸润；②血管性水肿，为过敏性反应，是皮下组织较疏松部位或黏膜的局限性水肿，短时间内可自行消退，抗组胺药物治疗有效；③梅克松 - 罗森塔尔综合征，特征性病变包括巨唇、面神经麻痹和皱襞舌，患者至少应具有其中 2 种症状才能诊断；④ Ascher 综合征，具有眼皮松垂、唇肥厚和青春期甲状腺肿的特征。

组织病理表现为慢性肉芽肿性炎症细胞浸润，浸润细胞为淋巴细胞、浆细胞、上皮样细胞等。

通过治疗原发疾病常使本病消退，有报道应用抗菌药物治疗可获治愈。应用氯法齐明或皮损内注射糖皮质激素多可奏效。对严重病例可选用英利昔单抗或阿达木单抗治疗。

（病例提供　裴振环　田洪青　周桂芝）

第二十三章　皮肤血管炎

第一节　静脉滴注大剂量人免疫球蛋白治疗腹型过敏性紫癜

一、病例

患儿女性,9 岁。

【主诉】双下肢红斑、瘀点 1 周,泛发上肢、躯干 2 天。

【现病史】1 周前由下肢开始出现红斑、瘀点,伴有呕吐、腹痛、腹泻、便血,曾出现双膝关节疼痛。在外院应用地塞米松、雷公藤多苷、芦丁片等药物,仍有新发瘀点、瘀斑,压之不褪色。

【皮肤科检查】面颈、躯干、四肢多发的红色瘀点、瘀斑,部分相互融合,以四肢、背部较重(图 23-1-1)。

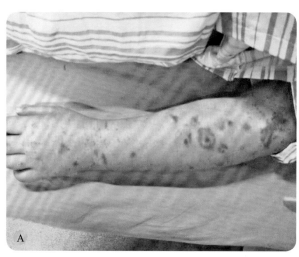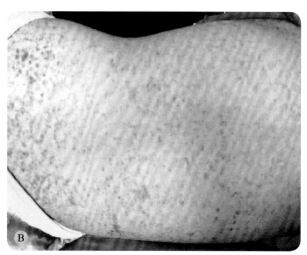

图 23-1-1　过敏性紫癜(腹型)皮肤科检查所见
A. 上肢; B. 腰背部。

【辅助检查】血常规等均无异常。

【诊断】过敏性紫癜(腹型)。

【治疗】静脉滴注地塞米松,每次 12mg,每日 1 次。5 天后仍出现腹痛、腹泻、呕吐,分批反复出现紫癜。加用秋水仙碱、雷公藤多苷、维生素 K_1 等药物,仍有新发瘀点、瘀斑,于夜间腹痛明显,有时呕吐少量胃内容物和胆汁,偶有黑便,便隐血阳性。入院后第 10 天,加用人免疫球蛋白 17.5g/d［0.4g/(kg·d)］,共静脉滴注 3 天,病情迅速好转,呕吐、腹痛、腹泻等症状消失,全身紫癜开始消退,便隐血检查阴性,5 天后皮损全部消退(图 23-1-2)。

【病例特点】①腹型过敏性紫癜症状典型;②系统应用糖皮质激素效果不佳;③应用人免疫球蛋白后效果佳。

二、讨论

根据临床表现采取分级治疗。基础处理:脱离可能致敏原,停用可疑药物,控制感染。常规治疗:抗组胺药,系统使用糖皮质激素,可加用环磷酰胺,静脉应用人免疫球蛋白。加用人免疫球蛋白后,在皮疹消退、住院天数缩短、减少肾损害等方面均显著优于

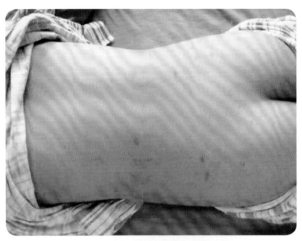
图 23-1-2　过敏性紫癜治疗后

对照组。人免疫球蛋白治疗过敏性紫癜可能的机制:①清除潜在感染,清除过敏原;②使患儿血清 IgG 亚类恢复正常;③改变抗原抗体比例,减轻免疫损伤;④调节免疫功能。

（病例提供　王广进　亓兴亮　杜东红　张迪展）

第二节　瘙痒性紫癜

一、病例

患者女性,71 岁。

【主诉】全身泛发紫癜、丘疹 8 年,伴剧痒。

【现病史】8 年前于腹部、背部出现紫癜、丘疹,后泛发全身,明显瘙痒,夏季加重,冬季减轻。先后在多家医院按湿疹、银屑病治疗,效果不佳。

【皮肤科检查】面颈部、躯干、四肢泛发紫红色的紫癜性斑疹、斑块和丘疹,其上覆有黑痂,下肢部分皮损上覆有银白色的鳞屑,部分陈旧皮损伴有色素沉着、色素减退(图 23-2-1)。

【组织病理】表皮角化过度,棘层增厚,轻度水肿,真皮浅层血管扩张,红细胞外溢,单一核细胞、分叶核细胞浸润(图 23-2-2)。

【诊断】瘙痒性紫癜。

【治疗】口服雷公藤多苷,每次 20mg,每日 3 次;口服氯苯那敏,每次 4mg,每晚 1 次。

【病例特点】①病史较长,瘙痒剧烈;②组织病理见真皮层红细胞渗出。

二、讨论

瘙痒性紫癜又称湿疹样紫癜、播散性瘙痒性血管性皮炎。其特征为突然发生的紫癜性皮损,伴有剧烈瘙痒。临床少见,春夏季多发。发病机制不明,可能是由于微生物感染引起真皮毛细血管炎症,使其通透

性和脆性增加,红细胞渗出,血红蛋白转变成含铁血黄素所致。

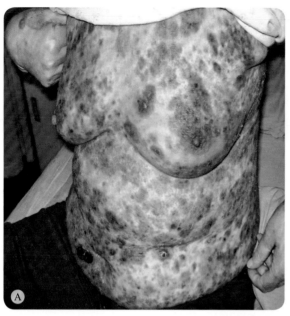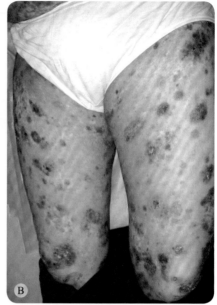

图 23-2-1　瘙痒性紫癜皮肤科检查所见
A. 躯干; B. 下肢。

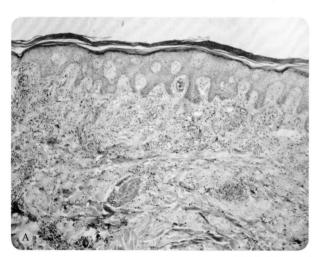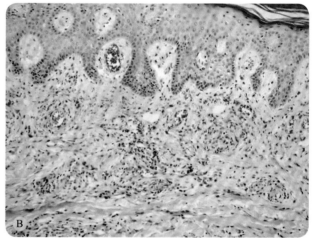

图 23-2-2　瘙痒性紫癜组织病理

　　皮疹首发于踝部周围及足背处,为点状红斑性及紫癜性斑疹,呈橘黄色,有剧烈瘙痒。皮疹向上发展,波及小腿、大腿、臀、下腹、前胸甚至全身,衣服摩擦处皮损较显著,手掌、面部多无皮疹,皮疹可相互融合,上附鳞屑,有时呈萎缩性斑,或丘疹性苔藓化样变,踝部有水肿,皮疹于 2 周内可完全发出,历 3~6 个月后自行消退,愈后仍可复发。

　　组织病理可见真皮上部小血管内皮细胞肿胀,血管周围以淋巴细胞和组织细胞浸润为主,红细胞外溢,其上方表皮可有海绵形成。

　　本病没有特效治疗方法。有些患者可以自愈。可以外用糖皮质激素制剂,口服维生素 C、芦丁片、雷公藤多苷等药物和 UVA 照射。

（病例提供　周盛基）

第三节　急性发热性嗜中性皮肤病

一、病例

病例1

患者女性,66岁。

【主诉】左小腿红斑伴疼痛4天。

【现病史】4天前左小腿突然出现水肿性红斑,发病前2小时曾在棉花地里劳动,不伴有发热,在当地医院考虑为接触性皮炎或丹毒,使用青霉素、氧氟沙星、西替利嗪等药物,效果不佳。

【既往史】有慢性支气管炎病史10余年。

【皮肤科检查】左小腿、足背部肿胀,左小腿内侧、伸侧见大片水肿性红斑,边缘清晰并可见紫红色斑,部分肿胀区域似水疱样,无糜烂及渗出(图23-3-1),触之皮温稍高,压痛明显。

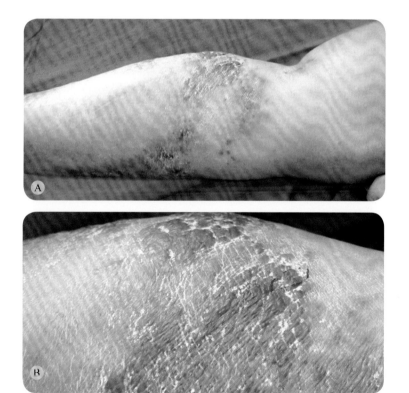

图23-3-1　急性发热性嗜中性皮肤病皮肤科检查(左下肢)所见

【辅助检查】血常规:白细胞计数12.87×10^9/L,嗜酸性粒细胞百分比10.44%,嗜酸性粒细胞计数1.34×10^9/L;ESR 63mm/h。

【组织病理】表皮轻度海绵形成。真皮乳头水肿,真皮内毛细血管扩张,内皮细胞肿胀,周围大量中性粒细胞浸润(图23-3-2)。

【诊断】急性发热性嗜中性皮肤病。

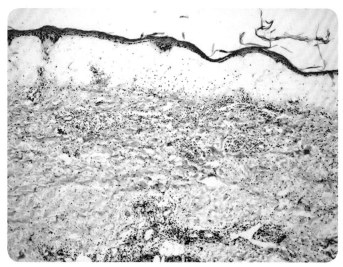

图 23-3-2　急性发热性嗜中性皮肤病组织病理（左下肢）

【治疗】系统应用糖皮质激素：相当于泼尼松量 50mg/d，应用 9 天；皮疹消退，减为 40mg/d，应用 3 天；减为 30mg/d，应用 2 天；减为 20mg/d，出院，出院后逐渐减量，至第 10 天停药。

病例2

患者女性，56 岁。

【主诉】右面颊、双耳郭斑块、渗出、结痂 8 个月，伴疼痛。

【现病史】8 个月前右面颊、双耳郭出现斑块、渗出，6 个月前曾手术切除部分皮损，组织病理考虑慢性炎症。3 个月前行真菌培养阴性，PPD 皮肤试验阳性，应用抗结核药物治疗 2 个半月，无效。

【既往史】8 年前外耳道红肿，曾诊为皮肤结核，抗结核治疗痊愈。有糖尿病病史 3 年。

【皮肤科检查】右侧颊部 3cm×3cm 斑块，高出皮肤，基底色红，表面可见黄白色脓点、脓痂及黑色痂；双侧耳郭至耳道见红色斑块，表面有黄白脓液及黑痂（图 23-3-3）。

【辅助检查】真菌直接镜检阴性；真菌培养阴性；细菌培养阴性；血常规：中性粒细胞百分比 76.21%；ESR 42mm/h。

【组织病理】表皮细胞间水肿，少许中性粒细胞移入，真皮乳头水肿，浅、中、深层大量中性粒细胞及少许浆细胞浸润（图 23-3-4）。PAS 阴性，抗酸染色阴性。

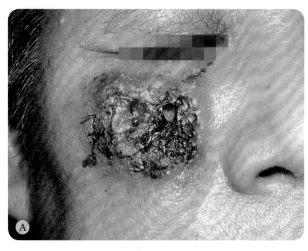
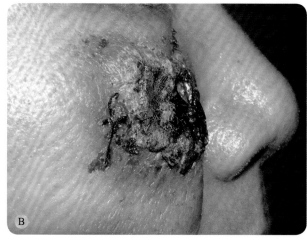

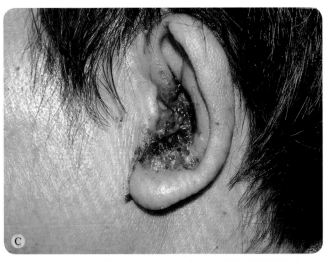

图 23-3-3　急性发热性嗜中性皮肤病皮肤科检查所见
A、B. 右侧颊部；C. 耳郭至耳道。

【诊断】急性发热性嗜中性皮肤病。

【治疗】静脉滴注地塞米松，每次 5mg，每日 1 次；口服雷公藤片，每次 24μg，每日 3 次；口服沙利度胺，每次 50mg，口服，每日 2 次；外用 0.1% 依沙吖啶、莫匹罗星软膏等。

【病例特点】①中老年女性；②表现为红色斑块，假性水疱；③组织病理符合急性发热性嗜中性皮肤病；④糖皮质激素治疗反应良好。

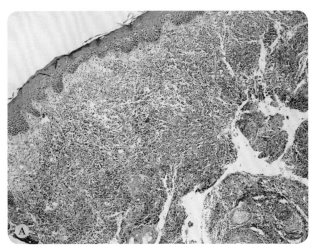 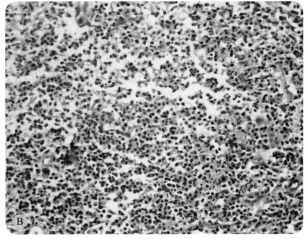

图 23-3-4　急性发热性嗜中性皮肤病组织病理

二、讨论

急性发热性嗜中性皮肤病，又称 Sweet 综合征，由 Robert Douglas Sweet 于 1964 年首次报道。主要表现为发热，四肢、面、颈部有隆起的疼痛性红色斑块，斑块扁平隆起，边界清楚而陡峭，表面可呈乳头状或粗颗粒状，似假性水疱。发病机制不明，可能为特发性或与肿瘤、药物、感染、妊娠等有关，10%~20% 的急性发热性嗜中性皮肤病患者合并潜在的恶性疾病，其中 85% 为血液病。

某些药物可以引发急性发热性嗜中性皮肤病，最常见的是集落刺激因子，其他药物如米诺环素、呋喃妥因、诺氟沙星、氧氟沙星、磺胺药、氯氮平、丙硫氧嘧啶、左炔诺孕酮、卡马西平、地西泮、阿巴卡韦、甲磺酸伊马替尼、呋塞米、塞来昔布、双氯芬酸、维 A 酸等。

急性发热性嗜中性皮肤病可以分为 3 类:原发急性发热性嗜中性皮肤病、肿瘤相关急性发热性嗜中性皮肤病、药物引发的急性发热性嗜中性皮肤病。

诊断依据见表 23-3-1。

表 23-3-1　急性发热性嗜中性皮肤病诊断依据

原发及肿瘤相关急性发热性嗜中性皮肤病 [a]	药物引发的急性发热性嗜中性皮肤病 [b]
1. 突发痛性红色斑块、结节	1. 突发痛性红色斑块、结节
2. 组织学见密集的中性粒细胞浸润,排除白细胞碎裂性血管炎	2. 组织学见密集的中性粒细胞浸润,排除白细胞碎裂性血管炎
3. 体温超过 38℃	3. 体温超过 38℃
4. 与潜在的血液系统或内脏肿瘤、感染性疾病、妊娠有关,或者作为上呼吸道感染、胃肠道感染、疫苗接种后的先发症状	4. 与用药史相关或再次用药后可复发
5. 系统应用糖皮质激素或碘化钾后,病情改善明显	5. 停用相关药物后或系统应用糖皮质激素后可明显缓解
6. 临床检验异常:ESR>20mm/h;C 反应蛋白阳性;中性粒细胞计数>8.0×10^9/L;中性粒细胞百分比>70%	

注:a. 具备前 2 项及 3~6 项中的任意 2 项;b. 必须全部符合。

有些急性发热性嗜中性皮肤病皮损 1~2 个月可自行消退,局部不留瘢痕。积极治疗原发疾病。

常用的治疗药物包括系统糖皮质激素、碘化钾、秋水仙碱、环孢素、氨苯砜、吲哚美辛、氯法齐明等。

（病例提供　王广进　亓兴亮　吴卫志）

第四节　白色萎缩

一、病例

病例1

患者男性,30 岁。

【主诉】双下肢红斑、水疱 5 年,溃疡 4 个月。

【现病史】5 年前双下肢瘀点、瘀斑,劳累时略感疼痛。后渐增大,并出现松弛性水疱,偶感疼痛,可自行愈合,反复发作。曾诊断为皮炎、多形红斑等,治疗无效,疼痛加重。近 4 个月来皮损加重,双踝内侧皮损相互融合,形成溃疡。

【皮肤科检查】双踝及足背肿胀,左侧为重;双下肢、足背散在红斑,部分红斑上有水疱、血疱、糜烂、结痂;双踝内侧溃疡,最大 5cm×3cm,边缘略高起,可见脓疱(图 23-4-1)。

【辅助检查】血常规中白细胞数计数升高,中性粒细胞百分比 70.2%;ESR 29mm/h。

【组织病理】表皮角化过度,真皮内血管增多,血管壁增厚,管壁及腔内纤维蛋白样物质沉积,管腔部分或完全阻塞,表皮及真皮内可见外溢的红细胞,血管周围有淋巴细胞和组织细胞浸润,符合白色萎缩(图 23-4-2)。

【诊断】白色萎缩。

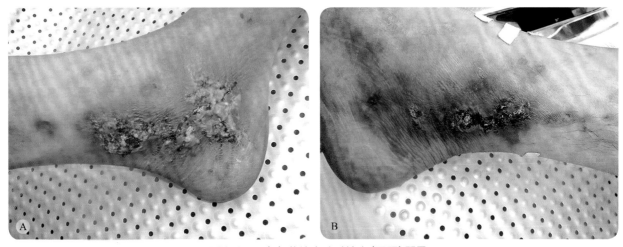

图 23-4-1 白色萎缩皮肤科检查（双踝）所见
A. 左踝；B 右踝。

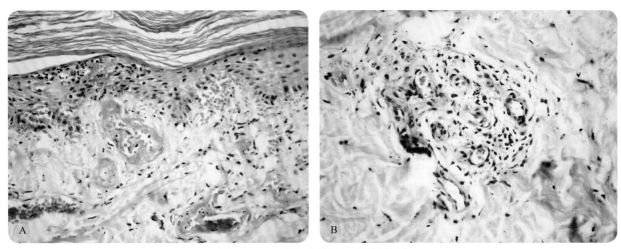

图 23-4-2 白色萎缩组织病理（踝部）

【治疗】口服雷公藤片，每次 24μg，每日 3 次；口服氨苯砜，每次 50mg，每日 2 次；口服泼尼松，每次 30mg，每日 1 次；口服阿司匹林，每次 100mg，每日 1 次。治疗 1 周后皮损较前干燥，溃疡处结痂，脓液消失，红斑、水疱、血疱、肿胀均消失。

病例 2

患儿男性，11 岁。

【主诉】双下肢瘀斑伴疼痛 1 年。

【现病史】1 年前双下肢出现红斑，渐变成暗紫红色瘀斑，触痛明显，夏重冬轻，外用药物治疗（具体不详）无效。

【既往史】3 年前曾患水痘。

【皮肤科检查】双小腿、双踝、双足背见紫红色瘀斑，覆细碎鳞屑，以双踝及其周围多见，散见结节、轻度萎缩性瘢痕及黑痂（图 23-4-3）。

【组织病理】表皮轻度细胞间水肿，真皮浅、中层部分血管壁增厚、轻度纤维蛋白变性，周围轻度淋巴细胞浸润，符合白色萎缩（图 23-4-4）。

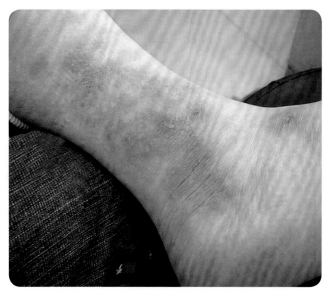

图 23-4-3 白色萎缩皮肤科检查（左踝）所见

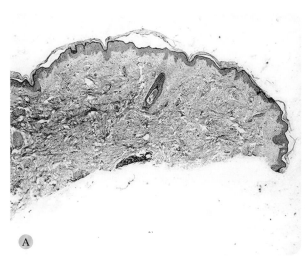

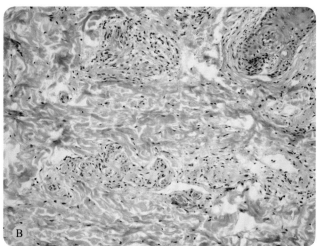

图 23-4-4 白色萎缩组织病理（左踝）

【诊断】白色萎缩。

【治疗】口服雷公藤片，每次 24μg，每日 3 次；口服氨苯砜，每次 25mg，每日 2 次；口服泼尼松，每次 10mg，每日 1 次。2 周后随访病情好转。

病例 3

患者女性，18 岁。

【主诉】双下肢多发瘀点，破溃 3 年。

【现病史】3 年前双下肢开始出现红色斑点，逐渐增多，皮损增多增大，时有破溃，愈合后遗留白色萎缩性瘢痕，反复发作，曾按照过敏性疾病治疗无效。

【皮肤科检查】双下肢象牙白色萎缩性瘢痕，周围伴有色素沉着和暗红色斑片（图 23-4-5）。

【组织病理】（下肢）真皮浅层血管灶性增生，部分血管扩张、管壁纤维蛋白样变，大量红细胞外渗，符合白色萎缩。

【诊断】白色萎缩。

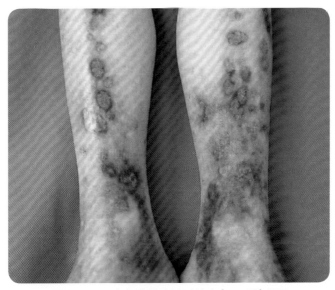

图 23-4-5 白色萎缩皮肤科检查(双下肢)所见

二、讨论

白色萎缩又称为节段透明性血管炎、青斑样血管炎,于 1929 年由 Milian 首先描述,表现为小腿和踝部紫癜、坏死、象牙白色萎缩斑,上有毛细血管扩张,周围伴色素增加。中青年女性好发,多数夏重冬轻。皮损多表现为紫癜、红斑,呈不规则形、痛性、数月难愈的溃疡,溃疡愈合后可留有淡黄色萎缩性瘢痕或典型的象牙白色萎缩。

本病是一种皮肤小血管血栓或小动脉闭塞而致的血管炎,系统性高凝血状态在发病中起重要作用,而引发高凝状态的常见原因为抗凝血酶缺乏、蛋白 C 缺乏症、因子 V 莱登突变、凝血酶原 G20210A 基因突变、纤溶酶原激活物抑制剂活性增高、抗磷脂综合征、高半胱氨酸血症等。

组织病理检查显示受累的血管内皮细胞肿胀、内膜增厚、玻璃样变、透明血栓形成和/或纤维蛋白样物质沉积而闭塞血管,可有红细胞外漏,血管周围淋巴细胞、组织细胞浸润,很少有中性粒细胞浸润和核尘。

本病应避免外伤、摩擦等以防溃疡发生。大剂量双嘧达莫(75~150mg/d)联合小剂量阿司匹林(50~75mg/d)可作为首选。可以联合应用小剂量糖皮质激素、达那唑(200mg/d)、雷公藤、雌二醇、肝素、华法林、链激酶、尿激酶、复方丹参、烟酰胺等。

(病例提供 陈树民 亓兴亮 吴 梅)

第五节 嗜酸性蜂窝织炎

一、病例

病例 1

患者男性,48 岁。

【主诉】小腿暗红色斑 2 个月。

【现病史】2 个月前右小腿出现 1cm×1cm 大小的红斑,浸润明显,触之有轻微疼痛,皮损渐渐扩大,中间浸润消失,曾在外院诊断为嗜酸性肉芽肿、血管炎、环状肉芽肿等。

【皮肤科检查】右小腿边界清楚的暗红色斑,稍高于皮肤,局部触之有明显浸润,有轻微压痛(图 23-5-1)。

【辅助检查】血常规:白细胞计数 $10.54×10^9$/L,嗜酸性粒细胞百分比 41.3%,嗜酸性粒细胞计数 $4.35×10^9$/L。

【组织病理】表皮基本正常,真皮中深层、皮下脂肪见大量嗜酸性粒细胞浸润,嗜酸性粒细胞脱颗粒呈火焰状,血管壁增厚(图 23-5-2)。

【诊断】嗜酸性蜂窝织炎。

【治疗】即刻肌内注射复方倍他米松 1ml;口服甲氨蝶呤片,每次 12.5mg,每周 1 次。

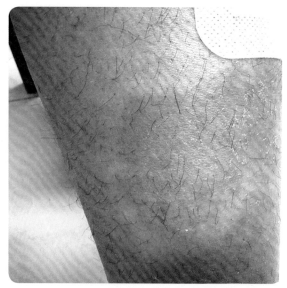

图 23-5-1 嗜酸性蜂窝织炎皮肤科检查(右下肢)所见

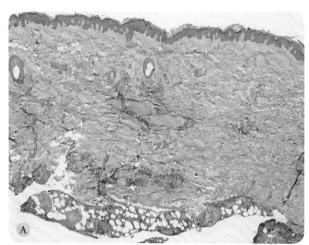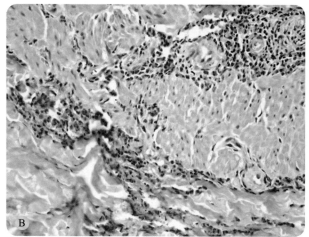

图 23-5-2 嗜酸性蜂窝织炎组织病理(右下肢)

病例 2

患者男性,60 岁。

【主诉】全身反复出现水疱 4 年,加重 1 个月。

【现病史】4 年前全身反复出现红斑水疱,夏季重,冬季轻,可以自愈,1 个月前加重。

【既往史】淋巴瘤病史 8 个月,已接受化疗 6 次。

【皮肤科检查】面部、躯干、四肢散在大小不一水疱、糜烂和结痂,疱壁紧张,口腔黏膜无异常(图 23-5-3)。

【辅助检查】血常规:白细胞计数 $7.73×10^9$/L,嗜酸性粒细胞百分比 20.61%,嗜酸性粒细胞计数 $1.59×10^9$/L。

【组织病理】真皮中深层、皮下脂肪见大量嗜酸性粒细胞浸润,嗜酸性粒细胞脱颗粒呈火焰状,血管壁增厚(图 23-5-4)。DIF:表皮细胞间及基底膜 IgA、IgG、IgM、C3 均阴性。

【诊断】嗜酸性蜂窝织炎(韦尔斯综合征)。

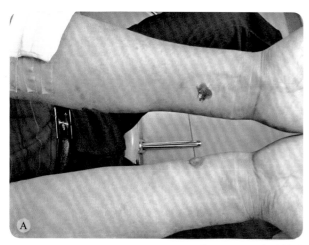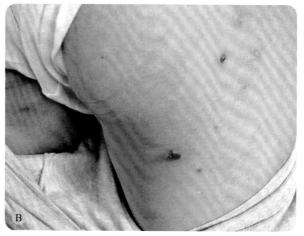

图 23-5-3 嗜酸性蜂窝织炎皮肤科检查所见
A. 上肢；B. 股部。

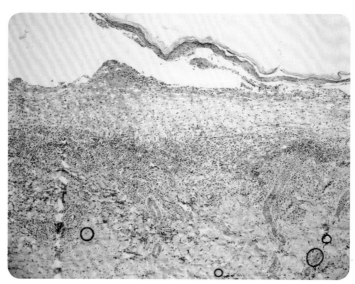

图 23-5-4 嗜酸性蜂窝织炎组织病理
黑圈中显示为气泡。

【治疗】口服雷公藤片，每次 24μg，每日 3 次；口服泼尼松，每次 40mg，每日 1 次。

【病例特点】①皮损表现为红斑和水疱；②组织病理见嗜酸性粒细胞脱颗粒呈火焰状；③血细胞中嗜酸性粒细胞比例及数值明显升高。

二、讨论

嗜酸性蜂窝织炎又称韦尔斯综合征（Wells syndrome），由 Wells 于 1971 年首先报道。

皮损好发于四肢和躯干。表现为边界清晰的水肿性、坚实的环状红色斑块，也可有水疱、丘疹、结节、丘疱疹。间歇发作、缓解和复发，可持续数月至数年。

本病外周血嗜酸性粒细胞增多，本节 2 例患者均有此特点，但并不尽然，存在症状与血液检查结果不同步的现象，可能与患者处于不同病期有关。

组织病理表现为早期皮损可见真皮内弥漫性重度嗜酸性粒细胞浸润，有时真皮乳头水肿，形成表皮下水疱。经 1~3 周嗜酸性粒细胞脱颗粒和变性，嗜酸性物质和核尘沉积在胶原纤维上形成"火焰征"，是本病的特征,该特点也见于节肢动物叮咬反应、荨麻疹性血管炎等。

系统应用糖皮质激素有效,如口服泼尼松,10~20mg/d,但容易复发。国外有文献报道低剂量环孢素治疗有效,最小量用至1.25mg/(kg·d),间断应用10余月无复发。

(病例提供　施仲香　单晓峰　周桂芝　吴　梅)

第六节　贝赫切特综合征

一、病例

病例1

患者女性,56岁。

【主诉】口腔外阴溃疡,眼结膜充血2个月。

【现病史】患者2个月前不明原因口腔发生溃疡,1周后双眼结膜充血、外阴溃疡,同时双侧前臂出现暗红色丘疹,曾于外院诊为多形红斑、贝赫切特综合征,给予口服泼尼松30mg/d、秋水仙碱等,病情未得到明显控制。

【皮肤科检查】口腔、舌、唇见边界清楚、深浅不一的溃疡(图23-6-1A)。双眼睑结膜充血(图23-6-1B)。外阴溃疡,双侧腹股沟淋巴结肿大。双前臂暗红色丘疹,边界清楚(图23-6-1C)。

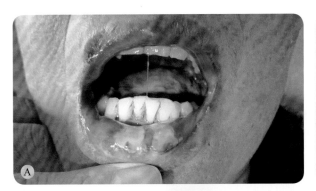
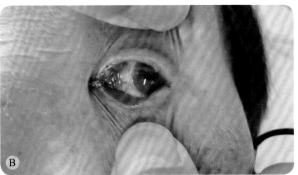
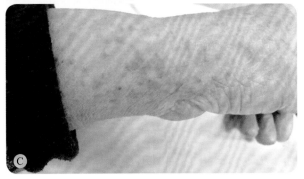

图23-6-1　贝赫切特综合征(完全型)皮肤科检查所见

【辅助检查】血常规、ESR、尿常规、肝肾功能均正常。舌念珠菌阴性。

【组织病理】表皮轻度角化过度,轻度棘层增生及细胞间水肿,散在个别角化不良细胞及有丝分裂细胞,少许淋巴样细胞移入。真皮浅层血管内皮增生,周围轻度淋巴细胞浸润(图 23-6-2)。

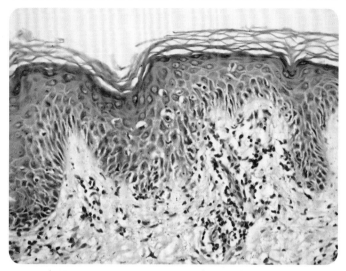

图 23-6-2 贝赫切特综合征(完全型)组织病理

【诊断】贝赫切特综合征(完全型)。

【治疗】静脉滴注地塞米松,10mg/d;口服雷公藤片,每次 24μg,每日 3 次;口服沙利度胺,每次 50mg,每日 2 次;口服秋水仙碱,每次 0.5mg,每日 2 次。用复方氯己定含漱液漱口,每日 3 次;用氯霉素滴眼液滴眼,每日 3 次。7 天后上肢皮损消退,口腔溃疡、眼结膜充血症状减轻。激素渐减量,皮疹逐渐完全愈合。

病例 2

患者男性,50 岁。

【主诉】阴茎头硬结、溃疡、化脓伴疼痛,反复发作 12 年。

【现病史】12 年前阴茎头出现硬结、溃疡、化脓伴疼痛,反复发作。外院诊断为生殖器疱疹,抗病毒治疗无效。后有复发性口腔溃疡。1 年前眼部不适在当地眼科医院诊断为葡萄膜炎,治疗后痊愈。否认婚外性行为。

【皮肤科检查】阴茎头多个大小不一的溃疡并瘢痕形成,表面有少量脓性分泌物(图 23-6-3)。

【辅助检查】TPPA 阴性,TRUST 阴性,HIV 抗体阴性。HSV IgG 195.2g/L。阴茎头分泌物真菌检查阴性。

【组织病理】真皮内血管内膜增厚,管腔闭塞,血管外可见外溢的红细胞以及淋巴细胞、中性粒细胞浸润(图 23-6-4)。

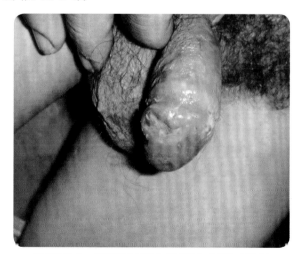

图 23-6-3 贝赫切特综合征(不完全型)皮肤科
检查(生殖器)所见

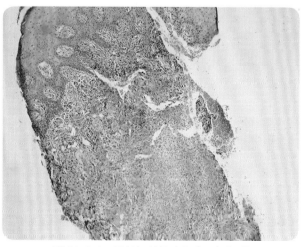

图 23-6-4 贝赫切特综合征(不完全型)
组织病理(生殖器)

【诊断】贝赫切特综合征(不完全型)。

病例 3

患者女性,19 岁。

【主诉】口腔、外阴反复发作的溃疡 9 年。

【现病史】9 年前开始出现口腔溃疡,8 年前出现眼葡萄膜炎,4 年前会阴部开始出现溃疡。期间有关节炎史。

【皮肤科检查】舌部红肿,散布数个米粒大小溃疡,舌左侧边缘可见一直径约 0.5cm 大小的溃疡,左侧颊黏膜直径约 1cm 大小溃疡(图 23-6-5A);左侧大阴唇下部 3cm×4cm 大小糜烂(图 23-6-5B)。

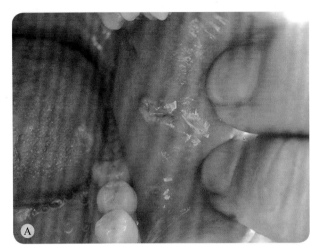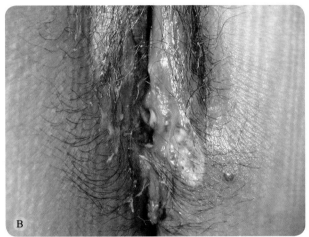

图 23-6-5　贝赫切特综合征(不完全型)皮肤科检查所见

【诊断】贝赫切特综合征(不完全型)。

【治疗】口服雷公藤片,每次 24μg,每日 3 次;口服氨苯砜,每次 50mg,每日 2 次;口服沙利度胺,每次 25mg,每日 3 次;口服泼尼松,每次 15mg,每日 1 次。用复方苦参洗剂外洗;用莫匹罗星清洗涂抹外阴。治疗 2 周后皮损明显好转(图 23-6-6)。

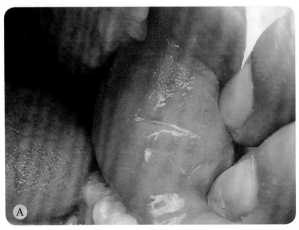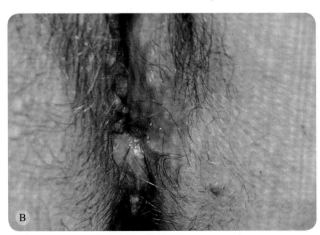

图 23-6-6　贝赫切特综合征(不完全型)治疗后
A.口腔;B.外阴部。

病例 4

患者女性,29 岁。

【主诉】口腔溃疡反复发作 5 年,会阴部溃疡反复发作 1 年。

【现病史】5 年前开始经常发生口腔溃疡,1 年前外阴反复发生溃疡,无痛痒。2 个月前双下肢曾出现红斑硬结,在当地医院诊为结节性红斑,已愈。否认婚外性行为。

【皮肤科检查】口腔两处豆粒大小溃疡(图 23-6-7A)。右侧大阴唇近阴唇系带处及两小阴唇内侧见大小不一的表浅溃疡(图 23-6-7B),表面有少量脓性分泌物。宫颈部见表浅溃疡。

【辅助检查】TPPA 阴性,TRUST 阴性,HIV 抗体阴性。HSV-Ⅰ IgG 139.3g/L。

【组织病理】真皮内血管内膜增厚,管腔闭塞,血管外可见外溢的红细胞以及淋巴细胞、中性粒细胞浸润(图 23-6-8)。

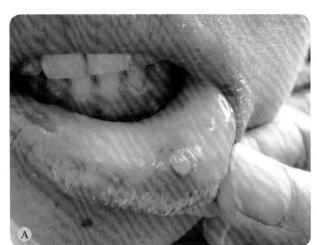
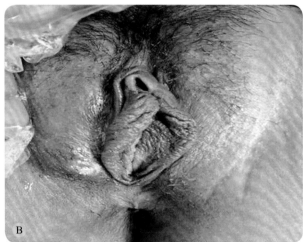

图 23-6-7　贝赫切特综合征(不完全型)皮肤科检查所见

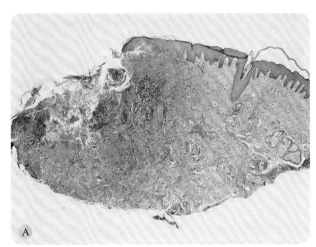
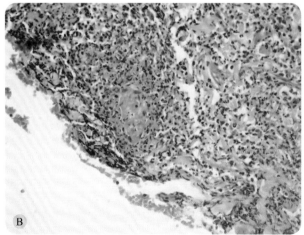

图 23-6-8　贝赫切特综合征(不完全型)组织病理

【诊断】贝赫切特综合征(不完全型)。

【病例特点】①以口腔溃疡或生殖器溃疡为常见症状,可以表现为不完全型;②组织病理为血管炎改变。

二、讨论

贝赫切特综合征（Behcet syndrome）是一种全身性、慢性、血管炎症性疾病，主要临床表现为复发性口腔溃疡、生殖器溃疡、眼炎及皮肤损害，也可累及血管、神经系统、消化道、关节、肺、肾、附睾等器官，大部分患者预后良好，眼、中枢神经及大血管受累者预后不佳。

张卓莉等对国内的相关文献进行了综合汇总研究，对临床症状的分布进行了统计，结果见表23-6-1。该文认为内脏器官受累导致预后不良，男性病情较女性严重；我国贝赫切特综合征患者眼部受累是最常见的严重并发症，其中14.5%可致盲。贝赫切特综合征的临床表现虽然多种多样，但没有一种症状对诊断具有特异性。

表 23-6-1　国内文献统计贝赫切特综合征的临床症状分布

临床症状	发生率 /%	临床症状	发生率 /%
复发性口腔溃疡	98.4	心脏受累	4.0
生殖器溃疡	76.3	肺受累	2.2
皮肤损害	69.0	神经系统受累	6.5
结节性红斑	38.0	中枢神经系统	4.6
假性毛囊炎	31.0	周围神经系统	1.9
眼部病变	37.3	胃肠道受累	10.1
全葡萄膜炎	5.6	腹痛	6.1
前葡萄膜炎	12.0	腹泻	0.8
后葡萄膜炎	13.8	消化道出血	1.9
视网膜血管炎	3.5	肠梗阻	0.6
其他	2.4	肠穿孔	0.7
血管受累	7.8	肾脏病变	1.9
静脉	3.8	血液系统疾病	0.8
动脉	2.5	关节炎 / 关节痛	30.0
静脉和动脉	1.5		

本病的诊断主要依靠临床症状及对病史的收集，针刺试验特异度较高且与疾病活动性相关，阳性率为60%~78%。具体做法如下：用20号无菌针头在前臂屈面中部斜行刺入约0.5cm，沿纵向稍做捻转后退出，24~48小时后局部出现直径>2mm的毛囊炎样小红点或脓疱样改变为阳性。

治疗：系统应用糖皮质激素、秋水仙碱、硫唑嘌呤、沙利度胺、雷公藤、TNF-α拮抗剂。

（病例提供　潘付堂　李中伟　张福仁　侯建玲）

第七节　坏疽性脓皮病

一、病例

患者女性，40岁。

【主诉】右下肢溃疡伴疼痛 6 个月,加重 20 天。

【现病史】6 个月前右下肢出现红色丘疹,在当地诊断为疖,给予抗生素治疗痊愈,数天后复发,出现溃疡,逐渐扩大,表面呈黑色坏死样,伴有剧烈疼痛,20 天前病情明显加重。

【皮肤科检查】右下肢大片红斑,边界清楚,边缘可见紫黑色结痂,大腿屈侧可见大量黑痂和脓液(图23-7-1A);小腿部位皮损表面也可见少许黑色结痂(图 23-7-1B)。

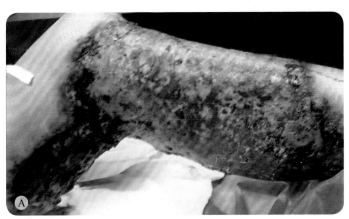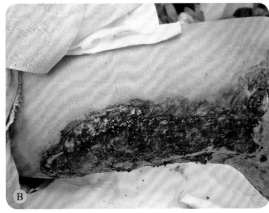

图 23-7-1 坏疽性脓皮病皮肤科检查所见

【辅助检查】血常规:白细胞计数 $25 \times 10^9/L$。

【组织病理】表皮棘层轻度细胞内外水肿,散在中性粒细胞移入,真皮内血管壁纤维素性坏死,弥漫性炎细胞浸润,以中性粒细胞为主,伴淋巴细胞、组织细胞,符合坏疽性脓皮病(图 23-7-2)。

【诊断】坏疽性脓皮病。

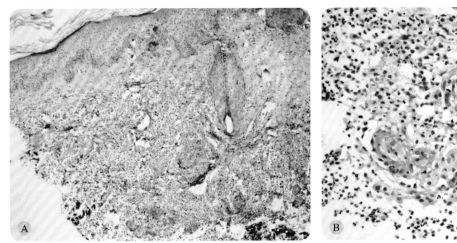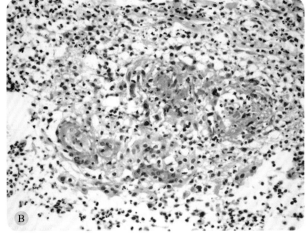

图 23-7-2 坏疽性脓皮病组织病理

【治疗】静脉滴注地塞米松,每次 10mg,每日 1 次;静脉滴注洛美沙星,每次 0.3g,每日 1 次;口服雷公藤片,每次 24μg,每日 3 次;口服氨苯砜,每次 50mg,每日 2 次;口服沙利度胺,每次 25mg,每日 3 次;0.1%依沙吖啶湿敷;外科清创 2 次。治疗 5 天后皮损情况见图 23-7-3A,治疗 8 天后皮损情况见图 23-7-3B。

【病例特点】①以渐进性溃疡为主要表现,伴疼痛;②组织病理表现为血管炎;③血常规显示白细胞计数升高。

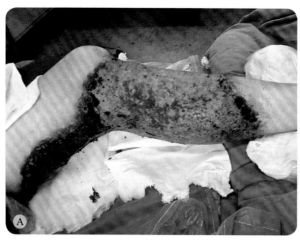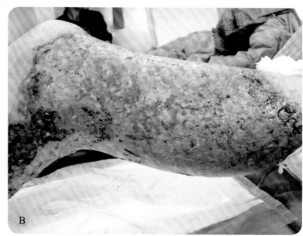

图 23-7-3　坏疽性脓皮病治疗后

二、讨论

坏疽性脓皮病（gangrenous pyoderma）是一种少见的慢性复发性皮肤溃疡性皮肤病。好发于 20~50 岁中青年人，4% 发生于儿童和青少年，较少发生于老年人。皮损好发于下肢，尤其是胫前，也可发生于任何部位，其特征是伴有脓液和渗血的复发性溃疡、疼痛，溃疡周围常见潜行性、紫红色边缘。有溃疡型、脓疱型、大疱型和浅表肉芽肿 / 增殖型等 4 个临床类型。

常合并系统性疾病，如炎性肠病、关节炎或骨质增生性疾病。

坏疽性脓皮病是排除性诊断，要依赖于临床表现和组织病理学。组织病理改变有时没有特异性，并且在疾病的不同阶段表现不同。早期多见毛囊周围中性粒细胞性血管反应。40% 的患者存在白细胞碎裂性血管炎。对患者可能存在的潜在疾病，应予以必要的检查。

对病变广泛、病情进展快速的患者应尽早进行系统治疗，最常用的药物是系统应用糖皮质激素 1~2mg/（kg·d）。若病情恶化，可提高剂量，甚至激素冲击治疗。环孢素可与糖皮质激素合用，其剂量为 2~3mg/（kg·d）。对病情较轻的患者可以应用磺胺类药物，如应用激素联合氨苯砜，后者可用至 200mg/d。300~400mg/d 的氯法齐明疗效与氨苯砜相当。文献报道还可应用沙利度胺、秋水仙碱、硫唑嘌呤、柳氮磺吡啶、环磷酰胺、霉酚酸酯、TNF-α 拮抗剂、甲氨蝶呤、依那西普、他克莫司等。

如果局部有脓液和渗出，可以应用无菌生理盐水、林格液或依沙吖啶湿敷。对单个病变皮损，局部外用他克莫司或吡美莫司可能疗效比系统应用激素更有效。手术可以引发坏疽性脓皮病，不宜选择。

（病例提供　单晓峰　吴卫志）

第二十四章　皮肤脉管性疾病

第一节　泛发性特发性毛细血管扩张症

一、病例

患者女性，25 岁。

【主诉】下肢红血丝 4 年。

【现病史】4 年前小腿出现红血丝，逐渐向足背和大腿发展，无鼻出血、牙龈出血及便血。

【既往史】有口腔溃疡病史 2 年，无其他出血病史。发病期间妊娠、生产 1 子，自然阴道分娩，无大出血，期间此病无明显加重。

【皮肤科检查】双下肢至足背密集网状分布的毛细血管扩张性红斑，压之退色，以小腿最重（图 24-1-1A）；左侧小腿屈侧密集网状分布的毛细血管扩张性红斑（图 24-1-1B）。

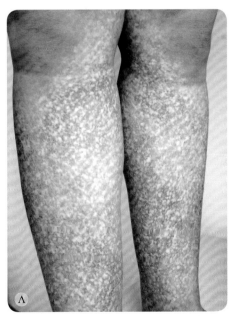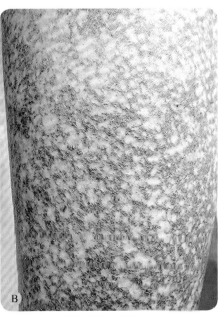

图 24-1-1　泛发性特发性毛细血管扩张症皮肤科检查所见

【组织病理】(左下肢)表皮基本正常。真皮浅表毛细血管扩张,部分充血,周围少许单一核细胞浸润(图 24-1-2)。

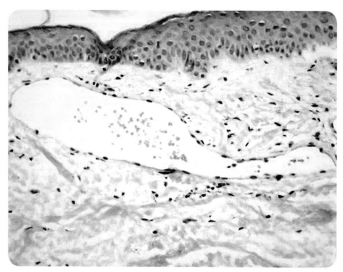

图 24-1-2　泛发性特发性毛细血管扩张症组织病理

【诊断】泛发性特发性毛细血管扩张症。

【治疗】脉冲染料激光。

【病例特点】①以皮肤毛细血管扩张为表现;②组织病理见真皮浅表毛细血管扩张。

二、讨论

泛发性特发性毛细血管扩张症是一种原因不明的泛发于四肢和躯干的毛细血管扩张症。多见于中年女性。多初发于小腿,以后向上扩展至股部、腹部和上肢。皮损分布可呈全身性,或局限某一部位,或沿神经分布,肢体下垂时加重。有些患者皮损可侵及眼结膜和口腔黏膜。

组织病理表现为真皮上部毛细血管扩张、充血,管壁仅由内皮细胞组成,碱性磷酸酶活性缺乏,表明扩张的毛细血管系毛细血管袢的静脉部分。

激光治疗有效。Buscaglia 等用脉冲染料激光治疗 1 例患者,1 年后扩张的毛细血管基本消失。Gambichler 等使用高能、长脉宽、倍频 532nm 波长的 Nd:YAG 激光治疗 1 例有 20 年病史的 63 岁女性患者取得满意疗效。

(病例提供　杜东红　汪新义)

第二节　高丙种球蛋白血症紫癜

一、病例

患者女性,33 岁。

【主诉】双下肢反复起瘀斑、瘀点 5 年,出现疼痛性结节 4 个月。

【现病史】5 年前分娩后双下肢出现瘀斑、瘀点,1 周左右自行消退,反复发作,曾就诊于多家医院,进行过骨髓穿刺,拟诊为过敏性紫癜、缺铁性贫血等。4个月前感冒发热(39℃)后再次出现瘀斑、瘀点,且出现疼痛性结节。

【既往史】20年前曾因肩部瘢痕疙瘩应用钴-60贴2次。

【皮肤科检查】双小腿下部、双足散在分布暗红色至暗紫色瘀点、瘀斑,压之不退色,少许相互融合(图24-2-1)。

【辅助检查】血常规:红细胞计数 3.74×10^{12}/L,血红蛋白 102g/L;ESR 133mm/L;总蛋白 92.9g/L(55~80g/L),球蛋白 50.8g/L(20~40g/L)。类风湿因子阳性;ANA核仁型 1:100 阳性,核颗粒型 1:1 000阳性;抗 dsDNA 抗体阴性;抗 ENA 抗体:RNP/Sm阳性,Sm阴性,抗 SSA 抗体(+++),抗 Ro-52 抗体(+++),抗 SSB 抗体阳性,Scl-70 阴性,PM-Scl 阴性,PCNA 阴性,Histones 阴性,抗核糖体 P 蛋白抗体阴性,AMA-M2 阳性。

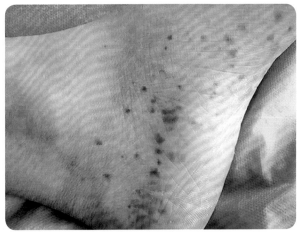

图 24-2-1 高丙种球蛋白血症紫癜皮肤科检查所见

【组织病理】表皮轻度细胞间水肿,真皮浅、中、深层血管壁增厚,周围嗜酸性粒细胞、中性粒细胞及淋巴细胞浸润(图24-2-2)。

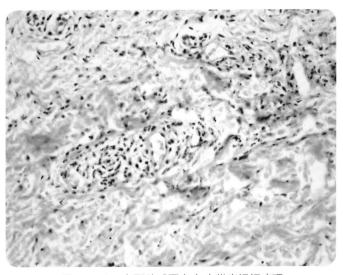

图 24-2-2 高丙种球蛋白血症紫癜组织病理

血清蛋白电泳:血清 γ 球蛋白 33.1%(9.0%~16.0%);IgG 27.50g/L(6.9~16.18g/L);IgA 6.36g/L(0.68~3.78g/L);IgM 1.18g/L(0.6~2.6g/L 3);C3 0.80g/L(0.78~1.41g/L);C4 0.13g/L(0.16~0.41g/L)。

角膜染色试验:双眼角膜下方散在点状少许浸润;泪液分泌试验:15分钟,右眼 5mm,左眼 4mm;泪膜破裂时间测定:右眼 18 秒,左眼 8 秒;唾液腺组织病理检查正常。

【诊断】高丙种球蛋白血症紫癜。

【治疗】口服雷公藤多苷,每次 20mg,每日 3 次。2 周后皮损消退。

【病例特点】①以反复出现瘀点、瘀斑为主要临床表现;②组织病理有血管炎表现;③血 γ 球蛋白升高,ESR 增快,类风湿因子阳性。

二、讨论

高丙种球蛋白血症紫癜(hypergammaglobulinemic purpura,HGB)是一种罕见病,以中青年女性为主,1943 年由 Waldenström 首次描述,临床以复发性非血小板减少性紫癜、高丙种球蛋白血症、ESR 增快、类风湿因子阳性等为特征。

本病可分为原发性和继发性两类,后者可继发于 SLE、多发性肌炎、桥本甲状腺炎、干燥综合征、类风湿关节炎、肝炎、慢性淋巴细胞白血病、单克隆丙球蛋白病、结节病等。

皮疹为复发性对称的紫癜,以下肢为主,从针尖至几毫米大小,消退后可遗留色素沉着斑。组织学改变为非特异性,紫癜性皮损的组织病理学检查常示典型的急性白细胞碎裂性血管炎伴红细胞漏出。

本病治疗困难,国内有报道应用雷公藤多苷、芦丁片等药物有效。有国外文献报道使用霉酚酸酯成功治愈 1 例女性患者,剂量由 500mg/d 增至 1 500mg/d,12 周后症状缓解,逐渐减量至 2 年后停用,随访 5 年无复发。糖皮质激素通常无效,其他可选的治疗药物或方法有抗疟药、秋水仙碱、吲哚美辛、硫唑嘌呤、苯丁酸氮芥、血浆置换等。

(病例提供　周盛基　刘　荣)

第二十五章　真皮弹性纤维疾病

第一节　弹性纤维假黄瘤

一、病例

病例 1

患者女性,35 岁。

【主诉】颈部躯干黄色皮疹 18 年。

【现病史】18 年前颈部出现黄色皮疹,逐年缓慢增多、增大,并逐渐蔓延到腋下、胸腹部、肘窝及腹股沟,无其余不适。未予诊治。患病以来视力正常,无心悸及高血压病史,无眼睛及消化道出血现象。

【既往史】身体健康。

【家族史】家族中无类似患者。

【皮肤科检查】颈部、胸部及腋下、腹部、肘窝及腹股沟泛发密集的、与皮纹排列一致的淡黄色扁平丘疹和斑块,交织呈网状,颈部及腋下皮损松弛(图 25-1-1)。

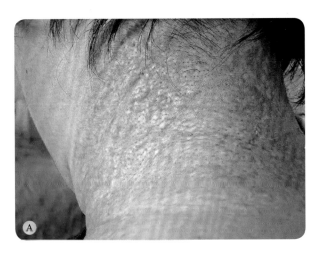
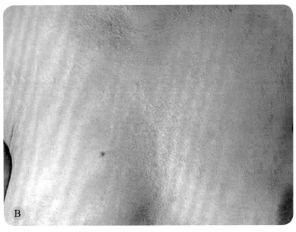

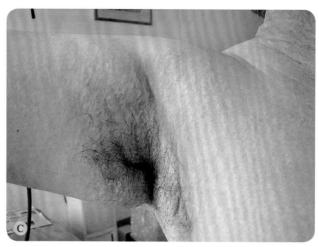

图 25-1-1　弹性纤维假黄瘤皮肤科检查所见
A. 颈部；B. 胸部；C. 腋下。

【组织病理】真皮中部的弹性纤维变性、肿胀、增多,并发生钙化(图 25-1-2、图 25-1-3)。

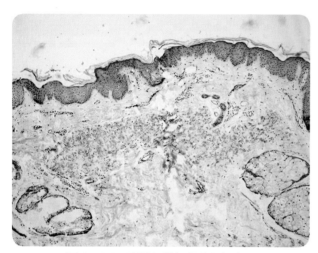

图 25-1-2　弹性纤维假黄瘤组织病理

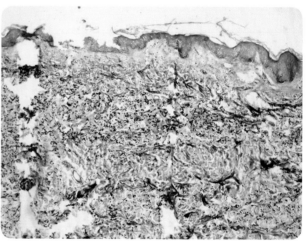

图 25-1-3　弹性纤维假黄瘤组织病理弹性纤维染色

【诊断】弹性纤维假黄瘤。

【治疗】建议至眼科、心内科进一步检查眼底及心血管系统疾病。

病例 2

患者女性,37 岁。

【主诉】皮肤黄色皮疹 8 年。

【现病史】8 年前发现颈部黄色皮疹,逐渐增多蔓延至肚脐周围及腹股沟,无其余不适,2 年前颈部皮肤开始松弛。

【既往史】近 3 年血压不稳定,波动在 130~160/90~100mmHg,时常伴有心悸。视力正常,无眼睛及消化道出血现象。

【家族史】12 岁女儿自 1 年前颈部也出现类似皮疹。

【皮肤科检查】颈部、脐周及腹股沟见网状分布的淡黄色扁平丘疹和斑块,以颈部尤著,皮肤略松弛(图 25-1-4)。

【组织病理】真皮弹性纤维变性。弹性纤维染色见变性弹性纤维变性、肿胀、增多(图 25-1-5、图 25-1-6)。

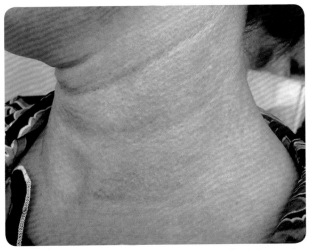

图 25-1-4　弹性纤维假黄瘤皮肤科检查(颈部)所见

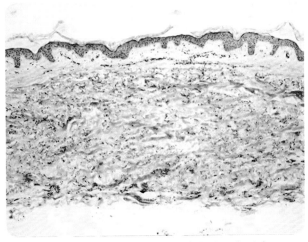

图 25-1-5　弹性纤维假黄瘤组织病理(颈部)

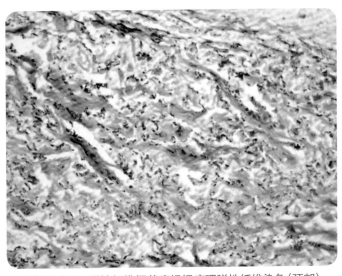

图 25-1-6　弹性纤维假黄瘤组织病理弹性纤维染色(颈部)

【诊断】弹性纤维假黄瘤。

【治疗】建议至眼科、心内科进一步检查眼底及心血管系统疾病。

病例 3

患者女性,31 岁。

【主诉】颈部黄色斑块,结节 7 年。

【现病史】7 年前颈部出现黄色斑块,渐增多。3 年前曾在外院经组织病理诊断为弹性纤维假黄瘤,3 年前双侧腋下出现类似皮疹。

【既往史】2 年前曾有下消化道出血病史。

【家族史】否认家族中有类似患者。

【皮肤科检查】颈部、腋下黄色萎形斑块,外观似鹅卵石样,皮肤无明显的松弛性皱褶(图 25-1-7)。

【组织病理】真皮中部的弹性纤维变性、肿胀,数目增多(图 25-1-8、图 25-1-9)。

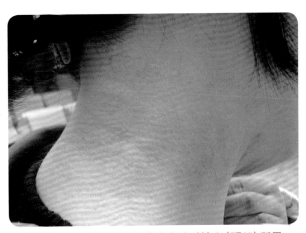

图 25-1-7　弹性纤维假黄瘤皮肤科检查(颈部)所见

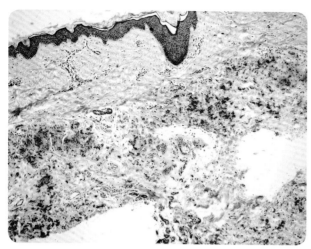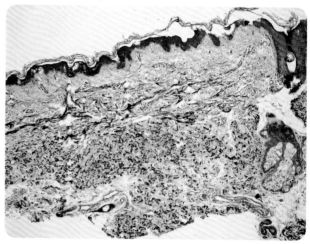

图 25-1-8　弹性纤维假黄瘤组织病理（颈部）　　　图 25-1-9　弹性纤维假黄瘤组织病理弹性纤维染色（颈部）

【诊断】弹性纤维假黄瘤。

【治疗】无特殊治疗。

【病例特点】①颈部、腋下黄色斑块；②组织病理有真皮弹性纤维变性。

二、讨论

弹性纤维假黄瘤是一种弹性纤维变性的遗传缺陷性疾病，可侵犯皮肤、眼底、血管等多系统器官。分为常染色体显性遗传和常染色体隐性遗传两型。由编码跨膜转运蛋白 ATP 结合 *ABCC6* 基因突变引起。发病年龄不定，好发于颈部和腋下。皮损表现为象牙色至微黄色丘疹、斑块，可呈网状、皮革样、鹅卵石样。无自觉症状。眼底特征性改变为视乳头周围的放射状血管纹，晚期可出现眼底出血和视力下降。心血管病变包括心绞痛、脉搏减弱、间歇性跛行、高血压等。胃肠道病变包括胃肠道出血等。组织病理特征性的改变为真皮中部的弹性纤维变性、肿胀、数目增多并发生钙化。心房内膜纤维可见退行性变性和钙化。冠状动脉中膜有钙化斑，外弹性膜发生断裂。

鉴别诊断：①弹性假黄瘤样真皮乳头层弹性组织溶解症，临床表现与弹性纤维假黄瘤类似，但多见于60岁以上老年女性，眼部、心脏等均正常，组织病理示真皮乳头层弹性纤维网消失，无钙化；②播散性弹性纤维瘤，一般发生在暴露部位，不伴有心血管和眼底的改变，组织病理示真皮上 1/3 处弹性纤维变性，无钙化。

本病目前尚无有效的治疗方法。皮肤松弛严重者可行外科手术。

（病例提供　汪新义　杜东红）

第二节　结节性发热性非化脓性脂膜炎

一、病例

患者女性,37 岁。

【主诉】四肢痛性皮下硬结 20 年,加重 6 个月。

【现病史】20 年前春季在四肢出现皮下肿块、硬结,约枣至鸡蛋大小,局部皮肤红肿、自发痛和触痛,伴发热,具体体温不详。初次发病时,曾在外院行组织病理检查诊断为脂膜炎,用药(具体不详)2周后好转。以后每年春季复发,1~3个月后自行消退。半年前复发,皮疹数目多,疼痛明显。在外院行组织病理及免疫组化检查疑诊为皮下脂膜炎样T细胞淋巴瘤。

【皮肤科检查】四肢散在多数大小不一的皮下结节、斑块,边界不清,表面皮肤潮红,可见大小不一的皮肤凹陷,部分凹陷区皮肤轻度干燥脱屑(图25-2-1)。

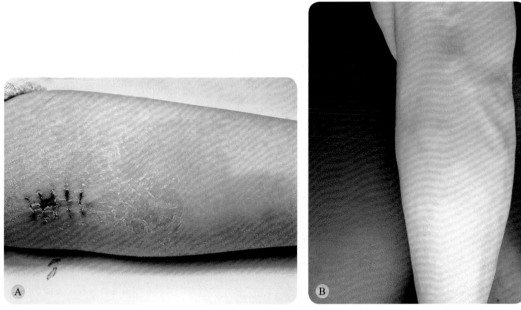

图 25-2-1　结节性发热性非化脓性脂膜炎皮肤科检查所见
A. 上肢;B. 下肢。

【组织病理】表皮基本正常。真皮中深层血管周围轻度淋巴细胞浸润。皮下脂肪间隔纤维组织增生,脂肪细胞间较多淋巴细胞、组织细胞、泡沫细胞、浆细胞浸润,个别部位见核尘(图25-2-2)。免疫组化染色:浸润细胞 CD45RO、CD3、CD79a、CD68 阳性;CD20 阴性。呈脂膜炎改变。

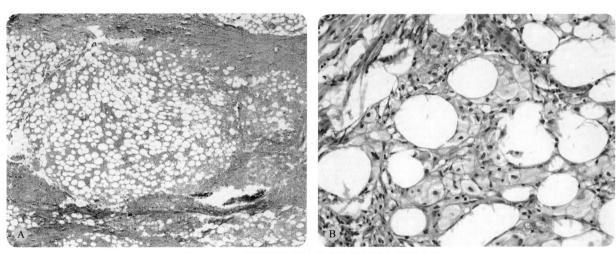

图 25-2-2　结节性发热性非化脓性脂膜炎组织病理

【诊断】结节性发热性非化脓性脂膜炎。
【治疗】口服泼尼松,每次 30mg,每日 1 次。

二、讨论

结节性发热性非化脓性脂膜炎表现为反复发作的皮下结节和斑块,消退后脂肪组织萎缩,遗留凹陷为其特征。病因不明。多数患者发病前有上呼吸道感染,推测可能为感染性变态反应。部分患者患有代谢性疾病,如糖尿病或内分泌疾病,故可能为脂肪代谢障碍所致。本病常与许多自身免疫性疾病伴发,有学者认为是脂肪组织对多种异常免疫刺激的反应。

根据受累部位可分为皮肤型和系统型。

1. **皮肤型**　反复发作的皮下结节和斑块,大小不等,常成批发生,多发生于下肢,亦可累及上臂,偶见于躯干和面部。直径一般 1~4cm,亦可大至 10cm 以上。结节常与皮肤粘连,活动性小,有明显的触痛和自发痛,结节消退后患部脂肪组织萎缩,遗留局限性皮肤凹陷。在发疹前或同时伴有发热,持续时间不定。如结节破溃,流出黄色油样液体,称液化性脂膜炎。通常在皮疹出现数日后,发热逐步上升,持续 1~2 周后逐渐下降。可伴乏力、肌肉酸痛、食欲减退,部分病例有关节疼痛,以膝、踝关节多见,呈对称性、持续性或反复性,关节局部可红肿,但不出现关节畸形。多数患者可在 3~5 年逐渐缓解,预后良好。

2. **系统型**　除具有上述皮肤型表现外,还有内脏受累,出现相应的症状。内脏损害可与皮肤损害同时出现,也可出现在皮损后,极少数患者因球后脂肪病变可有眼部症状。系统型的发热一般较为特殊,常与皮疹同时出现,多为弛张热,持续 1~2 周后逐渐下降。预后差,内脏广泛受累者可死于多器官功能衰竭或上消化道等部位的大出血或感染。

组织病理学改变是诊断的主要依据,可分为 3 期。第一期,急性炎症期:小叶内脂肪组织变性坏死,有中性粒细胞、淋巴细胞和组织细胞浸润,部分伴有血管炎改变。第二期,吞噬期:在变性坏死的脂肪组织中有大量巨噬细胞浸润,吞噬变性的脂肪细胞,形成具有特征性的"泡沫细胞"。第三期,纤维化期:泡沫细胞大量减少或消失,被成纤维细胞取代;炎症反应被纤维组织取代,最后形成纤维化。

本病需要与结节性红斑、结节性多动脉炎、硬红斑、结节性血管炎、组织细胞吞噬性脂膜炎、皮下脂膜炎样 T 细胞淋巴瘤、恶性组织细胞病、类固醇激素后脂膜炎相鉴别。

目前尚无特效治疗。发病期间应卧床休息和对症处理,有感染病灶可选用适当的抗生素。非甾体抗炎药可使发热、关节痛和全身不适减轻。糖皮质激素对本病的急性期有缓解作用,常用中等剂量泼尼松(20~40mg/d),症状控制后逐渐减量。但减量或停药后部分病例症状可再发。此外,氯喹或羟氯喹、硫唑嘌呤、沙利度胺、环磷酰胺、四环素、肝素、环孢素与霉酚酸酯等亦有一定疗效。

(病例提供　张法义)

第三节　埃勒斯 - 当洛斯综合征

一、病例

病例1

患者男性,34 岁。

【主诉】皮肤外伤后易破损、青紫 30 余年。

【现病史】自幼皮肤易挫伤、破损,出现青紫、瘀斑,留有萎缩性瘢痕,伴有关节活动过度。

【既往史】无其他慢性病史。无关节脱位、脊柱侧突、牙周疾病。

【家族史】其父亲和女儿有类似疾病。

【皮肤科检查】手指可过度背屈,掌指关节背侧见萎缩性瘢痕(图 25-3-1)。

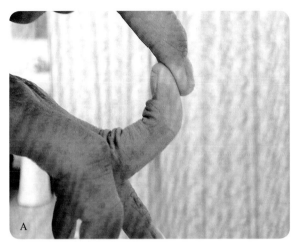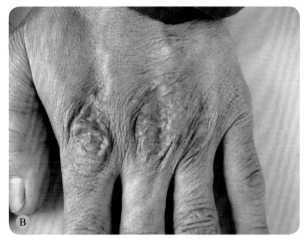

图 25-3-1　埃勒斯 - 当洛斯综合征皮肤科检查所见

【皮肤电镜检查】表皮组织细胞结构大致正常,细胞间桥粒较多,胞质也有桥粒样结构,似代偿性增多。皮下胶原组织结构稀松,部分区域可见透明质酸样低密度区,其中胶原纤维减少,胶原纤维结构未见明显特殊异常。皮肤各层及皮下组织弹性纤维明显少于正常,尤其在小动脉周围,弹性纤维散在分布,难以形成弹性纤维层或弹性纤维板,而血管内皮细胞大致正常。结论:皮肤中胶原纤维广泛减少,但纤维结构尚在正常范围;最突出的表现是弹性纤维减少,尤其是小血管周围弹性纤维板缺失或不明显。

【诊断】埃勒斯 - 当洛斯综合征(皮肤弹性过度综合征)。

病例 2

病例 1 之女,8 岁,第一胎,早产儿。

【现病史】自幼皮肤轻微外伤后容易出现紫癜。近日被同学抓伤出现一个大的血肿,引流治疗。

【既往史】平素偶有鼻、牙周出血,出血易止,未有血尿及黑便,无关节疼痛。

【皮肤科检查】患儿周身皮肤较松弛,周身关节过伸,双侧髋关节脱位。

【辅助检查】凝血酶原时间、凝血因子Ⅷ、凝血因子Ⅸ、凝血因子Ⅺ均正常。

【诊断】埃勒斯 - 当洛斯综合征(皮肤弹性过度综合征)。

二、讨论

埃勒斯 - 当洛斯综合征(Ehlers-Danlos syndrome)又名皮肤弹性过度综合征,由 Job van Meekren 于 1862 年报道,1908 年 Danlos 等进一步描述本病。我国宋国秀于 1964 年首次报道 2 例。

本病是一种结缔组织的病变,表现为皮肤过度伸展、脆弱、易形成萎缩性瘢痕;关节松弛,关节过度伸展,半脱位,膝反屈,脊柱后侧突;皮下出血和围绕大关节及受压部位的软疣样假性肿瘤。

本病主要见于黄种人,是一种遗传性疾病,遗传方式可以是显性或隐性,临床表现分 10 型,其中 I 型和 II 型称为经典型。

鉴别诊断:①皮肤松弛症,没有皮肤弹性过度;②特纳综合征,与本病Ⅶ型相似,可以有皮肤弹性过度和佝偻症。

(病例提供　吴 梅)

第二十六章 皮肤附属器疾病

由于皮肤附属器疾病病种较少,本章只介绍管状发鞘病例。

一、病例

患者女性,12岁。

【主诉】头发出现白色鞘1年。

【现病史】1年前在头发上出现白色鞘,无自觉症状,夏轻冬重。

【个人史】扎发辫3年。

【皮肤科检查】头发基本正常,有光泽,无断发、秃发,部分发干上可见环状白色半透明附着物,长短不一,与发根距离远近不等,与发干结合较紧密,可自由移动,部分发干可见数个(图26-0-1)。

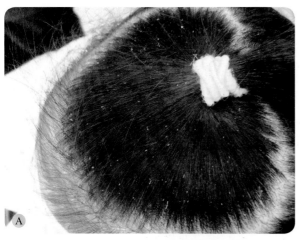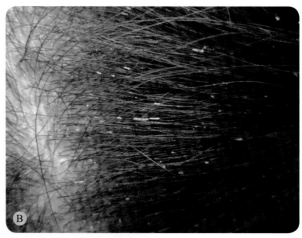
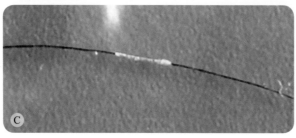

图 26-0-1　管状发鞘皮肤科检查所见

【显微镜检查】发干周围灰白色柱状角质套,无菌丝、孢子(图 26-0-2)。

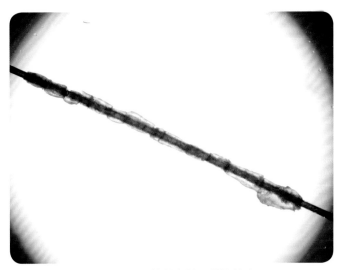

图 26-0-2　管状发鞘显微镜检查

【诊断】管状发鞘。

【病例特点】①头发上出现白色鞘,无自觉症状,夏轻冬重;②发干上可见环状白色半透明、可自由移动附着物,长短不一,与发干结合较紧密;③镜下检查:发干周围灰白色柱状角质套,无菌丝、孢子。

二、讨论

管状发鞘又名毛发管型、毛管型、毛发圆柱、毛发周围角质套,于 1957 年由 Kligman 首先报道。病因是长期牵引头发所致。常见于扎辫的女性,在牵引力最大的部位,即发辫外缘,时间越长,角质套越长,松发辫后可缓解。常见 1 根头发 1 个,长 1~4mm,无自觉症状。

光镜下发干周围灰白色柱状角质套。电镜下角质套圆柱状围绕发干,有数层角质细胞围绕成同心圆柱体。组织病理表现内外毛根鞘细胞有向外倾斜的趋势。

本病需要与头虱和头癣鉴别。①头虱:有皮损,虱卵黏着毛干一侧,可找到虱子;②头癣:毛发真菌检查阳性。

松发辫后大部分可减轻或消失。

(病例提供　张迪展)

第二十七章 与皮肤有关的综合征

第一节 Rothmund-Thomson 综合征

一、病例

患儿女性,2岁6个月。

【主诉】全身网状斑2年4个月。

【现病史】患儿出生后2个月,面部出现对称性暗红色斑疹、斑片。皮损逐渐融合呈网状,颜色变深。耳郭、臀部及四肢远端相继出现类似皮损。无瘙痒、疼痛、视力减退及光敏感现象。

【个人史】患儿系第2胎第1产,足月顺产,母乳喂养,饮食少、睡眠可,自幼身材矮小,智力可。

【体格检查】身高80cm,体重8.9kg,头围43cm,体形瘦小,智力可。系统检查未见异常。

【皮肤科检查】双侧面颊、双耳郭、双臀、四肢远端、手、足背见网状褐色斑片,兼有浅色斑点及毛细血管扩张(图27-1-1)。双肘部见暗红色斑。表面光滑无鳞屑。牙齿发育无异常。

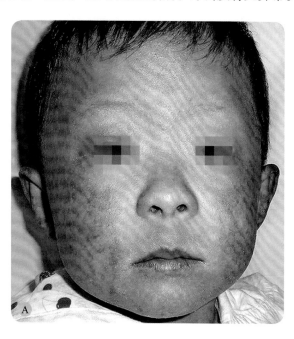

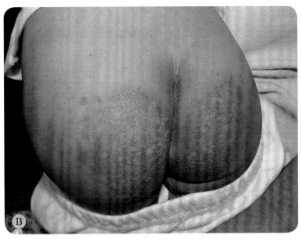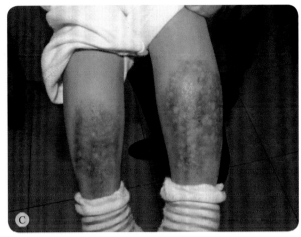

图 27-1-1　Rothmund-Thomson 综合征皮肤科检查所见

A. 面颊；B. 臀部；C. 胫前。

【辅助检查】血、尿常规正常。血、尿卟啉阴性。

激光扫描共聚焦显微镜检查示表皮基底细胞液化变性，真皮乳头嗜黑素细胞及色素团块，血管扩张（图 27-1-2）。

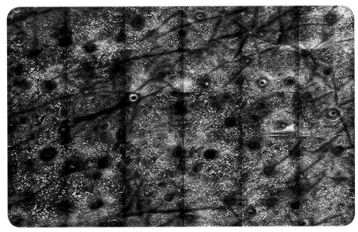

图 27-1-2　Rothmund-Thomson 综合征激光扫描共聚焦显微镜检查

【诊断】Rothmund-Thomson 综合征。

【病例特点】①儿童女性，身材矮小；②出生后 2 个月发病；③皮损呈皮肤异色病样改变；④皮肤激光扫描共聚焦显微镜示基底细胞液化变性，真皮乳头噬黑素细胞及色素团块，血管扩张。

二、讨论

该病于 1868 年由 Rothmund 首次报道，1923 年 Thomson 再次报道，因而被称为 Rothmund-Thomson 综合征，是一种罕见的常染色体隐性遗传病，可能与 *RECQ4* 基因突变相关。

多于出生后 3~6 个月发病。皮损初期为红斑、水疱，常发生于面颊、臀部及四肢。随着年龄增长皮损呈皮肤异色病样改变。可出现白内障，伴有外胚叶发育不良的表现，如毛发稀少或缺如、无汗等。部分患者身材矮小、智力低下、骨骼发育障碍、性器官发育不全。易伴发恶性肿瘤，如鳞状细胞癌、鲍恩病、基底细胞癌、骨肉瘤、纤维肉瘤、副甲状腺腺癌、胃癌等。

组织病理无特异性改变，表皮变薄，可有基底细胞液化变性、真皮上部带状炎症细胞浸润、毛细血管扩张等,早期与色素失调症相似。常需与科凯恩综合征、布卢姆综合征和沃纳综合征等相鉴别。在临床上其主要的鉴别点为:布卢姆综合征面部皮损呈盘状红斑狼疮样,足月出生通常仍是低体重儿,生长障碍明显,可有不同程度的小头畸形。科凯恩综合征一般2岁发病,表现为日晒后面部蝶形红斑脱屑,呈明显的早老面貌,常伴侏儒症及智力低下。沃纳综合征又称成人早老综合征,主要特征为青少年生长期发育停滞,身材矮小、老年人外貌,且早年常见毛发灰白和脱发症状。

无有效治疗方法,对症处理,尽量避光。因本病有并发白内障及肿瘤的可能性,应跟踪随访。

(病例提供 张艳芳)

第二节 血管骨肥大综合征

一、病例

病例1

患儿男性,12岁。

【主诉】右小腿红斑12年,右膝红斑块3年,斑块表面出现小丘疹、水疱10天,偶轻痒。

【现病史】出生时右小腿即有鲜红色斑片,3年前右膝出现花生大小暗红色斑块,无自觉症状,渐增大。近10天来斑块表面出现小丘疹、水疱,时有轻微瘙痒。无下肢乏力和疼痛。

【皮肤科检查】右侧小腿较对侧粗,有静脉曲张(图27-2-1A);胫前和膝部数片鲜红色斑片,压之退色;膝部2cm×5cm暗红色外生性肿物,其上皮肤纹理增粗,毳毛变黑增粗,并见密集的水疱和结痂(图27-2-1B)。右胫前可见一凹痕。

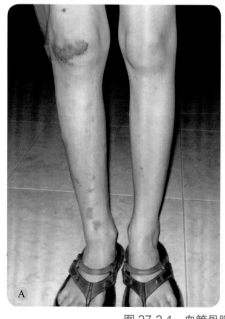
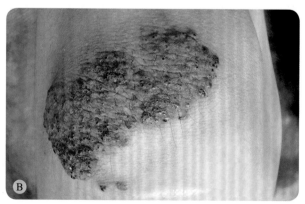

图27-2-1 血管骨肥大综合征皮肤科检查(右下肢)所见

【辅助检查】超声:右小腿皮下浅表静脉扩张伴穿静脉功能不全。X线检查:股骨、胫腓骨正侧位片未见异常。

【诊断】血管骨肥大综合征。

病例2

患者男性,34 岁。

【主诉】左下肢皮肤大片红色斑片 34 年,静脉曲张 20 年。

【现病史】出生即发现左下肢皮肤大片状红色斑片;无自觉症状,渐扩大,色加深。自觉左侧下肢较右侧长,走路轻度跛行。20 年前双下肢出现静脉曲张,逐渐加重。

【皮肤科检查】左侧臀部及左下肢较右侧肥大,左侧下肢伸侧大片状鲜红斑片,自足跟向上延至腰部,表面光滑,无结节,边界清(图 27-2-2A)。双下肢静脉曲张(图 27-2-2B)。

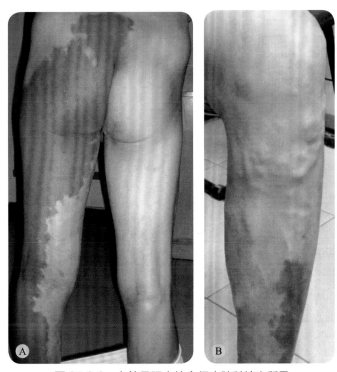

图 27-2-2 血管骨肥大综合征皮肤科检查所见

【辅助检查】X 线检查:左下肢胫骨、腓骨骨质无明显异常,左侧软组织轻度增生。

【诊断】血管骨肥大综合征。

【病例特点】①下肢鲜红斑痣;②下肢静脉曲张;③患肢轻度肥大。

二、讨论

血管骨肥大综合征是一组以皮肤血管瘤、静脉曲张及患侧组织增长、增粗为特征的综合征。该病于 1900 年由法国医师 Klippel 和 Trenaunay 首先报道,故又称 Klippel-Trenaunay 综合征。Tian 等发现位于人类 5 号染色体短臂上的血管基因 *VG5Q* 突变可导致该病的发生。该病典型的三联征为:①鲜红斑痣(亦可表现为其他类型血管瘤,如海绵状血管瘤、线状或节段性毛细血管瘤、血管角皮瘤等);②浅静脉曲张;③肢体肥大(软组织或骨肥大)。不完全型有此三联征中的 2 个症状,也可伴有深部弥漫性静脉畸形及深部静脉异常。本节 2 例患者临床上均具备上述 3 大典型特征。

男性多见,出生后即出现症状,至青春发育期临床表现加重。通常可侵犯身体各个部位,如上下肢、臀部、躯干及头部等,可同时侵犯多个部位,以下肢多见。皮肤毛细血管畸形(以鲜红斑痣最常见),多在一侧肢体呈局灶性分布,偶尔其他部位同时存在。患肢的增粗、增长主要是在青春发育期前后明显,可能与深静脉回流障碍有关。骨的肥大增生可累及肢体所有骨,也可局限于1块或2块骨。软组织肥大增生可合并淋巴水肿,以及由于慢性静脉闭锁不全或静脉畸形所致的水肿。

近年来该病合并其他器官的血管畸形的报道渐增多,如大脑、脊髓、口腔、胸腔纵隔、腹腔、盆腔、食管、肠道、阴道、会阴部、膀胱等,多表现为受累器官不规则出血。本病也可产生一系列继发性损害,如患肢局部皮温增高、多汗、多毛、淋巴水肿、坠积性皮炎等。有些患者还患有巨指、并指、多指(趾)、骨质溶解、先天性骶髂关节脱位和外周神经病等。

(病例提供　赵天恩　田洪青　刘　兵)

第三节　SAPHO 综合征

一、病例

患者女性,37 岁。

【主诉】手足脓疱伴胸、腰部疼痛 1 年,加重 3 周。

【现病史】1 年前咽部不适后前胸壁、下腰部酸痛,随后手、足出现红斑、小脓疱,皮损渐扩大。10 个月前胸背部疼痛加重,皮损扩大至甲周及甲下,遂到笔者医院就诊,诊为脓疱性银屑病,给予阿维 A 和雷公藤多苷口服,复方曲安奈德乳膏外用,2 周后掌跖部脓疱消退,红斑减轻。3 周前劳累后病情复发加重,手足、乳房下及腹股沟等皱褶部位出现小脓疱,前胸壁、下腰部疼痛加重,不能下床。每次咽部不适后胸背部疼痛明显,以夜间为著,伴部分关节晨僵,活动后缓解。

【体格检查】一般情况良好,浅表淋巴结未触及,咽部发红,扁桃体 Ⅱ 度肿大。

【皮肤科检查】双掌跖、双侧乳房下、双侧腹股沟皮肤密集分布粟粒大小脓疱(图 27-3-1)。黏膜未见受累,部分指(趾)甲增厚,甲下见脓疱。前胸壁正中压痛,无肿胀。双侧骶髂关节区压痛,腰椎伸展、屈曲及侧屈受限。

【辅助检查】ESR 32mm/h,类风湿因子阴性。

【组织病理】(手掌部脓疱)表皮轻度角化过度,棘层增生,棘层内可见 Kogoj 微脓肿,真皮浅层轻度淋巴细胞及中性粒细胞浸润(图 27-3-2)。

【影像学检查】高频超声见胸骨柄体关节囊扩大,其内可见中等回声及低回声,胸骨柄、胸骨体骨皮质回声增强,两者之间可见新的骨质形成;胸部 CT 骨重建示胸骨柄体关节软组织肿胀,关节内骨质破坏伴硬化。双侧骶髂关节 CT 示早期骶髂关节炎(Ⅱ级)。

【诊断】SAPHO 综合征。

【治疗】口服阿维 A,每次 30mg,每日 1 次;口服雷公藤片,每次 24μg,每日 3 次;口服氨苯砜,每次 50mg,每日 3 次;口服双氯芬酸钠,每次 25mg,每日 3 次;口服罗红霉素,每次 0.15g,每日 2 次。2 周后双手足脓疱消失,但关节疼痛无改善,停用阿维 A,加用甲氨蝶呤(每次 15mg,静脉滴注,每周 1 次)。

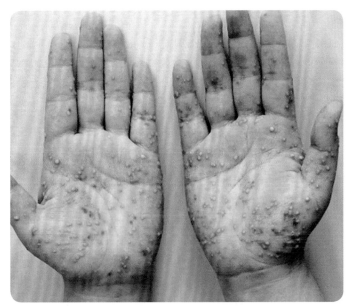

图 27-3-1 SAPHO 综合征皮肤科检查(双掌)所见

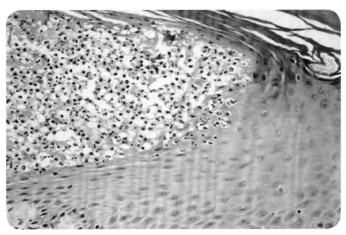

图 27-3-2 SAPHO 综合征组织病理(掌部)

二、讨论

自 20 世纪 60 年代陆续有报道发现掌跖脓疱病、脓疱性银屑病、化脓性汗腺炎、痤疮等中性粒细胞浸润相关的皮肤病与骨关节损害相关,后者主要表现为前胸壁骨关节的骨炎、骨肥厚和硬化,亦常累及脊柱。1987 年 Chamot 等首次提出 SAPHO 综合征这个概念,即滑膜炎、痤疮、脓疱病、骨肥厚、骨炎组成的综合征。

本病的病因尚不清楚。有假说认为与低毒力的痤疮短棒菌苗启动 Toll 样受体激活免疫反应有关,个别患者骨活检培养发现该菌存在,亦有多西环素治疗该病有效的报道。由于该病常累及脊柱,炎症性肠病、银屑病患者的发病率高于一般人群,所以有学派认为该病属于血清阴性脊柱关节病范畴,尤其与银屑病关节炎关系密切。但最近研究发现,HLA-Cw6、B27 或 DR 抗原与 SAPHO 综合征均无相关性,提示银屑病关节炎与 SAPHO 综合征具有不同的免疫遗传学背景。

影像学检查对 SAPHO 综合征的诊断发挥至关重要的作用,主要表现为受累骨关节的骨密度增加、骨硬化、骨肥厚、骨炎等,亦可见关节间隙的变化及骨质的侵蚀破坏。对于多灶性骨炎的患者,需与骨肿瘤及骨结核相鉴别。

治疗方法主要有非甾体抗炎药、四环素类抗生素、甲氨蝶呤、秋水仙碱、来氟米特、氨羟二磷酸二钠、柳氮磺吡啶、糖皮质激素等,均有一定疗效。有抗肿瘤坏死因子 α 拮抗剂取得较好疗效的报道。

(病例提供　张福仁　屈丽娜　杨 青)

第二十八章　神经精神障碍性皮肤病

由于神经精神障碍性皮肤病病种较少,本章只介绍神经症性表皮剥脱病例。

一、病例

患者女性,37岁。

【主诉】额部红斑半年,脓疱1个月。

【现病史】半年前额头出现黄豆大红斑。后逐渐扩大,时有渗液和糜烂,自觉轻痒。近1个月出现小脓疱。多次于外院以湿疹治疗,疗效不佳。沟通过程中患者反应较慢、语言少,但承认有不自觉搔抓的习惯。

【既往史】否认精神疾病史。

【皮肤科检查】额部3cm×5cm鲜红色斑块,边界清楚,微隆起,表面轻度糜烂、脱屑,散在针头大小脓疱(图28-0-1)。

【辅助检查】真菌直接镜检、培养均阴性,血TPPA、TRUST均阴性。皮损细菌培养、药敏试验结果示表皮葡萄球菌阳性,对头孢曲松钠敏感。

【组织病理】表皮角化不全及结痂,棘细胞内水肿,真皮浅层胶原纤维增生,血管周围轻度淋巴细胞浸润(图28-0-2)。

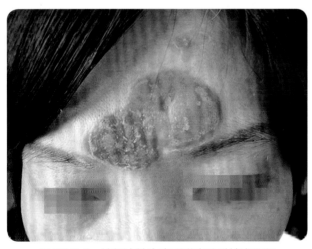

图28-0-1　神经症性表皮剥脱皮肤科检查所见

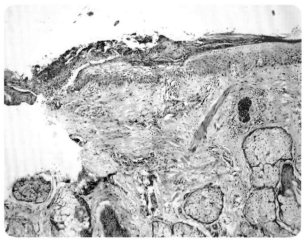

图28-0-2　神经症性表皮剥脱组织病理

【诊断】神经症性表皮剥脱。

【治疗】对患者进行心理疏导,嘱其剪短指甲,停止搔抓,并给予莫匹罗星软膏外用。1周后红斑面积明显减小,皮损变淡,渗出减少,脓疱消退(图28-0-3)。1个月后电话随访皮损基本消退。

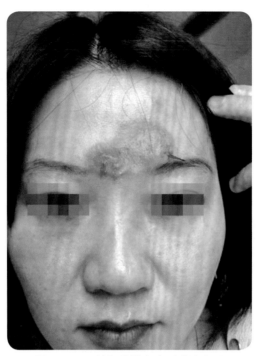

图 28-0-3 神经症性表皮剥脱治疗后

【病例特点】①中年女性,额头红斑,轻度糜烂,脱屑;②患者回答问题时反应慢,不愿谈及皮损发生、发展的详细情况,经耐心询问后承认不自觉搔抓行为;③停止搔抓皮损1周后病情减轻,1个月后皮损基本消退。

二、讨论

神经症性表皮剥脱由无意识地强迫性挖掘、搔抓或摩擦皮肤引起。1874年由 Erasmus Wilson 首先用此名报道。以30~50岁的中年女性多见,多具有偏执强迫型人格障碍,表现为性格多疑、刻板、追求完美、犹豫不决、沮丧等,可能与5-羟色胺功能异常有关。

皮损常见于双手容易触及的部位,并常局限于某部位,临床上可同时见疾病发展过程中的各种皮损。患者具有沮丧、强迫的性格,承认搔抓皮损而无原发皮肤疾病。

需与人工皮炎相鉴别。人工皮炎是指有意识自我伤害造成的皮肤损害,患者意图为以此引起他人的同情,逃避责任或索取伤害保险等。皮损的形态多种多样,可奇异而不规则。患者常隐瞒其自伤皮肤的行为,而神经症性表皮剥脱患者并不隐瞒自己的行为,只是难以控制其强迫性行为。

对于病程短、症状轻的患者可予心理疏导、情绪调整和局部治疗;病情严重的患者则需要同时应用抗抑郁药,具有较好疗效。

(病例提供 张迪展)